高等院校放射医学、核医学专业系列教材

医用核辐射物理学

主编 魏志勇
主审 姜 山
编者 张保国 蔡崇贵

苏州大学出版社

图书在版编目(CIP)数据

医用核辐射物理学/魏志勇主编.—苏州：苏州大学出版社，2005.2(2025.1重印)
高等院校放射医学、核医学专业系列教材
ISBN 978-7-81090-444-5

Ⅰ.医… Ⅱ.魏… Ⅲ.放射医学:物理课-教材
Ⅳ.R811.1

中国版本图书馆 CIP 数据核字(2005)第 004336 号

内 容 简 介

全书共分十六章，主要内容分为三大部分：核物理、核探测技术及核技术的医学应用。本书较全面地描述了原子结构，原子核的基本性质，放射性及核衰变规律，核反应，核电子学，核探测器，射线与物质相互作用，实验数据处理和分析，核辐射探测器，α、β 和 γ 射线测量，放射性核素显像，脏器功能测定，医学生物活度测量，核医学图像和数据处理，核分析技术，中子的性质及中子测量等。

本书系统地介绍了核物理、核探测技术方面的基本知识及核技术在医学领域的应用。内容由浅入深，力求简明易懂。常用的专业术语给出了相应的英文名称。

本书适用于放射医学、核医学专业的本科生；也可供放射生物、放射性测量、医学物理、生物医学工程及核技术应用等方向的学生作为选用教材或参考书；此外还可用于从事核医学、放射医学、同位素应用和辐射防护及其他核技术应用等方面的科研人员，从事放射治疗、诊断方面的医师和相关领域工作人员作为参考用书。

医用核辐射物理学

魏志勇　主编

责任编辑　肖丽娟

苏州大学出版社出版发行
(地址：苏州市十梓街 1 号　邮编：215006)
广东虎彩云印刷有限公司印装
(地址：东莞市虎门镇黄村社区厚虎路20号C幢一楼　邮编：523898)

开本 787mm×1 092mm　1/16　印张 21　字数 518 千
2005 年 2 月第 1 版　2025 年 1 月第 8 次印刷
ISBN 978-7-81090-444-5　定价：58.00 元

苏州大学版图书若有印装错误，本社负责调换
苏州大学出版社营销部　电话：0512-67481020

前　言

为培养放射医学专业方向的专业人才，于孝忠等人于 1981 年编写了《核辐射物理学》作为苏州医学院放射医学系（苏州大学放射医学与公共卫生学院的前身）的本科生专业基础课教材，随后又分别在 1985 年和 1994 年进行了修订和再版。九十年代初，苏州医学院放射医学系新设了核医学本科专业，黄宗祺等人于 1994 年编写了《核物理与核医学仪器》作为苏州医学院核医学专业本科生的专业基础课教材。

《核辐射物理学》和《核物理与核医学仪器》这两部教材自 1994 年出版后，至今已有十年的时间，在此其间学院的机构、学科专业及科学研究都发生了许多变化。

首先是机构调整，苏州医学院并入苏州大学，原先的苏州医学院放射医学系发展为苏州大学核医学院，2002 年又改名为苏州大学放射医学与公共卫生学院。

在学科专业方面除了原有的放射医学、核医学专业外，又先后设立了核工程与核技术本科专业和放射医学七年制本、硕连读专业，并且 2005 年要增设医学物理本科专业。

进入新世纪后，我们国家迎来了核科学与技术迅速发展的时机，核科学与技术在深度和广度上都有了相当程度的进展，核技术已在人们的生产、生活中占有重要的地位。核技术在科学研究的诸多领域得到广泛应用，在医学、生物领域的应用尤为突出，放射医学、核医学及医学物理等相关学科将会有很广阔的发展空间。

苏州大学获得国家"211 工程"建设项目的支持，放射医学成为国家级重点学科，江苏省"重中之重"学科，经院里决定，将上述两部教材再版，将其进行合并、修订并取名为《医用核辐射物理学》。

全书共分十六章，主要内容分为三大部分：核物理、核探测技术及核技术的医学应用。本书较全面地描述了原子结构，原子核的基本性质，放射性及核衰变规律，核反应，核电子学，核探测器，射线与物质相互作用，实验数据处理和分析，核辐射探测器，α、β 和 γ 射线测量，放射性核素显像，脏器功能测定，医学生物活度测量，核医学图像和数据处理，核分析技术，中子的性质及中子测量等。

本书系统地介绍了核物理、核探测技术方面的基本知识及核技术在医学领域中的应用。内容由浅入深，力求简明易懂。常用的专业术语给出了相应的英文名称。

本书适用于放射医学、核医学专业的本科生；也可供放射生物、放射性测量、医学物理、生物医学工程及核技术应用等方向的学生作为选用教材或参考书；此外还可用于从事核医学、放射医学、同位素应用和辐射防护及其他核技术应用等方面的科研人员，从事放射诊断、治疗方面的医师和相关领域工作人员作为参考用书。

本书由苏州大学魏志勇研究员主编，参加编写的还有张保国研究员和蔡崇贵讲师，具体分工为：魏志勇编写了第一、第二、第三、第四、第五、第六、第七、第十四、第十五、第十六章、参考文献及附录，张保国编写了第八、第十、第十一、第十三章，蔡崇贵编写了第九、第十二章。魏志勇对全书进行了修订。

本书由中国原子能研究院核物理研究所姜山研究员主审，他对本书进行了认真仔细的审阅并提出了一系列的修改建议。

在本书的编过程中得到苏州大学放射医学与公共卫生学院院领导的关心和支持，得到放射医学与公共卫生学院的老师和学生的帮助。在此一并表示感谢！

限于作者的学术水平，尽管已作了各种努力，缺点和错误在所难免，恳请读者批评指正。

2004 年 10 月

目 录

第一章 原子的基本性质

第一节 原子结构 (1)
一、原子学说 (1)
二、原子质量及单位 (2)

第二节 卢瑟福散射及原子的核式模型 (3)
一、卢瑟福散射实验 (3)
二、原子的核式模型 (4)

第三节 原子发光及波尔理论 (5)
一、原子光谱的实验规律 (5)
二、玻尔氢原子理论 (6)
三、玻尔轨道与氢原子光谱 (8)
四、氢原子的能级 (9)

第四节 椭圆轨道及空间量子化 (10)
一、电子的椭圆运动轨道 (10)
二、空间量子化 (12)
三、玻尔理论的局限性 (12)

第五节 原子角动量、自旋和磁矩 (13)
一、角动量耦合和原子的角动量 (13)
二、原子的磁矩 (15)
三、电子的自旋 (16)

第六节 电子壳层与元素周期率 (17)
一、元素周期率 (17)
二、泡利不相容原理 (18)
三、电子壳层与元素周期率 (19)

第七节 X射线和俄歇电子 (20)
一、X射线的产生 (20)
二、韧致辐射 (21)
三、特征X射线 (22)
四、莫塞莱定律 (22)
五、俄歇电子 (23)

第二章 原子核的基本性质

第一节 原子核的组成、电荷、质量及半径 (25)

一、原子核的组成 …………………………………………………………………（25）
　　二、原子核的电荷 …………………………………………………………………（26）
　　三、原子核的质量 …………………………………………………………………（27）
　　四、原子核的半径 …………………………………………………………………（27）
 第二节　原子核的稳定性 ………………………………………………………………（28）
　　一、β 稳定线 ………………………………………………………………………（28）
　　二、原子核的幻数 …………………………………………………………………（29）
 第三节　原子核的自旋、磁矩和核磁共振 ……………………………………………（30）
　　一、原子核的角动量 ………………………………………………………………（30）
　　二、原子核的磁矩 …………………………………………………………………（31）
　　三、核磁共振 ………………………………………………………………………（32）
 第四节　核力的主要性质及核势 ………………………………………………………（33）
　　一、核力的主要性质 ………………………………………………………………（33）
　　二、原子核的相互作用势 …………………………………………………………（35）
 第五节　原子核的结合能 ………………………………………………………………（36）
　　一、相对论质量能量关系 …………………………………………………………（36）
　　二、原子核的质量亏损和结合能 …………………………………………………（37）
　　三、原子核的比结合能特性 ………………………………………………………（37）
 第六节　原子核的液滴模型和结合能半经验公式 ……………………………………（39）
　　一、原子核的液滴模型 ……………………………………………………………（40）
　　二、原子核结合能的半经验公式 …………………………………………………（40）

第三章　放射性核素的衰变规律

 第一节　α 衰变 …………………………………………………………………………（43）
　　一、α 衰变的衰变方程 ……………………………………………………………（44）
　　二、α 衰变的条件 …………………………………………………………………（44）
　　三、α 衰变中的动能分配 …………………………………………………………（44）
　　四、核衰变纲图 ……………………………………………………………………（45）
 第二节　β 衰变 …………………………………………………………………………（46）
　　一、β⁻ 衰变 …………………………………………………………………………（46）
　　二、β⁺ 衰变 …………………………………………………………………………（48）
　　三、轨道电子俘获 …………………………………………………………………（49）
 第三节　γ 跃迁和内转换 ………………………………………………………………（51）
　　一、γ 跃迁 …………………………………………………………………………（51）
　　二、内转换 …………………………………………………………………………（51）
 第四节　穆斯堡尔（Mössbauer）效应 ………………………………………………（53）
　　一、穆斯堡尔原理 …………………………………………………………………（53）
　　二、超精细结构分裂 ………………………………………………………………（54）
　　三、穆斯堡尔谱应用 ………………………………………………………………（55）

第五节 放射性核素的衰变规律 (57)
　　一、单一存在的放射性核素的衰变规律 (57)
　　二、递次衰变规律 (59)
　　三、放射性活度的单位 (60)
第六节 放射性衰变的平衡及天然放射系 (61)
　　一、长期平衡 (61)
　　二、暂时平衡 (62)
　　三、不成平衡 (63)
　　四、多代子核放射系 (64)

第四章 原子核反应及放射性核素制备

第一节 核反应过程概述 (69)
　　一、描述核反应过程的基本概念 (69)
　　二、核反应过程中遵守的守恒定律 (70)
第二节 核反应机制 (71)
　　一、典型的核反应过程 (71)
　　二、核反应的三阶段理论 (73)
第三节 核反应能和阈能 (74)
　　一、核反应能 (74)
　　二、核反应阈能 (75)
第四节 核反应截面 (77)
　　一、核反应截面的意义 (77)
　　二、核反应截面的类型 (77)
第五节 核反应类型简介 (78)
　　一、带电粒子引起的核反应 (78)
　　二、重离子引起的核反应 (79)
　　三、光核反应 (80)
第六节 原子核的裂变反应 (80)
　　一、核裂变类型 (80)
　　二、裂变产物的放射性 (81)
　　三、裂变产额的质量分布 (82)
　　四、链式反应 (83)
第七节 原子核的聚变反应 (84)
　　一、轻原子核的聚变反应 (84)
　　二、受控核聚变 (85)
第八节 放射性核素的生产制备 (86)
　　一、反应堆生产的放射性核素 (87)
　　二、加速器生产的放射性核素 (87)
　　三、短半衰期放射性核素发生器 (88)

第五章　放射性测量中的数据分析处理

第一节　误差的来源及误差的分类 (91)
　　一、误差的含义 (91)
　　二、误差的分类 (92)
　　三、精密度、正确度和准确度 (93)
第二节　随机误差 (93)
　　一、标准误差、置信度和置信区间 (93)
　　二、测量结果的表示方法 (95)
　　三、误差的传递 (97)
第三节　放射性衰变的统计规律 (97)
　　一、二项式分布 (97)
　　二、泊松分布和正态分布 (98)
　　三、放射性测量结果的表示方法 (100)
第四节　辐射测量中的误差理论 (101)
　　一、放射性样品净计数率及标准误差 (101)
　　二、样品和本底的测量时间的分配 (102)
　　三、测量样品净计数率的最短时间 (102)
第五节　非等精度测量中的误差分析 (104)
　　一、非等精度测量 (104)
　　二、加权平均值 (104)
　　三、放射性测量中的加权平均值 (105)
第六节　参数拟合 (106)
　　一、最小二乘法基本原理 (106)
　　二、直线拟合 (107)
第七节　测量数据的检验 (108)
　　一、两个测量数值的检验 (109)
　　二、χ^2 检验法 (110)
　　三、可疑数据取舍 (113)
第八节　有效数字及运算法则 (115)
　　一、有效数字 (115)
　　二、有效数字的运算 (116)

第六章　射线与物质的相互作用

第一节　重带电粒子与物质的相互作用 (119)
　　一、电离和激发 (119)
　　二、重带电粒子的电离损失 (119)
　　三、α粒子的吸收和射程 (123)
第二节　电子与物质的相互作用 (126)

  一、电子的电离损失 ………………………………………………………… (126)
  二、辐射损失 ……………………………………………………………… (127)
  三、弹性散射 ……………………………………………………………… (129)
  四、β粒子的吸收和射程 ………………………………………………… (130)
 第三节 γ射线与物质的相互作用 …………………………………………… (134)
  一、光电效应 ……………………………………………………………… (134)
  二、康普顿效应 …………………………………………………………… (136)
  三、电子对效应 …………………………………………………………… (139)
  四、γ射线的吸收 ………………………………………………………… (141)

第七章 基本的核辐射探测器

 第一节 核辐射气体探测器 …………………………………………………… (145)
  一、气体探测器中电子和离子的运动 …………………………………… (145)
  二、电离室 ………………………………………………………………… (148)
  三、正比计数管 …………………………………………………………… (152)
  四、G-M计数管 …………………………………………………………… (155)
 第二节 半导体探测器 ………………………………………………………… (157)
  一、半导体探测器的结构和简单原理 …………………………………… (157)
  二、半导体探测器的主要性能 …………………………………………… (158)
  三、常用半导体探测器简介 ……………………………………………… (159)
 第三节 闪烁计数器 …………………………………………………………… (161)
  一、闪烁计数器的组成和工作原理 ……………………………………… (161)
  二、闪烁体的发光特性 …………………………………………………… (162)
  三、常用闪烁体简介 ……………………………………………………… (164)
  四、光电倍增管 …………………………………………………………… (166)
  五、微通道板 ……………………………………………………………… (170)
 第四节 其他类型的探测器 …………………………………………………… (171)

第八章 基本的核电子学仪器

 第一节 核电子学基本知识 …………………………………………………… (174)
  一、用于核探测的一般电子学系统 ……………………………………… (174)
  二、核电子仪器中的基本电路 …………………………………………… (175)
  三、探测器与电子仪器的连接 …………………………………………… (175)
 第二节 线性脉冲放大器 ……………………………………………………… (176)
  一、总体结构 ……………………………………………………………… (176)
  二、主放大器 ……………………………………………………………… (177)
  三、主要技术指标 ………………………………………………………… (178)
 第三节 单道脉冲幅度分析器 ………………………………………………… (179)
  一、脉冲幅度分析原理 …………………………………………………… (179)

  二、电路原理 …………………………………………………………………………… (180)
  三、主要技术指标 ………………………………………………………………………… (181)
 第四节 定标器 ………………………………………………………………………………… (182)
  一、整体结构 …………………………………………………………………………… (182)
  二、定标单元 …………………………………………………………………………… (183)
  三、定标器技术指标 ……………………………………………………………………… (184)
 第五节 计数率仪 ……………………………………………………………………………… (184)
  一、整体结构原理 ………………………………………………………………………… (184)
  二、泵电路 ………………………………………………………………………………… (185)
 第六节 NIM 系统标准 ………………………………………………………………………… (186)
  一、NIM 插件 ……………………………………………………………………………… (187)
  二、逻辑信号和模拟信号 ………………………………………………………………… (187)
  三、NIM 机箱与机箱电源 ………………………………………………………………… (187)

第九章 α、β 放射性测量

 第一节 活度测量概述 ………………………………………………………………………… (189)
  一、"死时间"校正 ……………………………………………………………………… (189)
  二、本底校正 …………………………………………………………………………… (190)
  三、探测效率 …………………………………………………………………………… (190)
 第二节 绝对测量和相对测量 ………………………………………………………………… (192)
  一、绝对测量 …………………………………………………………………………… (192)
  二、相对测量 …………………………………………………………………………… (192)
 第三节 α 放射源的活度测量 ………………………………………………………………… (193)
  一、厚样品 α 活度的相对测量 ………………………………………………………… (193)
  二、薄样品小立体角法测 α 活度——绝对测量 ……………………………………… (193)
 第四节 β 放射源的活度测量 ………………………………………………………………… (194)
  一、规定立体角法 ………………………………………………………………………… (194)
  二、4π 计数法 …………………………………………………………………………… (195)
  三、符合法 ………………………………………………………………………………… (195)
 第五节 低能 β 放射源的活度测量 …………………………………………………………… (196)
  一、低能 β 放射源的测量方法 ………………………………………………………… (196)
  二、液体闪烁计数 ………………………………………………………………………… (197)
  三、淬灭及其校正 ………………………………………………………………………… (197)
  四、双管符合法 …………………………………………………………………………… (197)

第十章 γ 射线的活度测量和能量测量

 第一节 γ 射线测量的基本原理 ……………………………………………………………… (199)
  一、γ 射线探测装置 ……………………………………………………………………… (199)
  二、γ 射线在探测器中的吸收过程 ……………………………………………………… (200)

三、影响γ能谱谱形的因素 ……………………………………… (202)
第二节　γ射线的能量测量 …………………………………………… (204)
一、能谱仪的能量分辨率 ………………………………………… (204)
二、能量刻度和能量测量 ………………………………………… (205)
三、γ能谱仪的线性和稳定性 …………………………………… (205)
第三节　γ射线的强度测量 …………………………………………… (206)
一、γ射线的探测效率 …………………………………………… (206)
二、全谱法 ………………………………………………………… (207)
三、全能峰法 ……………………………………………………… (207)
四、峰面积的确定 ………………………………………………… (208)
五、γ能谱仪的效率刻度 ………………………………………… (208)
六、HPGe γ能谱仪的相对效率刻度 …………………………… (209)
第四节　低能γ和X射线的测量 ……………………………………… (210)
一、NaI(Tl)薄片闪烁计数器 …………………………………… (210)
二、半导体探测器 ………………………………………………… (210)
三、正比计数管 …………………………………………………… (211)
第五节　低水平γ放射性测量 ………………………………………… (212)

第十一章　中子物理

第一节　中子的基本性质 ……………………………………………… (214)
一、自由中子的基本特点 ………………………………………… (214)
二、中子的能区划分 ……………………………………………… (215)
第二节　中子源 ………………………………………………………… (216)
一、反应堆中子源 ………………………………………………… (216)
二、加速器中子源 ………………………………………………… (217)
三、放射性中子源 ………………………………………………… (217)
第三节　中子与原子核的相互作用 …………………………………… (218)
一、中子的散射 …………………………………………………… (219)
二、慢中子引起的核反应 ………………………………………… (220)
三、快中子引起的核反应 ………………………………………… (221)
第四节　中子与物质的相互作用 ……………………………………… (221)
一、中子和宏观物质的相互作用 ………………………………… (221)
二、宏观截面 ……………………………………………………… (222)
三、平均自由程 …………………………………………………… (222)
四、中子与机体组织的作用 ……………………………………… (223)
第五节　中子的慢化 …………………………………………………… (223)
一、中子和核在弹性散射中能量的变化 ………………………… (223)
二、平均对数能量损失和平均碰撞次数 ………………………… (224)
三、慢化本领和减速比 …………………………………………… (225)

第六节 中子的探测方法 (225)
　　一、核反冲法 (225)
　　二、核反应法 (226)
　　三、核裂变法 (227)
　　四、活化法 (228)
第七节 中子探测器 (229)
　　一、三氟化硼正比计数管 (230)
　　二、裂变室和硼电离室 (230)
　　三、中子闪烁计数器 (230)
　　四、半导体探测器 (231)

第十二章 医学生物活度测量与辐射防护仪器

第一节 医用活度计 (233)
　　一、基本组成与工作原理 (233)
　　二、刻度 (234)
　　三、测试项目及其频度 (234)
第二节 个人剂量监测仪器 (236)
　　一、袖珍剂量计 (236)
　　二、胶片剂量计 (236)
　　三、热释光剂量计 (236)
第三节 工作场所辐射监测仪器 (237)
　　一、盖革-弥勒监测仪 (237)
　　二、电离室监测仪 (238)
第四节 体外生物样品测量 (238)
　　一、放射免疫分析的基本原理 (238)
　　二、放射免疫分析 γ 计数器 (239)
　　三、放射免疫分析 γ 计数器类型 (240)

第十三章 脏器功能测定仪器

第一节 甲状腺功能测定仪 (241)
　　一、甲状腺吸碘率测定原理 (241)
　　二、仪器结构和工作原理 (241)
　　三、测量方法 (243)
第二节 肾图描迹仪 (244)
　　一、肾功能测定原理 (244)
　　二、普通肾图仪 (245)
第三节 γ 心功能测定仪 (246)
　　一、基本构造与原理 (246)
　　二、工作方式 (247)

第四节　骨密度仪……………………………………………………………(248)
　　　一、骨密度仪的基本原理…………………………………………………(248)
　　　二、典型仪器………………………………………………………………(249)
　　第五节　脑血流量测定仪……………………………………………………(250)
　　　一、局部大脑血流量测定原理……………………………………………(250)
　　　二、仪器组成………………………………………………………………(250)

第十四章　放射性核素显像仪器

　　第一节　闪烁扫描机…………………………………………………………(252)
　　　一、闪烁扫描机的基本结构与工作原理…………………………………(252)
　　　二、性能指标与正确使用…………………………………………………(254)
　　第二节　闪烁γ照相机………………………………………………………(255)
　　　一、γ照相机的基本工作原理……………………………………………(256)
　　　二、γ照相机的主要组成部分……………………………………………(258)
　　第三节　γ照相机性能指标及其质量控制…………………………………(262)
　　　一、空间分辨率……………………………………………………………(262)
　　　二、固有泛源均匀性………………………………………………………(264)
　　　三、固有能量分辨率………………………………………………………(264)
　　　四、固有空间线性…………………………………………………………(265)
　　　五、系统灵敏度……………………………………………………………(266)
　　　六、固有计数率特性………………………………………………………(266)
　　　七、多窗空间配准度………………………………………………………(267)
　　　八、使用与维护……………………………………………………………(267)
　　第四节　发射型计算机断层(ECT)…………………………………………(268)
　　　一、概述……………………………………………………………………(268)
　　　二、单光子发射型计算机断层(SPECT)…………………………………(269)
　　　三、SPECT的质量控制及使用……………………………………………(272)
　　　四、正电子发射型计算机断层(PET)……………………………………(275)
　　　五、ECT与其他影像学技术的关系………………………………………(277)

第十五章　核医学图像与数据处理系统

　　第一节　计算机及数字化基础………………………………………………(280)
　　　一、计算机中数的表示……………………………………………………(280)
　　　二、计算机的硬件和基本结构……………………………………………(281)
　　　三、计算机软件……………………………………………………………(281)
　　第二节　核医学图像处理系统的构成………………………………………(282)
　　　一、总体框图………………………………………………………………(282)
　　　二、γ照相机接口电路……………………………………………………(282)
　　　三、中央处理单元(CPU)…………………………………………………(282)

　　　　四、内存及外存 …………………………………………………………………… (283)
　　　　五、图像显示系统 ………………………………………………………………… (283)
　　　　六、输入/输出设备 ………………………………………………………………… (283)
　　　　七、网络连接 ……………………………………………………………………… (284)
　　第三节　核医学图像处理系统的软件 ………………………………………………… (284)
　　　　一、临床应用软件 ………………………………………………………………… (284)
　　　　二、管理软件 ……………………………………………………………………… (285)
　　　　三、编程软件 ……………………………………………………………………… (285)
　　　　四、操作系统 ……………………………………………………………………… (286)
　　第四节　图像数据的采集方式 ………………………………………………………… (287)
　　　　一、静态采集 ……………………………………………………………………… (287)
　　　　二、动态采集 ……………………………………………………………………… (287)
　　　　三、全身扫描 ……………………………………………………………………… (288)
　　　　四、表模式采集 …………………………………………………………………… (288)
　　　　五、门控采集 ……………………………………………………………………… (289)
　　　　六、双核素采集 …………………………………………………………………… (290)
　　　　七、断层采集 ……………………………………………………………………… (290)
　　第五节　图像显示和数据处理 ………………………………………………………… (290)
　　　　一、图像的显示技术 ……………………………………………………………… (290)
　　　　二、感兴趣区的设定 ……………………………………………………………… (291)
　　　　三、时间-活性曲线及其处理 …………………………………………………… (291)
　　　　四、函数图像 ……………………………………………………………………… (292)
　　　　五、傅里叶变换和卷积 …………………………………………………………… (293)
　　　　六、图像滤波 ……………………………………………………………………… (294)
　　第六节　SPECT 图像处理 …………………………………………………………… (300)
　　　　一、SPECT 滤波 ………………………………………………………………… (300)
　　　　二、衰减校正 ……………………………………………………………………… (301)
　　　　三、散射校正 ……………………………………………………………………… (302)

第十六章　核分析方法

　　第一节　背散射分析技术 ……………………………………………………………… (303)
　　　　一、背散射分析原理 ……………………………………………………………… (303)
　　　　二、背散射分析的特点 …………………………………………………………… (304)
　　第二节　质子激发 X 荧光分析 ……………………………………………………… (305)
　　　　一、质子激发 X 荧光分析原理 ………………………………………………… (305)
　　　　二、质子激发 X 荧光分析应用实例 …………………………………………… (306)
　　第三节　核反应分析 …………………………………………………………………… (308)
　　第四节　中子活化分析 ………………………………………………………………… (309)
　　　　一、中子活化分析原理 …………………………………………………………… (309)

二、中子活化分析的医学应用 …………………………………………（310）
　第五节　加速器质谱（AMS） ……………………………………………（311）
　　一、加速器质谱原理 ………………………………………………………（311）
　　二、加速器质谱的医学应用 ………………………………………………（312）
附录　基本物理学常数 ……………………………………………………（314）
参考文献 ……………………………………………………………………（317）

第一章　原子的基本性质

在学习原子核物理学、核辐射、核探测技术及核实验方法之前，先提供一些背景知识作为以后学习的基础和出发点。原子物理学主要研究物质结构的一个层次，该层次介于分子和原子核两层次之间，称为原子。与其他层次一样，它必须回答该层次上的物质是由什么组成的，这些组成物之间的相互作用是怎样的，组成物之间的所遵循的运动规律等一系列的问题。

第一节　原子结构

宏观物质是由原子和分子构成的，而原子是由原子核和核外电子组成，原子核内又有质子和中子，质子和中子又由夸克组成，夸克又有它自己的结构。人们对物质世界的认识已经达到了一个很深的程度，积累了丰富的知识。在探索物质结构的过程中，最早迈出的一步就是对原子的认识[1]。

一、原子学说

自然界是由物质构成的，在物质世界中存在着各种各样不可穷尽的物质形式。各种物质都具有不同的物理性质和化学性质，物质的不同属性表现为物质间的差异和物种的多样性，这种不同的属性来源于物质的组成、组成物质的微小单元之间的相互作用和它们所遵循的运动规律。

物质是可分的，一种物质的最小单元称为该物质的分子（molecule）。分子是由原子（atom）组成的，原子是元素的最小单元。天然存在的，加上人工制造的，目前已发现的元素共有 113 种。这些元素的不同组合就构成了各种物质的分子。每种元素在元素周期表中都占有一个位置，并且有一个序号，如氢（H）元素的序号为 1，氦（He）、碳（C）、铅（Pb）、铀（U）的序号分别为 2，6，82，92。元素在元素周期表中的序号称为该元素的原子序数，通常用 Z 表示。经过多年的科学研究，人类对物质结构中原子的认识已经比较深刻，形成了体系严密的原子学说，其主要内容是：

① 物质是由分子组成的，分子是该物质能独立存在的最小单元，它保持着该物质的组成和一切化学性质。

② 分子是由原子组成的，原子是元素的最小单元，是用化学方法不能再分割的微小粒子。同种元素的原子具有相同的性质，不同元素的原子的性质是不同的。

③ 分子和原子体系中存在相互作用,遵循一定的运动规律,分子和原子都处于不停的运动之中。

④ 原子是非常微小的,原子直径的数量级为 10^{-10} m,这样一个尺寸我们把它定义为 1 埃(angstrom),记为 1Å。对于这样一个长度尺度,比较常用的长度单位为纳米(nanometer),记为 nm,1Å=10^{-10} m=0.1nm。

⑤ 原子仍然具有复杂的结构,目前人们的认识水平能对简单的氢原子进行严格的理论计算,对两个以上原子的分子体系仅仅进行近似计算,对大分子体系的计算仍然是很困难的。

二、原子质量及单位

原子的质量是很小的,氢原子的质量为 1.67356×10^{-27} kg,氧原子的质量为 2.656×10^{-26} kg,自然界中较重的铀原子的质量也只有氢原子的 238 倍。显然,用克来表示原子的质量很不方便,因此,引入了原子质量单位。1960 年,国际上作了关于原子质量单位的碳标准规定,即把一个处于基态的 ^{12}C 中性原子静止质量的 1/12 定义为一个原子质量单位,用 u 表示。现在物理和化学上都统一采用这个单位,有时也把这种原子质量单位称为碳单位。1u=1.6605387×10^{-27} kg,由此可推算出 1g 物质等于 6.022045×10^{23} 个原子质量单位(u)。用原子质量单位为标准,测定的原子质量的值称为该原子的原子量。例如,氢、氧、铜、铀的原子量分别为 1.0078,15.999,63.54 和 238.05。

我们把 6.022045×10^{23} 个原子定义为 1 摩尔原子。设某元素的原子量为 M,则该元素的 1 摩尔原子的总质量为:$1.6605655\times10^{-24}\times M\times6.022045\times10^{23}=M(g)$,可见,任何元素的 1 摩尔原子的质量恰等于 M,单位为克(g),M 是该原子的原子量。1 摩尔原子中所包含的原子数 6.022045×10^{23},称为阿伏加德罗常数(Avogadro number),通常用 N_A 表示。根据摩尔的定义,可以计算一定质量的某种元素中所包含的原子数。例如,m 克原子量为 M 的某种元素中所包含的原子数目为

$$N=N_A\frac{m}{M} \tag{1.1}$$

利用(1.1)式可以计算出一定质量的纯物质所含的原子的数目。例如,铁元素的原子量为 55.93,根据(1.1)式,可以求得 1g 铁中包含有 1.077×10^{22} 个原子。

在早期,原子量是用化学方法测定的,更精确的测定是后来用质谱仪测量的。用质谱仪测量时发现,用原子质量单位表示时,所有原子的原子量都接近于整数,这个整数称为该原子的质量数。而且还发现,同一种元素原子的原子量也有差异。例如,天然氖气中,有 90.5% 的氖原子的质量数为 20,有 9.2% 的氖原子的质量数为 22,还有少量氖原子的质量数为 21。在天然氢气中,99.985% 的氢原子的质量数是 1,还有少量氢原子的质量数是 2。这些质量不同的同一种元素的原子,在元素周期表中占有同一个位置,所以称为同位素。绝大多数元素都有两种或两种以上的同位素。目前,人们虽然仅发现了 113 种元素,而同位素(包括人造同位素)约有 2700 种。

原子非常小,但是,原子仍然有自己的组成和结构。1896 年,贝克勒尔(H. Becquerel)发现了放射性现象,1897 年,汤姆逊(J. J. Thomson)发现了电子,这些都说明原子是由更小

的粒子组成的。后来精确的测定表明,电子的静止质量为 9.1095345×10^{-31} kg,并带有一个基本单位(1.6021892×10^{-19} C)的负电荷。电子是原子的组成部分,中性原子中既包含带负电的电子,还应包含带正电荷的物质。研究原子的组成、结构及它们的相互作用和运动规律就构成了原子物理学的丰富内容。

第二节 卢瑟福散射及原子的核式模型

在探索原子结构的过程中,科学家们付出了巨大的努力,先后提出了许多种原子结构的模型,经过一系列实验后,许多原子结构模型都被实验否定了,只有通过卢瑟福散射建立起来的原子的核式模型经受住了种种实验检验,最终被大家广泛接受。

一、卢瑟福散射实验

1897 年以后,科学家们已经证实电子是原子的组成部分。原子是中性的,因此,原子中还应包含带正电荷的物质,以补偿电子所带的负电荷。电子的质量非常微小,只有原子质量的数千分之一,所以带正电荷的部分应包含原子的绝大部分质量。在研究原子结构的过程中,首先要了解原子中电子和带正电荷的部分是怎样分布的。1911 年,卢瑟福(E. Rutherford)做了著名的 α 粒子散射实验,并在实验的基础上提出了原子的核式模型。

图 1-1 是 α 粒子散射实验装置的示意图。图中 R 为含有放射性核素 RaC($^{214}_{83}$Bi) 的 α 放射源,它所发射的具有很大能量的 α 粒子经过准直器 D 准直后,成为一狭窄平行的 α 粒子束。α 粒子的质量数为 4,带有两个单位的正电荷。α 粒子通过一个很薄的金属箔 F 时,由于每个 α 粒子受金属箔中原子的作用不同,因此产生不同方向的散射。有一部分被散射到荧光屏 S 上,使荧光物质产生闪光,用放大镜 M 进行观测。荧光屏和放大镜可

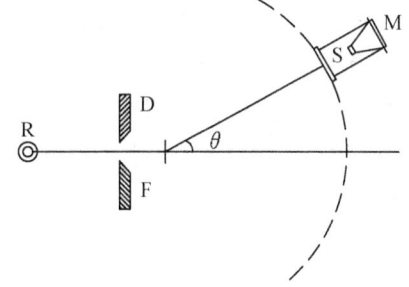

图 1-1 α 粒子散射实验装置示意图

以在以 F 为中心的圆弧上移动,这样便可记录单位时间内散射到不同方位上的 α 粒子数,用来研究 α 粒子通过金属箔后按照不同散射角的分布情况。为了避免空气对散射的影响,整个实验装置(除放大镜外)都应放在真空室内。实验结果表明:

① 被散射的 α 粒子数目按其偏转角的大小有一定的分布。随偏转角度的增大,被散射的 α 粒子数目迅速减少。

② 绝大多数 α 粒子穿过金属箔后,偏转的角度很小,平均偏转角为 2°~3°。只有少数 α 粒子的偏转角较大,约 1/8000 的 α 粒子的偏转角大于 90°,有的接近 180°。这样的散射称为反散射。

二、原子的核式模型

α粒子通过金属箔发生散射,可以认为仅仅是由于高能α粒子进入到原子内部与其带正电荷的部分相互作用而引起的。α粒子虽然也与原子中的电子相互作用,但是,α粒子的质量远大于电子的质量(约为电子质量的7400倍),电子与α粒子相互作用不足以显著改变α粒子的运动方向。因此,α粒子的散射情况应与原子内部的正电荷分布有关。实验结果表明,绝大多数α粒子都很容易地穿过原子内部,受原子中带正电荷部分的作用很小,这说明原子内部是很空虚的。但是,也有少数α粒子受到很大的斥力,发生大角度散射,有的甚至被反射回来。对于这样的实验结果,只有设想原子内的正电荷集中在一个很小的体积内,并且与一个很大的质量相联系着,这个质量很大而体积很小的带正电荷实体被称为原子核。在这个实验的基础上,卢瑟福首先提出了原子的核式模型。他认为:原子中心有一个体积很小的带正电荷的原子核,原子核集中了全部的正电荷和几乎全部的质量;电子在原子核外的封闭轨道上绕原子核运动,原子核所带的电荷与核外电子所带的电荷总量相等,且符号相反。根据原子的核式模型,α粒子进入原子后,α粒子和原子核均可视为点电荷,它们之间的相互作用应服从库仑定律。当α粒子与原子核之间的距离为 r 时,它们之间的相互作用力

$$F = \frac{2Ze^2}{4\pi\varepsilon_0 r^2} \tag{1.2}$$

式中 Z 是金属箔的原子序数, $\varepsilon_0 = 8.8542 \times 10^{-12} \left(\frac{C}{Vm}\right)$,是真空中的介电常数。原子核中心到α粒子的初始运动方向的距离称为瞄准距离,一般用 b 表示,如图1-2所示。假设原子核是静止不动的,根据原子的核式模型可以导出散射角 θ 与瞄准距离 b 之间有如下的关系

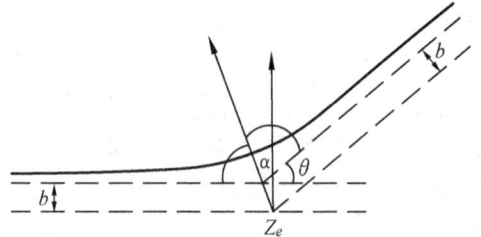

图1-2 α粒子散射示意图

$$\tan\frac{\theta}{2} = \frac{Ze^2}{4\pi\varepsilon_0 Eb} \tag{1.3}$$

式中 E 是α粒子的初始动能。由式(1.3)可以看出,瞄准距离 b 越小,α粒子的散射角 θ 就越大,如图1-3所示。能量为5.5MeV的α粒子,通过金($Z=79$)箔后,其散射角 $\theta=60°$ 时,所对应的瞄准距离大约为 3.6×10^{-14}m。可见,只有当α粒子的瞄准距离小于 3.6×10^{-14}m 时,才能发生 $\theta>60°$ 的散射。这个距离与原子的半径相比是很小的。图1-3是α粒子在原子中的散射示意图。

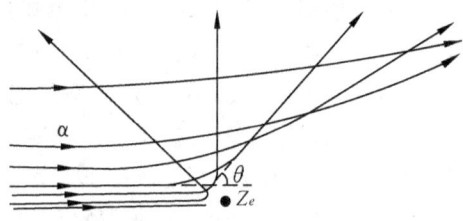

图1-3 不同瞄准距的α粒子散射示意图

根据原子的核式模型,还可以计算α粒子可能到达距原子核的最小距离,以此来估计原子核的大小。当α粒子对心碰撞($b=0$)时,接近原子核的距离可达最小值 r_{min},这时α粒子的瞬时速度为零,根据能量守恒定律可以得到

$$r_{\min}=\frac{2Ze^2}{4\pi\varepsilon_0 E} \tag{1.4}$$

式(1.4)建立在库仑定律的基础上,所以卢瑟福进一步用高能 α 粒子进行实验,结果发现金(Au,Z=79)、银(Ag,Z=47)、铜(Cu,Z=29)的 $r_{\min}$ 分别为 3.2×10^{-14}m、2×10^{-14}m 和 1.2×10^{-14}m 时,库仑定律尚可适用。库仑定律只适用于点电荷之间的相互作用,因此,原子核的半径应当小于 10^{-14}m。以后的其他实验也证实原子核的直径在 $10^{-15}\sim10^{-14}$m 之间。利用原子的核式模型,还可以定量地计算 α 粒子散射的角分布,其理论值与实验结果相符合。这些都说明原子的核式模型是正确的。但是,这种模型还很粗糙,它没有说明核外电子的分布情况和运动规律,所以还有待进一步进行理论和实验方面的研究。

第三节 原子发光及波尔理论

棱镜和光栅都可以使光束色散成为一个光谱。若光源是白炽的固体或液体,所得到的光谱是连续的,它们和太阳的光谱一样,包含各种频率的光波,这样的光谱称为连续光谱。若光源是含有挥发盐的火焰或是放电的气体,则光谱是线状的,称为线状光谱。线状光谱由许多彼此相间的平行亮线所组成,这表明光源仅发射一些特定频率的光波。

一、原子光谱的实验规律

19 世纪末期,人们已经了解线状光谱是由原子发射的,因此又将其称为原子光谱。最简单的原子光谱是氢原子光谱。在氢原子光谱中,有一线系称为巴尔麦线系,这个线系的第一条谱线 H_α 是明亮的红线,第二条 H_β 是青蓝色的,第三条 H_γ 是蓝色的,第四条 H_δ 是紫色的,后面还有第五、第六……条谱线,只不过它们都位于光谱的紫外区,如图 1-4 所示。

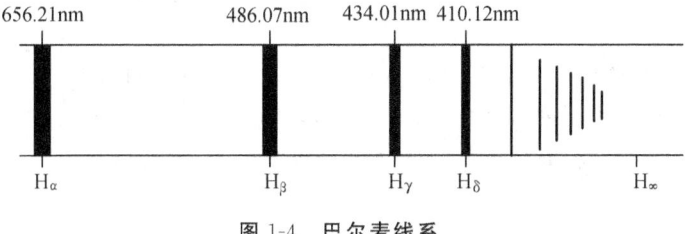

图 1-4 巴尔麦线系

瑞士物理学家巴尔麦(J.J.Balmar)发现这些谱线的波长可以用公式

$$\lambda = B\frac{n^2}{n^2-4} \tag{1.5}$$

表示。式中 $B=364.56$nm (3645.6Å),是个常数。当 n 为 3,4,5,6,…一系列整数时,根据(1.5)可分别计算巴尔麦线系的 H_α,H_β,H_γ,H_δ,…谱线的波长。式(1.5)称为巴尔麦公式。若用波长的倒数,即波数来表征各谱线,可将巴尔麦公式改写成

$$\sigma = R\left(\frac{1}{2^2} - \frac{1}{n^2}\right) \tag{1.6}$$

式中 $R=4/B$，经氢原子光谱的精确测量所得到的 $R=10967758.1\mathrm{m}^{-1}$，称为里德伯常数(Rydberg constant)。在氢原子光谱中，除巴尔麦线系外，还发现了其他一些线系，其波数都可用与式(1.6)相似的公式表示。例如，在紫外区发现了赖曼(Lyman)线系，其波数

$$\sigma = R\left(\frac{1}{1^2} - \frac{1}{n^2}\right) \tag{1.7}$$

式中 $n=2,3,4,\cdots$ 在红外区还发现帕邢(Paschen)线系，其波数

$$\sigma = R\left(\frac{1}{3^2} - \frac{1}{n^2}\right) \tag{1.8}$$

式中 $n=4,5,6,\cdots$ 布喇开(Brachett)线系，其波数

$$\sigma = R\left(\frac{1}{4^2} - \frac{1}{n^2}\right) \tag{1.9}$$

式中 $n=5,6,7,\cdots$ 普丰德(Pfund)线系，其波数

$$\sigma = R\left(\frac{1}{5^2} - \frac{1}{n^2}\right) \tag{1.10}$$

式中 $n=6,7,8,\cdots$ 由式(1.6)到式(1.10)可以看出，氢原子光谱的各线系可以用一个普遍的公式

$$\sigma = R\left(\frac{1}{k^2} - \frac{1}{n^2}\right) \tag{1.11}$$

来表示。当 $k=1,2,3,4,5$ 时，分别代表赖曼系、巴尔麦系、帕邢系、布喇开系和普丰德系，n 为大于 k 的一系列整数。式(1.11)称为广义巴尔麦公式。用广义巴尔麦公式算出的波数与实验结果符合得很好。里德伯(J. R. Rydberg)还发现不仅在氢的原子光谱中，而且在其他元素，首先是碱金属元素的原子光谱中，谱线也形成有规律的线系，每条谱线的波数也可以用两个正整数 k 和 n 的函数之差来表示，即

$$\sigma = T(k) - T(n) \tag{1.12}$$

对一个特定的线系，$T(k)$ 具有一定的值，而 $T(n)$ 可以改变，从而给出该线系中各条谱线的波数，$T(n)$、$T(k)$ 都称为光谱项。例如，氢原子光谱的巴尔麦线系的 $T(k)=R/k^2$，$T(n)=R/n^2$。

上述各式都是从实验中得到的经验公式，并且都准确地描述了原子光谱的规律性。原子光谱是原子发射的，它应能反映原子内部结构的规律性。所以原子光谱的实验规律成为探索原子结构的重要资料，对原子结构理论的发展起了一定的作用。

二、玻尔氢原子理论

按照原子的核式模型，原子是由带正电荷的原子核和绕核运动的电子组成的。但是，这种模型与经典理论有尖锐的矛盾。第一，绕原子核运动的电子具有加速度。根据经典电动力学理论，做加速运动的带电粒子应能自发地放出辐射。因此，电子的能量将逐渐减少，电子将逐渐地靠近原子核，最后和原子核相碰撞。这样原子应该是一个不稳定系统。第二，根据电动力学理论，电子放出辐射的频率应等于电子绕原子核运动的频率。由于电子的能量

逐渐减少,电子运动的频率也逐渐变化,因此,辐射频率也应逐渐变化,即原子光谱应该是连续的。然而事实上,原子是非常稳定的,原子光谱是线状的而不是连续的。这些事实说明,从研究宏观物体而确立的经典理论不适用于原子内部的微观过程。因此,必须在进一步研究原子现象的同时,建立适合于微观过程的原子理论。为了解决经典理论的困难,在原子的核式模型和原子光谱实验规律的基础上,丹麦物理学家玻尔(N. Bohr)首先提出了两个基本假设:

① 原子只能存在于一些不连续的能量状态,这些状态各具有一定的能量:$E_1, E_2, E_3, \cdots, E_n$。原子处在这种可能的状态上,其电子虽然做加速运动,但不辐射能量。一切能量的改变都是吸收或放出辐射的结果,并且只能从一个可能的状态过渡到另一个可能的状态。

② 原子从能量为 E_n 的状态过渡到能量为 E_k 的状态时,将发射(或吸收)具有一定频率的单色光,其频率

$$\nu_{nk} = \frac{E_n - E_k}{h} \tag{1.13}$$

式中 $h = 6.626176 \times 10^{-34}$ J·s,称为普朗克常数(Planck constant)。式(1.13)称为玻尔频率条件。

为了简单起见,玻尔首先假设电子绕原子核只做圆周运动。根据经典理论,电子运动的圆形轨道半径可以是任意的。但是,根据玻尔假设,原子中的电子只能处于一些不连续的能量状态。也就是说,电子只能在一些特定的圆形轨道上运动,这些允许存在的轨道称为量子轨道。为了从符合经典理论的连续轨道中选出量子化轨道,玻尔从普朗克(M. Planck)关于线性谐振子的量子化条件得到启示,假设电子绕原子核的运动应满足下面的量子化条件,即

$$p_\phi = n\hbar \tag{1.14}$$

式中 p_ϕ 是电子绕原子核运动时的角动量,$\hbar = h/2\pi$,n 为 $1, 2, 3, \cdots$ 一系列的正整数,称为主量子数,这表明在符合经典力学的轨道中,只有角动量 p_ϕ 为 $\hbar$ 的整数倍的才是允许存在的量子化轨道。也就是说,电子在量子轨道上运动,其角动量 p_ϕ 一定是 $\hbar$ 的整数倍。根据玻尔假设和量子化条件,可以推导类氢原子的量子轨道的半径、可能状态的能量和巴尔麦公式等。所谓类氢原子是指核外只有一个绕行电子的原子系统,原子核所带的电荷量可能为 $+Ze$,氢原子对应于 $Z=1$ 的情况。设类氢原子的原子核所带的正电荷为 Ze,电子与核之间的距离为 r,则它们之间的库仑引力

$$F = \frac{Ze^2}{4\pi\varepsilon_0 r^2} \tag{1.15}$$

电子以速度 v 沿着半径为 r 的圆周运动时,其向心力

$$F = \frac{mv^2}{r} \tag{1.16}$$

在这个系统中,向心力就是库仑引力。所以

$$\frac{Ze^2}{4\pi\varepsilon_0 r^2} = \frac{mv^2}{r} \tag{1.17}$$

电子绕原子核运动时的角动量 $p_\phi = mvr$,代入式(1.17),并消去式中的速度 v,可以得到电子圆周运动的半径为

$$r = \frac{4\pi\varepsilon_0 p_\phi^2}{mZe^2} \tag{1.18}$$

将量子化条件,即式(1.14)代入上式,则

$$r_n = \frac{n^2 4\pi\varepsilon_0 \hbar^2}{mZe^2} = \frac{n^2}{Z} r_0 \tag{1.19}$$

$$r_0 = \frac{4\pi\varepsilon_0 \hbar^2}{me^2} = \frac{\hbar^2}{me_s^2} \tag{1.20}$$

$r_0 = 0.529 \times 10^{-10}$ m 称为氢原子的第一玻尔轨道半径。其中 $e_s = e/\sqrt{4\pi\varepsilon_0}$,可见氢原子的最小直径大约为半个 Å。这与用其他方法测得的结果是一致的。取 $n=2,3,\cdots$,还可求得第二、第三、……玻尔轨道的半径。

由式(1.17),可以求得电子的动能

$$T = \frac{1}{2}mv^2 = \frac{Ze^2}{8\pi\varepsilon_0 r} = \frac{Z^2 e_s^2}{2r_0} \frac{1}{n^2} \tag{1.21}$$

若取电子在无穷远处的势能为零,则电子与核相距 r 时,电子所具有的势能

$$V = -\frac{Ze^2}{4\pi\varepsilon_0 r} = -\frac{Z^2 e_s^2}{r_0} \frac{1}{n^2} \tag{1.22}$$

电子的总能量为

$$E_n = T + V = -\frac{Ze^2}{8\pi\varepsilon_0 r} = -\frac{Z^2 e_s^2}{2r_0} \frac{1}{n^2} \tag{1.23}$$

因为只能是一些特定的值,所以 E 的值也是不连续的。当 $n=1,2,3,\cdots$ 时,可得到一系列可能状态的能量 $E_1, E_2, E_3, \cdots, E_n$,这些不连续的能量状态称为量子态。

根据玻尔的频率条件,电子从能量为 E_n 的量子态跃迁到能量为 E_k 的量子态时,放出(或吸收)一定频率的辐射,其频率由式(1.13)决定。若用波数表示,则

$$\sigma_{nk} = \frac{E_n - E_k}{hc} = \frac{mZ^2 e^4}{8ch^3 \varepsilon_0^2}\left(\frac{1}{k^2} - \frac{1}{n^2}\right) = \frac{Z^2 e_s^2}{2hcr_0}\left(\frac{1}{k^2} - \frac{1}{n^2}\right) \tag{1.24}$$

式中 c 是光在真空中的速度。将式(1.23)代入,可得到

对氢原子,$Z=1$,所以

$$\sigma_{nk} = \frac{E_n - E_k}{hc} = \frac{mZ^2 e^4}{8ch^3 \varepsilon_0^2}\left(\frac{1}{k^2} - \frac{1}{n^2}\right) = \frac{e_s^2}{2hcr_0}\left(\frac{1}{k^2} - \frac{1}{n^2}\right) \tag{1.25}$$

式(1.25)就是氢原子的广义巴尔麦公式。括号前的因子就是用一些已知量和常数表示的里德伯常数。将值代入,可得到里德伯常数 $R = 1.09737 \times 10^7 \text{ m}^{-1}$。从较准确的光谱仪测得的结果 $R = 1.0967758 \times 10^7 \text{ m}^{-1}$,可见从玻尔理论导出的巴尔麦公式不仅在形式上,而且在数值上也与实验结果符合得很好。R_∞ 是在假设原子核静止不动的情况下导出的,若按力学定律,对其质量进行修正,所得到的 R 将更加接近于实验值。这说明玻尔理论在处理氢原子的问题上是相当成功的。

三、玻尔轨道与氢原子光谱

根据玻尔理论,可对氢原子光谱作如下解释:氢原子在正常状态时,电子处于 $n=1$ 的量子轨道上,其能量最小,这种状态称为原子的基态。处于基态的氢原子,由于某种原因,吸收

了一定的能量,而跃迁到能量较高的量子态,这种过程称为激发,原子的这种状态称为激发态。

激发态原子中的电子可自发地向能量较低的量子态跃迁,同时放出一个光子,其波数由式(1.25)给出。

从能量较高的各量子态跃迁到能量较低的某一量子态所放出的各单色光属于同一个线系。由图 1-5 可以看到,电子从量子数 $n=2,3,4,\cdots$ 的各量子态跃迁到 $n=1$ 的量子态,所放出的谱线属于赖曼系;当电子从量子数 $n=3,4,5,\cdots$ 的各量子态向 $n=2$ 的量子态跃迁时,所放出的谱线属于巴尔麦系。同理,可得到帕邢系、布喇开系和普丰德系。

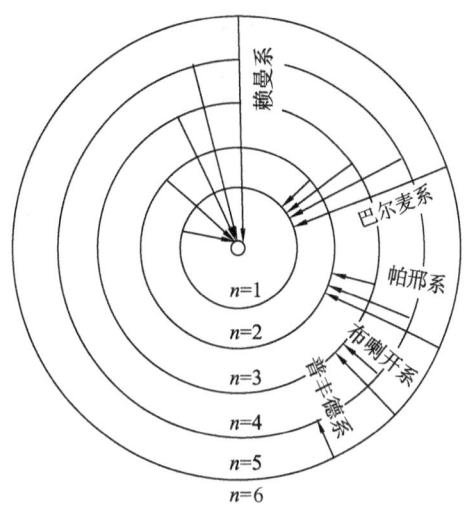

图 1-5 氢原子轨道和原子光谱系

在某一时刻,一个氢原子跃迁只能产生一条谱线。但在通常的实验中,许多氢原子处于不同的激发态,并且向不同的量子态跃迁,产生各种不同的谱线。因此,在实验中,可以同时观察到各线系的全部谱线。

四、氢原子的能级

由式(1.23)可以看出,原子所具有的能量是不连续的,这种不连续的能量状态又称为原子的能级。将原子的能级按其能量大小以适当的比例画出,便是原子的能级图。

图 1-6 是氢原子的能级图。可以清楚地看出,原子光谱的线系和谱线也可以用原子的能级来解释。图 1-6 的右侧是以光谱项的数值标度的,其单位是 m^{-1}。氢原子从高能级向低能级跃迁时放出单色光,其波数为两个对应能级的光谱项数值的差。例如,$n=1$ 的能级所对应的光谱项值为 $10967758m^{-1}$,$n=2$ 的能级的光谱项值为 $2741940m^{-1}$,所以赖曼系的第一条谱线的波数为:$10967758-2741940=8225818m^{-1}$,其波长约为 $121.6nm$。$n=3$ 的能级的光谱项值为 $1218639m^{-1}$,所以巴尔麦线系的第一条谱线的波数为 1523301^{-1},其波长为 $656.4nm$。每个线系都有对应的极限频率 ν_m,它是从 $n=\infty$ 的量子态向对应能级跃迁而发射的。$n=\infty$ 能级的光谱项值等于零,所以 ν_m 等于相应光谱项值与光速 c 的乘积。当电子获得足够大的能量后,可以跃迁到 $n=\infty$ 的状态,即电子脱离了原子的束缚,这种现象称为电离(ionization)。脱离原子束缚的电子称为自由电子。自由电子可具有任意的能量,因此,在 $n=\infty$ 所对应的能级以上的能量状态是连续的,如图 1-6 中的阴影区所代表的区域。具有一定动能的自由电子被离子俘获后,所放出的光子的频率为 $\nu=\nu_m+E_e/h$。由于自由电子的动能 E_e 可以是任意的正值,所以这种辐射应构成与极限频率相连接的连续光谱,这种光谱可在实验中观测到。

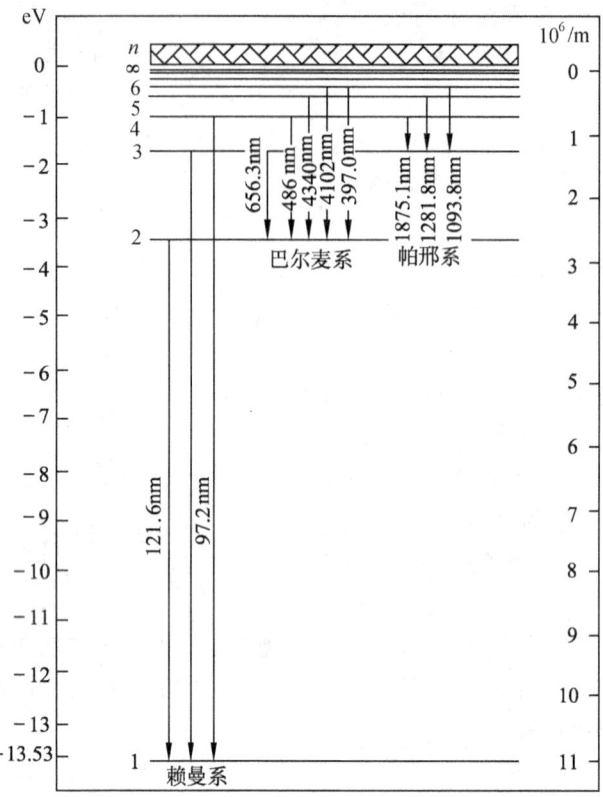

图 1-6 氢原子能级图

图 1-6 的左侧是用能量标度的。各量子态的能量可由式(1.23)直接算出,其单位为 J(焦耳)。在原子物理和原子核物理中常用电子伏作为能量单位,用 eV 表示,$1\text{eV} = 1.602\times10^{-19}\text{J}$,有时还用 keV 和 MeV 表示,分别称为千电子伏和兆电子伏。

在能级图中,用电子伏作为能量单位,可以很方便地表示不同量子态的原子的电离能和电离电位。同样,不同能级间的差值相当于能级间的激发电位。

原子能量状态的不连续性是微观客体的特性,并为佛兰克-赫兹实验所证实。

第四节 椭圆轨道及空间量子化

玻尔最初的氢原子理论,只考虑了电子的圆形轨道。1915 年,索末菲(A. Sommerfeld)引用了力学中的开普勒问题的普遍解,认为电子在原子核的库仑场中运动如行星绕着太阳运动一样,是在与距离平方成反比的力的作用下运动的,应该具有椭圆运动轨道。

一、电子的椭圆运动轨道

根据经典力学,电子应沿着以原子核为焦点的椭圆轨道运动,圆形轨道仅仅是其中的特殊情况。在附加了新的量子化条件的基础上,索末菲从符合经典力学的轨道中选取符合量子化条件的作为电子的量子轨道,把玻尔的氢原子理论向前推进了一步。根据这个理论,在没有摄动力作用时,电子沿椭圆轨道运动的能量同样由式(1.23)表示,即能量只与主量子数有关,它规定了原子所处的能级。但是,属于同一能级的不止一个,而是有好几个椭圆轨道,这些椭圆轨道的长半轴 $a=r_n$ 由式(1.19)给出;椭圆的短半轴

$$b = r_n \frac{n_\phi}{n} \tag{1.26}$$

式中 $n_\phi=1,2,\cdots,n$,称为角量子数。可见对于每个主量子数 n,都有 n 个长半轴相同而短半轴不同的椭圆轨道。例如,表1-1 列出了对应不同量子态的轨道长半轴与短半轴。

表1-1 对应不同量子态的轨道

$n=1, a=r_1$	$n_\phi=1, b=r_1$	圆
$n=2, a=4r_1$	$n_\phi=2, b=4r_1$	圆
	$n_\phi=1, b=2r_1$	椭圆
$n=3, a=9r_1$	$n_\phi=3, b=9r_1$	圆
	$n_\phi=2, b=6 r_1$	椭圆
	$n_\phi=1, b=3 r_1$	椭圆
$n=4, a=16r_1$	$n_\phi=4, b=16r_1$	圆
	$n_\phi=3, b=12r_1$	椭圆
	$n_\phi=2, b=8r_1$	椭圆
	$n_\phi=1, b=4r_1$	椭圆

这些轨道的形状如图1-7所示。对 $n=4,5,\cdots$ 可依次类推。

沿着具有相同主量子数的各椭圆轨道运动的电子,如果没有摄动力作用,则具有相同的能量,这种现象称为简并。如果有外界摄动力作用,例如,有电场或磁场存在时,这些具有相同主量子数的各椭圆轨道将受到不同的影响,因而能量将有不同的改变,从而使原来重合的能级发生分裂,即消除简并。

在多电子的原子系统中,由于电子间的相互作用,简并也可以被消除。

由式(1.26)可以看出,$n_\phi \neq 0$。因为 $n_\phi=0$ 时,$b=0$,于是电子将穿过原子核来回运动。从旧量子论的轨道理论出发,这种状态是不可能的。但是,根据实验和量子力学理论,角量子数可以为零,且角量子数均比按旧量子论所得到的 n_ϕ 少1。在量子力学中,用 l 表示轨道角量子数,以免与旧量子论中的 n_ϕ 相混淆。在主量子数 n 确定后,角量子数 $l=0,1,2,\cdots,n-1$,也有 n 个不同的值,有时又称 l 为辅量子数。

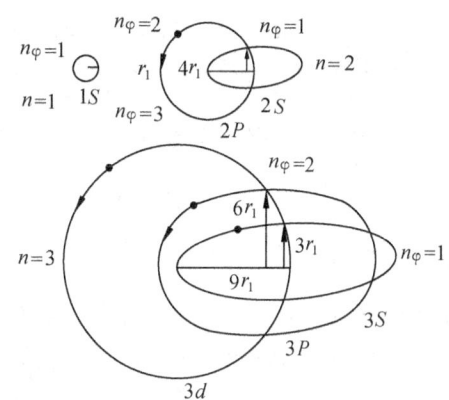

图1-7 索末菲椭圆轨道示意图

二、空间量子化

在以上的讨论中,我们假设量子轨道都在同一个平面内,因此仅用两个量子数,即主量子数和角量子数来确定量子轨道的大小和形状。然而,原子本身是立体的。如果在电场或磁场的作用下,电子的运动一般属于三维空间,所以必须用三个量子数来描述它们的运动状态。若把外力场逐渐减小到零,则外加力场对所有的计算公式都没有影响,而电子的角动量 p_l(或轨道平面)的取向只能在一些不连续的方位上,这种特性称为空间量子化。这些不连续的特定方位以外力场的方向为标准。

根据量子力学理论,电子在角量子数为 l 的量子轨道上运动,其角动量 p_l 的大小为

$$p_L = \sqrt{l(l+1)}\hbar \tag{1.27}$$

而不是 $l\hbar$,$l\hbar$ 是角动量 p_l 在外力场方向上的投影分量的最大值。而轨道角动量在外力场方向的投影分量只能是 $\hbar$ 的整数倍,即 $p_\varphi = m_l \hbar$。式中的 m_l 称为磁量子数(或赤道量子数),在角量子数 l 确定之后,$m_l = 0, \pm 1, \pm 2, \pm 3, \cdots, \pm l$,有 $2l+1$ 个不同取值。例如,$l=2$ 时,电子轨道角动量 p_φ 相对于空间某一方向应有 5 个不同的取向,在这个方向上的投影分量分别为 $0, \pm 1, \pm 2$,如图 1-8 所示。

与地球绕太阳运动相似,电子除绕原子核运动外,还有自转,称为自旋(spin)。电子自旋是古德史密特(S. A. Goudsmit)在 1925 年,为解释原子光谱

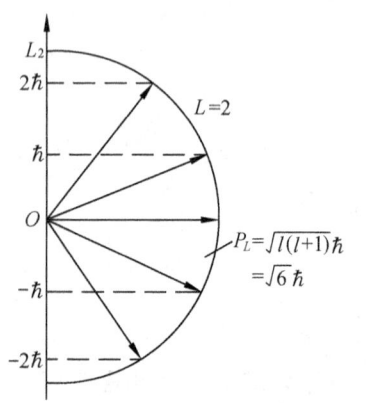

图 1-8 轨道角动量空间量子化($L=2$)

的精细结构和原子能级成对分裂现象而首先提出来的,并为以后的实验所证实。根据量子力学理论,电子自旋量子数为 $1/2$,电子自旋角动量的大小为 $\sqrt{\frac{1}{2}\left(\frac{1}{2}+1\right)}\hbar = \frac{\sqrt{3}}{2}\hbar$,自旋磁量子数 $m_s = \pm 1/2$;自旋角动量在空间只有两个不同的取向,它们在某方向上的投影分量为 $\frac{1}{2}\hbar$ 和 $-\frac{1}{2}\hbar$。由以上的讨论可以看出,绕原子核运动的电子状态都可以用四个量子数,即 n,l,m_l 和 m_s 来描述。同样,这四个量子数确定之后,电子所处的状态,即电子轨道的大小、形状、轨道平面和自旋在空间的取向等,就都完全确定了。

三、玻尔理论的局限性

玻尔理论对原子物理学的发展起了很大作用。它首先给人们一个简单、清晰而实用的原子结构图像,成功地解释了氢原子光谱的实验规律和其他一些原子现象;提出了微观体系所特有的量子化规律,促进了原子结构理论和量子理论的发展。但是,由于玻尔理论在其方法论方面还没有完全脱离经典理论的范畴,所以用它处理一般原子现象时,还有很大的局限性。玻尔虽然认识到经典理论不适用于原子内部的微观过程,并提出两个在现代物理中至今仍然有效的基本假设,但是在研究电子在原子中的运动规律时,却又应用了经典力学描述

宏观客体时所用的坐标、速度、轨道等概念。只是通过附加的量子化条件,来选择符合量子化条件的能量状态作为原子的量子态。所以玻尔理论还没有抓住原子现象最本质的特性,因此,被人们称为旧量子论。但是,玻尔理论在原子物理学中的成就和意义仍然是伟大的,它为原子结构理论和量子理论的发展开辟了新的途径。

1924 年,德布罗意(Louis Victor de Broglie)提出了微观粒子的波动假设。他认为运动的粒子都具有波的特性,其波长 $\lambda = h/p$,式中 h 是普朗克常数,p 是运动粒子的动量。这个假设为后来的实验所证实。从此之后,人们对微观粒子的本质又有了进一步的认识。在这个基础上,薛定格(E. Schrödinger)等人建立了新的理论体系——量子力学。它用完全不同于经典理论的概念和方法来研究微观粒子的运动规律,量子力学对微观粒子的分布给出概率性判断。根据量子力学理论,原子中的电子轨道概念是没有意义的。例如,由实验和量子力学得到的角量子数 $J = 0$ 的量子态,从旧量子论的观点来看是不可能的,因为这样的量子轨道是横穿原子核的。就玻尔理论来讲,电子轨道概念也是无关紧要的,因为与各方面有关系的只是原子所处量子态的能量,电子轨道仅仅是与原子能级相对应的直观形象。根据量子力学理论,在原子内的整个空间都能找到电子出现的概率,量子力学仅给出电子在原子空间任何一处出现的概率。电子在原子内的概率分布称为原子内的电荷分布密度,有时也形象地称为电子云。但是,绝不可想像电子是弥漫于整个原子之内的。电子云中任何一点的分布密度只表示在该点附近的微小空间内发现电子的概率。电子在原子内各点出现的概率是不同的,根据量子力学的结果,出现电子的概率最大的地方到原子核的距离与玻尔轨道半径相近似,可见旧量子论所给出的电子轨道仅是量子力学的近似结果。量子力学成功地解决了多电子原子系统的电子分布问题,从本质上阐明了元素周期表的物理意义,解决了玻尔理论所不能解决的问题。因此,与旧量子论相比,量子力学更正确、更完善地反映了微观体系的本质和它们的运动规律。

第五节 原子角动量、自旋和磁矩

原子是一个复杂的微观系统。绕原子核运动的电子不仅具有轨道角动量和自旋角动量,而且还具有磁矩。这一点已为原子光谱的精细结构、超精细结构和史特恩-盖拉赫实验所证实。目前,与磁矩有关的顺磁共振和核磁共振已成为研究分子生物学和核医学的一种重要手段,利用核磁共振原理制成的 NMR-CT 是目前空间分辨本领最高的医学检测仪器,能诊断毫米数量级的病变组织,已得到广泛应用。本节将简单介绍有关角动量和磁矩的基本知识。

一、角动量耦合和原子的角动量

绕原子核运动的电子具有轨道角动量和自旋角动量,并且在空间都有一定的取向。因此原子的总角动量 P_J 应是各电子轨道角动量及自旋角动量的矢量和。根据量子力学理论,

两个量子数分别为 l_1 和 l_2 的角动量 p_1 和 p_2 的合成角动量
$$p_j = p_1 + p_2 \tag{1.28}$$
合成角动量的大小为
$$p_j = \sqrt{j(j+1)}\hbar \tag{1.29}$$
j 是合成角动量的量子数，$j=(j_1+j_2),(j_1+j_2-1),(j_1+j_2-2),(j_1+j_2-3),\cdots,|j_1-j_2|$，每个 j 对应的角动量 p_j 在空间都有 $2j+1$ 个不同取向，它们在外磁场方向上的投影值为
$$p_{jz} = m_j \hbar \tag{1.30}$$
式中 $m_j=j,(j-1),(j-2),\cdots,-j$，称为合成角动量的磁量子数。单电子原子的角动量就是这个电子的轨道角动量和自旋角动量的矢量和。角量子数可以为 0 或正整数，自旋量子数 $s=\frac{1}{2}$，则原子的总角动量的量子数 $j=l+\frac{1}{2}$，$j=l-\frac{1}{2}$。例如，$l=1$ 时，$j=\frac{3}{2},\frac{1}{2}$。若 $l=0$，则 $j=\frac{1}{2}$。

对于 $l=1,s=\frac{1}{2}$ 的单电子系统，由式(1.29)可以求得其总角动量的数值分别为 $\frac{\sqrt{5}}{2}\hbar$，$\frac{\sqrt{3}}{2}\hbar$，由式(1.30)亦可求得其角动量在外磁场方向上的投影分量在 $j=\frac{3}{2}$ 时，$p_{jz}=\frac{3}{2}\hbar,\frac{1}{2}\hbar,-\frac{1}{2}\hbar,-\frac{3}{2}\hbar$；在 $j=\frac{1}{2}$ 时，$p_{jz}=\frac{1}{2}\hbar,-\frac{1}{2}\hbar$。

在多电子原子系统中，各电子的自旋角动量和轨道角动量分别为 $p_{s1},p_{s2},p_{s3},\cdots,p_{sn}$ 和 $p_{l1},p_{l2},p_{l3},\cdots,p_{ln}$，原子的角动量 p_j 应是它们的矢量和。由于自旋角动量和轨道角动量之间的相互作用不同，所以这些角动量有两种不同的耦合方式。在电子间的自旋相互作用很强，轨道相互作用也很强的情况下，各电子的自旋角动量首先耦合成自旋总角动量
$$p_S = \sum_i p_{si} \tag{1.31}$$
电子的自旋量子数都是 $\frac{1}{2}$，所以自旋总角动量的量子数为 $0,\frac{1}{2},1,\frac{3}{2},\cdots$。各电子的轨道角动量也耦合成轨道总角动量
$$p_L = \sum_i p_{li} \tag{1.32}$$
然后，p_S 和 p_L 再耦合成原子的总角动量，即
$$p_j = p_S + p_L \tag{1.33}$$
原子角动量的量子数 $j=(L+S),(L+S-1),\cdots,|L-S|$。例如，$L=3,S=1$，则 $J=4,3,2$，耦合成三个量子数不同的原子角动量，其角动量的大小分别为 $2\sqrt{5}\hbar,2\sqrt{3}\hbar,\sqrt{6}\hbar$。在有外磁场时，原子角动量围绕磁场方向进动，在外磁场方向上的投影分量为
$$p_{jz} = m_j \hbar \tag{1.34}$$
式中 m_j 为磁量子数。这种耦合方式称为 L-S 耦合。

若电子自旋与自身轨道角动量的相互作用较强，则电子的自旋角动量首先与自身的轨道角动量耦合成电子的总角动量 p_{ji}。然后，各电子的总角动量 $p_{j1},p_{j2},\cdots,p_{jn}$ 再耦合成原子的总角动量

$$p_j = \sum_i p_{ji} \tag{1.35}$$

这种耦合方式称为 J-J 耦合。应该指出,同一电子组态的 J-J 耦合和 L-S 耦合所形成的量子态的数目是相同的,而且代表原子态的量子数 j 的值也是相同的。所不同的是能级的间隔,这反映两种相互作用的强弱对比不同。原子态属于哪种耦合方式,可由实验证实。实验证明,J-J 耦合和 L-S 耦合是两个极端的情况,有些原子态介于这两种耦合之间,很难截然划分。J-J 耦合一般出现在某些高能激发态和较重的原子中。还应指出,内壳层电子的总角动量等于零,所以原子的角动量就等于价电子的总角动量。

二、原子的磁矩

电子在封闭轨道上绕原子核运动相当于闭合回路中的电流。根据电磁学理论,电流流过的闭合回路相当于一个磁体,其磁矩

$$\mu = iA \tag{1.36}$$

式中的 i 是闭合回路中的电流强度,A 是回路所包围的面积,磁矩的单位为 Am^2(或 J/T)。电子在其封闭轨道上任何一点,每周只能通过一次,在单位时间内,流过轨道上任意点的电量,即电流强度

$$i = -\frac{e}{T} \tag{1.37}$$

式中 T 是电子绕原子核运动的周期,e 是电子所带的电量。为了简单起见,假设电子在一圆形轨道上运动,如图 1-9 所示。$T = 2\pi r/v$,将 T 代入式(1.37),可得到

$$i = -\frac{ev}{2\pi r} \tag{1.38}$$

电子轨道所包围的面积 $A = \pi r^2$,将 i 和 A 代入式(1.36),可得到

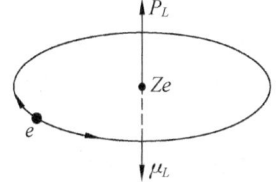

图 1-9 磁矩与角动量

$$\mu = -\frac{evr}{2} \tag{1.39}$$

电子的轨道角动量 $p_l = mvr$,代入上式

$$\mu = -\frac{e}{2m}p_l \tag{1.40}$$

式中负号是因为电子带有负电荷,同时也表示电子的轨道磁矩与它的轨道角动量的方向相反。此式是假设电子在圆形轨道上运动而得到的,若按电子在椭圆轨道上运动,也可以导出与式(1.40)完全相同的结果。角量子数为 l 的电子,其轨道角动量的值 $p_l = \sqrt{l(l+1)}\hbar$,所以轨道磁矩的大小为

$$\mu_l = \sqrt{l(l+1)}\frac{e\hbar}{2m} = \sqrt{l(l+1)}\mu_B \tag{1.41}$$

式中 $\mu_B = \frac{e\hbar}{2m} = 9.274078 \times 10^{-24}$ J/T,称为玻尔磁子。因为轨道角动量是空间量子化的,所以磁矩也是空间量子化的,在外磁场方向上的投影分量为

$$\mu_{lz} = m_l \mu_B \tag{1.42}$$

$m_l=0,\pm1,\pm2,\cdots,\pm2$，电子轨道磁矩在外磁场方向上的投影分量都是玻尔磁子的整数倍。

三、电子的自旋

原子具有磁矩及磁矩具有空间量子化特性已被史特恩-盖拉赫实验所证实。1921年，史特恩(O. Stern)和盖拉赫(W. Gerlach)使蒸发后的银原子通过一狭缝D，形成窄束的原子射线束，然后再通过不均匀磁场，其实验装置如图1-10所示。银原子束在不均匀磁场的作用下分成两束，打在底片P上，形成两条清晰的线状痕迹。实验表明银原子具有磁矩，并且相对外加磁场的方向只有两个不同的取向，而不是任意的。他们根据磁场强度和原子束的偏转程度，算出银原子在正常状态时的磁矩为一个玻尔磁子。后来，人们又用其他原子做了同样的实验，都得到了类似的结果。

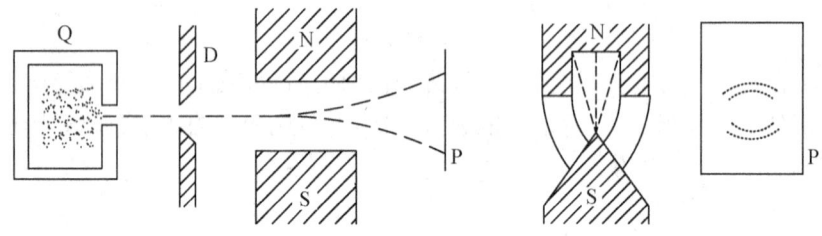

图 1-10　史特恩-盖拉赫实验示意图

若只考虑电子的轨道磁矩，史特恩-盖拉赫实验的结果并不完全与理论相符合。根据式(1.42)，角量子数为J的原子的磁矩应有$2J+1$个不同取向，J只能是零和正整数，故$2J+1$恒为奇数。因此，原子射线束通过不均匀磁场，应在底片上形成奇数条痕迹，而且应有一个不偏转的成分($m_z=0$)。但是实验结果是偶数，不是奇数。很明显，他们的实验结果应与原子的总磁矩的大小和取向有关，仅用电子的轨道磁矩来描述原子的磁性质是不完全的。

上节我们讲述了电子的自旋，自旋量子数为1/2，其角动量$p_s=\sqrt{3}\hbar/2$。理论和实验都证明电子的自旋磁矩

$$\mu_s=-2\frac{e}{2m}p_s \qquad (1.43)$$

其方向与p_s相反，将p_s的值代入可得到

$$\mu_s=\sqrt{3}\mu_B \qquad (1.44)$$

μ_s只有两个取向，在外加磁场方向上的投影值为$\pm\mu_B$。若不考虑原子核的磁矩，原子的磁矩应是各电子轨道磁矩和自旋磁矩的矢量和。在单电子原子中，电子的轨道角动量p_l，自旋角动量p_s，原子角动量p_j与原子磁矩μ的关系如图1-11所示。由于μ_l与p_l的比值和μ_s与p_s的比值不相等，所以μ_l和μ_s合成的磁矩μ并不在原子角动量的轴线上。由于p_l，p_s绕着原子的角动量p_j旋进。所以μ_l，μ_s和μ也都绕着角动量

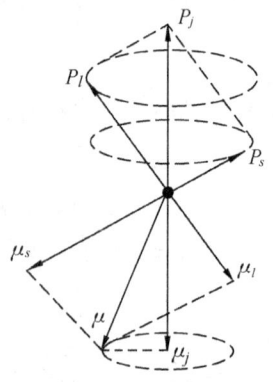

图 1-11　磁矩与角动量的关系

p_j 旋进。可见磁矩 μ 并没有一个确定的方向。但是,磁矩 μ 在角动量 p_j 上面的投影分量是确定的,用 μ_j 表示。垂直于 p_j 的分量绕着 p_j 转动,其平均效果为零。因此,μ_j 被称为原子的磁矩。计算表明,原子磁矩的大小为

$$\mu_j = g\frac{e}{2m}p_j \tag{1.45}$$

式中的

$$g = 1 + \frac{j(j+1)+s(s+1)-l(l+1)}{2j(j+1)} \tag{1.46}$$

称为朗德因子。式(1.40)和式(1.43)都可以写成与式(1.45)相类似的形式,它们的朗德因子分别为 1 和 2。

具有两个或两个以上电子的原子系统,原子的磁矩也可以用一个与式(1.45)相类似的公式来表示,即

$$\mu_J = g\frac{e}{2m}p_J \tag{1.47}$$

式中 μ_J 是原子角动量的值。但是,朗德因子 g 对于不同的耦合类型,有不同的表达式。

在不考虑原子核的角动量和磁矩的情况下,理论和实验都证明,原子的角动量和磁矩仅仅是各价电子的总角动量和磁矩。银原子只有一个价电子,处于基态的银原子,其价电子的角量子数 $l=0$,自旋量子数 $s=1/2$,自旋磁矩为 $\sqrt{3}\mu_B$。根据矢量合成法则,银原子的角动量量子数 $j=1/2$,磁矩为 $\sqrt{3}\mu_B$,相对于外加磁场应有两个不同的取向。因此,银原子束通过不均匀磁场后分成两束。

从前面几节的讨论可知,玻尔在论述氢原子和类氢原子中电子的运动规律时,提出了原子状态的量子化特性,用主量子数 n 规定了电子轨道半径的大小和原子所处的能级。在这个理论的基础上,索末菲提出了电子椭圆轨道理论,用角量子数 l 规定了椭圆轨道的形状,加之空间量子化理论可知,原子应有许多能级。但是,这一理论还不能解释原子能级的偶分裂现象,因此又提出电子具有自旋运动的假设,从而得到一套完整描述原子中电子运动状态的量子数 n, l, m_l, m_s。由于引进了电子的自旋运动,所以索末菲理论所给出的每一条能级都分裂成两条。电子具有自旋是电子本身的固有特性,而且与它的运动状态无关。

第六节 电子壳层与元素周期率

一、元素周期率

元素性质的周期性变化是俄国科学家门捷列夫,于 1869 年首先发现的。他总结了前人研究的成果,深入地研究了各元素的化学和物理性质后,发现将各元素按其原子量递增的次序排列起来,元素的物理性质和化学性质都呈现出周期性变化。这种按照原子量大小和元素性质排列起来的元素表被称为元素周期表。

元素性质为什么会有周期性变化呢？玻尔认为元素性质的周期性变化是由于原子内的电子按照一定的壳层排列的缘故。元素的物理性质和化学性质主要决定于原子最外层的电子(价电子)的数目和排列，随着核外电子的逐渐增多，核外层电子的数目和排列出现周期性变化，因而导致了元素性质的周期性变化。这就是说，元素性质的周期性也反映了原子内电子排列的周期性。现在我们已经知道，元素周期表并不是按照原子量的顺序，而是按照原子核的电荷数 Z（或原子中的电子总数）的顺序排列的。原子内电子分层排列的壳层结构已为原子光谱和 X 射线的光谱分析所证实。

二、泡利不相容原理

电子在原子中所处的状态都可以用 4 个确定的量子数 n, l, m_l, m_s 来表征。玻尔指出元素性质的周期性变化与原子中电子的数目和排列有关，但是他没有说明原子中的电子为什么会分层排列。1925 年，泡利（W. Pauli）发现了不相容原理，指出在原子中，不能有两个或两个以上的电子具有 4 个完全相同的量子数。也就是说，一个量子态最多只能容纳一个电子。因此，原子有多少电子，就应该有多少量子态被占据。原子系统的量子态是分层排列的，每层都有许多量子态，可容纳许多电子，原子中电子的分层排列称为电子壳层。主量子数 $n=1$ 的电子壳层称为第一主壳层，$n=2$ 的壳层称为第二主壳层，以下可依次类推。与主量子数 $n=1,2,3,4,5,6,7$ 相对应的各主壳层分别用符号 K, L, M, N, O, P, Q 表示，所以又称为 K 壳层，L 壳层，⋯。主量子数为 n 的主壳层又分为 n 个次壳层，次壳层用角量子数 l 表征。与 $l=0,1,2,3,4,5,6$ 相对应的次壳层分别用符号 s, p, d, f, g, h, i 表征，分别称为 s 次壳层，p 次壳层，d 次壳层，⋯。角量子数 l 确定的量子轨道在空间有 $2l+1$ 个不同取向，这些不同取向量子轨道用磁量子数 $m_l=0, \pm1, \pm2, \cdots, \pm l$ 表征。n, l, m_l 等确定后，电子自旋磁量子数 $m_s=\pm 1/2$，所以 l 所对应的次壳层有 $2(2l+1)$ 个量子态，最多可容纳 $2(2l+1)$ 个电子。主量子数为 n 的主壳层中，最多可容纳的电子数

$$N_n = \sum_{l=0}^{n-1} 2(2l+1) = 2n^2 \tag{1.48}$$

表 1-2 给出各主壳层和各次壳层最多可容纳的电子数目。可以看出，如果原子中的某个电子处在 $n=3, l=2$ 的量子态上，则这个电子在 M 壳层的 d 次壳层上，通常称这种状态为 3d。同理如果电子所处的状态为 4s，则电子在 N 壳层的 s 次壳层上，这个量子态的主量子 $n=4$，角量子数 $l=0$。

表 1-2　各主壳层、次壳层中最多可容纳的电子数

n	l	0	1	2	3	4	5	6	N_n
		s	p	d	f	g	h	i	
1	K	2							2
2	L	2	6						8
3	M	2	6	10					18
4	N	2	6	10	14				32
5	O	2	6	10	14	18			50
6	P	2	6	10	14	18	22		72
7	Q	2	6	10	14	18	22	26	98

根据泡利原理,对元素的周期性有如下解释:原子中的电子从低能级到高能级填充,从量子态 $n=1$ 开始,依此填充 $n=2,3$ 的主壳层,将某一主壳层中所有的量子态都填充完毕后,便形成一个完整的壳结构,多余的电子填充到下一个主壳层上,即是一新周期的开始。若按上述原则进行排列,理想的周期系应有表 1-2 所示的长度和结构,即第一、第二、第三、第四、第五、第六等周期的元素数目分别为 2,8,18,32,50,72 等。但是,实际的周期系为 2,8,8,18,18,32。这是因为泡利原理仅给出每层中最多可容纳的电子数。在原子系统中,电子的排列不仅要服从泡利原理,而且要服从最小能量原理,即电子的排列在不违背泡利原理的基础上,将尽可能地使原子体系的能量最小。也就是说,基态原子中的电子将尽可能填充到能量较低的量子态上。在多电子原子系统中,量子态的能量不仅取决于主量子数 n,而且还与角量子数 l 有关,所以实际的周期系结构与根据泡利原理只按主量子数顺序排列的周期系是不同的。这一点已被原子光谱,特别是类碱离子的莫塞莱图所证实。

三、电子壳层与元素周期率

元素周期表中,第一周期只有两个元素,即为氢($Z=1$)和氦($Z=2$)。它们的电子都在 K 壳层上,K 壳层最多只能容纳两个电子,所以氦原子的两个电子将 K 壳层填满,形成一个稳定的闭合壳层结构。这样的元素是极不活泼的,所以称为惰性气体元素。

第二周期从锂($Z=3$)到氖($Z=10$),共有 8 个元素。这些元素的原子中,有两个电子填充在 K 壳层上,其他的电子填充在 L 壳层上,L 壳层有两个次壳层,最多可容纳 8 个电子,所以从锂到氖逐渐将 L 壳层填充完毕,形成一闭合壳层,因此氖元素也是惰性气体元素。

第三周期从钠($Z=11$)开始,共有 8 个元素。这些元素的原子中,有 10 个电子在 K,L 壳层上,再多余的电子填充 M 壳层。到氩($Z=18$)原子恰好将 3s,3p 次壳层填满,构成与氖原子类似的壳层结构,所以氩也是惰性气体元素。由于 4s 能级低于 3d 能级,根据最低能量原理,氩后面的元素钾($Z=19$)原子的最后一个电子不是填充 3d 次壳层,而是填充在比 3d 能级更低的 4s 次壳层上,因此,从钾开始为第四周期。但是 3d 次壳层却空着。

第四周期从钾到氪($Z=36$)共有 18 个元素。钾和钙($Z=20$)的原子用 18 个电子组成与氩原子相似的结构,多余的电子填充在 4s 次壳层上,钙将 4s 次壳层填满。因为 3d 的能级低于 4p 的能级,所以从钪($Z=21$)起,开始填充 3d 次壳层。3d 次壳层最多可容纳 10 个电子,从钪到镍($Z=28$)构成一特殊的元素组,称为过渡元素。铜($Z=29$)原子有 29 个电子,其中 28 个电子填充在 K,L,M 壳层上,最后一个电子填充在 4s 壳层上。从铜到氪($Z=36$)逐渐填充 4s,4p 次壳层,氪原子中的电子恰好将这两个次壳层填满,形成与氩、氖相似的稳定结构。但是,N 壳层中的 4d,4f 次壳层却还空着。

第五周期从铷($Z=37$)开始。铷原子中的 36 个电子构成与氪原子相同的结构,再多的电子填充到比 4d,4f 能级更低的 5s 次壳层上,锶($Z=38$)将 5s 次壳层填满。从钇($Z=39$)开始填充 4d 次壳层,到钯($Z=46$)将 4d 次壳层填充完毕,所以从钇到钯间的各元素是第五周期的过渡元素,从银($Z=47$)开始 O 壳层的正常填充秩序,到氙($Z=54$)将 5s,5p 次壳层填满,第五周期结束。但是,4f,5d,5f,5g 各次壳层都还空着。

第六周期从铯($Z=55$)开始。铯有 55 个电子,其中 54 个电子构成与氙相似的原子结构,多余的一个电子填充到 6s 次壳层上,钡($Z=56$)将 6s 填满。从铈($Z=58$)开始填充 4f

次壳层,4f 次壳层最多可容纳 14 个电子,到镥($Z=71$)将 4f 壳层填满。这 14 种元素的最外层电子数目和元素镧($Z=57$)相同,并且有相似的化学性质,所以称为镧系元素(或稀土元素)。从铪($Z=72$)开始填充 5d 次壳层,到金($Z=79$)将 5d 次壳层填满。所以从镥到铂($Z=78$)是第六周期的过渡元素。从金到氡($Z=86$)逐渐将 6s,6p 壳层填满,第六周期结束。

第七周期从钫($Z=87$)开始,应有和第六周期相似的结构。但是,至今还未发现第七周期的全部元素。

元素性质的周期性变化反映了原子中电子排列的周期性。由玻尔理论、不相容原理和最小能量原理得到的原子的壳层模型,成功地解释了元素周期表的排列和元素性质的周期性变化,使元素周期表得到了理论说明。

第七节 X 射线和俄歇电子

1895 年,伦琴(W. C. Roentgen)在研究阴极射线时,发现了一种穿透本领很强的辐射,当时称为 X 射线,又称为伦琴射线。现在我们知道 X 射线是一种波长比紫外线更短的电磁辐射。由于 X 射线有较强的穿透本领,人体各组织对 X 射线的吸收各不相同,所以 X 射线在医学上得到了广泛应用,已成为诊断病灶部位和大小的一种重要手段。X 射线对生物组织有损伤和破坏作用,特别是对分裂旺盛或正在分裂的细胞,其杀伤作用更大,所以用 X 射线适量照射某些皮肤病和癌变组织,可以达到治疗的目的。当然,X 射线对人体也有一定的损伤,长期或大剂量照射可能引起某种疾病。因此,从事这方面工作的人员应注意防护和保健。

一、X 射线的产生

X 射线是高速电子与物质相互作用而产生的,这种过程通常在 X 射线管内或通过电子加速器进行。图(1-12)是 X 射线管的示意图,k 是阴极,被灯丝加热后可以发射电子;a 为阳极,其材料视需要而定。在阴极和阳极之间加一直流高压 V_0,阴极发射的电子在强电场中加速,到达阳极时,已具有很高的速度,这种高速运动的电子与阳极物质相互作用,使其速度迅速减小,同时发射出 X 射线。在通常的设备中,电子的能量可达到几万到十几万电子伏,也有能使电子能量达到 20 万电子伏以上的 X 射线装置。为了原子核物理实验的需要,利用加速器还可获得能量更高的电子,得到波长更短、能量更大的 X 射线。一般医用 X 射线的波长为 0.1nm(1Å)左右。

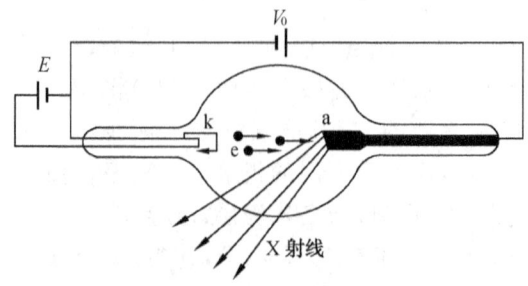

图 1-12 X 射线管示意图

对 X 射线管产生的 X 射线进行光谱分析,发现 X 射线分为两类:一类 X 射线的光谱是连续的,另一类 X 射线的光谱是线状的。当电子与某种材料的阳极相互作用时,若电子的能量没有超过某个限度,则只发射连续谱的 X 射线;当电子能量超过了某个界限后,除发射连续谱的 X 射线外,还发射线状谱的 X 射线,如图 1-13 所示。能量为 35keV 的电子还不能使钨靶发射线状谱的 X 射线,而 35keV 的电子与钼靶作用,除发射连续谱的 X 射线外,还发射两条线状谱的 X 射线,它们的波长分别为 0.07136nm 和 0.06326nm,这两条谱线分别称为 $K_α$ 线和 $K_β$ 线。要得到钨的 $K_α$ 线,则必须使电子的能量增加到 70keV 以上。同一种物质的阳极,在高能电子的作用下,可以发射两种不同类型的 X 射线,必然有两种不同的发射机制。下面将分别加以叙述。

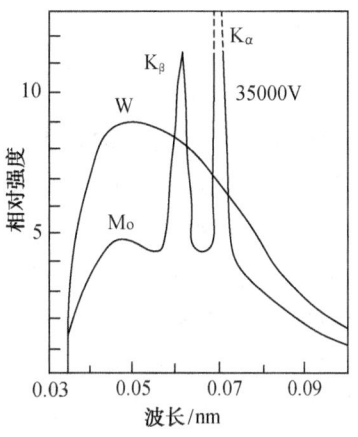

图 1-13 钼和钨靶的 X 射线谱

二、韧致辐射

高能电子到达阳极后,电子在原子核库仑场的作用下骤然减速,在这一过程中,电子将其一部分或全部能量转化为电磁辐射,即产生连续谱的 X 射线,这种辐射称为韧致辐射(bremsstrahlung)。图 1-14 是钨靶在不同加速电压下产生的 X 射线的光谱。其辐射强度随波长连续变化,在一定的波长处(约为最小波长的 1.5 倍)有一极大值。在极大值的右边,其强度随着波长的增大而缓慢下降;在其左边,其强度随波长减小而迅速下降,并有明显的极限。极限波长 λ_{min} 与靶物质的性质无关,如图 1-13 所示,在同一

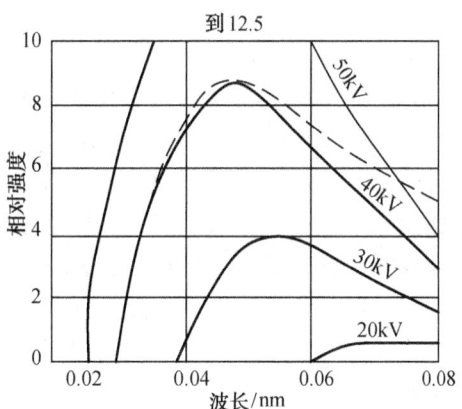

图 1-14 钨靶的 X 射线连续谱

加速电压下,钨靶和钼靶产生的 X 射线的极限波长是相同的。由图 1-14 可以看出,加速电压越高,所得 X 射线的极限波长 λ_{min} 就越小。实验证明,与极限波长相对应的 X 射线的能量恰好等于电子在加速电场中所获得的全部能量,即

$$\frac{ch}{\lambda_{min}} = V_0 e \tag{1.49}$$

式中 V_0 为加速电压,e 是电子的电荷,h 是普朗克常数,c 是光速,把以上各常数代入,可得

$$\lambda_{min} = \frac{1239.810}{V_0}(\text{nm}) \tag{1.50}$$

式中加速电压 V_0 的单位是伏特。

三、特征 X 射线

对于某种靶（阳极）物质，当入射电子的能量超过一定的界限时，与靶物质作用所产生的 X 射线，在连续谱的 X 射线上还叠加一种线状谱的 X 射线。这种 X 射线的波长和结构为靶物质的性质所决定，各种元素都有自己特定的 X 射线谱，与电子的能量无关（当能量大于某一数值时）。因此，这种 X 射线称为特征 X 射线或标识辐射。图 1-13 中的 K_α，K_β 线就是钼元素的特征 X 射线。

高能电子与靶物质相互作用，可以把能量转移给靶内原子，使其激发。激发态原子向基态或低能态跃迁时，可以放射特征 X 射线，其频率为

$$\nu_{nk} = \frac{E_n - E_k}{h} \tag{1.51}$$

式中 E_n 和 E_k 分别是原子跃迁前后的两量子态所具有的能量。特征 X 射线的波长短，能量大。所以，特征 X 射线应是原子在两个能量相差很大的量子态之间的跃迁而产生的。在原子序数较大的原子中，外层电子对内层电子的影响可以忽略，内层电子可视为只是在原子核和更内层电子组成的系统的作用下运动。不同壳层的电子所具有的能量

$$E_n = -\frac{Rhc}{n^2}(Z - a_n)^2 \tag{1.52}$$

式中 n 是主量子数，a_n 为一修正项，它与更内层的电子数目有关。对于原子序数 Z 较大的原子，E_n 是很大的，相邻能级间的能量差值也比较大。因此，特征 X 射线应是原子序数较高的原子的内层电子跃迁而产生的。在原子序数较大的原子中，内壳层电子不可能跃迁到邻近的壳层上，因为邻近的壳层也是被电子充满的。所以，原子的内壳层电子在获得较大能量后，只能跃迁到最外层的量子态上，或者完全脱离原子的束缚，而后一种情况通常是做得到的。高能电子将原子内壳层上的电子击出，则在原子的内壳层上形成了一个空穴。其他壳层的电子就会来填充，在这个过程中发射的电磁辐射就是特征 X 射线。

由式(1.51)可知，电子从主量子数为 n 的壳层跃迁到主量子数为 k 的壳层时，发射的特征 X 射线的频率为

$$\nu_{nk} = \frac{E_n - E_k}{h} = \frac{Rc}{k^2}(Z - a_k)^2 - \frac{Rc}{n^2}(Z - a_n)^2 \tag{1.53}$$

在 X 射线光谱学中，通常把主量子数 $n=1$ 的光谱项称为 K 项，$n=2$ 的光谱项称为 L 项，$n=3$ 的光谱项称为 M 项等。从较高能级跃迁到 K 壳层时，所放出的谱线称为 K 线系，这个线系中的第一条谱线是 K_α，第二条是 K_β，第三条是 K_γ 等，它们都是由两条频率相近的谱线组成。从较高能级跃迁到 L 壳层时，发射的谱线称为 L 线系，以下可以类推。

较重元素的原子的内壳层结构都是相似的，所以一切较重元素都应有结构相似的特征 X 射线谱，只不过随着原子序数的增加，谱线的位置逐渐向高能方向移动，这一点已为实验所证实。

四、莫塞莱定律

根据式(1.53)，特征 X 射线的光谱项

$$T(n)=\frac{R}{n^2}(Z-a_n)^2 \tag{1.54}$$

上式可整理成

$$\frac{T(n)}{R}=\frac{1}{n^2}(Z-a_n)^2 \tag{1.55}$$

式中的修正项 a_n 几乎与原子序数无关,所以特征 X 射线光谱项的平方根与元素的原子序数 Z 成正比。这种关系是莫塞莱(H. G. Moseley)首先发现的,称为莫塞莱定律。由式(1.55)可以看出,若测出不同元素的特征 X 射线光谱项(K 项、L 项或 M 项)的值,并以 $\sqrt{T(n)/R}$ 为纵坐标,以原子序数 Z 为横坐标,便可画出几条直线。这样的直线称为莫塞莱图(图 1-15)。莫塞莱图仅对于较轻元素才能观察到与直线偏离的现象。莫塞莱图不仅指出 $\sqrt{T(n)/R}$ 与元素的原子序数成正比,同时还指出,直线斜率的倒数应是光谱项所对应的主量子数。如图 1-16 中 K 线的斜率为 1,从而证明 K 项的确与主量子数 $n=1$ 的量子态相对应。同样,L 线的斜率为 1/2,M 线的斜率为 1/3,这说明 L 项和 M 项分别是主量子数为 2 和 3 所对应的光谱项。由此可见,原子中的电子的确是分层排列的。由实验得出的莫塞莱图是一系列的直线,没有显示出元素周期表中所显示的周期性。这也说明特征 X 射线是因原子内壳层电子间的跃迁而发射的,而原子内壳层电子的排列都具有相类似的结构。只有价电子所决定的物理和化学性质才显示出周期性的变化。

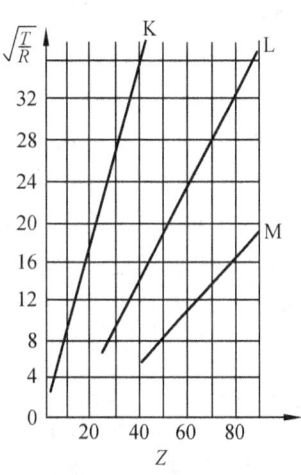

图 1-15 莫塞莱图

五、俄歇电子

原子的内壳层电子被剥离之后,内壳层轨道上出现空位,形成一个被电离的原子,此时这个被电离的原子处于高激发态,它会通过两种方式退激发:一种是外壳层的电子跃迁到内壳层的空位上,同时发射出特征 X 射线将激发能带走;另外一种是外壳层的电子跃迁到内壳层的空位上,但不产生 X 射线,而是将激发能交给另外一个外层电子,使这个外层电子脱离原子核的束缚成为自由电子发射出来,这个发射出来的电子就是俄歇电子(Auger electron)。如图 1-16 所示,原来 K 壳层有一个空位,L_1 壳层的电子会跃迁填充这一空位,如果发射 X 射线,则 X 射线的能量为

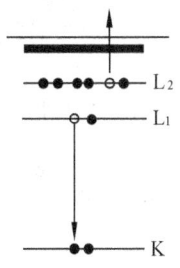

图 1-16 俄歇电子发射示意图

$$E_X = E_{L_1} - E_K \tag{1.56}$$

如果不发射 X 射线,可以将这部分能量交给外壳层,比如 L_2 壳层的一个电子,则这个发射出来的电子就是俄歇电子,俄歇电子的能量为

$$E_{\text{Auger}} = (E_{L_1} - E_K) + E_{L_2} \tag{1.57}$$

在实验观测过程中,会有两个电子发射出来,一个是从 K 壳层打出的电子,另外一个是俄歇电子[2]。

Rosseland 在 1923 年从理论上预言了这一现象。P. Auger 利用云室研究单色 X 射线在惰性气体中的光电效应时，经过一系列实验发现了这一现象，他把这种实验现象解释为无辐射跃迁过程。实际上在俄歇电子发现之前，就有人实验记录到了。俄歇电子被发现之后，人们才意识到这种现象以前就碰到过，可惜没有引起注意，一个重要的发现机会被错过了。

俄歇电子本质上就是低能电子，只是来源特殊而已，它来源于电离原子的非辐射衰变。俄歇电子的能量一般在几个 eV 到 keV 数量级，因此俄歇电子的射程很短，一般在纳米至微米之间，根据这一点可以通过测量俄歇电子来得到关于材料的表面现象和表面性质的信息，对材料表面进行研究。这方面已有比较成熟的测量方法，俄歇电子谱仪就是根据测量俄歇电子的性质来研究材料性质的工具。

另外由于在电子能量很低时电子对材料的损伤很严重，低能电子对材料的局部损失是一个值得关注的问题。利用俄歇电子这一特点可以开展放射治疗，在病灶部位引入俄歇电子发射源可以有效地杀灭异常细胞，而对正常组织没有损失。

习 题

1. 50mg 纯净的 U_3O_8 中含有多少个铀原子？有多少个氧原子？

2. 人体内含 18% 的碳，已知天然存在的碳中含 ^{14}C 为 1.2×10^{12}，问体重为 65kg 的人体内含有多少 ^{14}C 的原子？

3. 放射性核素 ^{238}U 放出的 α 粒（能量为 4.196MeV）通过金（$Z=79$）箔后，发生散射。问散射角 $\theta=90°$ 和 $\theta=160°$ 时所对应的瞄准距离 b 分别是多少？

4. 处在第三激发态的氢原子向低能态跃迁，可以放出哪些线系的哪些谱线？这些谱的波数、波长、频率各是多少（$R=10967758m^{-1}$）？

5. 一质子轰击处于第一激发态的氢原子，使其电离，被击出的电子的能量为 11.3eV，问质子传递给电子的能量，这些能量能否使基态的氢原子电离？

6. M 壳层有几个次壳层？各次壳层最多可容纳多少电子？

7. 用原子的壳层模型，解释 F（$Z=9$）为什么是 -1 价元素，Ca（$Z=20$）为什么是 +2 价元素。

8. 某 X 光机的加速电压为 50kV，试求该机发射的 X 射线的最小波长。若要得到最小波长为 0.124nm 的 X 射线，则 X 射线机的加速电压应是多少伏？波长为 0.124nm 的 X 射线所具有的能量为多少？

第二章 原子核的基本性质

原子是由原子核和核外电子组成的,原子核是原子的核心,它体积很小而质量很大,集中了原子的全部正电荷和几乎全部质量。

原子核的基本性质是指原子核的静态性质。这些性质虽都是从外部观察原子核得到的结果,但它与原子核的结构及其变化有密切关系。本章主要讨论原子核的组成、电荷、质量、半径、自旋、磁矩、稳定性和结合能等基本性质,并对核结构的液滴模型及其核力的性质作一简单介绍。关于原子核的电四极矩、宇称、统计性质及动力学性质已超出本书的范围,这里从略不作论述。

第一节 原子核的组成、电荷、质量及半径

在本节将对原子核的基本性质,有关原子核的最基本概念作一些介绍。这是对原子核最初步的认识。

一、原子核的组成

1886 年,戈尔茨坦(E. Goldstein)首先在放电管中发现了失去电子的氢原子核,后来卢瑟福(Rutherford)把它命名为质子(proton),记为 p,质子的质量 $m_p = 1.007276$ 原子质量单位,并带有一个单位正电荷。

1930 年,德国物理学家玻特(W. Bothe)和贝克尔(H. Eecker)用 α 粒子去轰击铍箔时,发现有一种穿透力很强的不带电的射线从铍箔的另一方飞出。1931 年,约里奥-居里夫妇(I. Joliot-Curie 和 F. Joliot-Curie)等人发现当这些射线穿过石蜡或其他含氢物质时,能够打出高速质子流,其速度可达光速的十分之一。1932 年,查德威克(J. Chadwick)经过深入的研究和分析,认为这种射线不是 γ 射线而是一种新型的中性粒子,取名为中子(neutron),记为 n,质量 $m_n = 1.008665$ 原子质量单位。自由中子是不稳定的,平均寿命为 10.61 ± 0.16 min,而自由质子是稳定的。

中子的发现,使人们对原子核的组成有了正确的认识。1932 年,苏联物理学家伊凡宁科和德国科学家海森堡同时提出了原子核组成的新假设,即原子核的中子-质子模型,现表述如下:

原子序数为 Z、质量数为 A 的原子核由 Z 个质子和 N(N=A−Z)个中子组成。中子和质子统称为核子(nucleon)。Z 和 N 分别称为原子核的质子数和中子数,A 等于该原子核的

核子数。大量实验事实证明，原子核的中子-质子结构假设是正确的，这个假设已成为研究原子核物理的重要基础。

基于原子核的中子-质子模型，人们通常把质量数为 A、质子数为 Z、中子数为 N 的某种原子核标记为 $^A_Z X$，X 为元素符号。例如，质量数为 4、质子数为 2 的氦原子核可用 $^4_2 He$ 来表示。

在实际应用中，有时只在元素符号的左上角标明核质量数 A，例如，^{239}Pu 表示此种钚核的质量数是 239。

在文献中，常常还会遇到一些专业术语。

(1) 核素(nuclide)　具有确定数目的中子和质子的原子核称为核素。例如，^{10}B，^{10}Be 是两种不同的核素，它们的质量数相同而质子数不同；^7Be，^9Be 是两种独立的核素，它们的质子数相同但中子数不同。

(2) 同位素(isotope)和同位素丰度　Z 相同而 N 不同的各核素统称为某元素的同位素，同位素是指各核素在元素周期表中处于同一个位置，具有相同的化学性质。例如，^3H，^2H，^1H 是氢的三种同位素，分别取名为氚、氘和氢。对于 Z，N 一定的原子核只能称做核素而不能称为同位素。例如，锰、铍、氟、铝等在天然条件下，只存在一种核素，称为单一核素，而不能说它们只有一种同位素。一种元素经常有几种同位素。同位素中各核素天然含量的百分比称为同位素丰度。例如，天然存在的氧有三种稳定同位素：^{16}O，^{17}O 和 ^{18}O，它们的同位素丰度分别为 99.756%，0.0039%，0.205%。

(3) 同中子异位素(isotone)　N 相同而 Z 不同的核素称为同中子异位素。例如，^{18}O，^{19}F 和 ^{20}Ne 等。

(4) 同量异位素(isobar)　A 相同而 Z 不同的核素称为同量异位素。例如，^{41}Ca 和 ^{41}K 及 ^{207}Bi 和 ^{207}Pb 等。

(5) 同质异能素(isomer)　激发态寿命较长的原子核称为基态原子核的同质异能素。同质异能素的表示方法是在核素符号的质量数 A 之后加写 m，表示原子核处于亚稳态。例如，^{99m}Tc 为 ^{99}Tc 的同质异能素，^{99m}Tc 比 ^{99}Tc 的能态高。同质异能素所处的能态称为同质异能态。它与激发态在本质上并无区别，只是寿命较长。大多数同质异能素要发生 γ 跃迁，少数发生 β 衰变，个别的可以发生 α 衰变。

(6) 偶偶核、奇奇核及奇 A 核　Z 和 N 都是偶数的核称为偶偶核，例如，$^{16}_8 O$，$^{20}_{10}Ne$ 等。Z 和 N 都是奇数的核，称为奇奇核，例如，$^6_3 Li$，$^{10}_5 B$，$^{36}_{17}Cl$ 等。A 是奇数的原子核称为奇 A 核，它又可分为两类：Z 为偶数、N 为奇数的核称为偶奇核，例如，$^{17}_8 O$；而 Z 奇 N 偶的核称为奇偶核，例如，$^{19}_9 F$ 等。

原子核通常是由质子和中子组成的，但是，原子核内可以有其他的强子。如 1953 年发现了第一个 Λ 超核，这是除质子和中子外还包含 Λ 超子的原子核。超核物理是高能核物理研究的一个领域，在研究强相互作用、对称性等方面具有重要意义。

二、原子核的电荷

电荷数是原子核的重要特征之一。整个原子是中性的，因此原子核所带的正电荷必然与核外电子所带负电荷的总量相等而符号相反。原子序数为 Z 的原子核，核外有 Z 个电

子，核内有 Z 个质子，原子核所带的正电荷 q 为

$$q = +Ze \tag{2.1}$$

式中电子的电量 e 作为电荷的基本单位，原子序数 Z 称为原子核的电荷数。

到目前为止，人类已发现的元素其核电荷数 Z 为 1 至 113，其中 Z 为 43,61 及 $Z>94$ 的元素都是用人工方法获得的；而 Z 为 85,87,93 和 94 的元素，开始是用人工方法得到的，后来在自然界中发现有极小的存量。$Z>92$ 的元素叫做超铀元素。

原子核的电荷数 Z 可以用不同的实验方法测得。根据某原子的化学性质就可以找出该元素在周期表上一定的位置，因而也就确定了它的核电荷数 Z。但对化学性质相近的元素如稀土元素就很难单凭化学性质来确定。比较精确的方法是利用莫塞莱定律对元素的 X 射线谱进行分析来确定核电荷。

三、原子核的质量

原子核的另一个重要性质是它的质量。原子核的体积很小，但几乎集中了原子的全部质量。由于利用一般的实验方法测出的都是原子的质量，因此关于原子核数据的图表上，通常给出的不是原子核的质量而是原子的质量。原子核的质量和原子的质量有如下关系

$$m_N = M_A - Zm_e + B(Z) \tag{2.2}$$

m_N 为原子核的质量，M_A 为原子质量，m_e 为电子的质量，$B(Z)$ 为电子结合能。如果忽略核外电子的结合能，则原子核的质量近似地等于原子质量与核外电子总质量之差，即

$$m_N \approx M_A - Zm_e \tag{2.3}$$

根据式(2.2)，由原子质量就可以算出原子核的质量。在一般工作中，如果采用原子质量来替代原子核质量进行计算，对计算结果往往并无多大影响。

原子核和原子的质量非常小，如果以通常的 kg 或 g 来表示很不方便，国际上大家都采用原子质量单位来表示。

所有原子核的质量与 ^{12}C 原子质量的比都非常接近于一个整数，用符号 A 表示，A 称为原子核质量数。

根据爱因斯坦的质量能量关系，还可以 MeV/c^2 为单位来表示原子质量。这种表示方式将在本章的后面部分详细介绍。

四、原子核的半径

大多数原子核接近于球形，通常把原子核的半径近似地视为球体的半径，用 r 表示。核半径是无法直接测量而是由实验确定的。根据入射粒子与核相互作用类型的不同，实验确定的核半径有核力作用半径(指核力作用范围)和核物质分布半径(指核内核子分布范围)两种。实验结果表明，上述两种情况下，原子核的半径 r 与核质量数 A 均近似地给出如下关系

$$r = r_0 A^{1/3} \tag{2.4}$$

式中 r_0 表示原子核半径参数，根据测量核力作用范围得到的 r_0 为 1.4～1.5Fm，由这一原子核半径参数计算得到的原子核半径称为原子核相互作用半径。通过测量核内核子分布范围

得到的 r_0 约为 1.1Fm，由这一原子核物质分布半径参数计算得到的原子核半径称为原子核物质分布半径。Fm 是核领域中常用的长度单位，读做费米，$1\text{Fm}=10^{-15}\text{m}$。

测定原子核半径的方法有：α 粒子的核散射；高能电子的核散射；快中子的核散射；原子的超精细结构；μ 原子的特征 X 射线研究等。各种实验方法的测量结果表明，原子核的半径为 $10^{-15}\sim10^{-14}$m 量级。显然，电荷分布半径要比核力作用半径小些。核半径与核质量数之间的这种关系，意味着核物质的密度是固定不变的，与核大小无关。这就是核的液滴模型的实验基础之一。

原子核的体积很小，但其密度极大。设原子核的质量为 m，体积 $v=\frac{4}{3}\pi r^3=\frac{4}{3}\pi r_0^3 A$，则原子核内核物质的平均密度为

$$\rho=\frac{m}{v}=\frac{Am_n}{(4/3)\pi r_0^3 A}=\frac{m_n}{(4/3)\pi r_0^3}\approx 10^{14}\text{g/cm}^3 \tag{2.5}$$

由此可见，原子核的密度是非常大的。自然界中的物质约为 $10^0\sim10^1$g/cm³。目前已发现一些星体（如中子星）中，存在像核物质这样巨大密度的物质。

第二节　原子核的稳定性

根据原子核的稳定性，可以把原子核分为稳定原子核和不稳定的放射性原子核。在已发现的众多核素中，绝大部分是放射性核素，天然存在的稳定核素仅有 270 多种，对原子核的稳定性进行研究可以发现一些规律。

一、β 稳 定 线

原子核的稳定性与核内质子数和中子数之间的比例有着密切的关系。若以核内中子和质子数分别为横轴和纵轴作图，并在图中标出稳定核素所处位置，则可得到图 2-1 所示的结果。

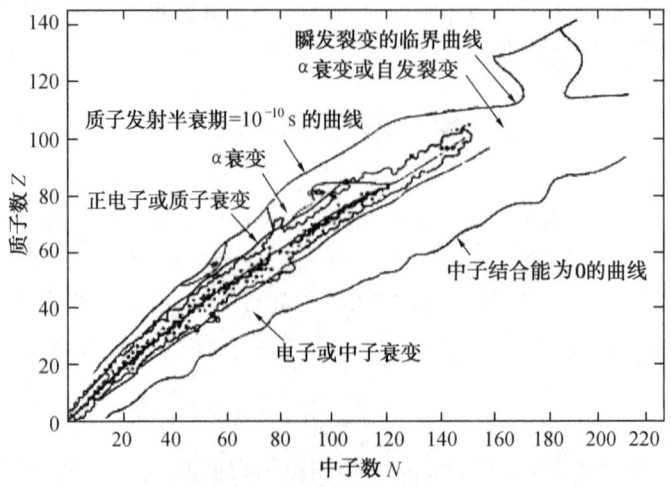

图 2-1　最常见的稳定核的中子-质子图

为简便起见,图中所标出的稳定核素其同位素丰度大部分都高于20%,由图2-2可以看出,所有稳定核素均落在一条光滑曲线上及其近旁的两侧。该区域称为稳定区,这条曲线称为β稳定线(β stable line)。绝大部分不稳定的核素都偏离这条稳定线的位置,并通过核衰变而向这条稳定线靠拢。

在图2-1中,β稳定线右下方的核素具有β放射性,例如,$^{86}_{37}$Rb,$^{32}_{15}$P等通过β衰变分别变成$^{86}_{38}$Sr,$^{52}_{16}$S,而向β稳定线靠拢。β稳定线左上方的核素具有电子俘获或$β^+$放射性,例如,^{57}Ni通过$β^+$衰变转变为^{57}Co,再经过电子俘获过程变成稳定核素^{57}Fe,此变化过程也向着β稳定线靠拢。相应地可以将β稳定线表示为图2-2,可以更清楚地看到在$Z=20$以前的轻核中,N与Z之比为1左右;以后随着Z的增加,N与Z之比逐渐升高;在重核范围内,N与Z之比为1.5左右。

原子核的稳定性与核内质子和中子数的奇偶性有关。自然界存在的稳定核素共270多种,若包括半衰期10^9a以上的核素则为282种,其中偶偶核164种,偶奇核56种,奇偶核53种,奇奇核9种。这9种奇奇核是:$^{2}_{1}$H,$^{6}_{3}$Li,$^{10}_{5}$B,$^{14}_{7}$N,$^{50}_{23}$V,$^{40}_{19}$K($T_{1/2}=1.28×10^9$a),$^{138}_{57}$La,$^{176}_{71}$Lu,$^{180}_{73}$Ta($T_{1/2}=1×10^{13}$a)。

可见稳定核中偶偶核最多,奇A核次之,奇奇核最少。

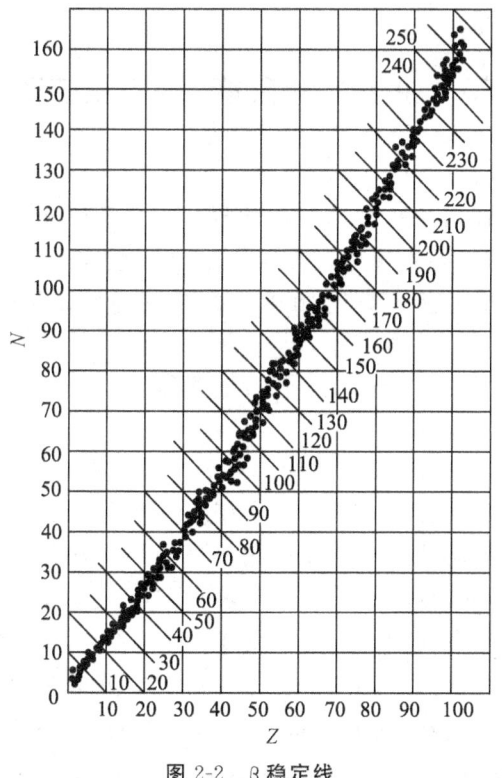

图 2-2　β稳定线

二、原子核的幻数

原子核的稳定性,还随着核内质子数和中子数的增加而表现出周期性的变化。当质子数或中子数为 2,8,20,28,50,82 以及中子数为 126 时,这一类核素就特别稳定。这些数字称为幻数(magic number)。例如,$^{4}_{2}He$、$^{16}_{8}O$ 和 $^{40}_{20}Ca$ 等都非常稳定,在自然界分布也很广。

如果把核内的质子和中子分别按彼此独立的壳层来分布,与核外电子的分布相似,每一个壳层被填满时,它们彼此结合得就比较紧密,因此核就比较稳定。当质子或中子数是幻数时,它们正好填满一个壳层,因此这些核就具有较大的稳定性。幻数的存在是壳层模型的主要依据。

质子数和中子数均为幻数的原子核称为双幻核。双幻原子核内的质子和中子同时填满各自的壳层,因此这些原子核就特别稳定。例如,$^{16}_{8}O$、$^{208}_{82}Pb$ 为双幻核,它们特别稳定,这已被实验所证实。

将原子核内的核子看成在由其他核子共同产生的平均场中做近乎独立的运动,并把核子间的剩余相互作用作为微扰来处理,按照这样的物理设想,可以推出质子和中子在核内各自按照彼此独立的壳层分布,这就是原子核的壳层模型(shell model)。

实验还发现,$Z>82$ 时,没有稳定核素;已发现 $Z>101$ 的所有核素其半衰期都小于 1h。根据液滴模型和壳修正的原子核结构理论,在原子序数 $Z=114$、中子数为 184 附近有一个比较稳定的区域,称为超重岛。目前科学家已实现了 $Z=113$ 的超重核的合成。

第三节 原子核的自旋、磁矩和核磁共振

根据前面介绍,已经知道角动量和自旋的概念。自旋(spin)就是内部运动的角动量(angular momentum)。具有球对称特点的体系,其角动量在运动过程中保持不变,是一个守恒量,此时体系的角动量很容易被计算出来,大多数原子核是球对称的,都属于这种情况。

一、原子核的角动量

原子核由核子组成,每个核子都有自旋。中子和质子是具有自旋为 1/2 的粒子。它们除有自旋外,还在核内做复杂的相对运动,具有相应的轨道角动量。所有这些角动量耦合起来,即构成了原子核的总角动量,原子核的总角动量就是原子核的自旋,用符号 S 表示。原子核的自旋是核的内部运动所具有的,与整个核的外部运动无关。

由于核子自旋角动量和轨道角动量之间的相互作用不同,角动量的耦合方式也不一样。如果核子轨道运动与自旋运动之间存在较强的相互作用,则核内每个核子的轨道角动量 L_i 和自旋角动量 S_i 先耦合成核子的总角动量 $J_i = L_i + S_i$,然后,所有核子的总角动量一起耦合成整个原子核的角动量,即 $J = \sum_i J_i$。角动量的这种耦合方式称为 J-J 耦合。在原子核内似乎还应存在所谓 L-S 耦合,即所有核子的轨道角动量 L_i 和自旋角动量 S_i 先分别耦合成总轨道角动量 L 和总自旋角动量 S,总轨道角动量 L 和总自旋角动量 S 再耦合成原子核的总角动量 $J = L + S$。然而这种耦合方式在实验上还没有观察到。不过在轻核中却存在另外一种耦合方式,称为中间耦合。

原子核自旋角动量 J 的大小为 $\sqrt{I(I+1)}\hbar$，其中 I 称为核自旋量子数，其数值为整数 $0,1,2,\cdots$，或半整数 $1/2,3/2,5/2,\cdots$。核自旋在 Z 轴方向上的投影值为

$$I_Z = m\hbar \tag{2.6}$$

式中 m 为核自旋磁量子数，其数值为 $I, I-1, I-2, \cdots, 1-I, -I$。相对于这个特殊方向，都有 $2I+1$ 个可能取向。例如，对于氢核，自旋量子数 $I=1/2$，核自旋的大小为 $\sqrt{\frac{1}{2}\left(1+\frac{1}{2}\right)}\hbar=\frac{\sqrt{3}}{2}\hbar$，它在 Z 轴方向上的投影值 $I_Z=\pm\frac{1}{2}\hbar$。

通常，核自旋的大小不是用 $\sqrt{I(I+1)}\hbar$ 而是用在 Z 轴方向上的最大投影值 $I\hbar$ 来表示的。一般数据表上给出的是原子核角动量的 I 值。已知稳定原子核具有的 I 值在 0 到 15/2 之间。

稳定原子核的自旋可以从原子光谱超精细结构或分子光谱测得，也可用核磁共振法确定。实验测得原子核的角动量有如下一些规律：

① 所有偶偶核基态的 $I=0$。
② 奇奇核的 I 为整数。
③ 奇 A 核的 I 为半整数。虽然核内核子数很多，而原子核的基态角动量却很小，这说明核子的角动量在耦合时大都互相抵消了。

对于某一特定的原子核，只有知道其核内所有核子的角动量以及它们之间的耦合方式，才有可能确定核自旋 J。反之，实验测得核自旋，也有助于了解原子核中核子的运动状态。

二、原子核的磁矩

原子核是一个带电荷的体系，它有角动量，可以推测它应当具有磁矩(magnetic moment)。原子核的磁矩也是原子核的重要特性之一。

实验表明，核子也有磁矩。与质子和中子自旋相应的自旋磁矩分别为

$$\mu_p = g_p \mu_N S_p \tag{2.7}$$
$$\mu_n = g_n \mu_N S_n \tag{2.8}$$

式中 g_p, g_n 分别为质子和中子的回旋磁比率；S_p, S_n 为质子和中子的自旋角动量；μ_N 称为核磁子。

$$\mu_N = \frac{e\hbar}{2m_p} = 5.50824 \times 10^{-27} \text{J/T} \tag{2.9}$$

质子质量是电子质量的 1836 倍，所以核磁子是玻尔磁子的 1/1836。核磁子 μ_N 常用做核子和原子核的磁矩单位。

如果与电子自旋磁矩情形相比较，对于质子，应该有 $g_p=2$；对于中子，因它不带电，应该有 $g_n=0$。但实验表明：$g_p=5.5851, g_n=-3.8282$。因此可得质子和中子自旋磁矩的实验值分别为 $\mu_p=2.79277\mu_N, \mu_n=-1.913\mu_N$。这两个数值通常被称为质子和中子的反常磁矩。因为质子与电子相比，自旋都为 1/2，也都是费米子(fermion)，二者的电荷数值相等而其符号相反，电子的磁矩 $\mu_e=\mu_B$。因此似乎可以预测 $\mu_p=\mu_N$，但事实上 $\mu_p=2.79277\mu_N$。这说明质子具有内部结构。中子不带电但有磁矩数值，说明其内部也有结构。

质子除具有自旋磁矩外,还因有轨道运动而存在轨道磁矩。中子的轨道磁矩为零。原子核的磁矩,一方面来自与组成它的各核子的自旋运动相联系的自旋磁矩,另一方面则来自与核内各质子的轨道运动相联系的轨道磁矩。原子核的磁矩与它的角动量 J 之间的关系为

$$\mu_I = g_I \mu_N I \tag{2.10}$$

式中 g_I 称为原子核的 g 因子,又叫做核的回旋磁比率。g_I 的大小用核磁共振在实验中可以测出。g_I 与核子的磁矩、核子在核中相对运动磁矩都有关系,因此 g_I 包含了核结构的信息。由于核自旋是空间量子化的,所以核磁矩也是空间量子化的。μ_I 在空间给定 Z 方向上的投影值为

表 2-1　一些原子核的 I, g_I 和 μ_I 值

核　素	$I, \hbar$	g_I	$\mu_I(\mu_N)$
^{1}H	1/2	5.5855	2.792743
^{2}H	1	0.857407	0.857407
^{6}Li	1	0.82200	0.82200
^{7}Li	3/2	2.17687	3.26531
^{9}Be	3/2	−0.7847	−1.1771
^{14}N	1	0.4037	0.40371
^{15}N	1/2	−0.5663	−0.28313
^{17}O	5/2	−0.75712	−1.8928
^{23}Na	3/2	1.4777	2.2166
^{27}Al	5/2	1.3566	3.6414
^{39}K	3/2	0.2610	0.3915
^{40}K	4	−0.3241	−1.2964
^{41}K	3/2	0.1435	0.21517
^{113}In	9/2	1.9416	5.5231
^{115}In	9/2	1.9619	5.5344
^{119}Sn	1/2	−2.0918	−1.0459

$$\mu_{I,Z} = g_I \mu_N m_I \tag{2.11}$$

式中 m_I 取 $I, I-1, \cdots, 1-I, -I$。这表明在给定 Z 轴方向上有 $2I+1$ 个不同的投影值。

通常所说的核磁矩是指核磁矩 μ_I 在给定 Z 轴方向上的最大投影值。m_I 最大时,核磁矩的投影也取最大值,此最大投影值为 $g_I \mu_N I$。

在一般文献和书籍[3,4]中给出的核磁矩 μ_I 的大小,均指以 μ_N 为单位的最大投影值 $g_I I$。

核子的磁矩像角动量一样,也可以互相抵消,质子数或中子数为奇数的核磁矩由不成对的那个核子决定;N, Z 均为偶数的核,其 I 等于零,μ_I 也等于零。表 2-1 列举了一些核的自旋 I 和 μ_I 的实验值。由表中可以看出,多数核的 $\mu_I > 0$,表示核磁矩与角动量方向相同;也有一些核的 $\mu_I < 0$,这表示核磁矩与角动量方向相反。

三、核 磁 共 振

当磁矩不为零的原子处于磁场感应强度为 H 的磁场中时,因原子具有磁矩 μ_I,它在磁场中与 H 作用获得附加能量 E

$$E = -\mu \cdot H = -g \mu_B H m_I \tag{2.12}$$

如果 I 为原子的自旋,在磁场中附加能量为 $2I+1$ 条等间距的能级,则两相邻能级的间

隔为

$$\Delta E = g\mu_B H \tag{2.13}$$

原子在外磁场 H 中以频率 ν 绕磁场运动,同时原子在磁场中发生了能级分裂而处于不同的能级状态。若此时再在磁场 H 的垂直方向上加一个强度较弱的高频磁场,当外加高频磁场的频率 ν 满足 $\Delta E = h\nu$ 时(h 为普朗克常数)就要发生共振。原子将会强烈吸收(称为共振吸收)高频磁场的能量而使原子的取向发生改变,从而实现由较低能级向相邻高能级的跃迁,即为磁共振。此时的频率称为共振频率。

这时如外界给这个原子提供的能量,刚好等于原子在磁场中的两相邻能级差即 $h\nu = g\mu_B H$ 时,两相邻能级间就有跃迁,称为电子的顺磁共振。

$$\nu = \frac{g\mu_B H}{h} \tag{2.14}$$

对于原子核,同样有核磁共振(nuclear magnetic resonance)。

$$\nu = \frac{g_I \mu_N H}{h} \tag{2.15}$$

如果磁场为特斯拉数量级下,电子顺磁共振的频率为 GHz,由于核磁子比电子的玻尔磁子小 1840 倍,同样在磁场为特斯拉数量级的情况下,核磁共振的频率在 MHz 的范围内。因此,要产生核磁共振需外界提供的能量比起产生电子顺磁共振所需的能量小得多。

由于核磁共振是原子核在运动中吸收外界能量在能级之间发生的一种跃迁现象,因此除要求满足频率条件外,还必须满足下列两个条件:一是选择规则 $\Delta m = \pm 1$,即只有两个相邻能级之间才可以产生跃迁;二是极化条件,由于原子核存在磁矩,在磁场作用下,当核自旋方向与外磁场方向成一角度时,自旋的核受到一定的外力矩,从而使核绕磁场运动。设运动频率为 ν,外磁场强度为 H,则定义旋磁比为 $2\pi\nu/H$。当旋磁比为正值时,应该吸收右旋圆极化电磁波;当旋磁比为负值时,则应吸收左旋圆极化电磁波。

目前用于医学诊断的核磁共振装置就是根据核磁共振原理研制成的。

第四节 核力的主要性质及核势

自然界中存在四种基本的相互作用力:万有引力、电磁相互作用力、强相互作用力和弱相互作用力。核力属于强相互作用力。

一、核力的主要性质

原子核通常是由中子和质子构成的,中子不带电,质子带一个单位的正电荷,质子间存在着库仑斥力,那么是一种什么力把中子和质子结合在一起呢?通过实验观察和理论计算表明,两个核子间的万有引力位能约为 3×10^{-38} MeV,质子间的静电势能为 1MeV 左右,质子与中子间的磁作用势能只有 0.03MeV,但是在原子核中,每个核子的平均结合能一般为 8MeV 左右。这说明在核子之间还存在着一种很强的短程引力,此力称为核力(nuclear force)。核力具有下列主要性质[3,4,5]：

① 核力是一种很强的短程引力，由于原子核本身体积很小并与核质量数 A 成正比，而原子核的结合能也与核质量数 A 成正比，这说明每一个核子只与邻近几个核子发生相互作用。只有当核子之间的距离为 10^{-15} m 的数量级时，核力才显示出来，在这个范围之外核力就可以忽略不计，因此核力是短程的。核力与万有引力和电磁力不同，后两种力是长程力，比核力弱得多。

原子核中质子带有正电荷，它们之间存在着静电斥力，核子间的引力必须大于质子间的斥力，否则核子就不能结合在一起形成原子核。核子之间的相互作用力属于强相互作用。如果把强相互作用的强度定为 1，则电磁作用的强度为 1/137，万有引力的强度仅为 10^{-38}。

② 核力与核子的电荷无关，在原子核内，无论是质子与质子之间，还是质子与中子之间，或者中子与中子之间，核力的性质和数值都大致相同。例如，在原子核 $^3_1$H 和 $^3_2$He 中，除都有两对 p-n 相互作用之外，在 $^3_1$H 核中还有一对 n-n 作用，在 $^3_2$He 核内还有一对 p-p 作用。$^3_1$H 比 $^3_2$He 的结合能大 0.8MeV，这与 p-p 之间静电斥力能 1MeV 相当，因此可以认为 p-p、p-n、n-n 之间的核力大致相同，这就是核力的电荷无关性。

③ 核力具有饱和性，这是核最重要的特性之一。核力的饱和性与分子化学键的饱和性有相似之处。分子中化学键达到饱和的原子就不再与其他原子相互作用。若每个核子与其他 $A-1$ 个核子都能发生相互作用，则核子间相互作用对数就有 $A(A-1)/2$ 个，原子核的结合能应与 $A(A-1)$ 成正比，即与 A^2 成正比。但事实上结合能近似地与 A 成正比。故核力具有饱和性。核力的饱和性表明，原子核中每一个核子只能与自己相邻的核子以核力发生相互作用，而不能同所有的核子都发生相互作用。这也反映在原子核的体积与核子数 A 成正比。如果每个核子能与其余 $A-1$ 个核子作用，那么 A 越大，相互作用的核子对数就越多，核子之间就会结合得更紧，因而随 A 的增大每个核子所占的体积就应缩小。事实上，无论原子核内核子数是多少，每一个核子所占的体积是相同的，核内核子的密度也都相等。核子之间既然存在着很强的短程吸引力，那么核中所有核子为什么不会被吸引在一起而形成一个粒子呢？这是因为：当核子之间的距离小到 0.4Fm 时，核力由吸引力转化为极强的斥力，这种斥力的存在使核子不能过分地靠近，以至每一个核子都占有相等的体积。这也反映出核力具有饱和性。

④ 核力具有自旋相关性。体系不同的自旋状态，其相互作用也不相同，核力具有交换力的成分。对于自旋平行的三重态，核力还有非中心力和自旋-轨道耦合力。

⑤ 核力是一种交换力，两个带电粒子之间的电磁力，是通过交换光子实现的。1935年，日本物理学家汤川秀树提出了核力的介子理论。他认为核力是通过交换介子引起的，并预言这个介子的质量为电子质量的 200 多倍。依据核力的介子理论，所有的核子均拥有一个相同的赤裸的核，其周围由介子云所包围，介子可以是中性的，也可以带有正或负的电荷。中子和质子的差别，在于对应介子云的组成有所不同。以后在实验上发现，两个核子间的交换媒介是 π 介子，对一个核子来说，发射和接收 π 介子几乎同时发生。

对 n-p 之间的相互作用可以设想有下列过程：核内中子变为质子，核内质子变为中子，以 $\pi^{\pm}$ 介子作为媒介而交换它们的电荷态。对 n-n、p-p 同类核子间的交换作用是通过 π^0 介子实现的，交换过程如下：在这种交换过程中，虽然核子的电荷状态没有改变，但它们之间除寻常力（非交换力）之外还有交换力，均以 π 为交换媒介。

前面已经讲过,若根据电子磁矩的推理,质子磁矩似乎应为 $1\mu_N$,中子磁矩为零,因为中子不带电。但事实上,质子和中子自旋磁矩的实验值分别为 $2.7925\mu_N$ 和 $-1.9131\mu_N$。由介子理论可以解释中子和质子的反常磁矩,因为可以将中子 n 看成处于 n 状态及 $p+\pi^-$ 状态的叠加,将质子 p 看成处于 p 状态及 $n+\pi^+$ 状态的叠加,并可算出处于上述两个状态的概率。尽管核力的介子理论比较成功,但是人们对核力的认识还远没有搞清楚,有待于进一步研究。

二、原子核的相互作用势

两个原子核之间的相互作用势应该是这两个原子核内各个核子之间相互作用的总和,也就是说将两个原子核内的各个核子对之间的相互作用都包括进来,既包括核力的作用也包括可能的库仑相互作用。目前,对核力的认识还不是很清楚,另外,多粒子体系的描述方法也不成熟,因此,很少从核力出发来求解两个原子核之间的相互作用势。实际上大多采用唯像核相互作用加库仑势的方法来得到两个原子核之间的相互作用势。下面举例说明。

在卢瑟福著名的 α 粒子散射实验中,他认为入射的 α 粒子与原子核的相互作用遵守库仑定律。根据这个假定而得到了散射理论,对于重原子核与初始动能不太大的 α 粒子,理论与实验结果符合得很好。由于 α 粒子的初始动能不太大,原子核的 Ze 比较大,因此,这些 α 粒子不能达到离原子核足够近处。所以我们可以说在离核的相当距离处,靶核的场是库仑场。然而对于小 Z 的核与高能量的 α 粒子的散射,α 粒子可以与靶核离得很近,实验结果与遵守库仑定律的假定不符。这是由于核内存在核力的缘故。

α 粒子与原子核作用过程的势能曲线如图 2-3 所示。图中 r 表示 α 粒子与靶核的质心之间的距离,$R=R_\alpha+R_N$,为靶核和 α 粒子的半径之和。α 粒子相对于靶核的势能用 $V(r)$ 表示。从图中可以看出:在 $r>R$ 处,核相互作用势为只有库仑斥力;当随 r 增大时,库仑势逐渐减小,最后减小到零。当 α 粒子逆着电场方向逐渐向靶核靠近达到 R 时,将感受到核力,随着两核之间距离的减小,吸引力增大。相互作用势在距离为 R 处有

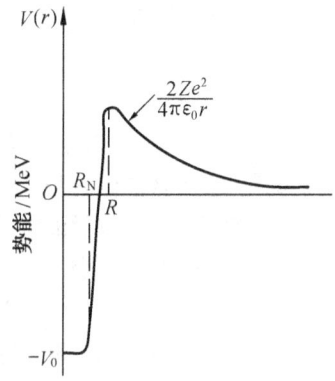

图 2-3 α 粒子与靶核的相互作用势

一个极大值,称为库仑势垒。在距离小于 R 处,α 粒子同时受到库仑斥力和核力的作用。由于核力大大超过库仑斥力,总体上是吸引力。

靶核相对于 α 粒子的库仑势垒高度为

$$V_c = \frac{2Ze^2}{4\pi\varepsilon_0 R} \tag{2.16}$$

在经典力学中,只有入射粒子的能量高于库仑势垒时,才能越过势垒进入核势阱。在量子力学中,能量小于 V_c 的粒子有可能被势垒反射回来,也有可能穿透势垒。粒子在其能量小于势垒高度 V_c 时仍能穿透势垒的现象称为隧道效应。

任何原子核均有库仑势垒,此势垒阻挡了正带电粒子的入射和发射,中子是不带电的,故不受库仑势垒的阻挡。因此中子要比质子、氚核和 α 粒子易于被原子核吸收或发射。由

上可见，在α衰变中，当α粒子动能低于库仑势垒高度时仍有隧道效应发生，即α粒子仍有可能穿透势垒而被发射出来。

第五节 原子核的结合能

原子核的结合能不仅对研究核结构、核反应等一些基础研究很有意义，而且对核技术应用和相关产业的发展也有重要影响。如超重核的合成需要对结合能有很详细的了解，核能利用的实质是将结合松、结合能小的原子核转变为结合紧、结合能大的原子核。

一、相对论质量能量关系

质量和能量是物质同时具有的两个属性。任何具有一定质量的物体必然与一定的能量相联系。根据相对论，质量为 m 的物体，它相应的能量 E 与 m 之间的关系为

$$E=mc^2 \tag{2.17}$$

此式称为相对论质能定律或质能关系。

根据相对论，物体质量的大小随着物体运动状态的变化而变化。对于静止质量为 m_0 的物体，若以速度 v 运动时，其质量 m 为

$$m=\frac{m_0}{\sqrt{1-\beta^2}} \tag{2.18}$$

$\beta=v/c$，c 为光速。物体运动的速度 v 始终小于光速。当物体运动的速度 v 为零时，物体的质量最小，称为物体的静止质量。

在核物理中，常用粒子的静止能量表示粒子的静止质量。由式(2.17)可以算出，一个原子质量单位 u 的质量所具有的能量为 931.5016MeV。质子和中子的静止质量分别为 938.272MeV/c^2 和 939.5653MeV/c^2。同样的道理电子的静止质量为 0.511MeV/c^2。许多时候为方便，将光速忽略掉。将质子、中子和电子静止质量分别表示为 938.272MeV、939.5653MeV 和 0.511MeV。

物体在运动过程中，质量发生变化，能量也随着发生相应的变化。如果一个体系从外界吸收能量 ΔE（如吸收一个光子），则这个体系的质量就增加 $\Delta E/c^2$。

物体的能量 $E=mc^2$，它包括两部分：一部分为物体的静止质量 m_0c^2；另一部分为物体的动能 T

$$T=mc^2-m_0c^2=m_0c^2\left(\frac{1}{\sqrt{1-\beta^2}}-1\right)\approx m_0c^2(1+\beta^2/2+3\beta^4/8+\cdots)-m_0c^2 \tag{2.19}$$

在物体低速运动时，$T\approx m_0v^2/2$，这与经典力学所推出的结果是一致的。光子静止质量为零，即 m_0 等于零。其他静止质量不为零的粒子，其速度都比光速小。

必须说明，质能关系式只是反映了二者的对应关系，不能认为有 m 千克的质量就有 mc^2 焦耳的能量可以利用。事实上，原子能的应用只是利用了原子核在转变过程中结合能的变化。

二、原子核的质量亏损和结合能

研究发现,所有原子核的质量都小于构成它的核子质量之和,两者之间的差值称为原子核的质量亏损,用符号 $\Delta m(Z,N)$ 表示。由此可以求得,原子核的质量亏损为

$$\Delta m(Z,N) = Zm_\mathrm{p} + Nm_\mathrm{n} - m(Z,N) \tag{2.20}$$

式中 m_p,m_n 和 $m(Z,N)$ 分别为质子,中子和具有 Z 个质子、N 个中子的原子核的质量。

与质量亏损 $\Delta m(Z,N)$ 相联系的能量,表示自由状态的单个核子结合成原子核时所释放出来的能量,称为原子核的结合能,用符号 $B(Z,N)$ 表示。根据质能联系定律

$$B(Z,N) = \Delta m(Z,N) c^2 = [Zm_\mathrm{p} + Nm_\mathrm{n} - m(Z,N)]c^2 \tag{2.21}$$

原子核的结合能也可以这样来理解:如将构成原子核的所有核子分离成自由状态的核子,外界必须要给予能量 $B(Z,N)$,以克服核子间的强吸引力。同样的道理,原子核和核外电子结合成原子,原子质量和原子核质量之间的关系为

$$M(Z,N) = Zm_\mathrm{e} + m(Z,N) - B_\mathrm{e}(Z,N) \tag{2.22}$$

$M(Z,N)$ 为具有质子数 Z、中子数 N 的原子的质量。m_e 为电子的静止质量,$B_\mathrm{e}(Z,N)$ 为电子的结合能。对氢原子有

$$M_\mathrm{H} = M(Z,0) = m_\mathrm{e} + m_\mathrm{p} - B_\mathrm{e}(\mathrm{H}) \tag{2.23}$$

将氢原子和原子质量代入得

$$\begin{aligned}\Delta m(Z,H) &= ZM_\mathrm{H} + Nm_\mathrm{n} - M(Z,N) + ZB_\mathrm{e}(\mathrm{H}) - B_\mathrm{e}(Z,N) \\ &= ZM_\mathrm{H} + Nm_\mathrm{n} - M(Z,N) + \Delta B_\mathrm{e} \\ &\approx ZM_\mathrm{H} + Nm_\mathrm{n} - M(Z,N)\end{aligned} \tag{2.24}$$

$B_\mathrm{e}(Z,N)/Z$ 为平均的电子结合能,它和氢原子电子结合能 $B_\mathrm{e}(\mathrm{H})$ 很相近,忽略这种电子的结合能差异的贡献后,原子核的结合能为

$$B(Z,N) = [ZM_\mathrm{H} + Nm_\mathrm{n} - M(Z,N)]c^2 \tag{2.25}$$

根据上式可以利用原子质量来计算原子核的结合能。

三、原子核的比结合能特性

理论计算和实验结果都表明原子核的结合能总体上随原子核质量数 A 增大而增大,另外对不同的中子数 N、质子数 Z 有很大的变化。为了讨论原子核结合的紧密程度,需要引入原子核的比结合能。

表 2-2 一些核素的原子质量

元素符号	Z	A	M/u	Δ/MeV
n	0	1	1.008665	8.071
H	1	1	1.007825	7.289
	1	2	2.014102	13.136
	1	3	3.016049	14.950
He	2	3	3.016029	14.931
	2	4	4.002603	2.425

续表

元素符号	Z	A	M/u	Δ/MeV
Li	3	6	6.015122	14.086
	3	7	7.016004	14.908
Be	4	9	9.012183	11.348
C	6	12	12.000000	0
	6	14	14.003242	3.020
N	7	14	14.003074	2.863
O	8	16	15.994915	−4.737
Al	13	27	26.981538	−17.197
Fe	26	56	55.934942	−60.601
U	92	235	235.043922	40.913
	92	238	238.050784	47.305

原子核的结合能 $B(Z,N)$ 与核子数 A 之比称为每个核子的平均结合能或比结合能，用符号 ε 表示。每个核子的平均结合能为

$$\varepsilon = \frac{B(Z,N)}{A} \tag{2.26}$$

比结合能的物理意义是：把质量数为 A、电荷数为 Z 的核打碎成自由核子时，平均要对每个核子所做的功。它表征了原子核结合的松紧程度，ε 大，核结合紧，稳定性高；ε 小，核结合松，稳定性差。

现以 ^{56}Fe 核为例，计算它的质量亏损、结合能和核子平均结合能，根据表 2-2 中的中子、氢原子和 ^{56}Fe 的质量，可以计算出 $B(^{56}\text{Fe}) = 492.3\text{MeV}$，比结合能为 $\varepsilon = B(Z,N)/A = 8.7911\text{MeV}$。

有时要讨论从原子核中分离出一个核子外界所需供给的能量，称为原子核的一个核子分离能；或一个自由状态的核子与核的其余部分组成原子核时所释放的能量，又称为原子核最后一个核子的结合能。二者在数值上是相等的。

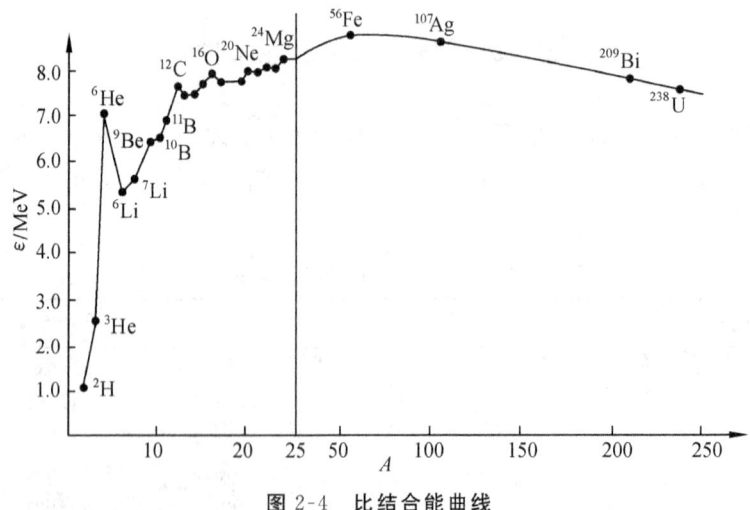

图 2-4 比结合能曲线

原子核最后一个质子的结合能是指核中第 Z 个质子与核中其他核子构成原子核时的

结合能 S_p，即

$$S_p = [M({}_{Z-1}^{A-1}Y) + M({}_1^1H) - M({}_Z^A X)]c^2 = B(Z,N) - B(Z-1,N) \quad (2.27)$$

原子核中最后一个中子的结合能，是指核中第 N 个中子与核中其他核子构成原子核时的结合能 S_n，即

$$S_n = [M({}_Z^{A-1}Y) + m_n - M({}_Z^A X)]c^2 = B(Z,N) - B(Z,N-1) \quad (2.28)$$

由原子核最后一个核子结合能的大小，我们能很容易地比较出此种原子核相对于它邻近的那些原子核的稳定性。例如，通过计算得

$$S_p({}^{12}C) = B(6,6) - B(5,6) = B({}^{12}C) - B({}^{11}B) = 15.957 \text{MeV}$$
$$S_n({}^{12}C) = B(6,6) - B(6,5) = B({}^{12}C) - B({}^{11}C) = 18.720 \text{MeV}$$
$$S_p({}^{13}N) = B(7,6) - B(6,6) = B({}^{13}N) - B({}^{12}C) = 1.943 \text{MeV}$$
$$S_n({}^{13}C) = B(6,7) - B(6,6) = B({}^{13}C) - B({}^{12}C) = 4.946 \text{MeV}$$

计算所得数据表明，由原子核最后一个中子的结合能之间有很大差别，这说明 ^{12}C 与其相邻的同位素 ^{11}C，^{13}C 相比有很大的稳定性；由原子核最后一个质子的结合能之间有很大差别，这说明 ^{12}C 与其相邻的核素 ^{11}B，^{13}N 相比有较大的稳定性。

如果以各核素的每个核子的平均结合能 ε 为纵坐标，以核质量数 A 为横坐标作图，可得核子平均结合能曲线，如图 2-4 所示。从核子平均结合能曲线上可以看出以下几点：

① 对于 $A<20$ 的轻核区，核子平均结合能随 A 的增大而迅速增加。对中等质量的核，当 $A=40$ 至 $A=120$ 时，核子的平均结合能最大，接近于常数 8.6MeV。对于重核区，当 $Z>120$ 时，核子平均结合能又逐渐下降，例如，^{238}U 的核子平均结合能 ε 为 7.5MeV。核子的平均结合能曲线中间高两头低，即中等核的核子平均结合能比轻核和重核的都大。这说明自由核子结合成中等核时平均每个核子放出的能量最多，因此中等核最稳定。平均结合能最大的是铁，最稳定，在地球上的储量也最丰富。凡是核子平均结合能小的原子核转变成核子平均结合能大的原子核都能释放出能量，因此轻核聚变和重核裂变都可以释放出大量的能量。

② 对于轻核来说，比结合能曲线不仅随 A 的增大而上升得很快，而且出现周期性的峰，如图 2-4 所示。例如，^4He，^8Be，^{16}O 等的平均结合能呈现最大值，其质量数 A 都是 4 的整数倍，Z、N 相等且均为偶数，都是偶偶核。这是由于轻核内有某种集团（α 集团）存在。^6Li，^{10}B，^{14}N 的核子平均结合能呈现最小值，其 Z、N 相等但均为奇数，都是奇奇核。核子平均结合能愈大的核素，核子结合得越紧密，核就越稳定。核子平均结合能曲线表明偶偶核有较高的稳定性。

第六节 原子核的液滴模型和结合能半经验公式

原子核的结构是原子核物理学中的一个关键问题，但是这个问题至今没有完全解决。其一，因为原子核是一个多体体系，多体问题在理论上是一个难题；其二，因为对核力了解还不够清楚，因此无法用数学方法作定量描述，只能提出各种模型对原子核作近似的唯像的描述。模型往往不能代表全面情况，一个模型只能说明某些性质，但不能说明另外一些性质。

模型法是以实验材料为依据,建立一些核结构模型,然后将理论和实验结果加以比较来检验模型的正确性,以确定其适用范围。尽管进行了多年的理论研究和实验工作,但仍未研究出完全令人满意的核模型。多种核模型已被提出,其中以液滴模型、壳层模型和集体运动模型较为重要,但一种模型只能解释某些核特性。这里只对液滴模型作些简单介绍。

一、原子核的液滴模型

核力是短程力且具有饱和性,每一个核子只与邻近的几个核子发生相互作用,这与液体分子间的相互作用很相似,液体中每个分子只与邻近的几个分子发生作用。

设想核内的核子与液滴内的分子有些类似,液滴的蒸发能可比做原子核的总结合能,蒸发能与分子数成正比,而结合能与核子数成正比。核物质密度近似为常数,表示原子核不可压缩。这亦与液体相似,液体也是不可压缩的。把原子核看做一个球形的不可压缩的带正电的液滴,将核内的核子比做液滴的分子,这就是玻尔和惠勒首先提出的原子核液滴模型。至今,他们提出的液滴模型已有了不少改进,例如,核密度不是常数而是某种形式的分布,中子和质子的分布可以有差别,在形变中电荷分布可以产生极化以及液滴并非完全不可压缩等等。有一些研究工作在液滴模型中引入了壳修正。

二、原子核结合能的半经验公式

根据原子核的液滴模型并考虑一定修正可以得到维萨克(C. F. Von Weizsacker)半经验公式,用这个公式能估算大部分原子核的结合能。这个公式表示为

$$B(Z,A) = B_V + B_S + B_c + B_a + B_p$$
$$= a_V A - a_S A^{2/3} - a_c Z^2 A^{-1/3} + a_a (A-2Z)^2 A^{-1} + a_p \delta A^{-3/4} \tag{2.29}$$

式中 B_V, B_S, B_c, B_a 和 B_p 分别为体积能,表面能,库仑能,对称能和奇偶能(或称对偶能)。

(1) 体积能 B_V 它是结合能的主项。在核内的核子与周围几个核子相互强烈吸引而使得合成原子核。假设原子核的比结合能为常数,对于最简单的球形核体积有

$$B_V = a_V A \tag{2.30}$$

式中 a_V 是正的比例常数。

(2) 表面能 B_S 处于核表面的核子只受到表面内的核子的作用。表面之外没有核子,因此处于表面的核子,受到其他核子的作用要弱一些,结合也松散一些,结合能要小些。表面核子处于某种核力不饱和状态,故和水滴一样,表面也有很强的表面张力,它有使表面积趋于最小的倾向,相应地使结合能应减少一些。设原子核的表面张力系数为 σ,则表面能为

$$B_S = -\sigma 4\pi (r_0 A^{1/3})^2 = -a_S A^{2/3} \tag{2.31}$$

表面能和原子核的面积成正比,负号表示表面效应使结合能减少。

(3) 库仑能 B_c 表示核内质子间的静电相互作用对结合能的贡献,若考虑核电荷均匀对称分布于球形核内,则根据经典电磁理论很容易得

$$B_c = -\frac{3}{5} \frac{Z^2 e^2}{4\pi\varepsilon_0 r_0 A^{1/3}} = -a_c Z^2 A^{-1/3} \tag{2.32}$$

库仑力是排斥力,库仑力的作用使得核子之间的结合变弱,库仑能 B_c 中有一负号。

(4) 对称能 B_a　　由稳定核素的 β 稳定线知道,原子核有质子和中子对称相处的趋势。在稳定的原子核中,当 $Z=N$ 时,原子核最稳定,因而就有较大的结合能

$$B_a = -a_a(A-2Z)^2 A^{-1} \tag{2.33}$$

(5) 奇偶能 B_p　　这一项是 Z、N 的奇偶性引出的一项修正,其表达式如下

$$B_p = \delta a_p A^{-1/2} \tag{2.34}$$

式中

$$\delta = \begin{cases} 1 & \text{even} & -\text{even} \\ 0 & \text{odd} & A \\ -1 & \text{odd} & -\text{odd} \end{cases} \tag{2.35}$$

B_p 是由经验引出的修正,也并非来自液滴模型。它反映出成对核子的总自旋为零时,附加的结合能增大。

半经验公式中的参数 a_V, a_S, a_c, a_a 和 a_p 可以从实验测定的原子量拟合求出。有人把实验测得的 1300 多种原子核结合能的数据按此公式求最佳拟合得到以下数据

$$\begin{aligned}
a_V &= 15.835 \text{MeV} & a_V &= 0.017000 \text{u} \\
a_S &= 18.33 \text{MeV} & a_S &= 0.01968 \text{u} \\
a_c &= 0.714 \text{MeV} & a_c &= 0.000767 \text{u} \\
a_a &= 92.80 \text{MeV} & a_a &= 0.09962 \text{u} \\
a_p &= 11.2 \text{MeV} & a_p &= 0.012 \text{u}
\end{aligned} \tag{2.36}$$

根据式(2.25)得

$$M(Z,N) = ZM_H + Nm_n - \frac{B(Z,N)}{c^2} \tag{2.37}$$

根据原子质量与结合能的关系,可以导出原子质量的半经验公式。

利用式(2.36)和式(2.37),可以比较精确地计算出大多数原子核的结合能及其相应的原子质量。原子质量若以 u 为单位,用式(2.37)计算中等质量以上的绝大部分原子质量时,理论值与实验值符合得很好,可以精确到小数点后第二位;但对于轻核,壳效应很显著,计算结果与实验值有较大的差别,反映了液滴模型的局限性。

顺便说明,自 1934 年以来,人们提出了 20 多种半经验质量公式。判断一个公式的好坏,主要看它对所有核素的均方根偏差的大小。现在最好的公式,均方根偏差约为 1MeV。

习　题

1. 计算 ^{4}He,^{16}O 及 ^{208}Pb 核相互作用半径和核物质密度分布半径。

2. 自旋为 5/2 原子核置于 1 特斯拉磁场中时,其能级分裂为几条?这些新能级的磁量子数为多少?如果要产生共振吸收,电磁波的频率为多少?

3. 以 0.1 倍光速运动的电子和 α 粒子的动能和总能量各为多少?当速度为 0.9 倍光速时电子和 α 粒子的动能和总能量又各为多少?

4. 计算 ^{2}H,^{4}He,^{16}O,^{56}Fe,^{235}U 及 ^{238}Pu 等核素的结合能和比结合能,根据计算来说明核能的产生机制。

5. 计算从 ^{17}O 核中取出一个质子或中子各需多少能量?试解释二者存在较大差别的

原因。

6. 计算下列两核碰撞过程中库仑势垒的高度：

$\alpha + {}^{16}O$

${}^{6}Li + {}^{208}Pb$

${}^{238}U + {}^{238}U$

第三章 放射性核素的衰变规律

人们对原子核的认识,是从研究天然放射性现象开始的。早在1896年,法国物理学家安东尼-享利·贝可勒尔(A. H. Becquerel)在研究各种物质的荧光时,发现铀盐能够发出人眼看不见的、穿透能力相当强的射线。1898年,居里夫妇又发现钋-210和镭-226也能放出类似的射线。实验表明,这种人眼看不见的射线与荧光无关,而是这些元素本身的特性。

1899年后,吉赛尔(F. O. Giesel)等人相继用在垂直于射线方向施加磁场的方法,对射线的性质进行了研究。他们的实验结果表明,若把镭源放入带有小孔的铅室内,射线就从铅室的孔道中射出成为很窄的一束,在孔道上方的空间加一垂直于纸面向外的磁场,如图3-1所示。根据照相胶片的感光可以发现,射线束在磁场作用下分成三个成分:一个在磁场中稍微向右偏转,表明它带正电,称为α射线;第二个成分向左做偏转,并且偏转的角度较大,表明它带负电,称为β射线;第三部分没有偏转垂直向上打在胶片上,呈现出电中性,称为γ射线。

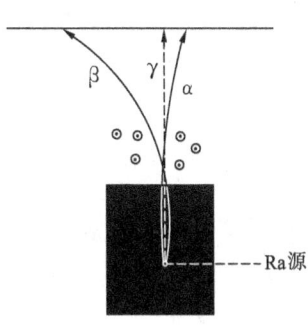

图 3-1 发自镭源的射线的分解

α、β和γ射线是原子核发射出α、β和γ粒子。某些原子核能自发地放出α、β和γ等粒子的性质称为放射性,具有这种特性的核素叫做放射性核素。放射性核素又分为天然的和人工的两种,到目前为止,已知的放射性核素大约有2200多种。放射性原子核除了有可能自发地放出α、β和γ等粒子外,还可能发射出质子、中子及其他质量比较大的粒子,如^{14}C。

放射性原子核自发放出α或β等粒子而转变成另一种原子核的过程,或者自发放出γ射线而跃迁到低能级的过程,称为核衰变。放射性衰变是放射性核素本身的特性,通常的外界作用如加温、加压或加磁场等,甚至改变化学状态,都不能改变放射性核素的衰变性质及其衰变速度。

根据放出的射线种类,核衰变可分为α衰变、β衰变和γ跃迁等。本章主要讨论各类衰变的特点、放射性核素的衰变规律以及有关的物理量。

第一节 α 衰 变

放射性原子核自发地放出α粒子而变为另一种原子核的过程称为α衰变(α decay)。α粒子是由两个质子和两个中子组成的原子核,它带+2e的电荷。α粒子其实就是高速运动的氦原子核。

一、α 衰变的衰变方程

通常把衰变前的核称为母核(mother)，衰变后的核称为子核(daughter)。母核发生 α 衰变后形成的子核较母核的核电荷数减少 2，而质量数较母核减少 4。如果用 $^A_Z X$ 代表母核，$^{A-4}_{Z-2} Y$ 代表子核，则 α 衰变可用下式表示

$$^A_Z X \Rightarrow ^{A-4}_{Z-2} Y + \alpha + Q_\alpha \tag{3.1}$$

例如，$^{226}_{88} Ra \Rightarrow ^{222}_{86} Rn + \alpha + Q_\alpha$，这里 Q_α 称为衰变能，即母核衰变成子核时所放出的能量，它被子核和 α 粒子共同分得。若以 m_Z、m_{Z-2}、m_α 分别代表母核、子核及 α 粒子的质量，根据质能关系式，衰变能 Q_α 也可以用下式表示

$$Q_\alpha = (m_Z - m_{Z-2} - m_\alpha) c^2 \tag{3.2}$$

α 衰变过程中满足一些守恒定律，必须保证衰变前后质量数守恒、电荷数守恒、能量守恒和角动量守恒。

二、α 衰变的条件

由于一般核素图表上给出的都是原子质量，如果以 M_Z、M_{Z-2} 和 M_α 分别表示母核原子质量、子核原子质量及氦核的原子质量，m_e 表示电子的质量，则原子核的质量和原子质量之间有如下关系

$$\begin{cases} m_Z = M_Z - Z m_e + B_e(Z) \\ m_{Z-2} = M_{Z-2} - (Z-2) m_e + B_e(Z-2) \\ m_\alpha = M_\alpha - 2 m_e + B_e(2) \end{cases} \tag{3.3}$$

其中 $B_e(Z)$ 为原子序数为 Z 的原子中的电子的结合能，将这些原子质量代入式(3.3)得

$$Q_\alpha = (M_Z - M_{Z-2} - M_\alpha) c^2 \tag{3.4}$$

很显然，必须 $Q_\alpha > 0$，α 粒子才能从母核内飞出，由此可得出 α 衰变条件为

$$M_Z > M_{Z-2} + M_\alpha \tag{3.5}$$

式(3.5)清楚地表明为什么有些核素能够发生 α 衰变而有些则不能，根据这一条件和原子质量随原子序数的变化规律，可以发现只有比较重的原子核才可能发生 α 衰变，根据计算只有质量数 $A > 140$ 的核素才有可能发生 α 衰变。

三、α 衰变中的动能分配

因为衰变能是原子核在衰变过程中释放出来的，这些能量大部分被 α 粒子带走，这就是 α 粒子的动能。但是在母核放出 α 粒子的同时，子核也会受到反冲，如图 3-2 所示，因而它也要带走一部分能量即子核的反冲动能。假设衰变前母核是静止的，动量为零，则由动量和能量守恒定律可得

$$m_\alpha v_\alpha = m_{Z-2} v_{Z-2} \tag{3.6}$$

$$Q_\alpha = \frac{1}{2} m_\alpha v_\alpha^2 + \frac{1}{2} m_{Z-2} v_{Z-2}^2 \tag{3.7}$$

式中 v_α, v_{Z-2} 分别为 α 粒子和子核的速度，m_α, m_{Z-2} 分别为 α 粒子和子核的质量。若将子核和氦核的原子质量 M_{Z-2}, M_α 代入上述两式，进一步计算可得 α 粒子和子核的动能 E_α、子核的反冲动能 E_{Z-2} 分别为

$$E_\alpha = \frac{Q_\alpha}{1 + \dfrac{M_\alpha}{M_{Z-2}}} \tag{3.8}$$

$$E_{Z-2} = \frac{Q_\alpha}{1 + \dfrac{M_{Z-2}}{M_\alpha}} \tag{3.9}$$

发生 α 衰变的天然放射性核素很重，质量数比条件 $A>140$ 要大得多，子核的质量比 α 粒子的质量大很多，由式(3.8)和式(3.9)可知，衰变能绝大部分被 α 粒子带走。衰变能 Q_α 的大小反映了母核的不稳定程度。

原子核能量最低的状态称为基态，高于基态的各种能量状态称为激发态。处于基态的母核发生 α 衰变时，可以直接衰变到子核的基态；也可以先衰变到子核的激发态，放出能量较低的 α 粒子，然后再放出 γ 射线跃迁到基态，这种能量较低的 α 粒子也称为短射程 α 粒子。子核的激发能量越高，则相应的 α 粒子能量就越低。用磁谱仪测量母核放出来的 α 粒子的能量就可以确定子核的激发态能量。不同的能级结构反映了原子核内部的结构情况。实验发现，在发生 α 衰变的核素中，只有很少几种核素放出单能的 α 粒子，大多数核素能放出好几组不同能量的 α 粒子。α 粒子的相对强度随能量的分布，称为 α 粒子的能谱。不同能量的 α 粒子，构成分立的线状能谱。

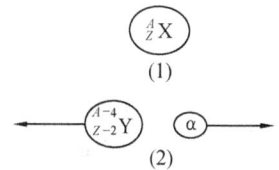

图 3-2 α 衰变
(1) 母核静止，系统的动量为 0；
(2) 子核反冲，系统的动量仍为 0。

偶偶核的 α 能级结构通常比较简单，只有少数几组不同能量的 α 粒子，其中能量最高的一组强度最大，其他能量较低的各组强度较小。例如，^{238}U 发射的 α 粒子中，能量为 4.20MeV 的一组强度为 77%；而能量为 4.15MeV 和 4.04MeV 的两组，强度分别为 23% 和 0.23%。

奇 A 核的 α 能谱比偶偶核的复杂，通常有若干组不同能量的 α 粒子，例如，^{227}Th 的能谱存在 15 组不同能量的 α 粒子，而且能量最高的一组不一定强度最大。奇 A 核的 α 衰变有时伴有 β^- 衰变。例如，^{212}Bi 在发生 α 衰变的同时，还以 64% 的分支比进行 β^- 衰变。

如果母核不是处于基态而是处于激发态，它可能先发射 γ 光子而跃迁到母核的基态，然后再进行 α 衰变；也可能直接发射能量较高的 α 粒子而衰变到子核的基态。从母核的激发态直接衰变到子核基态时发射的 α 粒子，称为长射程 α 粒子。激发能越高，α 粒子的能量就越大。由于发射 γ 光子的概率比 α 衰变的概率大几个数量级，因此长射程 α 粒子的强度很弱。在天然放射性核素中，只观察到 ^{212}Po 和 ^{214}Po 两种原子核发出的长射程 α 粒子。

四、核衰变纲图

核衰变纲图（decay scheme）表示衰变过程中的能级关系，是研究核结构的重要依据。图中横线分别表示母核和子核的能级，相应的能量、寿命、角动量、宇称分别标在横线的两

端,斜箭头标有衰变类型、粒子动能和分支比等,垂直向下的箭头表示 γ 跃迁。在 α 衰变纲图中,母核位于子核右上角。图 3-3 为 $_{88}^{226}$Ra 发生 α 衰变的衰变纲图。它表明,当 $_{88}^{226}$Ra 发生 α 衰变时,94.6% 的 $_{88}^{226}$Ra 衰变到 $_{86}^{222}$Rn 的基态,放出能量为 4.784MeV 的一组 α 射线,5.4% 的 $_{88}^{226}$Ra 衰变到 $_{86}^{222}$Rn 的激发态而放出能量为 4.598MeV 的另一组 α 射线,$_{86}^{222}$Rn 从激发态向基态跃迁时放出能量为 0.186MeV 的 γ 射线。图中 α 粒子和 γ 射线的能量值均由实验测得。

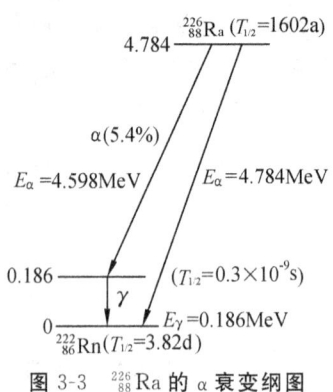

图 3-3　$_{88}^{226}$Ra 的 α 衰变纲图

第二节　β 衰 变

β⁻ 衰变、β⁺ 衰变和电子俘获(electron capture EC)这三种类型的衰变过程统称为 β 衰变(β decay),β 衰变最主要的特点在于它是一个弱相互作用过程,下面分别介绍。

一、β⁻ 衰 变

(一) β⁻ 就是负电子

放射性原子核放射出 β⁻ 粒子变为原子序数加 1 而质量数相同的核素,叫做 β⁻ 衰变。对 β⁻ 粒子进行荷质比的测量可以断定它就是高速运动的电子。β⁻ 粒子的速度通常比 α 粒子的大,高能 β⁻ 粒子的速度可接近光速。

(二) β⁻ 为连续谱

实验证明 β⁻ 粒子的能谱是一个连续谱,与 α 能谱完全不同,这就产生了两个问题:核内没有电子,β⁻ 衰变时原子核放出的 β⁻ 粒子究竟是从哪里来的? α 衰变揭示了原子核的能量状态是孤立的,不连续的,可以用能级来描述,那么为何 β⁻ 能谱是连续的?

(三) β⁻ 衰变中放出中微子

泡利于 1930 年提出了中微子(neutrino)假说,正确地解释了 β⁻ 能谱的连续性。中微子假设指出,β⁻ 衰变过程中不仅放出 β⁻ 粒子,还放出一种不带电的反中微子,据此可以将 β⁻ 衰变看成是母核中有一个中子转变为质子同时放出反中微子的结果,即

$$n \rightarrow p + \beta^- + \bar{\nu} + Q_\beta \tag{3.10}$$

其中 $\bar{\nu}$ 代表反中微子,即中微子 ν 的反粒子。它是一种静止质量几乎为零、自旋为 1/2 的中性粒子,其自旋方向与运动方向相同。发生 β⁻ 衰变后,子核和母核的质量数是相同的,核电荷数增加 1。如果 $_Z^A$X 代表母核,$_{Z+1}^A$Y 代表子核,则 β⁻ 衰变可用下式表示:

$$_Z^A X \Rightarrow _{Z+1}^A Y + \beta^- + \bar{\nu} + Q_\beta \tag{3.11}$$

例如,$_{15}^{32}$P $\Rightarrow _{16}^{32}$S + β⁻ + $\bar{\nu}$ + Q_β。

(四) β⁻ 衰变的条件

如果用 m_Z,m_{Z+1} 分别代表母核和子核的质量,m_e 为电子的静止质量,则衰变能 Q_β 为

$$Q_\beta = (m_Z - m_{Z+1} - m_e)c^2 \tag{3.12}$$

由于

$$\begin{cases} m_Z = M_Z - Zm_e + B_e(Z) \\ m_{Z+1} = M_{Z+1} - (Z+1)m_e + B_e(Z+1) \end{cases} \tag{3.13}$$

忽略电子的结合能的差异后,可得

$$Q_\beta = (M_Z - M_{Z+1})c^2 \tag{3.14}$$

在 β⁻ 衰变过程中,必须 $M_Z > M_{Z+1}$,因此发生 β⁻ 衰变的母核原子质量必须大于子核原子质量。

β⁻ 衰变过程中有三个生成物:子核、电子和反中微子。因此,在衰变过程中所释放出来的衰变能将分配给这三个粒子,每个粒子带走的能量是不固定的。由于 β⁻ 粒子的质量比子核的质量小 3 个以上数量级,因此衰变能绝大部分被 β⁻ 粒子和反中微子带走,而子核所带走的反冲动能是微不足道的,所以

$$Q_{\beta^-} = E_{Z+1} + E_{\bar{\nu}} + E_{\beta^-} \approx E_{\bar{\nu}} + E_{\beta^-} \tag{3.15}$$

式中 $E_{Z+1}, E_{\bar{\nu}}, E_{\beta^-}$ 分别为子核、反中微子和 β⁻ 的动能。E_{β^-} 可以从零($E_{\bar{\nu}} = Q_{\beta^-}$)到最大值($E_{\bar{\nu}} = 0$),形成一个连续能谱。如果用 β⁻ 能谱仪来分析 β⁻ 粒子能量,可得到 β⁻ 粒子的能谱曲线,见图 3-4。图中横轴代表 β⁻ 粒子的能量,纵轴表示 β⁻ 粒子的相对强度。能谱曲线有一个 β⁻ 最大能量 E_m。在能量约为 $\frac{1}{3} E_m$ 处,曲线有一高峰,对应 β⁻ 粒子的最大强度。

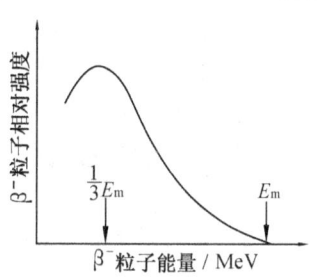

图 3-4　β⁻ 粒子的能谱曲线

(五) β⁻ 衰变的纲图

β⁻ 衰变的最大能量是该衰变的特征量。有些 β⁻ 衰变的放射性核素只放射 β⁻ 粒子,而没有伴随 γ 射线,例如 $^{14}_{6}C$、$^{32}_{15}P$、$^{35}_{16}S$ 等。

但许多 β⁻ 衰变的放射性核素放射 β⁻ 粒子时往往伴有 γ 射线,例如 $^{60}_{27}Co$ 等。某些放射性核素的 β⁻ 衰变可能放出两组或两组以上能量的 β⁻ 粒子,例如 $^{139}_{55}Cs$ 有的放射性核素放出的 β⁻ 粒子的能量多达 4~5 组。例如 $^{72}_{31}Ga$、$^{131}_{53}I$、$^{134}_{55}Cs$、$^{239}_{93}Np$。β⁻ 衰变纲图中的母核位置在子核的左上角,β⁻ 衰变以向右下斜箭头表示,图中 β⁻ 粒子的能量均指最大能量。垂直向下的箭头表示伴随的 γ 射线。$^{137}_{55}Cs$ 和 $^{60}_{27}Co$ 的 β⁻ 衰变纲图如图 3-5 所示。

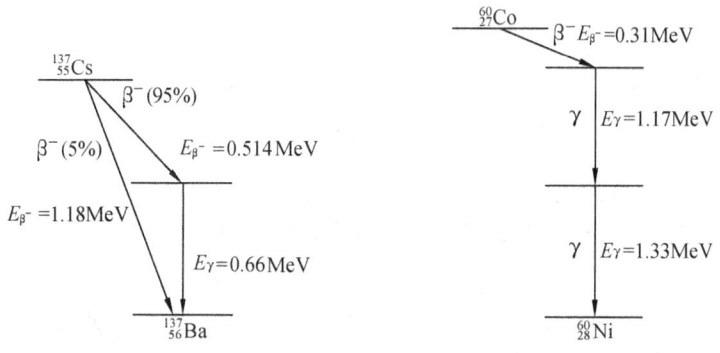

图 3-5　$^{137}_{55}Cs$ 和 $^{60}_{27}Co$ 的 β⁻ 衰变纲图

（六）β⁻衰变中的守恒定律

在β⁻衰变过程中要遵循一些守恒定律，要求在衰变前后质量数守恒、电荷数守恒、能量守恒、角动量守恒和轻子数守恒。但在β⁻衰变过程宇称是不守恒的。

二、β⁺ 衰 变

（一）β⁺就是正电子

放射性原子核放出β⁺粒子而变成原子序数减1的原子核，叫做β⁺衰变。β⁺粒子实际上就是正电子（positron），它是一种质量和电子质量相等、带有一个单位正电荷的粒子。天然存在的放射性核素没有发生β⁺衰变的，这种衰变类型的核素都是人工放射性核素。发生β⁺衰变后的子核与母核具有相同的核质量数A，但原子序数减少1。因此β⁺衰变可以看成在原子核内有一个质子转变成中子同时放出正电子和中微子的结果，即

$$p \Rightarrow n + \beta^+ + \nu + Q_\beta \tag{3.16}$$

式中β⁺，ν分别表示是正电子和中微子。中微子和反中微子的质量、电荷、自旋和磁矩均相同，但中微子自旋方向与运动方向相反。

（二）β⁺衰变的条件

如果用$^A_Z X$、$^A_{Z-1} Y$分别表示母核和子核，则β⁺衰变可用下式表示

$$^A_Z X \rightarrow {}^A_{Z-1} Y + \beta^+ + \nu + Q_{\beta^+} \tag{3.17}$$

例如，$^{13}_7 N \rightarrow {}^{13}_6 C + \beta^+ + \nu + Q_{\beta^+}$。β⁺衰变的衰变能可由下式求出

$$Q_{\beta^+} = (m_Z - m_{Z-1} - m_e)c^2 \tag{3.18}$$

式中m_Z、m_{Z-1}和m_e分别表示母核、子核和电子的静止质量。将原子核的质量换为原子质量。

$$Q_{\beta^+} = (M_Z - M_{Z-1} - 2m_e)c^2 \tag{3.19}$$

发生β⁺衰变的条件必须$Q_{\beta^+} > 0$，即

$$M_Z > M_{Z-1} + 2m_e \tag{3.20}$$

由式（3.20）可以看出，只要母核与子核的原子质量之差大于两个电子的静止质量就可以发生β⁺衰变。

因为β⁺衰变过程也有3个粒子：$^A_{Z-1} Y$、β⁺、ν，因此β⁺衰变能Q_{β^+}由这3个粒子所分配，而每个粒子所带走的能量也是不固定的。但因子核质量比电子质量大得多故

$$Q_{\beta^+} \approx E_{\beta^+} + E_\nu \tag{3.21}$$

β⁺和β⁻粒子的能谱类似，也是连续能谱。能谱曲线也有一个最大值E_m，曲线的高峰约在$\frac{1}{3} E_m$附近。

（三）β⁺衰变的衰变纲图

图3-6表示$^{13}_7 N$的β⁺衰变纲图。图中表明$^{13}_7 N$经β⁺衰变到$^{13}_6 C$的基态，实验测得$E_m = 1.19 MeV$，但是由于β⁺衰变一定要在母核的原子质量比子核的大$2m_e$时才会发生，所以$^{13}_7 N$和$^{13}_6 C$原子核基态的能量差为$E_m + 2m_e = 1.19 + 1.02 = 2.21 MeV$

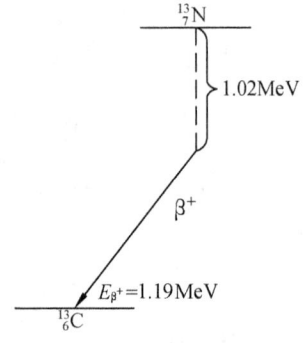

图3-6 $^{13}_7 N$的β⁺衰变纲图

图 3-6 中以垂直的虚线表示 $2m_ec^2$ 的能量差,用向左下斜箭头表示 β^+ 衰变。由于母核的原子序数比子核的原子序数大 1,因此在 β^+ 衰变纲图中,母核位于子核的右上角。

(四) 正电子湮没

正电子只能存在极短时间,当它被物质阻止而失去动能时,将和物质中的电子结合而转化成电磁辐射,这一过程称为正电子湮没(annihilation)。理论和实验上的研究还发现,在正电子和电子结合而转化成为光子之前,有可能在短时间形成一个像氢原子那样的二粒子体系,这样的体系与元素的原子结构十分相似,因此叫做正电子素(positronium)。在正电子素的体系中,正电子和电子的质量相同,它们都绕着质量中心转动。正电子和电子的自旋量子数都是 1/2,因此它们构成的正电子素的总自旋量子数可以为零,即正电子和电子的自旋方向相反,称为单态(singlet state);也可以为 1,即正电子和电子的自旋方向一致,称为三重态(triplet state)。正电子素是不稳定的,它只能存在一个短暂的时间,然后转化成光子。正负电子湮没时可以转化为两个光子,也可以转化为三个光子,其中转化为两个光子的概率很大,此时两个光子的能量均为 0.511MeV,两个光子以近似 180° 的方向射出。探测这两个光子存在与否,可以判断是否有 β^+ 衰变发生。

三、轨道电子俘获

轨道电子俘获和前面讲的 β^+、β^- 属于同一种类型,可以看成 β 的一种。轨道电子俘获常常称为电子俘获(electron capture)。

(一) 轨道电子俘获衰变过程

有些核素仅仅满足 $M_Z > M_{Z-1}$,而不能满足 $M_Z > M_{Z-1} + 2m_e$,因此不可能发生 β^+ 衰变。母核 $^A_Z X$ 可通过俘获核外电子的方式衰变为子核 $^A_{Z-1} Y$,通常用 EC 表示。电子俘获是母核俘获了它的一个核外电子而使核内一个质子转变成中子同时放出中微子的过程,即

$$p + e \rightarrow n + \nu + Q_i \tag{3.22}$$

如果母核俘获一个 K 层电子而变为原子序数减 1 的核,这一过程就叫做 K 俘获。如果母核俘获 L 层电子,就叫做 L 俘获等等。俘获 K 层电子比俘获其他壳层电子的概率大。在发生电子俘获的核衰变过程中,子核质量数 A 不变,只是原子序数(质子数)减少 1,其衰变过程可用下式表示

$$^A_Z X + e \rightarrow ^A_{Z-1} Y + \nu + Q_i \tag{3.23}$$

例如,$^{55}_{26} Fe + e \rightarrow ^{55}_{25} Mn + \nu + Q_i$。

(二) 轨道电子俘获的条件

由于核外电子在俘获前处于束缚态,母核要俘获它必须消耗相当于它的结合能 ε_i 的能量,所以衰变能 Q_i 值应为

$$Q_i = (M_Z - M_{Z-1})c^2 - \varepsilon_i \tag{3.24}$$

产生电子俘获的必要条件必须是 Q_i 大于零,即

$$M_Z > M_{Z-1} + \varepsilon_i / c^2 \tag{3.25}$$

式中 M_Z,M_{Z-1},ε_i 分别为母核和子核的原子质量及 i 壳层电子的结合能。

从能量条件可以看出,由于核外电子的结合能远小于电子的静止能量,因而能够发生 β^+ 衰变的条件,也满足发生电子俘获的条件。但符合发生电子俘获的条件,并不一定符合

发生 β^+ 衰变的条件。

(三) 轨道电子俘获后退激发

在电子俘获过程中,如能测出原子核的反冲动能,即可表明确实放出了中微子。

电子俘获的一个继发过程是子核的原子伴随特征 X 射线的发射。现以 K 层电子俘获为例来说明。当 K 层一个电子被俘获后,就留下了一个空位,这时比 K 层能级更高的核外电子(如 L 层电子),有可能跃迁至 K 层填充被俘获电子的空位,多余的能量便以原子的标识 X 射线(或称特征 X 射线)发射,X 射线的能量为

$$E_K = h\nu = \varepsilon_K - \varepsilon_L \tag{3.26}$$

式中 ε_K 和 ε_L 分别表示 K 壳层和 L 壳层电子的结合能。

当 K 层电子被原子核俘获后,L 层的电子跃迁到 K 层填充空位时,也可以不以 X 射线的形式释放多余能量($\varepsilon_K - \varepsilon_L$),而是直接把这能量交给另一个 L 层的电子(或其他壳层电子),使它脱离原子核的束缚而成为自由电子放射出来。这种现象叫做俄歇效应,这些电子称为俄歇电子,它的能量是单色的,其动能

$$E_e = h\nu - \varepsilon_L = \varepsilon_K - 2\varepsilon_L \tag{3.27}$$

中微子是很难测到的,然而如果从实验上观察到原子的特征 X 射线或俄歇电子,也就间接地证实了电子俘获的存在。

(四) 轨道电子俘获衰变纲图

由于在电子俘获中,子核的原子序数比母核减少 1,因此在衰变纲图中,母核位于子核的右上角,用向左下斜箭头表示电子俘获。图 3-7 为 $^{55}_{26}Fe$ 的电子俘获衰变纲图。

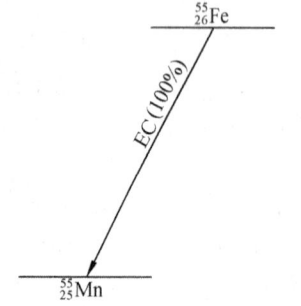

图 3-7 $^{55}_{26}Fe$ 的电子俘获衰变纲图

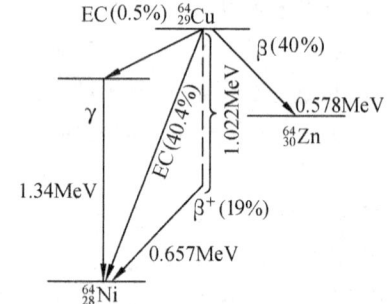

图 3-8 $^{64}_{29}Cu$ 的 β^-,β^+ 和电子俘获衰变纲图

综上所述,β^-,β^+ 和电子俘获都是发生在同量异位素之间的衰变。在衰变过程中有电子或正电子从核内释放,或有电子从核外被俘获,母核和子核质量数都没有变化,只是核电荷数(质子数)改变了。这就表明凡是原子序数相邻的同量异位素都可能会发生 β 衰变。当核内中子过多时,则可以通过 β^- 衰变将核内的中子转变成质子;当核内质子过多时,则又会通过 β^+ 衰变或电子俘获将核内的质子转变成中子。事实上,有些原子核仅能发生电子俘获,例如 $^{55}_{26}Fe$ 等;有些原子核能同时发生 β^-,β^+ 衰变和电子俘获,例如,$^{64}_{29}Cu$ 和 $^{108}_{47}Ag$,图 3-8 为 $^{64}_{29}Cu$ 的衰变纲图。

第三节 γ 跃迁和内转换

一、γ 跃 迁

(一) γ 跃迁过程

各种类型的核衰变往往形成处于激发态的子核;由于受快速粒子的轰击或吸收光子也可以使原子核处于激发态,处于激发态的原子核是不稳定的。原子核从激发态向较低能态或基态跃迁时发射 γ 光子的过程,称为 γ 跃迁(γ transition),或称为 γ 衰变(γ decay)。在大多数核衰变情况下,子核处于激发态的时间十分短暂(典型值 10^{-13} s)。

(二) 同质异能态

现代测量技术能测到平均寿命在 10^{-18} s 数量级的激发态。γ 跃迁一般是一个很快的过程,但也有一些原子和激发态的寿命很长,寿命较长的核激发态称为同质异能态。当激发态的寿命长于 10^{-10} s 时,就可认为是同质异能态;当激发态的寿命长于 10^{-1} s 时,就可认为是长寿命的同质异能素。其中奇 A 核的同质异能素最多,奇奇核次之,偶偶核的极少。同质异能素的分布与 Z,N 有着强烈的依赖关系。

(三) γ 跃迁方程

在 γ 跃迁过程中,原子核的质量数和原子序数都没有改变,只是原子核的能量状态发生了变化。如果用 $_Z^A X$ 表示基态原子核,$_Z^A X^*$ 表示激发态原子核,则 γ 跃迁可用下式表示

$$_Z^A X^* \rightarrow {_Z^A X} + \gamma + Q \tag{3.28}$$

衰变能

$$Q \approx h\nu \tag{3.29}$$

式中 h 是普朗克常数,ν 为 γ 光子的频率。γ 射线的能量是单色的,它的大小差不多等于两个核能级之差。

原子核的衰变数不一定等于发射的粒子数。可以在一次衰变中发射出多个 γ 光子,也可以在发射 γ 光子的过程中伴随有其他粒子发射。例如 $_{27}^{60}\text{Co}$ 衰变时放出一个 β^- 粒子和两个不同能量的 γ 光子。

应该指出,处于激发态的原子核退激时,发射 γ 光子并不是唯一的衰变方式,还可能发射 α、β 以及质子、中子等。

二、内 转 换

(一) 内转换发射过程

处在激发态的原子核向较低能态或基态跃迁时,还可以把激发能直接传给核外某一个电子,使它脱离原子核的束缚而成为自由电子,这种过程称为内转换(internal conversion)。这个被发射的核外电子称为内转换电子,主要是 K 层电子,也有 L 层电子或其他壳层的电

子。发射内转换电子是原子核与壳层电子发生电磁相互作用的结果。

(二) 内转换电子的能量

因为核的能级是一定的,所以内转换电子的能量 E_e 也是单色的,这和 β 射线的连续能谱有很大区别。若以 $h\nu$ 表示跃迁前后两能级的能量差,而 ε_i 代表核外 i 壳层电子的结合能,则有

$$E_e = h\nu - \varepsilon_i \tag{3.30}$$

通过内转换电子动能 E_e 的测定,可以很准确地确定两能级的能量差 $h\nu$ 的值。

有许多放射性原子核的内转换电子是与 β 射线混合在一起的。如图 3-9 所示,$^{198}_{79}\text{Au}$ 的 β^- 能谱,可以看到有两条谱线叠加在连续谱上。这两条谱线就是 K 壳层和 L 壳层的内转换电子谱。利用式(3.30)计算 K 电子和 L 电子的能量,正好等于 β^- 谱线上两个峰的位置。

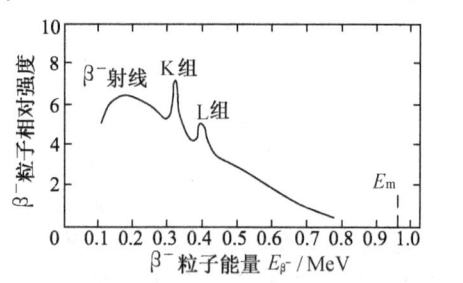

图 3-9　$^{198}_{79}\text{Au}$ 的 β^- 和内转换能谱

内转换发生以后,在原子的 K 层或 L 层会留下空位,因此还会有特征 X 射线或俄歇电子发射,这与电子俘获后的情形一样。

(三) 内转换系数

γ 跃迁和内转换是核从激发态跃迁至较低能态或基态的两种互相竞争的可能方式。通常用内转换系数 α_i 来表示内转换和 γ 跃迁相对概率的大小。内转换系数 α_i 的定义为

$$\alpha_i = \frac{N_e}{N_\gamma} = \frac{N_K}{N_\gamma} + \frac{N_L}{N_\gamma} + \frac{N_M}{N_\gamma} + \cdots = \alpha_K + \alpha_L + \alpha_M + \cdots \tag{3.31}$$

式中 N_e, N_K, N_L, N_M 分别为内转换电子总数及 K、L、M 壳层的内转换电子数;N_γ 表示发射 γ 光子数,$\alpha_K, \alpha_L, \alpha_M, \cdots$ 分别表示 K、L、M 等层电子的内转换系数。原子核发生能级之间的跃迁时,发生内转换过程的几率,完全取决于核本身。一般说来,重核低激发态的跃迁,发生内转换的概率较大。

(四) 电子对内转换

处于激发态的原子核向低能态或基态跃迁时,如果原子核的激发能 $E > 1.02\text{MeV}$(两倍电子的静止能量)时,原子核还可能直接发射一对正、负电子而回到基态,这种内转换叫电子对内转换,这时

$$E = E_{\beta^+} + E_{\beta^-} + 2m_e c^2 \tag{3.32}$$

E_{β^+} 和 E_{β^-} 分别代表正、负电子的动能。

一个处于激发态的原子核,当激发能大于 1.02MeV 时,有可能通过 γ 辐射、内转换和电子对内转换三种互相竞争的过程而跃迁到低能态或基态。

(五) 其他放射性

除了以上三节所叙述的衰变方式外,还有自发裂变衰变方式以及若干种奇特放射性现象:如质子放射性,例如 $^{35}_{20}\text{Ca}$,$T_{1/2} \approx 35\text{ms}$,在发射 β^+ 粒子后形成 ^{35}K 的激发态,再发射一个质子,这种过程叫 β^+ 缓发的质子过程,发射出来的质子叫 β^+ 缓发的质子;$^{11}_{3}\text{Li}$,$T_{1/2} \approx 8.5\text{ms}$,是丰中子的核素,经过 β^- 衰变后形成 ^{11}Be 的激发态,再发射两个中子,这种过程叫 β^- 缓发的中子发射过程,发射出来的中子叫 β^- 缓发的中子。有些核素在衰变过程中甚至会

发射出更重的离子。

第四节 穆斯堡尔(Mössbauer)效应

1956年,德国物理学家穆斯堡尔(Rudof Ludwig Mössbauer)在测量^{191}Ir的129keV的γ射线的共振透射强度时发现,固体中的原子核在发射(或吸收)γ射线时,会有一定的几率发生无反冲γ发射(或吸收)。经过一年多的研究,终于于1958年在理论上和实验上取得了突破性的进展,实现了原子核的无反冲共振发射和共振吸收。这种无反冲的γ发射或共振吸收现象称为穆斯堡尔效应。1961年,瑞典皇家科学院授予穆斯堡尔诺贝尔物理学奖,除此之外,他还获得联邦德国格里森大学授予的伦琴奖,1962年,联邦德国授予他联邦德国巴伐利功勋的称号。

一、穆斯堡尔原理

原子核在自发衰变发射出γ射线的过程中,会有一定的衰变能量Q释放出来。根据能量守恒和动量守恒的原则,衰变能在母核和子核之间进行分配

$$Q = E_\gamma + E_R \tag{3.33}$$

$$E_\gamma = c\sqrt{2m_R E_R} \tag{3.34}$$

$$E_R = \frac{Q^2}{2m_R c^2} \tag{3.35}$$

退激发过程中的这种能量分配在原子发光过程中就存在,对于原子发光过程,如钠原子的D线,反冲能量E_R为10^{-11}eV,而钠原子的D线的能级宽度为10^{-8}eV,反冲能量比能级宽度小得多,此时共振吸收不成问题。对于原子核的退激发射过程,如^{191}Ir的129keV的γ射线,反冲能量E_R为0.047eV,而^{191}Ir的129keV的γ射线的能级宽度为10^{-8}eV,反冲能量比能级宽度大得多,此时共振吸收是不可能的。反冲能量E_R的大小和衰变能Q有关,另外也和反冲核的质量有关,当反冲核的质量增大时,反冲能量E_R会减小,利用晶体中原子结合比较紧的原理,可以将反冲核的质量增大,这样便实现了无反冲发射。

穆斯堡尔对应于原子核的无反冲发射跃迁。在固体中处于激发态的核回到基态时无反冲地放出光子,这种光子被处于基态的同种核(又称吸收体)无反冲地共振吸收给出的谱,称为穆斯堡尔谱。^{57}Fe的14.4keV和^{119}Sn的23.87keV的γ射线是最普通的穆斯堡尔跃迁(如图3-10所示)。^{57}Fe的第一激发态(14.4keV)寿命97.7×10^{-9}s,对应的能级宽度为5×10^{-9}eV。

γ射线无反冲共振吸收的概率称为无反冲因子,记为f。f的大小与穆斯堡尔共振原子在晶体晶格中的

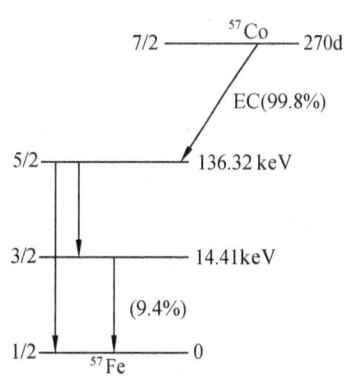

图3-10 ^{57}Fe的穆斯堡尔跃迁

均方振幅$<x^2>$密切相关[6]。

$$f=\exp\left(-4\pi^2\frac{<x^2>}{\lambda^2}\right) \quad (3.36)$$

λ为γ射线波长,在固体物理学中常用德拜模型来表达无反冲因子。对于高温近似

$$f=\exp\left(-\frac{6E_R}{k_B\theta_D}\frac{T}{Q_D}\right) \quad (3.37)$$

式中E_R为反冲能量,k_B为玻耳兹曼常数,T和θ_D分别为环境温度和晶格德拜温度。从上式可以看出,当$<x^2>$值越小或θ_D值越大时,f值越大,而θ_D和$<x^2>$的大小反映了共振原子在晶体晶格中受束缚的强度。θ_D值大,$<x^2>$值小,反映了原子被束缚得紧。因此,f值的大小可以用来描述吸收体共振原子与其他原子之间相互作用的强弱。在实际测量中,f因子的测量较困难,f因子正比于谱峰吸收面积A。

当核相对探测器以速度V运动时,根据多普勒原理,核发出的γ射线的能量会发生变化,$\Delta E_D=\frac{V}{C}E_0\cos\theta$。$\theta$为速度$V$和$\gamma$射线传播方向之间的夹角。当源和探测器相对运动时,$\gamma$射线的能量补偿增大;当源和探测器相背运动时,$\gamma$射线的能量减小。穆斯堡尔方法中速度$V$的大小取mm/s数量级。探测器可以选正比记数管(proportional counter)或NaI(Tl)闪烁体探测器[7]。

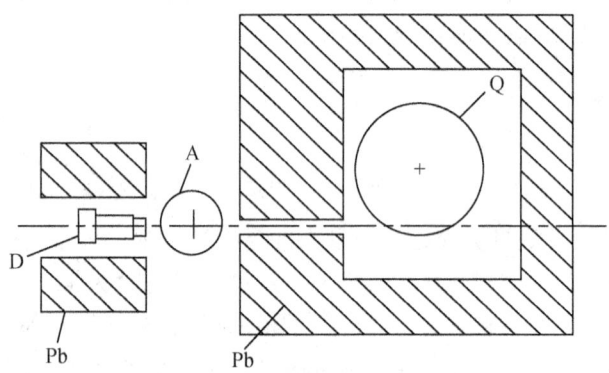

图 3-11 穆斯堡尔谱实验装置
A:穆斯堡尔谱吸收物质,Q:放射源,D:探测器

二、超精细结构分裂

磁矩在磁场中会引起附加能量$H=-\boldsymbol{\mu}\cdot\boldsymbol{B}$,^{57}Fe的第一激发态的激发能为14.4keV,角动量为3/2,相应的磁矩$\mu_{3/2}=-0.1547\mu_N$,^{57}Fe的角动量为1/2,相应的磁矩$\mu_{1/2}=0.09062\mu_N$。

核外电子在核处产生的磁场约为33T(这一磁场远远大于通常的超导磁场),超精细结构的相互作用引起的能量变化约为10^{-7}eV。穆斯堡尔谱学方法可以将这种超精细结构分裂测量出来。原子核与其核外环境(核外电子、近邻原子及晶体结构等)之间存在细微的相互作用,即超精细相互作用。通过测量穆斯堡尔谱可以研究物质微观结构,特别是对铁磁材料超精细相互作用的测定,具有很高的分辨本领。可提供的重要信息包括:材料中原子结

构的排列、超精细场分布、磁结构、超顺磁性、超铁磁性和动力学效应及纳米材料的性质等。利用穆斯堡尔谱可以观测到三种效应。

(一) 同质异能移(isomer shift)δ

同质异能移是由于原子核在激发态和基态时,其一定分布的核电荷与原子核处一定分布的电子间的库仑相互作用产生的,使穆斯堡尔谱线相对 E_0 有一位移 δ,又称化学移位(chemical shift),同质异能移是由于原子核不是一个几何点而是占据一定体积而引起的。

(二) 电四极分裂(quadrupole splitting)

如果原子核具有电四极矩,原子核周围电荷非对称分布时,便会引起电四极相互作用,发生四极分裂。对于 ^{57}Fe,基态不发生分裂,激发态分裂为两条能谱线。原子核的四极矩 Q 对周围电场强度梯度的变化十分敏感,可以为原子核周围的电荷分布对称性方面提供有用的信息。

(三) 磁超精细分裂

磁超精细分裂是由于穆斯堡尔谱核的磁矩与磁场之间的相互作用产生的。磁场可以是外加的磁场,也可以是样品的内磁场,能够反映外层电子的填充情况及离子的轨道角动量信息。

由于待测样品原子核周围的电荷分布不同、电场梯度不同等,都会使核能量发生变化,即经常所说的同质异能位移、电四极矩、磁偶矩三种相互作用,这就使得待测样品中原子核从基态跃迁到激发态所需要的能量不等于单能放射源放出的 γ 光子能量,所以不能产生 γ 射线无反冲共振吸收。由于三种相互作用对所引起的能量变化是 $10^{-9} \sim 10^{-8}$ eV 或更小,所以穆斯堡尔谱仪采用一次多谱勒效应来微小地改变射线的能量,

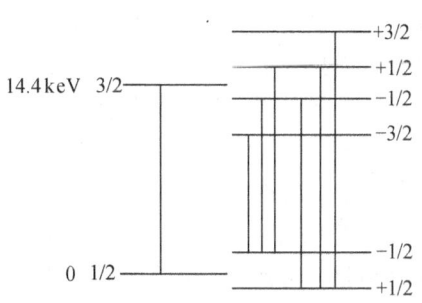

图 3-12 ^{57}Fe 超精细结构

即利用多谱勒效应对 γ 光子能量进行调制,用一合适的相对运动速度 v,使放射源和吸收样品中的原子核跃迁能量相匹配。当被调制的光子能量与样品吸收原子核的某一能级间隙吻合时,就获得共振吸收。由于多谱勒效应将产生一个能量位移,所引起光子能量变化为 $\Delta E = E_\gamma v/c$,c 为光速,E_γ 为光子能量,对 ^{57}Co 的 14.4keV 的 γ 射线,当放射源的运动速度 $v=1$mm/s 时,相应的 $\Delta E = 4.8 \times 10^{-8}$ eV。

三、穆斯堡尔谱应用

用穆斯堡尔方法研究医学生物问题,首先将穆斯堡尔核素结合到生物样品中,为了测量方法有效甚至于还需要同位素增丰。例如,测定含有铁的生物样品时常遇到的一个困难是构成大分子中铁的含量低,加以 ^{57}Fe 的天然丰度又只有 2.17%,如果使用天然样品,则为保证测人所必需的最低铁含量,就要使用大到不合理的样品厚度。解决此类问题的一个有效的方法是使用增丰的 ^{57}Fe 代替原来样品的铁,这办法可以使样品的共振吸收截面提高几十倍。

金属蛋白是一类金属离子与蛋白质牢固地结合在一起的复杂的生物大分子物质[8],而蛋

白质的分子量一般在 $10^4 \sim 10^6$ 数量级,通常可由几千甚至几十万个原子所组成。许多生物大分子中都含有过渡金属元素原子,它们的氧化还原性质,对该分子所表现的生物活性可能起重要作用。实际上生物化学反应中的某些变化常常也就在金属原子的附近发生,通过穆斯堡尔谱方法可以对金属蛋白,尤其是对铁蛋白进行研究,从穆斯堡尔谱参数来探讨铁原子所处的状态和环境,根据铁原子的电子状态的详细情况,得到生物大分子的某些特定信息。

治疗癌症目前采用的方法有手术、放疗和化疗。这些方法各有所长和优缺点。穆斯堡尔技术也提供了一种治疗癌症的方法[9]。将含 ^{57}Fe 的药物 $^{57}Fe(Ⅲ)$+增光霉素引入肿瘤组织。这是一个扁平环形分子,它可以插入到 DNA 碱基对之间,结合到 DNA 分子上。利用穆斯堡尔共振吸收使 ^{57}Fe 激发到 14.4keV 的第一激发能级上, ^{57}Fe 退激发过程中发射大量俄歇电子,俄歇电子阻止过程中引起 DNA 双链断裂。俄歇电子尽管能量比较低,但低能电子的阻止本领比较大,在局部区域产生大量的能量沉积,引起附近组织中大量 DNA 双链断裂。

^{57}Co 核通过电子俘获衰变到 ^{57}Fe 的激发态。处于激发态的 ^{57}Fe 核在退激过程中发射出能量分别为 14.4keV、123keV 和 137keV 的 γ 射线,其中只有能量为 14.4keV 的 γ 射线适于穆斯堡尔效应。吸收体为需要照射的样品,它必须含有处于基态的 ^{57}Fe 核,并处于某种晶格的束缚之中。在放射源为 14.4keV 的 γ 射线照射下,样品中处于基态的 ^{57}Fe 核共振吸收 γ 射线跃迁到激发态。受激的 ^{57}Fe 核在退激时产生内转换电子(7.3keV)和俄歇电子(5.6keV),这是杀灭癌细胞的炮弹。由于内转换电子和俄歇电子在物质中的能量损失比 γ 射线大(如 5.6KeV 的电子比 14.4keV 的 γ 射线能量损失大 2~3 个量级),可以在局部区域产生很大的能量沉积,因此内转换电子和俄歇电子对生物组织的灭活作用比 γ 射线大得多。一个 5.6keV 的电子在生物组织中的射程大约为 $10 \sim 100 \mu m$。如果内转换电子或俄歇电子正好在某个细胞的关键分子附近产生,一个电子就足以使 DNA 分子多处被破坏而死亡。

穆斯堡尔细胞灭活的关键之一是如何将靶核 ^{57}Fe 带入癌细胞处。20 世纪 90 年代初,有人提出用正铁血红素(hematin)作为 ^{56}Fe 的携带体。Hematin 具有无毒性、选择性好(优先聚集在癌细胞处)和铁含量高(不需进行增丰)的优点。Ortalli 等人用此方法对正常骨髓、CML 骨髓进行了研究,获得了令人满意的结果。

利用穆斯堡尔光谱探测到的共振射线能量的细微改变来测定共振原子核周围的物理和化学环境的变化, ^{57}Co 的穆斯堡尔光谱成功地用于空气中含铁悬浮颗粒的研究。铁是空气悬浮颗粒中最主要的金属元素之一,研究表明,在气相-固相界面上,氧化铁化学吸附 SO_2 后,经氧化可转化为硫酸铁,从而转化为水溶性物质而增强云雾的形成;并且在可吸入的小颗粒中铁元素也是主要元素之一。

穆斯堡尔谱学的显著特点是有极高的能量分辨率和对核极强的选择性,可灵敏地反映出原子核周围的环境因素,如包含穆斯堡尔原子所在物质内的晶体结构、晶体点阵的有序性和磁的有序性、存在的缺陷、结晶态和非晶态、化合物的价态以及温度、压力、电磁场等外界条件所引起的物质状态的细微变化等信息[10]。

已知的穆斯堡尔元素有 50 多个,穆斯堡尔核素 90 多个,穆斯堡尔跃迁 110 多个,最常用的为 ^{57}Fe, ^{119}Sn, ^{151}Eu,能量分辨最高的穆斯堡尔跃迁为 ^{67}Zn 的 93.3keV 跃迁($\Gamma/E \approx 5.3 \times 10^{-16}$), ^{181}Ta 的 6.23keV 跃迁($\Gamma/E \approx 1.1 \times 10^{-14}$)。

穆斯堡尔效应已在物理、化学、冶金学、地质学、材料科学、表面科学、生物学和考古学等众多学科中得到了广泛的应用,并已发展成为一个新兴的边缘学科,称之为穆斯堡尔谱学。

穆斯堡尔谱学方法可以提供穆斯堡尔核所在处的 s 电子密度、电场梯度和磁场的信息，由此可以推测出材料基体原子的位置和局域环境，以及由此引起的缺陷、辐射损伤等信息，因此可用于研究离子注入和注入对材料性质的影响。穆斯堡尔效应对于磁状态、电相互作用、电场梯度和化学键十分敏感。利用穆斯堡尔效应，可以把具有一定电荷分布和磁矩的原子核作为一个很灵敏的探针，探测到原子核和周围化学环境产生的电磁场之间的超精细相互作用所引起的原子核的能级移动和分裂，即化学移位、磁分裂和电四极分裂。由穆斯堡尔谱提供的这些参数可以获得共振原子核所在位置处的有关电子结构、对称性、磁结构等特征，为研究物质的微观结构提供重要信息。

第五节 放射性核素的衰变规律

各种放射性核素衰变时，虽然放出的射线种类及能量各不相同，其衰变速率也各有快慢，但是各种放射性核素却有共同的衰变规律。

一、单一存在的放射性核素的衰变规律

放射性现象被发现以后，为了研究放射性核素衰变的规律，卢瑟福和他的同事们在 1908 年曾经做了一个有趣的实验：在密封的容器中放入 1.318g 氯化镭（$RaCl_2$），其中含有镭，每隔一定的时间将气体自容器中抽出进行微量化学分析，发现容器中有两种气体即氦和氡。这是由于 Ra 放出 α 粒子衰变为氡的结果。并且发现 4 天后容器中有 0.311mm³ 的氡，8 天后

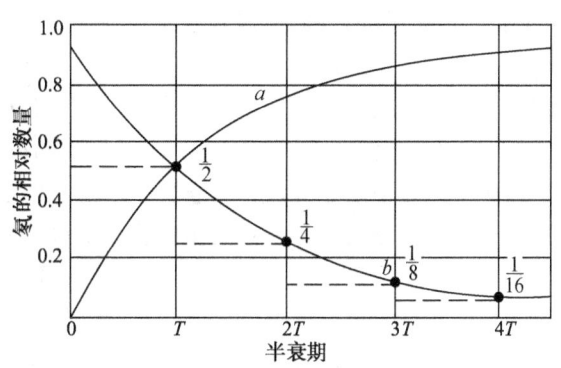

图 3-13 氡的生长和衰变

为 0.463mm³，30 天后为 0.607mm³，以后这个数量基本保持不变，见图 3-13 曲线(a)。

图 3-13 曲线 a 表示氡与镭同时存在时氡量的增长情况，曲线 b 表示氡单独存在时的减少情况。图中纵轴表示氡的相对数量，横轴表示经过的时间，以半衰期 $T_{1/2}$ 为单位。

如果将氡与镭分开，因氡放出 α 粒子而衰变为钋，则可以看到氡的数量随时间的增加很快减少。4 天后减少到原来的一半，8 天减少到原来的 1/4，而 30 天后氡几乎已不存在，见图 3-13 曲线 b。如果我们测量单位时间氡发出的 α 粒子数，则发现其变化规律和氡的变化规律一样。实验表明，放射性原子核的衰变是相互独立的。设零时刻该种放射性原子核的数目为 N_0，t 时刻尚有 N 个该种原子核未衰变，那么在 t 到 $t+dt$ 时间间隔内发生衰变的原子核数目 $-dN$ 应与 N 和 dt 成正比，即

$$-dN \propto Ndt \tag{3.38}$$

或

$$-\mathrm{d}N = \lambda N \mathrm{d}t \tag{3.39}$$

式中负号表示该种原子核数随时间的增加而减少。λ 为比例常数,称为衰变常数(decay constant)。将式(3.39)两边积分得

$$N = N_0 e^{-\lambda t} \tag{3.40}$$

式(3.40)表明,放射性原子核数目随时间按指数规律衰减。这一关系式是对任何单一的放射性核素衰变都适合的基本规律。由这个公式可求出任何时间内尚未衰变的原子核数。式(3.40)是核自发衰变的一种统计规律,是对大量的原子核做实验测量得来的。

一个放射源在单位时间内发生衰变的原子核数(亦即放射性核素的衰变率$-\mathrm{d}N/\mathrm{d}t$)称为它的放射性活度(activity),用符号 A 表示,显然

$$A = -\frac{\mathrm{d}N}{\mathrm{d}x} = \lambda N = A_0 e^{-\lambda t} \tag{3.41}$$

或

$$A = A_0 e^{-\lambda t} \tag{3.42}$$

式中 $A_0 = N_0 \lambda$ 代表在时间 $t=0$ 时的放射性活度。

放射性活度 A 也随时间按指数规律衰减,式(3.40)与式(3.41)具有相同的形式,这两个式子都是描述核衰变规律的基本公式。

如果把图 3-13 曲线 b 的纵坐标改成对数坐标,即按 $\ln N$ 对时间 t 作图,那么就可以得到一条直线。比例常数 k 就是直线 $\ln N = \ln N_0 - \lambda t$ 这一直线的斜率。实验表明,k 值几乎与外界条件无关,仅由放射性核素本身的性质决定。当外界环境温度从 24~1500K,压力从 0~2000 个大气压,磁场从 0~83T 变化时,k 仍无显著改变。但这不是绝对的,$^{7}_{4}\mathrm{Be}$($T_{1/2}=$53.3d)发生电子俘获,处于不同的状态时,其衰变常数 λ 就不同。金属状态的 $^{7}_{4}\mathrm{Be}$ 比处于化合态的 $^{7}_{4}\mathrm{BeO}$ 的 λ 大 0.13%;把 $^{7}_{4}\mathrm{BeO}$ 加压到 27GPa,使其体积减小 10%,测得的 λ 增大 0.6%。这是因为体积缩小后,核外电子的分布发生了变化,内层电子靠核近了,更易被核俘获,不过由此引起 λ 的变化还是很小的。由式(3.41)得到

$$\lambda = -\frac{\mathrm{d}N}{\mathrm{d}x}/N \tag{3.43}$$

因为 $-\frac{\mathrm{d}N}{\mathrm{d}x}$ 表示单位时间内衰变掉的原子核数,所以衰变常数 λ 的物理意义是:一个原子核在单位时间内发生衰变的概率。λ 的单位通常用 s^{-1} 或 min^{-1} 表示。衰变常数 λ 表征放射性核素衰变的快慢。放射性核素的衰变常数各不相同,有大有小。

(1) 半衰期(half life)$T_{1/2}$ 是该放射性原子核的数目衰变掉原来的一半所需的时间。根据式(3.40)很容易得到

$$T_{1/2} = \frac{\ln 2}{\lambda} = \frac{0.693}{\lambda} \tag{3.44}$$

(2) 平均寿命(mean lifetime) 是指该种放射性原子核的平均生存时间,即放射性原子核的数目减少到原来数目的 $1/e$ 所需时间的期望值。设在 t 到 $(t+\mathrm{d}t)$ 之间有 $-\mathrm{d}N = \lambda N \mathrm{d}t$ 个原子核发生衰变。很显然平均寿命 τ 应该是

$$\tau = \frac{1}{N_0} \int_0^\infty \lambda N t \, \mathrm{d}t = \frac{1}{\lambda} \tag{3.45}$$

式(3.44)和式(3.45)表明了衰变常数 λ 和半衰期 $T_{1/2}$、平均寿命 τ 三者之间的关系。

如果原子核同时以多种方式衰变,则原子核在单位时间内的衰变概率应该是以各种方式进行衰变的概率之和,即

$$\lambda_i = \lambda_1 + \lambda_2 + \lambda_3 + \cdots + \lambda_n \tag{3.46}$$

式中 $\lambda_i(i=1,\cdots,n)$ 表示原子核在单位时间内以第 i 种方式进行衰变的概率。

原子核的平均寿命

$$\tau = \frac{1}{\lambda} = \frac{1}{\lambda_1 + \lambda_2 + \lambda_3 + \cdots + \lambda_n} \tag{3.47}$$

原子核的半衰期

$$T_{1/2} = \frac{\ln 2}{\lambda} = \frac{\ln 2}{\lambda_1 + \lambda_2 + \lambda_3 + \cdots + \lambda_n} = \frac{0.693}{\lambda_1 + \lambda_2 + \lambda_3 + \cdots + \lambda_n} \tag{3.48}$$

未衰变的原子核数目随时间的变化为

$$N = N_0 e^{-\lambda t} = N_0 e^{-(\lambda_1 + \lambda_2 + \lambda_3 + \cdots + \lambda_n)t} \tag{3.49}$$

当我们测量其中第 i 种放射性活度 A_i 时,它应该等于

$$A_i = \lambda_i N_0 e^{-\lambda t} = A_{i0} e^{-(\lambda_1 + \lambda_2 + \lambda_3 + \cdots + \lambda_n)t} \tag{3.50}$$

设第 i 种衰变方式的分支比 $b_i = \lambda_i / \lambda$,则 $A_i = b_i A$。由此可见,第 i 种放射性活度是按指数 $e^{-\lambda t}$ 而不是按指数 $e^{-\lambda_i t}$ 随时间变化的,因此我们测量 A_i 或 N 随时间的变化而求得的衰变常数是 λ 而不是 λ_i。

二、递次衰变规律

前面我们所讨论的只是单一存在的放射性物质所遵从的放射性衰变规律。现在要考虑从某一放射性核素开始经过一系列递次衰变的过程,即

$$A \to B \to C \to D \to \cdots \to$$

例如,$_{88}^{226}Ra \to _{86}^{222}Rn \to _{84}^{218}Po \to _{82}^{214}Pb \to \cdots$。在递次衰变系列中,将每一过程孤立地来看,均按照指数规律衰减。但是如果让这些产物混合在一起,那么各种核素的量与时间的关系相当复杂。

首先讨论一个比较简单的过程,母核 A 衰变生成 B,B 又衰变生成 C,而 C 是稳定核素的情况,即

$$A \to B \to C(稳定)$$

例如,$^{90}Sr \xrightarrow{\beta} {}^{90}Y \xrightarrow{\beta} {}^{90}Zr(稳定)$。

设各核素的半衰期:T_1, T_2, ∞,衰变常数:$\lambda_1, \lambda_2, 0$,在 $t=0$ 时原子核数:$N_{10}, 0, 0$,经过时间 t 后原子核数:N_1, N_2, N_3。

对于母核 A 随时间的变化规律是

$$\frac{dN_1}{dt} = -\lambda_1 N_1 \tag{3.51}$$

解方程得

$$N_1 = N_{10} e^{-\lambda_1 t} \tag{3.52}$$

相应的活度为

$$A_1 = A_{10} e^{-\lambda_1 t} \tag{3.53}$$

对于子核 B 有

$$\frac{dN_2}{dt} = \lambda_1 N_1 - \lambda_2 N_2 \tag{3.54}$$

这是一个非齐次方程，它的解由齐次的通解和非齐次方程的特解构成，根据初始条件可以得到

$$N_2 = \frac{\lambda_1}{\lambda_2 - \lambda_1} N_{10} (e^{-\lambda_1 t} - e^{-\lambda_2 t}) \tag{3.55}$$

相应的活度为

$$A_2 = \lambda_2 N_2 = \frac{\lambda_1 \lambda_2}{\lambda_2 - \lambda_1} N_{10} (e^{-\lambda_1 t} - e^{-\lambda_2 t}) = \frac{\lambda_2}{\lambda_2 - \lambda_1} A_{10} (e^{-\lambda_1 t} - e^{-\lambda_2 t}) \tag{3.56}$$

母核 A 与子核 B 共存时的总放射性活度为

$$A = A_1 + A_2 = \frac{2\lambda_2 - \lambda_1}{\lambda_2 - \lambda_1} A_{10} e^{-\lambda_1 t} - \frac{\lambda_2}{\lambda_2 - \lambda_1} A_{10} e^{-\lambda_2 t} \tag{3.57}$$

现在再来讨论由多个衰变组成的系列，假设衰变常数分别为：$\lambda_1, \lambda_2, \lambda_3, \cdots, \lambda_n$，$t=0$ 时的原子核数：$N_{10}, 0, 0, \cdots, 0$，在 t 时刻的原子核数：$N_1, N_2, N_3, \cdots, N_n$，对于第 n 代子核，其微分方程为

$$\frac{dN_n}{dt} = \lambda_{n-1} N_{n-1} - \lambda_n N_n \tag{3.58}$$

根据贝特曼（H. Bateman）解法得

$$N_n = N_{10} (C_1 e^{-\lambda_1 t} + C_2 e^{-\lambda_2 t} + \cdots + C_n e^{-\lambda_n t}) \tag{3.59}$$

式中

$$C_1 = \frac{\lambda_1 \lambda_2 \cdots \lambda_{n-1}}{(\lambda_2 - \lambda_1)(\lambda_3 - \lambda_1) \cdots (\lambda_n - \lambda_1)}$$

$$C_2 = \frac{\lambda_1 \lambda_2 \cdots \lambda_{n-1}}{(\lambda_1 - \lambda_2)(\lambda_3 - \lambda_2) \cdots (\lambda_n - \lambda_2)}$$

$$\vdots$$

$$C_n = \frac{\lambda_1 \lambda_2 \cdots \lambda_{n-1}}{(\lambda_1 - \lambda_n)(\lambda_2 - \lambda_n) \cdots (\lambda_{n-1} - \lambda_n)}$$

三、放射性活度的单位

1977 年，国际辐射单位和测量委员会（ICRU）规定放射性活度的国际制单位为贝可勒尔（Becquerel，记作 Bq），简称贝可。其定义为

$$1 \text{ 贝可(Bq)} = 1 \text{ 衰变秒}^{-1}(\text{s}^{-1})$$

它表示每秒钟内有一次核衰变。由于历史原因，习惯上还常用居里（Curie）作为放射性活度的单位，用 Ci 表示。1 居里的放射性活度表示每秒钟内有 3.7×10^{10} 次核衰变，即

$$1 \text{ 居里(Ci)} = 3.7 \times 10^{10} \text{ 贝可(Bq)}$$
$$1 \text{ 贝可} = 2.703 \times 10^{-11} \text{ 居里(Ci)}$$

在实际工作中，有时用居里作单位嫌太大，还采用毫居里（$1\text{mCi} = 10^{-3}\text{Ci}$），微居里（$1\mu\text{Ci} = 10^{-6}\text{Ci}$）等。

在实际应用中，有时还会遇到比活度和放射性浓度这样两个概念。比活度是单位质量

放射源的放射性活度。单位质量某种纯放射性核素的放射性活度称为该核素的本征比活度。单位为贝可·克$^{-1}$(Bq·g^{-1})。放射性浓度 Ca 为

$$Ca = \frac{A}{V} \tag{3.60}$$

表示单位体积放射源的放射性活度,单位为贝可·毫升$^{-1}$(Bq·mL^{-1})。

放射性活度是一定量的某种放射性物质在单位时间内衰变掉的原子核数,与放射性强度是有区别的。只有在纯 α、β 的核衰变中,或在只发射一个 γ 光子的衰变中,放射性活度才等于放射性强度。因此在通常情况下,放射性活度相等的两种放射源只表示这两种放射源在单位时间内衰变掉的原子核数目相同,并不表示它们放出的粒子数目相等。因为每次核衰变不一定只放出一个粒子。例如,^{60}Co 衰变时,除了放出一个 β$^-$ 粒子外,同时还放出两个 γ 光子;而 $^{32}_{15}$P 衰变时,只放出一个 β$^-$ 粒子。

第六节　放射性衰变的平衡及天然放射系

一、长期平衡

当母核的半衰期很长而子核的半衰期相当短时,在测量时间内,几乎观察不到母核放射性活度的变化。由于 $T_1 \gg T_2$,$\lambda_2 \gg \lambda_1$,则式(3.56)可简化为

$$A_2 = \lambda_2 N_2 = \frac{\lambda_1 \lambda_2}{\lambda_2 - \lambda_1} N_{10} (e^{-\lambda_1 t} - e^{-\lambda_2 t}) \approx \lambda_1 N_{10} (e^{-\lambda_1 t} - e^{-\lambda_2 t}) \approx \lambda_1 N_{10} (1 - e^{-\lambda_2 t}) \tag{3.61}$$

母核的放射性活度为

$$A_1 = \lambda_1 N_1 = \lambda_1 N_{10} e^{-\lambda_1 t} \approx \lambda_1 N_{10} \tag{3.62}$$

母核和子核的总放射性活度

$$A = A_1 + A_2 \approx \lambda_1 N_{10} (2 - e^{-\lambda_2 t}) \tag{3.63}$$

当 t 相当大时,譬如说大于子核半衰期 $T_{1/2}$ 的 7~10 倍时,由式(3.55)得

$$N_2 = \frac{\lambda_1}{\lambda_2 - \lambda_1} N_{10} (e^{-\lambda_1 t} - e^{-\lambda_2 t}) \approx \frac{\lambda_1}{\lambda_2} N_{10} \tag{3.64}$$

$$\frac{N_2}{N_1} = \frac{\lambda_1}{\lambda_2} = \frac{T_2}{T_1} \tag{3.65}$$

$$\lambda_2 N_2 = \lambda_1 N_1 \tag{3.66}$$

由此可知,当时间等于子核半衰期的 7~10 倍以后,子核的原子核数达到饱和值 $\frac{\lambda_1}{\lambda_2} N_{10}$,并且与 N_1 维持恒定的比值 $\frac{\lambda_1}{\lambda_2}$,子核与母核的放射性活度相等,这种现象称之为长期平衡。

平衡后母核和子核的总放射性活度为

$$A = 2\lambda_1 N_{10} \tag{3.67}$$

例如,^{224}Ra(T=3.64d) 与 ^{220}Rn(T=54.5s) 之间的平衡,就属于这种情况。

如果母核的半衰期很长而不易测量,但子核的半衰期较短且易于测量,根据长期平衡的公式,只要测出母核含量 N_1 和平衡时的子核含量 N_2 及子核的半衰期 T_2 就可以求出母核半衰期

$$T_1 = \frac{N_1}{N_2} T_2 \tag{3.68}$$

图 3-14 表示在长期平衡的情况下,放射性活度与时间的关系。图中 A 是母核和子核共存时的总放射性活度,A_1 是母核的放射性活度,A_2 是母核和子核共存时子核的放射性活度,A_2' 是子核单独存在时的放射性活度。

在实际工作中,长期平衡的例子很多,例如,$^{90}\mathrm{Sr} \to {}^{90}\mathrm{Y}$,$T(^{90}\mathrm{Sr}) = 28.1\,\mathrm{a}$,$T(^{90}\mathrm{Y}) = 64\,\mathrm{h}$;$^{144}\mathrm{Ce} \to {}^{144}\mathrm{Pr}$,$T(^{144}\mathrm{Ce}) = 284.2\,\mathrm{d}$,$T(^{144}\mathrm{Pr}) = 17.3\,\mathrm{min}$;$^{113}\mathrm{Sn} \to {}^{113m}\mathrm{In}$,$T(^{113}\mathrm{Sn}) = 115.2\,\mathrm{d}$,$T(^{113m}\mathrm{In}) = 1.658\,\mathrm{h}$;等等。

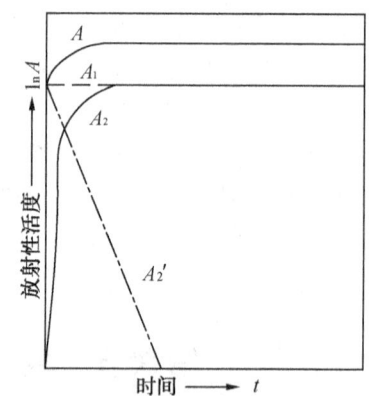

图 3-14 长期平衡

如果放射性核素 A 的子核不是一代而是多代,则母核和各代子核构成一个递次衰变系列。若这个系列的母核是长寿命的,而各代子核的寿命都比母核的短得多,则时间相当久之后,它们之间都可以达到长期平衡,即

$$\lambda_1 N_1 = \lambda_2 N_2 = \cdots = \lambda_n N_n \tag{3.69}$$

二、暂 时 平 衡

如果母核的半衰期并不太长,但仍比子核的半衰期长一些,即 $T_1 > T_2$,$\lambda_2 > \lambda_1$。由式 (3.56) 得

$$A_2 = \lambda_2 N_2 = \frac{\lambda_1 \lambda_2}{\lambda_2 - \lambda_1} N_{10} (e^{-\lambda_1 t} - e^{-\lambda_2 t}) \approx \frac{\lambda_1 \lambda_2}{\lambda_2 - \lambda_1} N_{10} e^{-\lambda_1 t} = \frac{A_1 \lambda_2}{\lambda_2 - \lambda_1} \tag{3.70}$$

$$N_2 = \frac{N_1 \lambda_1}{\lambda_2 - \lambda_1} \tag{3.71}$$

此时 N_2/N_1 为常数,子核按母核的衰变常数衰减而与本身的衰变常数 λ_2 无关,这种情况称为暂时平衡。

母核和子核共存时的总放射性活度为

$$A = A_1 + A_2 \approx \frac{2\lambda_2 - \lambda_1}{\lambda_2 - \lambda_1} A_1 \tag{3.72}$$

图 3-15 表示在暂时平衡过程中,放射性活度与时间的关系。其中 A 为母核和子核共存时的总放射性活度,A_1 是母核的放射性活度,A_2 为母核和子核共存时子核的放射性活度。A_2' 是子核单独存在时的放射性活度。在总活度曲线 A 和子核活度曲线 A_2 上有最大值,过了最大值后,A、A_1 及 A_2 均按照母核的半衰期衰减。

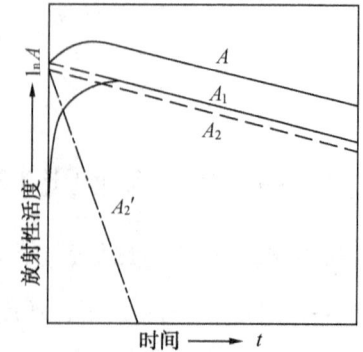

图 3-15 暂时平衡

利用式(3.56)和式(3.57),由 $\dfrac{dA_2}{dt}=0$ 和 $\dfrac{dA}{dt}=0$ 可求出 A 和 A_2 到最大值的时间

$$t_m(A)=\dfrac{1}{\lambda_2-\lambda_1}\ln\dfrac{\lambda_2^2}{\lambda_1(2\lambda_2-\lambda_1)} \tag{3.73}$$

和

$$t_m(A_2)=\dfrac{1}{\lambda_2-\lambda_1}\ln\dfrac{\lambda_2}{\lambda_1} \tag{3.74}$$

可以看出 $t_m(A_2)>t_m(A)$,从图3-15上也可以看出同样的关系。如果把 $t_m(A_2)$ 和 $t_m(A)$ 分别代入 A_2 和 A 的表达式,就可以求出 A_2 和 A 的最大值。这在实际工作中是很重要的,可以获得子核最大的含量。

医院中经常采用的 ^{99}Mo-^{99m}Tc 发生器就是暂时平衡具体应用的一个例子。在发生器中,母核 ^{99}Mo 是 β^- 放射性核素,它以 ^{99}MoO$_4$ 的形式存在,^{99}MoO$_4$ 在 Al$_2$O$_3$ 的颗粒上具有很强的吸附力。由 ^{99}Mo 衰变生成的 ^{99m}Tc,则以 ^{99m}TcO$_4$ 的形式存在。^{99m}TcO$_4$ 对 Al$_2$O$_3$ 粉末的吸附能力很差,可用生理盐水洗下。由于 ^{99}Mo 衰变不断生成 ^{99m}Tc,因此每隔一定时间就可以淋洗出一定数量的 ^{99m}Tc,所以通常把它称之为钼-锝"母牛"。^{99}Mo 的半衰期为66.02h,^{99m}Tc 的半衰期只有6.02h,比 ^{99}Mo 的半衰期短得多,显然 ^{99}Mo 衰变为 ^{99m}Tc 存在暂时平衡。

例题:假设 ^{99}Mo-^{99m}Tc 达到平衡时,^{99}Mo 的放射性活度为 3.7×10^9 Bq,已知 ^{99}Mo 衰变为 ^{99m}Tc 占 87.7%。(1)如果淋洗效率为70%,此时可得到多少 ^{99m}Tc?(2)如果淋洗效率为100%,一次淋洗后,隔多少时间可得到最多的 ^{99m}Tc?

解:(1)由于 ^{99}Mo 衰变为 ^{99m}Tc 占 87.7%,根据暂时平衡 ^{99m}Tc 的放射性活度为

$$A_2=0.877\dfrac{T_1}{T_1-T_2}A_1=3.54\times10^9 (\text{Bq})$$

由于淋洗效率为70%,故所得 ^{99m}Tc 的实际活度为

$$3.54\times10^9\times0.70=2.48\times10^9 (\text{Bq})$$

(2)如果淋洗效率为100%,一次淋洗后可得到最多的 ^{99m}Tc 的时间为

$$t_m(A_2)=\dfrac{1}{\lambda_2-\lambda_1}\ln\dfrac{\lambda_2}{\lambda_1}=\dfrac{T_1T_2}{0.693(T_1-T_2)}\ln\dfrac{T_1}{T_2}=23(\text{h})$$

三、不成平衡

当母核的半衰期小于子核的半衰期即 $T_1<T_2$,$\lambda_2<\lambda_1$ 时,子核的原子核数 N_2 不会与母核的原子核数 N_1 达到平衡,在时间相当久之后,母核必然会全部衰变完而剩下子核单独存在,这时总的放射性活度 A 将按子核半衰期衰减。

因为 $T_1<T_2$,$\lambda_2<\lambda_1$ 所以当 t 足够长时,由

$$A_2=\lambda_2 N_2=\dfrac{\lambda_1\lambda_2}{\lambda_2-\lambda_1}N_{10}(e^{-\lambda_1 t}-e^{-\lambda_2 t})\approx\dfrac{\lambda_1\lambda_2}{\lambda_1-\lambda_2}N_{10}e^{-\lambda_2 t}=\dfrac{A_{10}\lambda_2}{\lambda_2-\lambda_1}e^{-\lambda_2 t} \tag{3.75}$$

得

$$N_2=\dfrac{\lambda_1}{\lambda_2-\lambda_1}N_{10}(e^{-\lambda_1 t}-e^{-\lambda_2 t})\approx\dfrac{\lambda_1}{\lambda_1-\lambda_2}N_{10}e^{-\lambda_2 t}=\dfrac{A_{10}}{\lambda_2-\lambda_1}e^{-\lambda_2 t} \tag{3.76}$$

即母核和子核的总放射性活度等于子核的放射性活度,并且按子核的半衰期衰减。A_2

的曲线有最大值,达到最大值所需的时间为

$$t_m(A_2) = \frac{1}{\lambda_1 - \lambda_2} \ln \frac{\lambda_1}{\lambda_2} \tag{3.77}$$

图 3-16 表示 A, A_1, A_2 及 A_2' 与时间 t 的关系。A_2' 为子核单独存在时的放射性活度。

从核反应堆中刚取出的裂变产物,经常混杂着半衰期很短的前几代核素,因此总放射性活度很大。为了便于处理和分离,必须放置即"冷却"一段时间,这样可以大大降低放射性活度的水平。根据不成平衡关系,可以知道在不同冷却时间内,裂变产物中主要还存在哪些放射性核素。

在暂时平衡和长期平衡之间并无严格界限。一般 T_1 比 T_2 大 100 倍以上,可作为长期平衡处理,其余 T_1 比 T_2 大的情况均作为暂时平衡处理。在 $T_1 = 100T_2$ 时,分别用长期平衡和暂时平衡公式

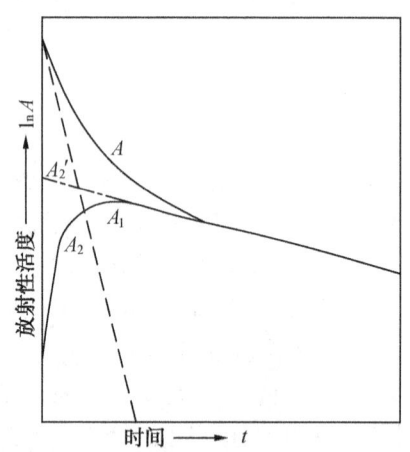

图 3-16 不成平衡

计算时,结果仅相差 1% 左右。当 $T_2 > T_1$ 时,作不成平衡处理。达到平衡所需大致时间,对长期平衡,$t \geq 7T_1$ 可作为长期平衡处理。对暂时平衡 $t \geq 7 \frac{T_1 T_2}{T_1 - T_2}$,而在不成平衡体系中 $t \geq 7T_1$ 时,可以认为母核已衰变完了。

四、多代子核放射系

如果由某放射性核素衰变所产生的各代子核核素均具有放射性,母核核素与一系列子核核素就构成了一个多代子核放射系。

多代子核放射系在人工放射性核素和天然放射性核素中都可以找到不少实例。在人工放射性核素中,从裂变产物里可以得到很多个放射 β 粒子的放射系。例如,$^{144}_{54}\text{Xe} \xrightarrow{\beta^-,8.8s} {}^{144}_{55}\text{Cs} \xrightarrow{\beta^-,1.02s} {}^{144}_{56}\text{Ba} \xrightarrow{\beta^-,11.9s} {}^{144}_{57}\text{La} \xrightarrow{\beta^-,4.2s} {}^{144}_{58}\text{Ce} \xrightarrow{\beta^-,284d} \cdots$,它们的特点是前几代核素的半衰期都十分短。

到目前为止,人们已发现了三个天然放射系(即铀系、钍系、锕系)和一个人工放射系(镎系)。它们的最终产物都是稳定核素。

(1) 铀系 它是从半衰期($T_{1/2} = 4.4683 \times 10^9 \text{a}$)最长的 ^{238}U 开始,经过 14 次衰变,其中 8 次 α 衰变,6 次 β 衰变,到生成稳定核素 $^{206}_{82}\text{Pb}$ 止,由于该系中各核素的核质量数均为 4 的整数倍加 2,所以铀系又称为 $4n+2$ 系。铀系中各核素的衰变情况见表 3-1。

表 3-1 铀($4n+2$)系

核素	俗称及符号	衰变方式	半衰期	粒子能量(MeV)
铀 $^{238}_{92}\text{U}$	铀 I(UI)	α	4.51×10^9 a	4.196
钍 $^{234}_{90}\text{Th}$	铀 X_1(UX_1)	β^-	24.1 d	0.193

续表

核素	俗称及符号	衰变方式	半衰期	粒子能量(MeV)
镤 $^{234m}_{91}Pa$	铀 $X_2(UX_2)$	β^-	1.17min	2.290
镤 $^{234}_{91}Pa$	铀 Z(UZ)	β^-	6.75h	1.246
铀 $^{234}_{92}U$	铀Ⅱ(UⅡ)	α	2.47×10^5 a	4.773
钍 $^{230}_{90}Th$	锾(Io)	α	8.0×10^4 a	4.684
镭 $^{226}_{88}Ra$	镭(Ra)	α	1602a	4.7846
氡 $^{222}_{86}Rn$	氡(Rn)	α	3.82d	5.489
钋 $^{218}_{84}Po$	镭 A(RaA)	α,β^-	3.05min	α: 6.0026 / β^-: 0.020
铅 $^{214}_{82}Pb$	镭 B(RaB)	β^-	26.8min	1.03
砹 $^{218}_{85}At$	砹-218(^{218}At)	α	1.5~2s	6.754
铋 $^{214}_{83}Bi$	镭 C(RaC)	α,β^-	19.7min	α: 5.512 / β^-: 3.28
钋 $^{214}_{84}Po$	镭 C'(RaC')	α	1.64×10^{-4} s	7.6871
铊 $^{210}_{81}Tl$	镭 C''(RaC'')	β^-	1.32min	2.34
铅 $^{210}_{82}Pb$	镭 D(RaD)	β^-	21a	0.017
铋 $^{210}_{83}Bi$	镭 E(RaE)	α,β^-	5.013d	α: 4.687 / β^-: 1.610
钋 $^{210}_{84}Po$	镭 F(RaF)	α	138.4d	5.3045
铊 $^{206}_{81}Tl$	铊-206(^{206}Tl)	β^-	4.19d	1.5335
铅 $^{206}_{82}Pb$	镭·G(RaG)	稳定		

$^{222}_{86}Rn$ 是铀系中唯一的气体核素。氡气是惰性气体,具有放射性能$^{222}_{86}Rn$是氡的一种同位素。

(2) 钍系 它是从半衰期($T_{1/2}=1.41\times10^{10}$ a)最长的$^{232}_{90}Th$开始,经过10次核衰变,其中6次α衰变,4次β衰变,最后生成稳定核素$^{208}_{82}Pb$,$^{232}_{90}Th$和它的各代子核的质量数均为4的整数倍,所以又称为$4n$系。钍系中$^{220}_{86}Rn$是一种气体放射性核素,俗称钍射气。钍系中各核素的衰变关系见表3-2。

表3-2 钍(4n)系

核素	俗称及符号	衰变方式	半衰期	粒子能量(MeV)
钍 $^{232}_{90}Th$	钍(Th)	α	1.4×10^{10} a	4.012
镭 $^{228}_{88}Ra$	新钍 1(MsTh1)	β^-	5.75a	0.048
锕 $^{228}_{89}Ac$	新钍 2(MsTh2)	β^-	6.13h	2.09
钍 $^{228}_{90}Th$	射钍(RdTh)	α	1.910a	5.424
镭 $^{224}_{88}Ra$	钍 X(ThX)	α	3.64d	5.6856
氡 $^{220}_{86}Rn$	(Tn)	α	55.3s	6.288
钋 $^{216}_{84}Po$	钍 A(ThA)	α,β^-	0.145s	6.779

续表

核　素	俗称及符号	衰变方式	半　衰　期	粒子能量(MeV)
铅 $^{212}_{82}$Pb	钍 B(ThB)	β^-	10.64h	0.571
砹 $^{216}_{85}$At	砹-216(^{216}At)	α	3.5×10^{-4}s	7.81
铋 $^{212}_{83}$Bi	钍 C(ThC)	α,β^-	60.6min	$\begin{cases}\alpha:6.0901\\ \beta^-:2.251\end{cases}$
钋 $^{212}_{84}$Po	钍 C'(ThC')	α	3.04×10^{-7}s	8.7844
铊 $^{208}_{81}$Tl	钍 C''(ThC'')	β^-	3.10min	1.795
铅 $^{208}_{82}$Pb	钍 D(ThD)	稳定		

(3) 锕系　它是由半衰期($T_{1/2}=7.038\times10^8$a)最长的 $^{235}_{92}$U 开始，经过 11 次核衰变，其中 7 次 α 衰变和 4 次 β 衰变，最后生成稳定核素 $^{207}_{82}$Pb，锕系中各核素的核质量数均为 4 的整数倍加 3，所以又称为 $4n+3$ 系。由于 $^{235}_{92}$U 俗称锕铀，故该系称为锕系。系中 $^{219}_{86}$Rn 也是一种气体放射性核素，俗称为锕射气。锕系中各核素的衰变关系见表 3-3。

表 3-3　锕($4n+3$)系

核　素	俗称及符号	衰变方式	半　衰　期	粒子能量(MeV)
铀 $^{235}_{92}$U	锕 U(AcU)	α	7.1×10^8a	4.598
钍 $^{231}_{90}$Th	铀 Y(UY)	β^-	25.5h	0.303
镤 $^{231}_{91}$Pa	镤 Pa	α	3.25×10^4a	5.0573
锕 $^{227}_{89}$Ac	锕(Ac)	α,β^-	21.77a	$\begin{cases}\alpha:4.954\\ \beta^-:0.044\end{cases}$
钍 $^{227}_{90}$Th	射锕(RdAc)	α	18.2a	6.0382
钫 $^{223}_{87}$Fr	锕 K(AcK)	α,β^-	22min	$\begin{cases}\alpha:5.34\\ \beta^-:1.15\end{cases}$
镭 $^{223}_{88}$Ra	锕 X(AcX)	α	11.43d	5.782
砹 $^{219}_{85}$At	砹-219	α,β^-	54s	$\begin{cases}\alpha:6.28\\ \beta^-:1.7\end{cases}$
氡 $^{219}_{86}$Rn	锕 A(An)	α	4.0s	6.819
铋 $^{215}_{83}$Bi	铋-215	β^-	7.4min	2.2
钋 $^{215}_{84}$Po	锕 A(AcA)	α,β^-	1.8×10^{-3}s	$\begin{cases}\alpha:7.386\\ \beta^-:0.74\end{cases}$
铅 $^{211}_{82}$Pb	锕 B(AcB)	β^-	36.1s	1.376
砹 $^{215}_{85}$At	砹-215	α	1.0×10^{-4}a	8.00
铋 $^{211}_{83}$Bi	锕 C(AcC)	α,β^-	2.16min	$\begin{cases}\alpha:6.623\\ \beta^-:0.590\end{cases}$
钋 $^{211}_{84}$Po	锕 C'(AcC')	α	0.52s	7.45
铊 $^{207}_{81}$Tl	锕 C''(AcC'')	β^-	4.79min	1.346
铅 $^{207}_{82}$Pb	锕 D(AcD)	稳定		

(4) 镎系　人工放射性核素的生产方法发展以后，把原来的放射系 $Z>92$ 的区域伸展了。1935 年，约里奥-居里等人又在原子序数 $Z>81$ 的范围内，利用核反应堆，使 $^{235}_{92}$U 连续

俘获中子后,经过几次 β^- 衰变,生成 $^{241}_{94}$Pu,因而获得了从 $^{241}_{94}$Pu 开始到 $^{209}_{83}$Bi 为止的人工放射系。系中以 $^{241}_{94}$Pu 的半衰期 $T_{1/2}=2.14\times 10^6$a 最长,所以称为镎系,其最终产物为 $^{209}_{83}$Bi。由于镎系中各核素的核质量数均为 4 的整数倍加 1,因此又称为 $4n+1$ 系。镎系是人工放射系,除 $^{209}_{83}$Bi 外,系中各放射性核素在地壳中均不存在。这是由于 $^{241}_{94}$Pu 的半衰期远比地球年龄小,它的各代子体半衰期更短,因而在天然条件下,没有发现 $4n+1$ 系。镎系中没有气体核素。这个系中的各种核素,直到 1941 年以后才逐渐被弄清楚,见表 3-4。

表 3-4　镎($4n+1$)系

核素	俗称及符号	衰变方式	半衰期	粒子能量(MeV)
钚 $^{241}_{94}$Pu	钚-241(^{241}Pu)	β^-	15.2a	0.0208
镅 $^{241}_{95}$Am	镅-241(^{241}Am)	α	433a	5.5443
镎 $^{237}_{93}$Np	镎-237(^{237}Np)	α	2.14×10^6a	4.788
镤 $^{233}_{91}$Pa	镤-233(^{233}Pa)	β^-	27.0d	0.578
铀 $^{233}_{92}$U	铀-233(^{233}U)	α	1.58×10^5a	4.824
钍 $^{229}_{90}$Th	钍-229(^{229}Th)	α	7340a	5.078
镭 $^{225}_{88}$Ra	镭-225(^{225}Ra)	β^-	14.8d	0.320
锕 $^{225}_{89}$Ac	锕-225(^{225}Ac)	α	10.0d	5.829
钫 $^{221}_{87}$Fr	钫-221(^{221}Fr)	α	4.8min	6.340
砹 $^{217}_{85}$At	砹-217(^{217}At)	α	0.032s	7.067
铋 $^{213}_{83}$Bi	铋-213(^{213}Bi)	β^-,α	47min	$\begin{cases}\alpha: 5.870\\ \beta^-: 1.421\end{cases}$
钋 $^{213}_{84}$Po	钋-213(^{213}Po)	α	4.2×10^{-6}s	8.377
铊 $^{209}_{81}$Tl	铊-209(^{209}Tl)	β^-	2.2min	1.83
铅 $^{209}_{82}$Pb	铅-209(^{209}Pb)	β^-	3.30h	0.635
铋 $^{209}_{83}$Bi	铋-209(^{209}Bi)	稳定		

比较这 4 个放射系可以看出:

① 4 个系中所有核素的原子序数 Z 均大于 80,并且各系均有分支衰变。

② 在 4 个放射系的衰变过程中,许多中间产物除了 α 衰变外,还有 β^- 衰变和 γ 跃迁。由于发生 β^- 衰变和 γ 跃迁时,原子核的质量数均无变化,而发生 α 衰变时核质量数都减少 4,所以同一放射系中的所有核素的核质量数都可用同一公式表示。

③ 在 3 个天然放射系中均有放射性气体,它们都是氡的同位素 $^{222}_{86}$Rn、$^{220}_{86}$Rn 和 $^{219}_{86}$Rn,而在镎系里并没有气体产物。

本节内各表中列出了相应各系所有核素的俗称、符号及所放出的射线能量。能量如果不止一种时,表中只列出最主要的一种。由于历史上的原因,有些核素的俗称符号都是放射性早期研究时所用名称,目前早已不使用。例如,RaA、RaB 并不代表镭的同位素,而分别是钋和铅的同位素。UX_1 和 IO 分别是 $^{234}_{90}$Th 和 $^{230}_{90}$Th。

习 题

1. $^{218}_{82}\text{Pb}$ 发生 α 衰变后,子核为 $^{214}_{80}\text{Po}$,试计算衰变能 Q、$^{214}_{80}\text{Po}$ 和 α 粒子的动能。

2. 已知 ^{41}K 的原子量为 40.97847u,β^- 粒的能量为 1.20MeV,γ 射线的能量为 1.29MeV,计算 ^{41}Ar 的原子量。

3. 已知 $^{22}_{11}\text{Ne}$ 的原子量为 21.99982u,β^+ 粒子的能量为 0.54MeV。γ 射线的能量为 1.27MeV,试计算 $^{22}_{11}\text{Na}$ 原子的质量。

4. ^{64}Cu 能以 β^+、β^-、EC 三种形式衰变,有关核素原子质量如下:^{64}Cu 为 63.929766u,^{64}Ni 为 63.927967u,^{64}Zn 为 63.929145u。试求:(1) β^+、β^- 粒子的最大能量;(2) 在电子俘获中中微子的能量。

5. $^{137}\text{Cs}(T_{1/2}=30.17\text{a})$ 经 β^- 衰变到子核激发态的强度为 93%,该核素的 γ 跃迁内转换系数为 $\alpha_K=0.0976$,$I_K/I_L=5.56$,$I_M/I_L=0.260$,试计算 1μg 的 ^{137}Cs 衰变时,每秒钟内放出的 γ 光子数。

6. 问经过多少个半衰期,某种放射性核素的活度可以减少到原来的 3%,1%,0.01%?

7. 已知 ^{32}P,^{14}C,$^{238}_{92}\text{U}$ 的半衰期分别为 14.26d,5730a,4.468×10^9a,分别求出它们的衰变常数。

8. 实验测得 0.1mg 的 $^{239}_{94}\text{Pu}$ 的衰变率为 1.38×10^7 dpm,已知 $M(^{239}_{94}\text{Pu})=239.0521577\text{u}$,求 $^{239}_{94}\text{Pu}$ 的半衰期。

9. 一个放射源在 $t=0$ 时的计数率为 8000cps,10min 后的计数率为 1000cps。其半衰期为多少?衰变常数为多少?1min 后的计数率为多少?

10. 已知 $^{226}_{88}\text{Ra}$ 的 $T_{1/2}=1.6\times10^3$a,原子质量为 226.025u,求 1g $^{226}_{88}\text{Ra}$(不包括子体)每秒钟发射的 α 粒子数。

11. 放射性活度各为 3.7×10^{10}Bq 的无载体 $^{60}\text{Co}(T_{1/2}=5.26\text{a})$,$^{32}\text{P}(T_{1/2}=14.26\text{d})$ 的质量各为多少克?

12. 人体内含 18% 的 C 和 0.2% 的 K。已知天然条件下 $^{14}_{6}\text{C}$ 与 $^{12}_{6}\text{C}$ 的原子数之比为 $1.2:10^{12}$,$^{14}_{6}\text{C}$ 的 $T_{1/2}=5730\text{a}$,$^{40}_{19}\text{K}$ 的天然丰度为 0.0118%,$T_{1/2}=1.26\times10^9$a。试求体重为 75kg 的人体内的总放射性活度。

13. ^{111}In 的天然丰度为 95.72%,$T_{1/2}=5\times10^{14}$a,试求天然 In 的比活度。

14. $^{210}_{82}\text{Pb} \xrightarrow{\beta^-,19.4\text{a}} {}^{210}_{83}\text{Bi} \xrightarrow{\beta^-,5\text{d}} {}^{210}_{84}\text{Po} \xrightarrow{\alpha,138.4\text{d}} {}^{206}_{82}\text{Pb}(稳定)$,若 1mCi 纯 $^{210}_{82}\text{Pb}$ 储存于容器中,那么经过多少时间,容器内积累的 $^{210}_{82}\text{Pb}$ 最多?若一次提取率为 100%,这时可以提取多少 $^{210}_{82}\text{Pb}$?

15. 已知 ^{90}Sr 按下式衰变:

$^{90}\text{Sr} \xrightarrow{\beta^-,28.1\text{a}} {}^{90}\text{Y} \xrightarrow{\beta^-,64\text{h}} {}^{90}\text{Zr}(稳定)$,试计算将 ^{90}Sr 放置多长时间,其放射性活度与 ^{90}Y 的相等。

16. 已知 $^{238}_{92}\text{U}$ 按下式衰变:

$^{238}_{92}\text{U} \xrightarrow{\alpha,4.468\times10^9\text{a}} {}^{234}_{90}\text{Th} \xrightarrow{\beta^-,24.1\text{d}} {}^{234}_{91}\text{Pa} \xrightarrow{\beta^-,6.75\text{h}} {}^{234}_{92}\text{U} \xrightarrow{\alpha,2.45\times10^5\alpha} \cdots$

试求天然铀矿中 $^{238}_{92}\text{U}$ 与 $^{235}_{92}\text{U}$ 的原子数之比。

第四章 原子核反应及放射性核素制备

第三章中讨论的原子核衰变是自发进行的,也就是在没有外界干预的情况下原子核自发地发出射线,转变成另外一种原子核或者另外一种原子核的状态。在核衰变过程中能量的变化并不大,因此,通过原子核衰变只能了解低激发能级的特性(一般不超过 2~3MeV)。这一章讨论原子核的另一种变化过程——原子核反应。原子核与原子核,或者原子核与其他粒子(例如,中子、光子等)之间的相互作用所引起的各种变化叫做核反应。各种类型的原子核反应,是研究原子核的另一个重要途径。在核反应过程中,涉及到的能量可以很高,产生的现象也更复杂,这就可以在更广泛的范围内对原子核进行深入的研究。

通过对核反应的研究,曾经获得许多重要的成果,例如,中子、人工放射性、核裂变、核聚变的发现及超铀元素的获得等。利用高能核反应还能产生介子、超子等粒子。另外,通过核反应还可以获得核能、制备放射性核素。

核反应主要研究两类问题:一是运动学问题,研究在满足动量、能量等守恒规律的前提下,核反应所服从的一般规律,它不涉及粒子间的相互作用机制,只回答核反应能否发生;二是动力学问题,研究参加反应的各粒子间相互作用的机制,即核反应的机制。

第一节 核反应过程概述

一、描述核反应过程的基本概念

(一) 核反应方程

各种入射粒子(例如,中子、质子、α 粒子及光子等)轰击原子核时,都可能引起原子核反应(nuclear reaction)。核反应过程通常表示如下

$$a + A \rightarrow b + B \tag{4.1}$$

或简写成 A(a,b)B,称为(a,b)反应。式中 A 表示被轰击的原子核,称为靶核(target),a 表示入射粒子,也称为入射炮弹或简称为炮弹(projectile);B 表示反应后生成的原子核,称为生成核或剩余核(residue),许多时候简称为余核,b 表示出射粒子(emitted particle)。

通常,按出射粒子的不同情况,把核反应分成两大类。

(1) 出射粒子与入射粒子相同,即 a=b,称为散射(scattering)。散射又分两种:一种是散射前后粒子和核组成的系统的总动能相等,这种散射为弹性散射(elastic scattering),可表示为

$$a+A \to a+A \text{ 或 } (a,a) \tag{4.2}$$

例如,中子与铅核相互作用,就可以发生弹性散射

$$n+{}^{208}Pb \to n+{}^{208}Pb$$

另一种是散射前后系统的总动能不相等,这种散射称为非弹性散射(inelastic scattering)。由于在此过程中原子核的内部能量发生了变化,余核往往处于激发态。非弹性散射可表示为

$$a+A \to a+A^* \text{ 或 } (a,a) \tag{4.3}$$

例如,α 粒子与 ^{40}Ca 核碰撞,^{40}Ca 被激发

$$\alpha + {}^{40}Ca \to \alpha + {}^{40}Ca^*$$

(2) 出射粒子与入射粒子不同,即(a,b)称为反应过程。例如

$$n+{}^{10}B \to \alpha + {}^{7}Li^*$$

(二) 反应道

入射粒子与靶核相互作用时,能发生的核反应过程往往不止一种,在满足守恒定律前提下,可能发生多种过程。例如,2.5MeV 的氘核束轰击 ^6Li 可以发生一系列反应过程

$$d+{}^6Li \to \begin{cases} d+{}^6Li \\ d+{}^6Li^* \\ p+{}^7Li \\ p+{}^7Li^* \\ \alpha+{}^4He \\ \vdots \end{cases}$$

上述反应中,对应于同一个炮弹和靶核系统,有多个出射粒子和余核,每一种过程就是一种反应的通道,称为反应道(reaction channel)。反应前的道称为入射道,反应后的道称为出射道。上例表明,对于同一个入射道,可有多个出射道,反之,亦存在同一出射道,有多个入射道。例如

$$\left.\begin{array}{l} d+{}^6Li \\ p+{}^7Li \\ \alpha+{}^4He \\ n+{}^7Be \\ \vdots \end{array}\right\} \to \alpha+{}^4He$$

出射道开放的多少,除与入射粒子的能量有密切关系外,还与核反应机制、核结构有关,并受守恒定律的限制。

二、核反应过程中遵守的守恒定律

核反应过程中遵守如下守恒定律:电荷守恒、质量数守恒、动量守恒、能量守恒、角动量守恒和宇称守恒等。利用这些守恒定律可以判断可能的出射粒子和余核,可以判断出核反应的类型、出射粒子的能量及角分布。核反应过程中守恒定律主要有六个。

(一) 电荷守恒

核反应前后反应体系的总的电荷守恒,核反应前炮弹和靶核的总的电荷量等于反应后

出射粒子和剩余核的总的电荷量。

（二）质量数守恒

核反应前后反应体系的总的质量数守恒，核反应前炮弹和靶核的总的核子数等于反应后出射粒子和剩余核的总的核子数。

（三）能量守恒

核反应前后反应体系的总能量守恒，也就是说反应前后各个粒子的总动能和总的静止质量的和为常数，但不要求总动能是守恒的。

（四）动量守恒

核反应前后反应体系的总动量守恒，由于动量是矢量，因此在三维方向上都要保持动量守恒。由于动量守恒，使得出射粒子的出射方向和核反应阈能都受到一些限制。

（五）角动量守恒

核反应前后反应体系的总角动量守恒，角动量也是矢量，根据量子力学，总角动量和其第三分量分别为守恒量。角动量包括轨道角动量和粒子的内部自旋，总角动量为参加反应的各粒子的自旋、轨道角动量的矢量和。利用角动量守恒，可以研究原子核的结构、出射粒子角分布等。

（六）宇称守恒

核反应前后反应体系的总宇称守恒，宇称是量子力学的概念，反映了体系的反射对称性。宇称有内禀宇称和轨道宇称。

第二节　核反应机制

一、典型的核反应过程

在早期的核反应研究中，玻尔于1936年提出了复合核模型（compound nucleus model），成功地解释了许多核反应现象。他把核反应看成两个阶段。第一阶段是入射粒子被靶核俘获形成复合核，入射粒子所带入的能量被复合核所有核子分配，复合核处于激发状态，它的寿命为 $10^{-19} \sim 10^{-15}$ s，比入射粒子穿过原子核的时间（10^{-22} s）要长得多。第二阶段为复合核的衰变。由于复合核内各个核子间激烈的相互作用，不断交换能量，当一个核子或几个核子集中了足够的能量时，就有可能从复合核中飞出，导致复合核的衰变。玻尔认为复合核的形成和衰变是两个彼此独立无关的阶段，复合核的衰变只与入射粒子的能量有关，而与其形成的方式无关。复合核的形成与衰变如图4-1所示。如果用 C^* 表示处于激发态的复合核，那么核反应过程可用下式表示

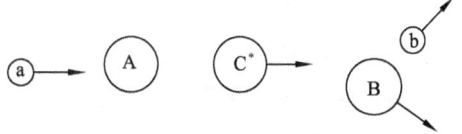

图4-1　复合核的形成与衰变

$$A + a \rightarrow C^* \rightarrow B + b \qquad (4.4)$$

例如

$$\left.\begin{array}{r}\alpha+{}^{28}\text{Si}\\ {}^{6}\text{Li}+{}^{26}\text{Al}\\ p+{}^{31}\text{P}\\ \gamma+{}^{32}\text{S}\\ {}^{3}\text{He}+{}^{29}\text{Si}\end{array}\right\}\to {}^{32}\text{S}\to\left\{\begin{array}{l}\gamma+{}^{32}\text{S}\\ \alpha+{}^{28}\text{Si}\\ p+{}^{31}\text{P}\\ {}^{3}\text{He}+{}^{29}\text{Si}\\ n+{}^{31}\text{S}\\ \vdots\end{array}\right.$$

玻尔理论能解释部分核反应实验结果,但不适用于所有核反应,不少核反应并不通过复合核阶段,而是直接反应。比较重要的核反应过程主要有九种。

(一) 库仑散射和库仑激发

当入射带电粒子靠近靶核附近而处在靶核的势场中运动时,由于相互间有库仑力的作用,入射粒子的运动方向会有偏转,即发生库仑散射。另一种情况是靶核受到入射粒子电场的作用而获得能量,被激发到较高能态。受激发的靶核将通过 γ 跃迁回到基态,由于此激发过程是库仑场作用的结果,所以称为库仑激发。

(二) 核势散射

当入射粒子更靠近靶核而进入核力力程以内时,入射粒子受到靶核中核子平均势场的作用而发生弹性散射,称为核势散射。

(三) 表面散射

这是比核势散射更强烈的一个作用过程,由于入射粒子对靶核表面的一个或几个核子的作用特别强而使靶核被激发,因而发生了非弹性散射。

(四) 敲出反应

当入射粒子对靶核表面的核子起作用时,将靶核表面的一个或几个核子击出而入射粒子则被散射或被吸收。能量比较高时还可以将核内的核子敲击,这时候叫核内敲出反应或深部敲出反应。

(五) 削裂反应和拾取反应

当一个入射粒子在靶核边上擦过时,入射粒子中一个或几个核子被靶核所俘获,入射粒子的其余部分则继续沿原来的飞行方向前进,这称为削裂反应。例如,能量大于 100MeV 的氘核所引起的 (d,p) 和 (d,n) 反应均属于这一类型。削裂反应的逆过程是拾取反应。当入射粒子擦过靶核时,从靶核内拾取一个或几个核子的核反应,叫做拾取反应,例如,(p,d),(p,^{3}He),(p,t)反应等。

(六) 散裂反应

当入射粒子的动能在 50MeV 以上时,就有足够的能量使靶核中几个或多个粒子射出,称为散裂反应。

(七) 重离子转移反应

当重离子与靶核碰撞时,有可能使核内一个或多个核子转入重离子内,也有可能使重离子内一个或多个核子转入靶核内,而残余重离子继续前进,例如,^{209}Bi(^{15}N,^{16}O)^{208}Pb 就属于这一反应类型。

(八) 重离子深部非弹性反应

重离子碰撞过程中发生的一种有较多核子转移,有较多能量耗散,但仍然保持炮弹和靶核的主要特征的核反应。

（九）高能重离子反应

中高能核反应入射粒子能量大于 140MeV（π介子静止能量）时引起的核反应属于中高能反应。这种核反应可以产生 π 介子，可以使靶核散裂成许多碎片。在更高能量下（$E>$ lGeV），还可以产生 π 介子以外的其他粒子和生成奇特核。

二、核反应的三阶段理论

现在人们通常采用三个阶段来说明核反应机制，见图 4-2。

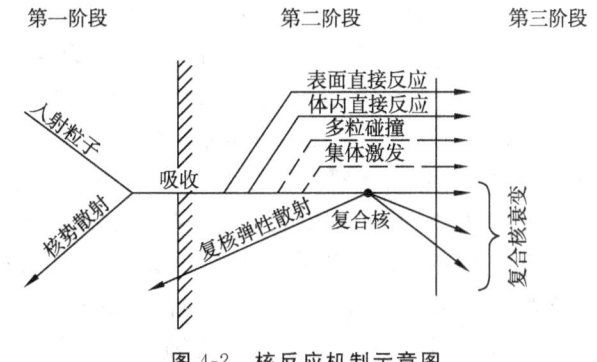

图 4-2　核反应机制示意图

（1）**第一阶段**　称为独立粒子阶段，在这一阶段中，入射粒子与原子核整体地发生作用，相互之间保持相对的独立性。入射粒子射到靶核的势场范围内时，一部分被靶核散射，另一部分被靶核吸收产生反应。这犹如光波照射到半透明玻璃球上一样，光波有反射也有折射。"光学模型"成功地描述了这一阶段的物理过程。这一阶段中，由于入射粒子保持相对独立性，因此称为独立粒子阶段。

（2）**第二阶段**　称为复合系统阶段，入射粒子被靶核吸收后，与靶核相互作用，交换能量，形成复合系统，这时，入射粒子不再是独立的。交换能量的方式，大体上可以分为两类。一类叫做直接相互作用，入射粒子与靶核作用时可以把本身的大部分能量传给靶核内的一个或几个核子，而后者还来不及把能量分配给其他核子时，就由核内发射出来。这里有 4 种可能性：

① 表面直接作用，当入射粒子的能量不太高时，主要是与靶核表面那些结合最松的核子发生作用，如转移反应、削裂反应和拾取反应。

② 体内直接作用，入射粒子能量大于 50MeV 时，不仅可以打出靶核表面的核子，而且能把靶核深处的核子打出，如高能质子直接从核的深部击出另外的质子，表现为（p,2p）反应。

③ 多次碰撞，表现为某种高能的非弹性散射，如（n,n'），（p,p'）等。

④ 集体激发，原子核在碰撞过程中导致其集体自由度的激发。

在直接作用的所有方式中，入射粒子在不同程度上保持了原来的特性，入射状况的"记忆"并未消失。另一类交换能量的方式是入射粒子与靶核经历多次碰撞，不断损失能量，最后与靶核融为一体形成复合核。复合核形成后，就失去了对它开始情况的"记忆"，即复合核

"忘记"了原来的入射粒子,不能由复合核本身得知复合核是如何形成的。除了直接过程和复合核过程外,还存在一种介于两者之间的中间过程。这是指入射粒子进入靶核后,经多次碰撞,达到统计平衡,在形成复合核以前就发射粒子的过程。例如,预平衡发射(又称平衡前发射)就是中间过程。中间过程有不同于直接过程和复合核过程的特征。当然,有些直接过程(如多次碰撞)与预平衡发射之间并没有严格的分界线。

(3) 第三阶段　称为最后阶段,在此阶段中,复合核分解成出射粒子和余核。它可能是复合核的衰变,也可能是以各种直接相互作用完成各自的反应的过程。如果分解出来的粒子与原入射粒子相同,而余核又处于基态,这种情况称为复合核弹性散射,它不同于独立粒子阶段所产生的势弹性散射。如果余核处于激发态,就是非弹性散射。

由以上讨论可知,核反应主要通过复合核和直接相互作用这两种机制进行,两种机制各有特点。就作用时间而言,复合核过程通常比直接过程要长,复合核过程的时间可以长达 10^{-15} s,而直接过程的时间只有 10^{-22} s,与入射粒子直接穿过靶核的时间相当。就出射粒子能谱和角分布而言,复合核发射的粒子能谱接近于麦克斯韦分布,角分布为各向同性或具有 $90°$ 对称性;直接过程发射的粒子具有一系列单值能量,角分布既不具有各向同性,也不具有 $90°$ 的对称性,往往是前倾或后倾的。因此实验上可用这些特点来判断反应机制的类型。

描述核反应过程第一阶段的理论是光学模型,它主要是解决入射粒子在核的平均场中的散射和吸收情况。入射粒子被吸收后的进程,可以采用不同的理论方法描述,这取决于所考察的反应是属于复合核反应机制还是直接相互作用机制。关于复合核形成以后的进程,即描写第三阶段反应过程的理论是蒸发模型。

必须指出,直接反应的出现,并不排除复合核过程的发生,两者往往同时并存。实验中可以通过出射粒子的角分布和能谱测量把上述两种过程区分开,并用以估计各种反应机制所占的比例。

在具体的核反应中,只要对不同能量的入射粒子,不同的靶核、余核和出射粒子,在一定的能量和角度范围内进行观测,并根据实验现象和测定的数据进行具体分析,就可以对核反应机制作出正确的判断。

第三节　核反应能和阈能

一、核反应能

核反应前后系统总能量(静止能量加动能)是不变的,但是系统的动能可以发生改变。

反应前后系统动能的改变量称为反应能,并用 Q 表示。若把反应能 Q 写入核反应式中,则有

$$a + A \rightarrow b + B + Q \tag{4.5}$$

若令 m_a, m_A, m_b, m_B 和 E_a, E_A, E_b, E_B 分别代表入射炮弹、靶核、余核、出射粒子的静止质量和动能,根据能量守恒定律有

$$(m_b+m_B)c^2+E_b+E_B=(m_a+m_A)c^2+E_A+E_a \tag{4.6}$$

在一般情况下,靶核可以认为是静止的,所以 $E_A=0$;故由式(4.6)可得

$$Q=E_b+E_B-E_a=(m_a+m_A-m_b-m_B)c^2 \tag{4.7}$$

由式(4.7)可知,核反应能量即相应于反应前后系统的总静止能量之差。

如果 $Q>0$,则称为放能反应,反应后动能增加;如果 $Q<0$,则称为吸能反应,反应后动能减少。例如 $^7_3\text{Li}(\alpha,p)^4_2\text{He}$ 反应, $Q=17.35\text{MeV}$, $Q>0$,为放能反应;对于 $^{14}_7\text{N}(\alpha,p)^{17}_8\text{O}$ 反应, $Q=-1.193\text{MeV}$, $Q<0$,为吸能反应。

在化学反应中,反应前后能量的变化称为反应热。反应热一般是指 1 摩尔分子物质进行化学反应时放出或吸收的能量。如果将核反应能的计算单位换算成化学反应热的计算单位,那么核反应过程中的能量变化比起化学反应来一般要大几个数量级。

核反应能不仅可通过反应前后系统的静止质量的变化计算得到,还可以通过对粒子动能的测定来求出。

假设被轰击靶核是静止的,则其动能和动量均为零,根据动量守恒定律有

$$P_a=P_b+P_B \tag{4.8}$$

式中, P_a, P_B, P_b 分别为入射粒子、余核和出射粒子的动量,如图 4-3 所示。

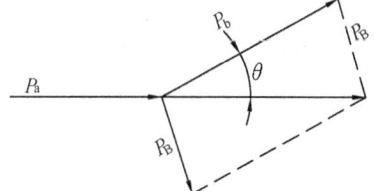

图 4-3　核反应中的动量守恒

根据余弦定理则有

$$P_B^2=P_a^2+P_b^2-P_aP_b\cos\theta \tag{4.9}$$

$$Q=E_b\left(1+\frac{m_b}{m_B}\right)-E_a\left(1-\frac{m_a}{m_B}\right)-\frac{2\sqrt{m_bm_aE_bE_a}}{m_B}\cos\theta \tag{4.10}$$

式(4.10)称为 Q 方程式。在计算时,把式中的质量 m 之比改写为质量数 A 之比,一般不会影响精确度。

余核的动能一般比较小,很难准确测定,而 Q 方程式不包含余核的动能和动量,因此只需要测出 E_a, E_b 和 θ 就能计算出核反应能 Q。如果 Q 由质量的计算已经求出,而且 E_a 为已知,那么根据(4.10)方程式可以算出在不同角度 θ 的出射粒子的动能 E_b。当出射粒子与入射粒子方向相同($\theta=0$)时, E_b 最大;方向相反($\theta=180°$)时, E_b 最小。

二、核反应阈能

对于放能反应而言,原则上任何能量的入射粒子都能引起核反应。对于吸能反应,究竟入射粒子的最低能量为多大时才能引起核反应呢?这就是下面要讨论的问题。

从实验中所测得的数据都是相对于实验室坐标系而言的,而讨论理论问题时往往采用质心坐标系比较简单。实验室坐标系,简称 L 系(laboratory),它是以实验室中某一固定点

(如核反应实验中的靶核)为原点的坐标系;质心坐标系,简称 CM 系(center of mass),它是以被研究体系的质心(如核反应中入射粒子和靶核的质心)为原点的坐标系。为了将实验数据与理论值作比较,经常需要将 L 系中的实验值转换到 CM 系,或者相反。设一入射粒子 a 轰击靶核 A,若取靶核为坐标原点,则 a、A 在 L 系中的坐标分别为 x_a 和 x_A,其速度 $v_a = \frac{dx_a}{dt}$ 和 $v_A = \frac{dx_A}{dt}$。反应前系统的折合质量(或称约化质量)为 $\mu = \frac{m_a m_A}{m_a + m_A}$;而 a 与 A 的质心 MC 在 L 系中的坐标 x_c 和速度 v_c 分别为

$$x_c = \frac{m_a x_a + m_A x_A}{m_a + m_A} \tag{4.11}$$

$$v_c = \frac{m_a v_a + m_A v_A}{m_a + m_A} \tag{4.12}$$

在质心系 CM 中,a 与 A 的坐标分别为 $y_a = x_a - x_c$ 和 $y_A = x_A - x_c$。取靶核 A 的速度为零,在质心系 CM 中 a 与 A 的速度分别为 $u_a = v_a - v_c = \frac{\mu}{m_a} v_a$ 和 $u_A = v_A - v_c = -\frac{\mu}{m_A} v_a$。在质心系 CM 中靶核 A 的速度和炮弹 a 的速度方向相反。在质心系 CM 中动能之和 $E = \frac{m_a}{2} u_a^2 + \frac{m_A}{2} u_A^2 = \frac{\mu}{2} v_a^2 = \frac{\mu}{m_a} \left(\frac{m_a}{2} v_a^2 \right) = \frac{\mu}{m_a} T$。在 CM 系中的动能之和 E 称为入射粒子 a 的相对运动动能,入射粒子 a 的相对运动动能 E 小于实验室系中的动能 T,其中的一部分能量转化为体系的质心运动,质心运动的动能为

$$T - E = \frac{m_a}{2} v_a^2 - \frac{\mu}{2} v_a^2 = E_C \tag{4.13}$$

在原子核碰撞过程中 $T = E + E_C = E_b + E_B + Q$,入射粒子 a 提供的动能分解为两部分,相对运动动能 E 和质心动能 E_C。对于吸能反应 Q 是负的,这时候有一部分入射粒子 a 提供的动能会转化为原子核体系的内能,使原子核的质量发生变化,这样使得原子核的结合能发生变化。由于在 L 系中,反应前体系具有动量,根据动量守恒定律,反应后体系也必须具有相等的动量,因此出射粒子和余核必须具有动能。不能将所有的动能都转化为体系的内能,最多是将入射粒子 a 的相对运动动能 E 转化为内能而将质心动能 E_C 继续保留下来。因此入射粒子 a 提供的相对运动动能必须大于 Q 值,才能使核反应发生。在 L 系中,能够引起核反应的入射粒子的最低能量,称为核反应阈能,用 E_{th} 表示。

$$-Q = \frac{\mu}{m_a} E_{th} = \frac{m_A}{m_a + m_A} E_{th} \tag{4.14}$$

由于在 L 系中,入射粒子 a 质心速度不变,即质心动能 E_C 是一个不变量,它在核反应过程中不能转变成系统的静止能量,而在 CM 系中的总动能或相对运动动能才可能转变成系统的静止能量。显然,只有

$$T \geq \frac{m_A + m_a}{m_A} (-Q) \tag{4.15}$$

反应才能发生。对于放能反应 Q 为正,从能量转化的角度看,对入射粒子 a 的动能 T 没有要求,似乎只要入射粒子 a 的动能 T 大于零就能引起核反应,但实际上由于原子核碰撞过程中,炮弹和靶核之间有库仑位垒,因此入射粒子 a 的动能 T 必须足够大使得炮弹有足够

的动能越过库仑位垒。

第四节 核反应截面

一、核反应截面的意义

核反应过程遵循的守恒定律可以告诉我们一个核反应能否发生,凡是违反守恒定律的核反应过程都是不能出现的。但满足守恒定律的反应过程也并不是一定能发生的。有些核反应容易发生,另外有些不容易发生。是否容易发生,主要看一个核反应出现的概率的大小。

考虑图 4-4 的实验装置,设强度为 I 的入射炮弹射向一块很薄的靶,由于入射炮弹和靶核发生核反应,使得入射炮弹的强度减小 ΔI。核反应出现的概率越大,入射炮弹的强度减小越多。入射炮弹的强度增大时,ΔI 会增大,当单位面积上的靶核数增大时,ΔI 也会增大,即

$$-\Delta I \propto IN \tag{4.16}$$

因此,可以定义

$$\sigma = \frac{-\Delta I}{IN} \tag{4.17}$$

为核反应出现的概率。它表示一个入射粒子垂直地射到单位面积内只含有一个原子的靶上时,发生核反应的概率。它具有面积的量纲,称为核反应截面(nuclear reaction cross section)。核反应截面是用来表示核反应概率大小的一个物理量,截面大表示反应容易发生;截面小表示反应不易发生。核反应截面用靶恩(barn)作为单位,记为 b。$1b = 10^{-24} cm^2$。

单位面积的靶核数 $N = \frac{\rho}{m} N_A \Delta X$,其中 ΔX 为靶的厚度,ρ 为靶材料的密度,m 为原子质量,N_A 为阿伏加德罗常数(Avogadro constant),$\frac{\rho}{m} N_A$ 为单位体积的靶核数。

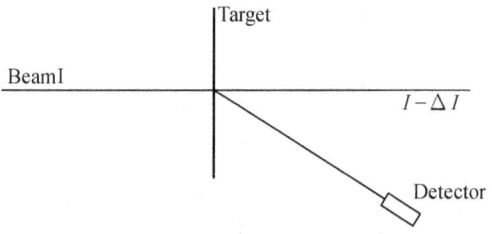

图 4-4 核反应截面测量示意图

二、核反应截面的类型

原子核碰撞过程中会发生许多各种各样的反应过程,可以将这些反应分为两大类,一类

是散射,另一类是反应。根据前面截面的定义,可以得到散射截面 σ_s 和反应截面 σ_r,则产生各种反应的总概率,又称总截面(全截面),为

$$\sigma_t = \sigma_r + \sigma_s \tag{4.18}$$

σ_r 表示除散射以外各种核反应过程的概率,也称为吸收截面。在核反应过程中会出现多个出射道的核反应过程。例如,用一束中子去轰击铀核时,可能会同时有(n, n),(n, n'),(n, p),(n, α),(n, γ),(n, f)等反应道。各种核反应道的概率大小用它们的分截面表示,分别记作 $\sigma_{n'}$,σ_p,σ_α,σ_r,σ_f 等。分截面是指某一反应道的截面。显然,总截面应等于各种分截面之和,即

$$\sigma_t = \sigma_n + \sigma_{n'} + \sigma_p + \sigma_p + \sigma_\alpha + \sigma_r + \sigma_f + \cdots = \sum_i \sigma_i \tag{4.19}$$

各种核反应截面的大小不仅与靶核和核反应的性质有关,而且还与入射粒子的性质和能量有关。当入射粒子的能量很高时,核反应的总截面接近于原子核的投影面积 πR^2,R 是原子核的半径,πR^2 称为几何截面。各种原子核的几何截面往往差别很大。

第五节 核反应类型简介

现在已经知道的原子核反应有上万种。如果按入射粒子的类型来分,则可分为四类:第一类是带电粒子核反应,入射粒子是质子、d 核、α 粒子等;第二类是中子核反应,入射粒子为中子;第三类是光核反应,即由光子引起的核反应;第四类是重离子核反应。入射炮弹为比 α 粒子更重的离子,如 ^{16}O,^{32}S 甚至 ^{235}U。若按入射粒子能量 E 的不同来分类则可以分为低能核反应($E<140\mathrm{MeV}$)和中高能核反应($E>140\mathrm{MeV}$)。对重带电离子按能量来分则可分为低能重离子核反应、中能重离子核反应($10\mathrm{MeV}<E/A<1000\mathrm{MeV}$)、高能重离子核反应($E/A>1000\mathrm{MeV}$)。若按靶核质量数 A 的不同又可分为轻核反应($A<30$)、中量核反应($30<A<90$)、重核反应($A>90$)。后两种分类标准不是绝对的,有时采用的标准略有差异。

下面先讨论带电粒子核反应、重离子核反应和光核反应,而中子核反应将在第十一章中叙述。

一、带电粒子引起的核反应

(一)质子引起的核反应

由于靶核库仑势场的阻挡,低能质子产生核反应的概率是很小的。这类核反应是在有了加速器之后,才开始实现的。

(p,γ)反应,这种反应的一个重要例子是 $^7\mathrm{Li}(p,\gamma)^8\mathrm{Be}$。当 $E_p = 0.44\mathrm{MeV}$ 时,发射的 γ 射线有两种能量:$E_{\gamma 1} = 17.6\mathrm{MeV}(75\%)$,$E_{\gamma 2} = 14.8\mathrm{MeV}(25\%)$。由于这种反应放出的 γ 射线能量较高,这一反应可以作为单色的高能 γ 射线源,利用它来产生光核反应。其他一些可以用做高能 γ 射线源的(p, γ)反应有

$$^9\text{Be}(p,\gamma)^{10}\text{B}, E_\gamma = 6.8, 7.37\text{MeV}$$
$$^{13}\text{C}(p,\gamma)^{14}\text{N}, E_\gamma = 8.14\text{MeV}$$
$$^{11}\text{B}(p,\gamma)^{12}\text{C}, E_\gamma = 16.7, 12.2\text{MeV}$$
$$^{3}\text{H}(p,\gamma)^{4}\text{He}, E_\gamma = 20.4\text{MeV}$$

(p,n)反应,这种核反应的余核是靶核的同量异位素,电荷数相差1,因此余核要通过β^+衰变或电子俘获变成原来的原子核。由于在余核的衰变过程中有能量放出来,所以(p,n)反应一般都是吸能反应。例如

$$^{7}\text{Li}(p,n)^{7}\text{Be}, Q = -1.647\text{MeV}$$
$$^{30}\text{Si}(p,n)^{30}\text{P}, Q = -5.304\text{MeV}$$

(p,d)反应,这种反应可以是拾取过程,也可以是复合核过程。它是吸能反应,$E>10\text{MeV}$ 时,才有较大的核反应截面。$^9\text{Be}(p,d)^8\text{Be}$, $^7\text{Li}(p,d)^6\text{Li}$ 等即是这种反应。

(p,α)反应,例如,$^7\text{Li}(p,\alpha)^4\text{He}$, $^{11}\text{B}(p,\alpha)^8\text{Be}$。反应的余核 ^8Be 很不稳定,它立刻分解为两个 α 粒子,因此最后的产物是三个 α 粒子。

(二) 氘核引起的核反应

氘核引起的核反应其反应类型主要有(d,α), (d,p), (d,n), (4,2n), (d,αn)等。

(三) α粒子引起的核反应

α 粒子引起的核反应其反应类型有(α,p), (α,2p), (α,n), (α,2n), (α,d), (α,pn), (α,γ), (α,f)等。

(四) 中高能带电粒子引起的核反应

中高能带电粒子可以引起散裂反应,如果用能量为 140MeV 以上的带电粒子轰击靶核时,可使靶核散裂,同时放出数目较多的粒子。用能量大于 300MeV 的入射粒子轰击靶核时,可以产生 π 介子。在利用高能带电离子引起的核反应中,已发现了不少新粒子。

二、重离子引起的核反应

比 α 粒子更重的离子称为重离子,由重离子引起的核反应称为重离子核反应。利用加速器加速重离子轰击靶核所引起的核反应,可以获得超铀元素(superuranium element),例如,最近几年来合成超重元素(superheavy element)的核反应过程

$$^{58}_{26}\text{Ni} + ^{208}_{82}\text{Bi} \rightarrow ^{265}_{108}\text{X} + n \quad E = 291\text{MeV}$$
$$^{58}_{26}\text{Ni} + ^{209}_{83}\text{Bi} \rightarrow ^{266}_{109}\text{X} + n \quad E = 299\text{MeV}$$
$$^{64}_{28}\text{Ni} + ^{208}_{82}\text{Bi} \rightarrow ^{271}_{110}\text{X} + n \quad E = 311\text{MeV}$$
$$^{64}_{28}\text{Ni} + ^{209}_{83}\text{Bi} \rightarrow ^{272}_{111}\text{X} + n \quad E = 320\text{MeV}$$
$$^{70}_{30}\text{Zn} + ^{209}_{83}\text{Bi} \rightarrow ^{278}_{113}\text{X} + n$$

人们已经利用重离子核反应合成了一些新元素,并企图通过重离子核反应合成超重元素,目前已合成到了 $Z=113$。2004 年 9 月,日本理化研究宣布,日本理化研究所的研究人员利用线型加速器,在实验中,研究人员每秒钟让 2.5×10^{12} 个锌原子轰击铋原子,如此实验持续了 80 天,结果合成了一个 113 号元素。2004 年 2 月,俄罗斯和美国科学家宣布发现了第 115 号和第 113 号新元素,但还没有得到国际上的认可。

三、光核反应

光核反应研究最多的是(γ,n)反应,其次是(γ,p)、(γ,d)、(γ,t)、(γ,α)等反应。由于库仑场的影响,光核反应中发射带电粒子的反应截面较小。

产生(γ,n)反应要求γ光子的能量要大于中子在靶核中的结合能(约8MeV)。历史上曾用天然放射性核素钍放出的γ射线(2.62MeV)来研究光核反应,但由于能量太低,除d(γ,n)^{1}H($Q=-2.23$MeV)和^{9}Be(γ,n)^{8}Be($Q=-1.67$MeV)反应外,其他(γ,n)核反应都不能发生。后来利用^{7}Li(p,γ)^{8}Be所产生的γ射线源,实现了^{16}O(γ,n)^{15}O等反应。

电子加速器出现后,利用高能电子在重核做成的靶子上产生的轫致辐射作为γ射线源,人们又实现了^{9}Be(γ,p)^{8}Li,^{10}B(γ,d)^{8}Be 以及^{12}C(γ,α)^{8}Be等反应。除此以外,还有(γ,np),(γ,2n)和(γ,αn)反应及γ光子引起的散裂反应等。

第六节 原子核的裂变反应

核裂变(fission)是目前获得核能的主要途径。重核分裂成两个中等质量原子核的过程称为原子核裂变。在裂变过程中同时还可能放出中子,并释放出一定的能量。本节着重对核裂变类型、裂变产物的放射性、裂变碎片的质量分布、链式反应等问题作一般的介绍。

一、核裂变类型

核裂变分为自发裂变和诱发裂变。前者是重核的一种特殊类型的放射性衰变,后者为重核的一种诱发核反应过程。

(1) 自发裂变 自发裂变(spontaneous fission SF)是原子核在没有入射粒子轰击的情况下自行发生的核裂变。重核的自发裂变可用下式表示

$$A \rightarrow A_1 + A_2 + xn + Q \tag{4.20}$$

式中 A 为裂变核,A_1、A_2 为裂变碎片,n 为裂变中放出的中子,Q 为裂变能。中等质量核的比结合能较重核大,故裂变时会有能量放出。从能量的观点考虑,只要裂变前后系统的静止质量 $\Delta M > 0$,则可能发生自发裂变。观察比结合能曲线,对于重核,当质量数 A 大于 140 时,$\Delta M > 0$ 的条件就能够满足,发生自发裂变是可能的,至于能否观察到自发裂变,还有发生概率的问题。

很重的原子核大多具有α放射性。因此,重核往往以自发裂变和发射α粒子两种互相竞争的方式进行衰变。在1kg铀中每秒钟只有4次自发裂变发生,与此同时,却有800万个核发生α衰变。超铀元素更常发生自发裂变,核越重,自发裂变的概率越大。^{252}Cf 的自发裂变分支比为3%,^{254}Cf 的自发裂变分支比为99.7%,核裂变成为主要的衰变方式。对镍、锞和钌等元素来说,自发裂变更是占绝对优势。与此相应,重核的自发裂变半衰期 $T_{1/2}$ 长短差别很大。例如,^{235}U 的 $T_{1/2}$(SF)$=1.8 \times 10^{18}$a,而 ^{258}Fm 的 $T_{1/2}$(SF)$=380 \mu s$。对于偶偶核,

$T_{1/2}$(SF)随 Z^2/A 的增大而下降。奇 A 核的自发裂变半衰期都比相邻偶偶核的大 $10^3 \sim 10^6$ 倍。实验发现大约有 50 种重核能够产生自发裂变。

(2) 诱发裂变 在入射粒子轰击下重核发生的裂变,称为诱发裂变。通常用下式表示

$$a + A \rightarrow C^* \rightarrow A_1 + A_2 + xn + Q \tag{4.21}$$

记作 A(a,f),A 表示靶核,a 为入射粒子,f 表示裂变,C^* 为入射粒子与靶核组成的激发态复合核(即裂变核),A_1,A_2 为裂变碎片,n 为裂变时放出的中子,Q 为裂变能。诱发裂变是一种重要的核反应。1938 年至 1939 年,德国科学家哈恩(O. Hahn)和斯特拉斯曼(F. Strassmann)在分析中子束辐照铀的产物时,发现了原子核的诱发裂变。在核裂变中,基本上是二分裂。1947 年,我国物理学家钱三强和何泽慧等发现了中子轰击铀的三分裂,其中一块裂片是 α 粒子,三分裂的概率很小,约为二分裂的 3×10^{-3}。四分裂的概率就更小了。

在诱发裂变中,中子诱发的裂变最重要,研究得最多。由于中子和靶核的作用不受库仑势垒的影响,能量很低的中子就可以进入靶核内,使核激发而发生裂变。例如

$$n + ^{235}U \rightarrow ^{236}U^* \rightarrow A_1 + A_2 + xn + Q$$

式中 $Q \approx 200$ MeV,其中约 83% 为裂变碎片的动能,瞬时辐射约占 6%,各种裂变产物的放射性衰变所释放的能量约占 11%。

若 ^{235}U 俘获一个中子后,大约有 15% 的概率发生 (n,γ) 反应,约 85% 的概率发生核裂变。按照液滴模型的观点,^{235}U 俘获一个中子后便形成新的处于激发态的复合核,复合核具有表面张力,像液滴一样发生表面振荡。对于形变而言,表面张力为短程恢复力,而库仑力是长程排斥力,二者起相反的作用。复合核经过表面振荡,由球形变为椭球形,又变为哑铃形。如果振荡幅度超过某一临界值,表面张力不足以使复合核恢复到原来的状态时,复合核便断裂成两块而发生裂变。

热中子可引起裂变的核素称为易裂变核或核燃料,如 ^{233}U,^{235}U 和 ^{239}Pu 等都是核燃料。其中 ^{235}U 是天然存在的,但天然丰度仅为 0.7%。^{233}U 和 ^{239}Pu 自然界不存在,要通过核反应才能获得。

快中子可引起裂变的核素称为可裂变核。如 ^{232}Th,^{234}U 和 ^{236}U 等都是可裂变核。^{238}U 的天然丰度为 99.3%。只有在入射中子能量足够高时,这些核才能发生裂变。

具有一定能量的质子、氘核、α 粒子等带电粒子能够诱发 $Z > 73$ 的核素产生裂变。例如,大约 7MeV 的质子能够激发 U(p,f) 反应。氘核引起核裂变时,由于氘核接近靶核时受到极化,质子受到靶核库仑场的排斥而与中子分开,结果中子进入靶核引起核裂变。能量较高的带电粒子还可能诱发质量较轻的核素发生裂变。几十兆电子伏的带电粒子能很容易引起裂变。更高能量的粒子与重核作用时还可能将靶核击散,产生很多自由核子及轻核,这种过程不再是核裂变而称为散裂反应。

光子诱发的核裂变称为光致核裂变,记作 (γ,f)。光致核裂变截面都比较小。

二、裂变产物的放射性

原子核裂变时最初形成的两块碎片,称为初级碎片。初级碎片的中子/质子比值很高,是远离 β 稳定线的丰中子核,其激发能一般大于核子平均结合能,因此能在裂变发生后约 10^{-15} s 内直接发射 1~3 个中子,中子能谱是连续的,分布范围从零到十几兆电子伏。发射

中子后的碎片,称为次级碎片,或裂变的初级产物。次级碎片的激发能小于核子的平均结合能(约8MeV),不足以发射中子,大约在10^{-11}s内以发射γ光子的形式退激。γ光子的能谱也是连续的,其中最高能量为7MeV,平均能量约为1MeV。以上这些中子和γ光子是在裂变后瞬间发射的,称为瞬发中子和瞬发γ光子。发射γ光子以后的碎片仍为丰中子核,它们相继进行β衰变,发射β粒子和中微子,最后生成稳定核。这样就形成一条衰变链。由于是一系列的β衰变,所以衰变链中各核素的质量数不变化,它们之间是同量异位素关系,例如

$$^{140}_{54}Xe \xrightarrow{\beta,16s} {}^{140}_{55}Cs \xrightarrow{\beta^-,66s} {}^{140}_{56}Ba \xrightarrow{\beta^-,12.8d} {}^{140}_{57}Ld \xrightarrow{\beta,40h} {}^{140}_{58}Ce$$

在β衰变中,偶尔形成一些激发能大于中子结合能的核,它们也可以直接发射中子。来源于衰变链的中子和γ光子称为缓发中子和缓发γ光子。由于各种碎片的β半衰期不同,所以延缓的时间长短不一,缓发的平均时间约为14s。缓发中子约为裂变中子的0.6%。

对铀的裂变来说,裂变碎片共有80多种,每种碎片均有一条β衰变链,其中研究比较充分的链共有60多条,产物共有200余种核素。有的裂变碎片须经过7~8次β衰变才形成稳定核素,平均要经过3~4次β衰变才能形成稳定核素。常把发射中子后的所有裂变碎片统称为裂变产物,其中包括β衰变前的初级产物和β衰变子体。

三、裂变产额的质量分布

在每次核裂变中产生核电荷数为Z、质量数为A的碎片的概率称为该碎片的裂变产额。裂变产额按质量的分布,称为裂变碎片的质量分布。

电荷数为Z、质量数为A的裂变产物,它可能是由裂变中直接生成的,也可能是由衰变链中母核衰变而来的,通常用独立产额和累积产额来表示这种差别。发射中子后β衰变前的核素的产额称为独立产额。独立产额加上由于β衰变而生成的该核素的产额称为累积产额。对于许多衰变链中最后一个或倒数第二个核素的累积裂变产额实验上已经测定了。这些核素的独立产额比起累积产额来要小得多,可以忽略不计,所以常用它们的累积产额来表示该质量数衰变链的产额,叫做链产额。

当裂变产额中两个碎片的质量相等时,裂变称为对称裂变,$A_L=A_H$。$Z<84$的核素,其裂变碎片的质量分布是对称的,所以称这种裂变为对称裂变。$Z>100$的核素发生的裂变主要也是对称裂变。对$90<Z<98$的核素的自发裂变或低激发能的诱发裂变,裂变碎片的质量分布是非对称的,即$A_L \neq A_H$,称为非对称裂变。随着激发能的增加,非对称裂变逐渐向对称裂变过渡。对于镭等某些核素的裂变,同时会有对称与非对称裂变两种方式。

图4-5为^{235}U裂变产额的质量分布。从图4-5中可以看出,在$A_L=96$和$A_H=140$两处,曲线有最大值,占总产额的7%;而在质量数为236/2=118的对称裂变仅占总产额的0.01%,这

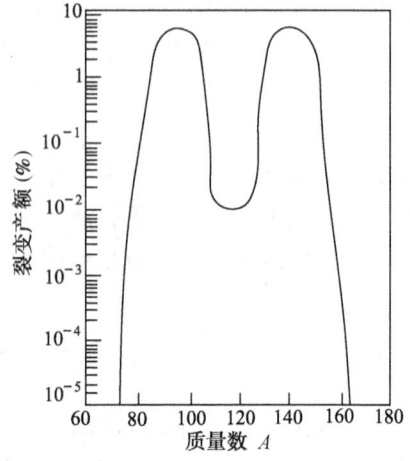

图4-5 ^{235}U裂变产额的质量分布

表明产生对称裂变的概率很小。

重核裂变生成的裂变产物有很复杂的组成,其中有稳定核素,也有半衰期不足 1s 的短寿命核素。裂变产物的质量数分布很宽,A 可以从 66 到 172。有的裂变产物其质量数还可能小于 66 或者大于 172,但产额低,分离和鉴定都很困难。随着分离技术和测量手段的不断改进,将有可能发现半衰期更短的、产额更低的裂变产物。

四、链 式 反 应

一个 ^{235}U 核俘获一个热中子发生裂变时,平均约释放 2.47 个中子。这些中子开始能量一般很高,它们经过慢化成为热中子以后,又可以引起其他的 ^{235}U 核发生裂变,产生第二代中子,第二代中子再引起核裂变产生第三代中子,如此类推,裂变会继续不断地进行下去。只要开始有一个核发生裂变,短时间内将有很多核相继发生裂变。这一系列的反应过程称为链式反应。只有裂变反应形成链式反应时,核裂变才能得到实际应用。

核燃料的一次裂变,一般能提供 2~3 个中子,从表面上看要使核裂变持续下去是不成问题的,但事实上并不如此简单。因为核裂变时所发射的中子具有 1MeV 数量级的能量,在慢化过程中除了与物质发生弹性和非弹性散射外,还可能发生其他核反应而被其他物质吸收,还有一些中子有可能逸出铀核裂变区域,所以只有一部分中子能使铀核发生裂变。维持链式反应的必要条件是:必须使裂变区域内任何一代中子的总数 N_i 大于或等于前一代的中子总数 N_{i-1}。这两个数值之比称为中子的增殖系数,用 K 表示,即

$$K = N_i / N_{i-1} \tag{4.22}$$

如果 $K<1$,表明裂变反应放出的中子被裂变物质或其他物质吸收,或从裂变系统内漏失,次级中子平均不到一个,裂变反应愈来愈少,最后反应停止,称为收敛。

如果 $K=1$,这表明链式反应以恒定的速率持续进行,这样的链式反应称为自持。这样的系统称为临界系统。能使链式反应持续进行的裂变物质的最小体积称为临界体积。临界体积中裂变物质的质量称为临界质量。要想使核能获得实际的应用,必须使裂变系统内的中子增殖系数 $K=1$。这种用来实现可控链式反应的装置称为核反应堆。

如果 $K>1$,裂变反应所产生的中子数不断增殖,称为发散。若引起核裂变的第一代中子数为 N_0,那么第二代中子数为 $N_1=KN_0$,则经过 n 代裂变后,第 n 代中子数为 $N_n=K^{(n-1)}N_0$。很明显,当 $K>1$ 时,短时间内将会有很多核发生裂变。在纯 ^{235}U 中,增殖系数 $K=2$,若开始只有一个中子引起核裂变,即 $N_0=1$,经过 80 代裂变后,$N_{80}=K^{79}$,这大约相当于 1 千克铀的原子数。在快中子的情况下,这 80 代裂变只需几微秒甚至更短时间即可完成,在瞬间将放出巨大的能量,从而引起强烈的爆炸。原子弹就是根据这一原理制造的。

对于一个以天然铀为核燃料的(即无限大的)无中子泄漏的热中子反应堆,其增殖系数 K_∞ 为

$$K_\infty = f \eta \varepsilon p \tag{4.23}$$

增殖系数 K_∞ 取决于核燃料的种类、性质、富集程度、减速剂的种类及其与核燃料的混合方式等。式中,f 为热中子利用系数,等于核燃料吸收的热中子数与热中子总数之比。由于热中子在反应堆中运动,一部分被杂质和其他非裂变材料吸收,所以 f 表示热中子在介质中被核燃料吸收的概率。η 表示一个中子被核燃料吸收后平均发出的中子数。ε 为快中子增

殖系数。^{235}U 吸收一个热中子后,核裂变平均放出 2.47 个快中子,快中子在慢化之前还可能诱发 ^{235}U 裂变,使快中子数增加。ε 等于增殖后的中子总数与原来的裂变平均中子数之比,显然 ε>1。p 为中子逃脱共振吸收的概率。快中子在慢化减速到热中子之前要经过共振区,处于共振区的中子会被 ^{235}U 强烈吸收(共振吸收),这就是非裂变吸收。快中子在慢化过程中逃脱共振吸收而转化为热中子的概率称为逃脱共振吸收概率。ε 和 p 的大小取决于核燃料和减速剂的性质、组成、数量以及它们之间的几何排列。K_∞ 是无限大裂变系统内的中子增殖系数,没有考虑中子会逃出裂变系统之外。实际上,裂变装置总是有一定大小的,因此,中子必有一定的泄漏概率。没有逸出堆外的中子数与总的中子数之比称为中子不泄漏出反应堆的概率,用 q 表示,很明显 $q<1$。q 的数值与反应堆的大小、形状及中子反射层的性质有密切关系。对于一个有限大小反应堆的有效增殖系数为

$$K_{eff}=qK_\infty \tag{4.24}$$

为了在反应堆内实现自持链式反应,必须使堆内中子的增殖率与损失率之间保持严格的平衡关系,以确保反应堆在运行期间中子增殖系数 K_{eff} 恰好等于1。这是通过天然负反馈机制(即用减速剂)和自动调节机械控制棒的位置来实现的。由于机械控制棒是由硼或镉制成的,对中子有非常大的俘获截面。当反应堆开始运行时,控制棒插入,因而 K_{eff} 是小于1的;当控制棒逐渐从反应堆中退出来时,中子俘获减少,K_{eff} 逐渐增加到1。控制棒的进退通常是根据反应堆内中子通量密度的大小,由自动控制系统来实现的。控制棒可以使得反应堆以恒定的反应速率进行运转,这样反应堆就可以长期稳定地进行工作。

第七节 原子核的聚变反应

从比结合能曲线看出,中等质量核的核子平均结合能比重核和轻核的核子平均结合能要大。因此不仅重核裂变时要放出大量的能量,如果能使轻核聚变成较重的原子核也会释放出更大的能量。这种使轻核聚变成较重原子核的核反应称为轻原子核的聚变反应,简称为核聚变(fusion)。人们通常选择低原子序数的核素作为聚变反应物,例如,^{1}H,^{2}H,^{3}H,^{6}Li 等。在氢的同位素中 ^{1}H 最丰富,但最难发生核聚变;^{3}H 容易发生聚变,但它在自然界不存在,必须耗费巨大的能量才能制备;^{2}H 比 ^{1}H 容易控制又比 ^{3}H 普遍得多,其天然丰度虽然仅为 0.013%,但在地球上约 10^{18} 吨的海水中,储量竟达 35×10^{12} 吨。如果将所有的 ^{2}H 核聚变,那么将释放约 5×10^{31}J 的能量,足以供人类利用数百亿年。可见轻核的聚变将能为人类提供极为丰富的能源,况且聚变反应本身不会引起人类愈来愈担心的环境污染问题。

一、轻原子核的聚变反应

轻原子核的聚变反应很多,但其中最有意义的几个聚变反应为

$$d+d \rightarrow {}^3He+n \quad Q=3.26 \text{MeV}$$
$$d+d \rightarrow {}^3H+p \quad Q=4.04 \text{MeV}$$
$$d+{}^3H \rightarrow {}^4He+n \quad Q=17.58 \text{MeV}$$

$$d + {}^3He \rightarrow {}^4He + p \quad Q = 18.3 \text{MeV}$$
$$^6Li + {}^3H \rightarrow 2{}^4He + n \quad Q = 16.7 \text{MeV}$$

在 d 核能量 $E_d = 105\text{keV}$ 附近时，${}^3H(d,n){}^4He$ 反应将会出现共振，反应截面为 5b；而在同样情况下，${}^2H(d,n)$ 反应的反应截面只有 16mb。

由于 ${}^2H$ 和 ${}^3H$ 核之间的库仑斥力，需要 $E_d > 10\text{keV}$ 的动能，才能使原子核接近得足以使核的吸引力发生作用而引起核聚变。这种能量虽然可以从加速器中得到，但因为散射截面远大于核聚变反应截面，所以只有极少数的原子核发生聚变。而且在其聚变中释放的能量很小，加速粒子的能量大于能够回收的能量，从获得能量的角度来说，是得不偿失的。

二、受控核聚变

理论和实践表明，当两个原子核互相碰撞时，一个原子核穿透另一个原子核的库仑势垒的概率随着动能的增加而迅速增大。温度愈高，原子核之间的碰撞次数也愈多，一些具有较大动能的原子核一旦突破另一些核的库仑势垒，它们将放出结合能而融合在一起，形成新的原子核，发生强烈的聚变反应。以 2 个 ${}^2H$ 核相碰撞为例，其库仑势垒的高度约为 0.4MeV。由于势垒穿透效应，${}^2H$ 核的动能比 0.4MeV 低一些就可发生聚变反应。例如，当 ${}^2H$ 核动能为 0.1MeV 时，${}^2H$-${}^2H$ 的反应截面即达几十毫靶。理论计算表明，如果有 10^8K 左右的高温，${}^2H$ 核的聚变反应就可能发生。由于核聚变反应须在极高温下进行，也称为热核反应。当把反应温度加热到几百万度甚至几亿度时，所有原子都完全电离，形成等离子体。等离子态是物质的第四态。

在自然界中，太阳和各恒星有强大的引力场把反应物质约束在一起，同时中心温度高达几百万度以上，具备核聚变的条件，因此它们每时每刻都在进行着强烈的热核反应。据估计太阳有几十亿立方公里的氢，这是太阳的重要燃料。在太阳内部主要进行两类反应，一类称为 p-p 循环，起始于 p-p 聚变；另一类称为 C-N 循环，起始于 ${}^{12}C$ 与 p 的聚变。这两种循环所放出的能量除维持太阳和诸恒星本身发生核聚变所需的高温外，还不断向宇宙空间辐射，成为宇宙中能量的主要来源。

氢弹利用原子弹爆炸时产生的高温，将 ${}^2H$ 和 ${}^3H$ 聚变成氦。氢弹的燃料通常采用氘化锂和氚化锂。利用 ${}^6Li(n,d){}^3H$ 反应生产出氚，然后再使 ${}^3H$ 和 ${}^2H$ 聚变。中子弹是利用 ${}^3H(d,n){}^4He$ 聚变反应而研制出来的一种小而轻的新式核武器。

中子弹爆炸时辐射出大量的快中子，由于 80% 的聚变能被快中子带走，这些快中子有很强的穿透力，能破坏人体细胞组织，造成很强的杀伤力。中子弹由于加强了中子的辐射作用，大大减弱了冲击波、热辐射，因此只杀伤人员而大大减少了对房屋和装备的破坏，是受重视的战术核武器。

原子弹爆炸成功以后，1952 年人类第一次利用裂变-聚变反应制造了氢弹，实现了不可控热核反应。要利用核聚变所释放的巨大能量作为动力源，必须实现自持受控热核反应。自持受控热核反应就是根据人们的需要，使核聚变反应按一定的可控速率进行，不断地提供能源。为了实现自持受控核聚变，必须满足以下要求：

① 必须使反应物处于等离子态，使等离子体的温度在 10^8K 量级。加热等离子体的方

法有：直接加热法，如欧姆加热、波加热、绝热压缩、湍流加热等；间接加热法，如用粒子加速器将 ^{2}H 核加速，然后注入聚变反应装置。在高温等离子体中，由于电子会受到正离子库仑场的减速，产生轫致辐射，损失能量，这就必须使核聚变的能量大于输入能量以维持核聚变所需的高温。同时还有多余的能量放出来，以供利用。

② 必须把等离子体约束起来，使等离子体与容器壁隔绝，同时压缩等离子体使其温度上升，密度增大。任何有形约束物质，都会被气化而使等离子体温度降低。目前采用约束等离子体的方法有二：其一磁场约束，利用磁场对带电粒子的收缩效应来对等离子体加以约束。一个强度为 H 的磁场，能够产生 $H^2/(8\pi)$ 的磁压强，以使等离子体向内压缩。这种磁场约束装置一般需要 10^6 安培量级的电流，产生大约为几个特斯拉的磁感应强度。常用的磁场约束装置有：直线收缩装置、磁瓶装置、仿星器、托马卡克等。其二惯性约束，利用多路激光束或相对论电子束及脉冲离子束，在短时间内从各个方向同时射向一个微小的靶球，使其加热、压缩并产生核聚变放出能量。由于没有任何力场对等离子体加以约束，约束时间完全取决于等离子体的惯性运动。

③ 必须使等离子体有适当的密度和足够长的约束时间。加热等离子体所需的能量正比于等离子体的密度 n，而碰撞率正比于 n^2。若令 τ 为约束时间，则输出能量正比于 $n^2\tau$。如果输出能量超过入射能量，即 $E_{in} < E_{out}$，1957 年英国物理学家劳逊（J. D. Lawson）提出了劳逊判据，例如，对 $KT=10\text{keV}$ 的 d-t 聚变反应，离子密度和约束时间的关系为

$$n\tau > 10^{14} \text{particle} \cdot \text{s/cm}^3 \tag{4.25}$$

式（4.25）称为该聚变反应的临界参数，或劳逊条件。由此可见，对相当密集的等离子体，所需约束时间较短；而对较稀疏的等离子体，需要较长的约束时间。对 $n=10^{15}$ 粒子/cm^3，^{2}H-^{3}H 反应要求 $\tau > 0.1$s；但对 ^{2}H-^{2}H 反应要求 $\tau > 10$s。目前用上述两种约束方法能够达到的离子密度和约束时间的乘积均嫌小，但正在逐渐接近劳逊条件。

第八节 放射性核素的生产制备

现在已发现的两千多种放射性核素中，绝大多数是人工生产的人工放射性核素。由于加速器、反应堆技术迅速发展以及放射性核素在各个领域中得到愈来愈广泛的应用，世界各国制造的人工放射性核素不仅品种增加很多，而且产量也大大提高了。随着我国原子能事业的迅速发展，放射性核素的生产也有了大幅度的增长。

大多数天然放射性核素存在于矿石中，主要存在于含铀、钍及锕的矿石中，每一种矿石都共存着很多种放射性核素，例如，熟知的 $^{266}_{88}\text{Ra}$ 和 $^{210}_{84}\text{Ra}$ 等都是在含铀的矿石中提炼出来的。

1934 年，约里奥-居里夫妇研究 (n, α) 反应时，发现了新的放射性核素，随后发现很多原子核反应的余核是放射性的，从此便开始了人工放射性核素的生产。人工放射性核素是利用反应堆中子或加速器的带电粒子辐照靶物质来生产的。

一、反应堆生产的放射性核素

用反应堆生产放射性核素,成本低、产量高。常用的人工放射性核素,大部分是用反应堆生产的。反应堆辐照生产和从裂变产物中提取是两个主要生产途径。

反应堆辐照生产是根据反应堆的中子通量密度和反应截面大小,选择热稳定性和耐辐照性好的某种稳定核素或它们的化合物制成核靶,放到反应堆孔道中,利用反应堆内的中子来引起核反应,经过一定辐照时间后,就可以生产出所需要的放射性核素。最常用的核反应有:中子俘获(n,γ)反应,这是反应堆生产放射性核素最普遍采用的核反应,中子俘获(n,γ)反应后经过β衰变生成的放射性核素,与靶元素的原子序数不同,可用化学方法分离制得无载体放射性核素;快中子(n,p)和(n,α)反应,这类反应所需中子的能量较高,在一般核反应堆中,仅有少数低原子序数的元素能够发生此类反应,同样也可制得无载体放射性核素;多次中子俘获(n,γ)反应,这类核反应常用于生产超铀元素。此外还有其他一些核反应。同一种放射性核素可选用不同的核反应进行生产,例如,$^{32}S(n,p)^{32}P$,$^{31}P(n,\gamma)^{32}P$,$^{35}Cl(n,p)^{35}S$,$^{34}S(n,\gamma)^{35}S$。

在反应堆运行时,大量铀核不断发生裂变反应,因而在反应堆内使用过的铀棒中含有大量的裂变产物。目前从含有大约500种核素的裂变产物中分离出来的核素有200种左右。这些核素大多数具有放射性。裂变产物中的大多数放射性核素,半衰期过短,或产额太低。半衰期从2.5h到365d的放射性核约有110种,其中半衰期较长而产额又较大的仅有十几种,主要有:^{85}Kr,^{89}Sr,^{90}Sr,^{90}Y,^{131}I,^{137}Cs,^{140}Ba,^{140}La,^{141}Ce,^{143}Pr,^{147}Nd等。

裂变产物是各种放射性核素的混合物,并且放射性很强,所以要获得一定产额的某种放射性核素,必须经过复杂的分离过程。

二、加速器生产的放射性核素

加速器是加速带电粒子的设备,最初基本上完全用于核物理研究。从20世纪30年代以来,加速器在核医学和放射性核素生产方面取得了不少进展,早期人工放射性核素的发现和生产是在加速器上进行的。60年代以来,加速器生产放射性核素越来越受到重视,纷纷建造为核医学和放射性核素生产用的加速器。利用各种类型的加速器所加速的带电粒子去轰击某些靶子引起核反应,生产所需要的放射性核素。例如,示踪用的^{11}C可以通过下面的核反应得到

$$^{10}_{5}B + ^{2}_{1}H \rightarrow ^{11}_{6}C + n \tag{4.26}$$

^{11}C具有β^+放射性,它放出能量为0.96MeV的正电子,衰变成^{11}B。加速器生产时,常用的加速粒子是质子,其次为α粒子。生成的核素一般与靶核材料的元素不同,故易用化学方法进行分离,可进行无载体核素的生产,从而获得较高的纯度和放射性比活度的核素。

反应堆辐照生产主要是利用(n,γ)反应,所以生产的核素与靶材料一般是同一元素,而且具有β放射性。而在加速器生产中,以带电粒子作为轰击粒子,往往得到核内质子过剩的核素,因而一般发生电子俘获(EC)或β^+衰变,而不发射其他带电粒子。

带电粒子能引起的核反应很多,入射粒子和出射粒子都可以有多种选择,生产的核素也

就多种多样。其中有些反应效果是相当的,例如,(d,p),(d,2p),(d,t),(d,αp)反应效果分别与(n,γ),(n,p),(n,2n),(n,α)反应相当。由厚靶产额理论计算结果表明,入射粒子能量越高,质量越轻,靶核原子序数越小,则产额越大。在同样能量下(p,n)反应一般比(d,n)和(α,n)反应产额高。为了使生产的放射性核素产额高,品种多,有时希望入射粒子能量高些,一般 $E_p>10\sim15\text{MeV}$,$E_d>16\text{MeV}$,$E_α>28\text{MeV}$,^{3}He 离子的能量大于 20MeV。不少放射性核素,既可用反应堆生产,也可以用加速器生产。例如,^{35}S 可通过核反应过程 ^{35}Cl(n,p)^{35}S 或 ^{34}(d,p)^{35}S 获得。加速器上的(d,p)反应可以生产与反应堆中(n,γ)反应一样的核素。

加速器生产的放射性核素比反应堆生产的成本高得多,而效率又低,但确具有独特的优点,特别是某些低能量、短寿命的医用放射性核素,必须用加速器生产,反应堆不能代替。例如,对人体极为重要的元素 N、O 等,它们没有长寿命的放射性核素,只有短寿命的 ^{13}N、^{15}O 可供医药上应用。这些核素只有加速器才能生产。又如,用加速器生产的 ^{11}C、^{57}Co、^{123}I 等,寿命短、射线能量低,用它们代替反应堆生产的 ^{14}C、^{60}Co、^{131}I 等,在医学上就更为适用。另外,利用中高能加速器生产重离子、π 介子和 μ 介子的强束流,这些粒子束可以直接用于肿瘤的照射治疗。

表 4-1 列出了利用回旋加速器生产的部分放射性核素。

表 4-1　回旋加速器生产的某些放射性核素

放射性核素	核反应	靶子
碳 $^{11}_{6}$C	$^{10}_{5}$B(d,n)$^{11}_{6}$C	B_2O_3
氮 $^{13}_{7}$N	$^{12}_{6}$C(d,n)$^{13}_{7}$N	C
氧 $^{15}_{8}$O	$^{14}_{7}$N(d,n)$^{15}_{8}$O	Be_3N_3
氟 $^{18}_{9}$F	$^{16}_{8}$O(α,pn)$^{18}_{9}$F	Li_2CO_3,$LiBO_2$
	$^{16}_{8}$O(t,n)$^{18}_{9}$F	
钠 $^{22}_{11}$Na	$^{24}_{12}$Mg(d,α)$^{22}_{11}$Na	Mg,MgO
铁 $^{52}_{26}$Fe	$^{50}_{24}$Cr(α,2n)$^{52}_{26}$Fe	Cr
	$^{52}_{24}$Cr(α,4n)$^{52}_{26}$Fe	Cr
钴 $^{57}_{27}$Co	$^{56}_{26}$Fe(d,n)$^{57}_{27}$Co	Fe
锌 $^{63}_{30}$Zn	$^{63}_{29}$Cu(d,2n)$^{63}_{30}$Zn	Cu
碘 $^{123}_{53}$Zn	$^{121}_{51}$Sb(α,2n)$^{123}_{53}$I	Sb

三、短半衰期放射性核素发生器

生产短半衰期的放射性核素,除了用加速器外,还可以利用短半衰期放射性核素发生器生产。

短半衰期的放射性核素,由于寿命较短而无法单独存在较长时间。有些短寿命放射性核素是由一种较长寿命的放射性核素即母核衰变而得到的。由连续衰变理论可知,当母核和子核达到放射性平衡后,子核与母核将保持一定的含量比例而共存。如果将子核从母核中分离出来,即可得到短寿命的放射性核素。经过一定时间后,母核和子核又会重新达到放射性平衡,于是又可把子核再分离出来。这样,我们就可以源源不断地从母核、子核的混合物中分离出短寿命的放射性核素,供实际使用。当然母核本身仍然需要用加速器或反应堆进行生产。这种由较长寿命放射性核素衰变而得到短寿命放射性核素的装置,称为放射性核素发生器,习惯上称为"母牛"。

表 4-2 列出了一些可以由放射性核素发生器生产的医用放射性核素。(*)号表示常用的"母牛"。

表 4-2 短半衰期放射性核素发生器生产的某些放射性核素

母体核素	衰变方式	半衰期	子体核素	衰变方式	半衰期	衰变产物
$^{28}_{12}Mg$	β,γ	21.1h	$^{28}_{13}Al$	β,γ	2.243min	$^{28}_{14}Si$
$^{38}_{16}S$	β,γ	2.87h	$^{38}_{17}Cl$	β,γ	37.24min	$^{38}_{18}Ar$
$^{42}_{18}Ar$	β	32.9a	$^{42}_{19}K$	β,γ	12.36h	$^{42}_{20}Ca$
(*)$^{68}_{32}Ge$	EC*	287d	$^{68}_{31}Ga$	β^+,EC	68.3min	$^{68}_{30}Zn$
$^{82}_{38}Sr$	EC	25d	$^{82m}_{37}Rb$	EC,β^+,γ	6.4h	$^{82}_{36}Kr$
$^{87}_{39}Y$	EC	80.3h	$^{87m}_{38}Sr$	IT**	2.81h	$^{87}_{38}Sr$
(*)$^{90}_{38}Sr$	β	28.1a	$^{90}_{39}Y$	β	64h	$^{90}_{40}Zr$
(*)$^{99}_{42}Mo$	β,γ	66.02h	$^{99m}_{43}Tc$	γ,IT**	6.02h	$^{99}_{43}Tc$
(*)$^{113}_{50}Sn$	EC	115.2d	$^{113m}_{49}In$	γ	1.658h	$^{113}_{49}In$
$^{132}_{52}Te$	β,γ	78h	$^{132}_{53}Al$	β,γ	2.28h	$^{132}_{54}Xe$
$^{137}_{55}Cs$	β,γ	30.174a	$^{137m}_{56}Ba$	γ	2.55min	$^{137}_{56}Ba$

EC* 表示电子俘获。
IT** 表示同核异能跃迁。

与加速器生产放射性核素相比,使用放射性核素发生器成本要低得多,操作也简单。况且放射性核素发生器中"母牛"的半衰期较长,因而一台放射性核素发生器可以在较长时间内供给短寿命的放射性核素。例如,在医用放射性核素发生器 $^{113}Sn-^{113m}In$ 中, ^{113}Sn 半衰期为115.2d,可连续使用 2~3m,这对于远离放射性核素生产或交通不便的地方,开展短寿命放射性核素的应用工作是合适的。近年来, $^{99}Mo-^{99m}Tc$ 医用放射性核素发生器的应用愈来愈广泛,其主要原因如下:一是 ^{99m}Tc 有比较合适的半衰期(6.02h);二是找到了一系列的 ^{99m}Tc 的适当化合物,能较好地解决多种脏器的扫描问题;三是由于发展了方便、可靠的成套药箱与它配合使用,每种药箱中包括消毒的、专供某部位脏器扫描用的必要试剂和附件。只要按照说明书操作即可得到所需药物用于患者,这有助于在临床上广泛使用。

习 题

1. 计算由热中子引起的 $^7Li(n,\alpha)^3H$ 反应中,α 粒子的动能。

2. 用能量 1.51MeV 的氘核引起 ^{11}B(d,α)^{9}Be 反应,在 90°方向上测得 α 粒子能量为 6.37MeV,试求核反应能 Q。

3. ^{210}Po 发射的 α 粒子(E=5.3MeV),在 ^{9}Be 靶上可以产生(α,n)反应,试求出射角 90°时的中子能量。

4. 试求 ^{7}Li(p,n)^{7}Be 的反应能 Q 和 E_{th} 能量。

5. 快中子照射铝靶时,能发生 ^{27}Al(n,p)^{27}Mg 反应。^{27}Mg 以半衰期为 9.46min 的 β 衰变到 ^{27}Al。已知铝靶的面积为 $2\times5cm^2$,厚度为 1cm,靶面垂直于中子束,铝靶经过 10^7 中子/(cm^2·s)的快中子束长期照射后,经过 20.4min 后,放射性活度为 14.18×10^4Bq,试求反应截面。

第五章 放射性测量中的数据分析处理

实验数据处理的目的是利用统计学的方法,从一系列的观测值中准确地推求出被测物理量的最佳估值,并确定最佳估值的可靠程度;还可以用统计学方法设计实验程序,合理地选用测量方法和测量设备,以最经济的方式获得最有效的实验结果。所以数据处理是科学实验的重要组成部分。

放射性核衰变是一种随机过程。因此,了解放射性核衰变的统计学规律和学会运用统计学方法正确进行数据处理,对放射性测量工作尤为重要。

第一节 误差的来源及误差的分类

一、误差的含义

任何事物或客体的性质、状态和事物与事物之间的相互关系都可以用一定的物理量来表征。一般说来,在某一时刻,在一定的条件下表征事物性质、状态或相互关系的物理量都具有确定的值,这个值称为真值。科学实验的目的就是要确定被测物理量的大小,来研究事物的性质、状态或事物间的相互关系,从而把握事物发生和发展的客观规律。任何物理量的量值通常需要借助实验和测量来完成。通过实验测量和数据处理得到的量值称为给出值。由于认识能力和科学水平的限制,给出值与真值并不一致,这种矛盾在数值上的表现即为误差。科学水平和人们认识能力的提高,可使误差逐渐减小,但不可能使误差减小到零。

实验证明:测量结果都具有误差,误差自始至终存在于一切科学实验和测量过程中。给出值与真值的差值称为真误差(或绝对误差)。如对真值为 Y_0 的物理量进行测量,得其给出值为 Y,则真误差

$$\Delta Y = Y - Y_0 \tag{5.1}$$

真值是理想的概念,一般说来,真值是未知的,因此真误差也是未知的。但是,绝不意味真值是不存在的,有些情况下,真值是可以知道的;有些情况从相对意义上来说,真值也是知道的。

真误差与真值的比值称为相对误差。相对误差没有量纲,通常用百分数表示,即相对误差

$$\eta = \frac{\Delta Y}{Y_0} \times 100\% \tag{5.2}$$

当真误差较小时,相对误差也可用真误差与给出值的比值来表示,即

$$\eta = \frac{\Delta Y}{Y} \times 100\% \tag{5.3}$$

在很多情况下,相对误差不仅能表示观测结果与真值间的差异,而且还能表示观测质量的好坏。所以,相对误差也被广泛用来表示测量结果的精度。

二、误差的分类

误差分类的方法很多,除了上述的绝对误差和相对误差之外,按其误差的来源和基本性质,还可以把误差大致分为:系统误差、随机误差和粗大误差。

(一) 系统误差

系统误差在偏离规定的测量条件或测量条件改变时,对同一量值进行多次测量,误差的绝对值和符号保持恒定或按某种确定的规律变化,这种误差称为**系统误差**(systematic error)。系统误差通常是由于量具或测量仪器本身的正确度不高(如构造上的缺陷或没有校准)、测量方法不完善及测试条件的改变等原因而引起的。

对于具体的测量系统,系统误差遵循一定的规律变化,也可能是恒定不变的。但是,对于不同的测量系统,系统误差又没有一个普遍的规律可循。

系统误差的产生和处理都属于技术上的问题。在测量前应尽量消除产生系统误差的各种因素,以消除或尽量减小系统误差。对于掌握得不好或尚未掌握的规律性,一时又不能消除,则应预见到可能产生系统误差的各种因素,并估计出它们对测量结果的影响,最后加以校正或说明。

(二) 随机误差

随机误差在相同的条件下,对同一物理量进行重复性测量,即使消除或改正了一切明显的系统误差之后,每次测量的结果仍然会出现随机性的变化。由于随机性变化而产生的误差称为**随机误差**(random error)(或称为偶然误差)。与系统误差相反,随机误差时大时小,或正或负,以不可预定的方式变化。但是,大量的随机误差则服从统计学规律,随着测量次数的增加,多个随机误差的算术平均值愈来愈小,并且逐渐趋于零,随机误差的变化不能预先确定且不能消除。因此,这类误差不能修正,只能用统计学的方法进行处理,给出测量值和误差的最佳估值。

在射线强度测量中,假定所有的测量条件完全相同,探测器对该种射线的探测效率也固定不变的理想条件下,测量同一放射性样品在单位时间内所发射的粒子数,并进行多次重复性测量,我们会发现,每次测量的数值仍然是不相同的,而是围绕其平均值涨落。这种现象称为放射性的统计涨落。由统计涨落引起的误差称为统计误差。统计误差和随机误差具有完全相同的性质,因此,放射性测量中的统计误差和随机误差都用统计学的方式进行处理。统计误差是由放射性原子核衰变的随机性引起的,与测量条件无关。所以,在放射性测量中,统计误差是不可避免的。

(三) 粗大误差

粗大误差是超出在规定条件下预期的误差,是一种与事实不符,明显歪曲客观事实的差错。它主要是由于实验过程中的差错造成的,如读错、记错、计算错误或仪器设备故障等。

粗大误差的实验结果称为异常值或坏值,是完全错误的,应剔除不要。只要实验工作者多方注意,细心操作,粗大误差是可以避免的。所以,在作误差分析时,要估计的误差通常只有随机误差和系统误差两类。

由于误差的存在,而对测量值不能肯定的程度称为不确定度。不确定度是描述尚未确定的误差的特征量,表征测量范围的一个评定,并给出真值在其范围内的置信水平。按其性质和处理方法上的差异,不确定度分为两类:一类是在多次重复性测量中,能用统计学的方法计算出的标准偏差或其倍数表示的称为 A 类分量;用其他方法估计出的类似标准偏差表示的称为 B 类分量。

由于不确定度是未定误差的特征描述,不是具体的误差,因此不能用来修正测量结果。标准偏差或标准偏差的倍数都可称为不确定度。

三、精密度、正确度和准确度

精密度、正确度和准确度都是与测量误差相联系的定性的相对概念。精密度是指在一定条件下,多次重复测量结果的一致程度。通常以统计学方法计算的标准偏差来表征,测量结果的标准偏差越小,其精密度越高。正确度表示测量结果中系统误差大小的程度,是在规定的条件下,所有系统误差的综合。系统误差越小,测量结果的正确度越高。准确度是测量结果中系统误差和随机误差的综合,表示测量结果与真值的一致程度。由于系统误差和随机误差的来源、性质及处理方法上的差异,所以测量结果的精密度高,而正确度不一定高,反之亦然。因此,如果测量设备的精密度很差,而片面地追求或讨论正确度,或正确度差而追求精密度,都是毫无意义的。任何实验都应同时考虑测量的精密度和正确度,来提高测量结果的准确度。

第二节 随机误差

随机误差是由测量中一些难以预知、又不能加以严格控制的随机因素造成的,所以在测量中,随机误差是不可避免的。

一、标准误差、置信度和置信区间

(一) 标准误差

在等精度测量条件下,对真值为 Y_0 的物理量进行多次重复性测量,由于随机误差的存在,可得到一系列的观测值 $Y_1,Y_2,Y_3,\cdots,Y_n$ 及相应的真误差值 $\Delta_1,\Delta_2,\Delta_3,\cdots,\Delta_n$。这些随机误差时大时小,或正或负,对单个误差来说,没有任何确定的规律。但是,理论和实践都证明,大量的观测值和相应的误差都服从正态分布规律。当测量次数 m 无限增加时,每个观测值出现的概率都是确定的,其概率密度由正态分布函数表示,即

$$p(Y) = \frac{1}{\sqrt{2\pi}\sigma} \exp\left(-\frac{(Y-Y_0)^2}{2\sigma^2}\right) \tag{5.4}$$

式中 $Y_0 = \lim\limits_{m \to \infty} \frac{1}{m} \sum\limits_{i=1}^{m} Y_i$,是被测物理量的真值(或数学期望值);$\sigma$ 是各真误差的平方之算术平均值的平方根,称为标准差(均方根误差),即

$$\sigma^2 = \lim_{m \to \infty} \frac{1}{m} \sum_{i=1}^{m} (Y_i - Y_0)^2 \tag{5.5}$$

标准差的平方 σ^2 称为方差。Y_0 和 σ 是正态分布的两个重要参数,分别表示在测量次数 m 无限增加时随机变量的平均位置和对平均值的离散程度。

对式(5.4)进行坐标变换,用真误差 $\Delta_i = Y_i - Y_0$ 表示,则得到真误差 Δ_i 的概率密度

$$p(\Delta) = \frac{1}{\sqrt{2\pi}\sigma} \exp\left(-\frac{\Delta^2}{2\sigma^2}\right) \tag{5.6}$$

可见真误差也服从正态分布。根据式(5.6)可以画出正态分布曲线,如图 5-1 所示。

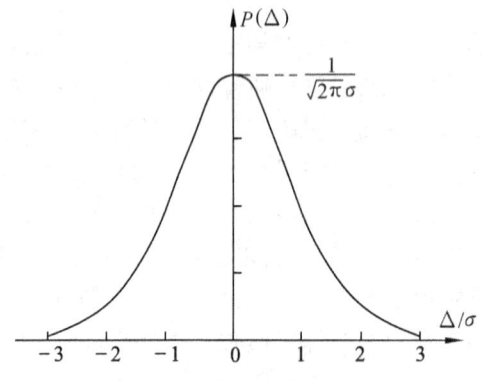

图 5-1　高斯分布函数曲线

(二) 置信区间和置信度

$p(\Delta)$ 是真误差 Δ 的连续函数,在 Δ 的整个数轴上应包含真误差 Δ 所有可能出现的值,所有真误差出现的总概率为

$$\int_{-\infty}^{\infty} p(\Delta) d\Delta = \int_{-\infty}^{\infty} \frac{1}{\sqrt{2\pi}\sigma} \exp\left(-\frac{\Delta^2}{2\sigma^2}\right) d\Delta = 1 \tag{5.7}$$

利用式(5.6)可以求得误差在某一区间,如区间 $[a,b]$ 内出现的概率

$$P_{a,b} = \int_{a}^{b} p(\Delta) d\Delta \tag{5.8}$$

$[a,b]$ 称为置信概率为 $P_{a,b}$ 的置信区间,$P_{a,b}$ 为置信概率,也称为置信度。还可以证明,在正态分布中,随机误差在区间 $[-\sigma, \sigma]$ 内的置信概率

$$P_{-\sigma,\sigma} = \int_{-\sigma}^{\sigma} p(\Delta) d\Delta = 0.6827 \tag{5.9}$$

可见测量列的标准差 σ 是置信概率为 0.6827 的置信限。

由图 5-1 不难看出,在等精测量中的随机误差的基本特性:

① 绝对值相等的正、负误差出现的概率相等。

② 当测量次数 $m \to \infty$ 时,所有误差的代数和等于零。

③ 绝对值小的误差出现的概率大,而绝对值大的误差出现的概率小,随着误差绝对值

的增加,其相应的概率将趋近于零。所以,随机误差应有一个实际的界限。应该强调指出,标准差 σ 是为了表示测量结果的精密度而引进的一种表示方法。σ 不是具体的误差,具体的误差是 Δ_i,它时大时小,或正或负。但是,一个等精度测量列的标准差 σ 只能是一个确定的值。在无限多次测量中,标准差 σ 实际上是置信概率为 0.6827 的置信限。对于具体的测量列,若取置信限 $\hat{\sigma}=\sigma$,则置信概率也是 0.6827,此置信限称为标准误差。显然,在无限多次测量中,σ 以式(5.5)表示。但是,在有限次测量中,则必须进行修正才能得到置信概率为 0.6827 的置信限,即符合标准误差 $\hat{\sigma}=\sigma$ 的条件。

目前,实验结果的精度,除有特殊说明外,一般都用标准误差表示。由于标准误差和标准差都是置信概率为 0.6827 的置信限,为了方便起见,下面对标准误差也用 σ 表示。除此之外,还经常用"不确定度 $K_\alpha \sigma$"表示测量结果的精度,σ 是测量结果的标准误差,K_α 为置信因子,不确定度 $K_\alpha \sigma$ 是具有确定置信概率的置信限。表 5-1 给出不同置信因子 K_α 所对应的置信概率 P_α,表中的 $\alpha=1-P_\alpha$,称为显著性水平或显著度。

表 5-1　显著性水平、置信因子和置信概率

α	K_α	P_α
0.3173	1	0.6827
0.1	1.645	0.9
0.05	1.96	0.95
0.0455	2	0.9545
0.01	2.58	0.99
0.0027	3	0.9973

二、测量结果的表示方法

由式(5.5)可以看出,标准差是在测量次数无限多的情况下,采用真误差定义的。实际上,测量次数都是有限的,真值和真误差一般是不知道的。所以,我们希望从有限次测量中求出被测物理量的最佳估值和该值在某个区间的置信概率。为此,引进算术平均值和残差的概念。

对一物理量进行 m 次等精度测量,可得到 m 个测量结果:$x_1, x_2, x_3, \cdots, x_m$,该测量列的算术平均值为

$$\bar{x} = \frac{1}{m}\sum_{i=1}^{m} x_i \tag{5.10}$$

在科学实验中,通常把 $\bar{x}$ 作为真值 X_0 的最佳估值。这已被最大似然法原理所证实。残差是测量值与平均值之间的差异。第 i 个测量值的残差

$$v_i = x_i - \bar{x} \tag{5.11}$$

残差可大可小,或正或负。但是,在等精度测量中,不管测量多少次,所有残差的代数和总等于零,即

$$\sum_{i=1}^{m} v_i = 0 \tag{5.12}$$

计算表明,在用 v_i 代替 Δ_i 后,标准差的最佳估计值

$$S = \sqrt{\frac{1}{m-1}\sum_{i=1}^{m}(x_i-\bar{x})^2} \qquad (5.13)$$

此式称为贝塞尔(Bessel)公式。很明显,在有限次测量中的 S 并不等于标准差 σ,只有测量次数无限增加时,S 才逐渐趋近于标准差 σ。S 本身也是随机变量,可以证明,S 的标准差为

$$\sigma(S) = \frac{S}{\sqrt{2(m-1)}} \qquad (5.14)$$

例如,当 $m=9$ 时,$\sigma(S)=S/4$,与 S 相比是很小的,一般可以略去。因为 S 是有误差的,故在计算中也无须取太多的位数,有时又称 S 为子样标准偏差。在等精度测量中,每一测量列都有确定的平均值 $\bar{x}$ 和子样标准偏差 S。如果再对该物理量进行重复测量,其测量结果落在区间 $[\bar{x}-S, \bar{x}+S]$ 内的概率为 0.6827。所以子样标准偏差 S 反映了各测量值对于平均值 $\bar{x}$ 的离散情况。

在实际工作中,虽然把平均值作为被测物理量的最佳估值,但是平均值并不是真值。平均值 $\bar{x}$ 本身也是个随机变量,即在相同的条件下,每做 m 次测量,所得到的平均值和子样标准偏差都各不相同。在有限次测量中,特别在测量次数较少的情况下,真值 X_0 置信限不能用正态分布推算,而要按 t 分布来推算。可以证明,在 t 分布中,置信概率为 0.6827 的置信限,即平均值的标准误差

$$\sigma_{\bar{x}} = t_a \frac{S}{\sqrt{m}} \qquad (5.15)$$

式中 t_a 称为 t 分布的置信因子,t_a 是自由度 $v=m-1$ 和显著性水平 α 的函数。置信概率 $P=0.6827$ 所对应的 t 分布置信因子由表 5-2 给出。所以,有限次测量结果的平均值应表示为 $\bar{x}\pm\sigma_{\bar{x}}$,其含意是指在区间 $[\bar{x}-\sigma_{\bar{x}}, \bar{x}+\sigma_{\bar{x}}]$ 内包含真值的置信概率为 0.6827。测量结果还可表示为 $\bar{x}(1\pm\eta)$。其中 $\eta=\sigma_{\bar{x}}/\bar{x}$,称为相对标准误差。相对标准误差还可以用百分数表示。

表 5-2 t 分布的置信因子

m	$P=0.6827$ $\alpha=0.3173$	$P=0.9$ $\alpha=0.1$	$P=0.95$ $\alpha=0.05$	$P=0.99$ $\alpha=0.01$
1	1.84	6.31	12.74	63.7
2	1.32	2.92	4.3	9.92
3	1.2	2.35	3.18	5.84
4	1.14	2.13	2.78	4.6
5	1.11	2.02	2.57	4.03
6	1.09	1.94	2.45	3.71
7	1.08	1.90	2.36	3.5
8	1.07	1.86	2.31	3.36
9	1.06	1.83	2.26	3.25
10	1.05	1.81	2.2	3.17
∞	1.0	1.66	1.96	2.58

由表 5-2 可以看出,置信概率为 0.6827 相对应的置信因子 t_a 随着自由度 v(或测量次

数 m)的增大而逐渐趋近于 1。所以,在测量次数较大(例如,$m>10$)时,可认为 $t_a\approx 1$,因此,式(5.15)可以表示为

$$\sigma_{\bar{x}} = \frac{S}{\sqrt{m}} = \left[\frac{1}{m(m-1)}\sum_{i=1}^{m}(x_i-\bar{x})^2\right]^{1/2} \tag{5.16}$$

根据表 5-2 和式(5.16)还可求得其他置信概率的置信限。在实际测量中,若给出标准误差 $\sigma_{\bar{x}}$ 和规定的离差范围 $\bar{x}-x_0$,还可以从表 5-2 中查出在置信概率下所需要的测量次数。

三、误差的传递

在科学实验中,有些物理量是不能直接进行测量的。用带有误差的测量值计算时,其计算结果也将有一定的误差,该误差的大小与各测量值的误差有关。假设有一物理量

$$y = f(x_1, x_2, x_3, \cdots, x_n) \tag{5.17}$$

式中 $x_1, x_2, x_3, \cdots, x_n$ 都是相互独立的随机变量,它们的标准误差分别为 $\sigma_{x_1}, \sigma_{x_2}, \sigma_{x_3}, \cdots, \sigma_{x_n}$,则物理量 y 的标准误差为

$$\sigma_y = \left[\sum_{i=1}^{n}\left(\frac{\partial y}{\partial x}\right)^2\sigma_{x_i}^2\right]^{1/2} \tag{5.18}$$

这样一个计算误差的过程称为误差的传递。下面我们列举几个常用的误差传递公式:
① 当 $y=ax+b$ 时,$\sigma_y=|a|\sigma_x$(a 为常数)。
② 当 $y=x^a$ 时,$\sigma_y=|a|x^{a-1}\sigma_x$。

第三节 放射性衰变的统计规律

一、二项式分布

放射性核衰变是一种随机事件,这种随机事件最基本的统计规律服从二项式分布(binomial distribution)。假设有 N_0 个相同的客体,每个客体都可以随机地归于状态 A,也可以随机地归于 B 状态,并且只有这两种状态。在一次具体的观测中,每个客体归于 A 状态的概率为 p,而归于 B 状态的概率为 q,并且 $p+q=1$,即 A 和 B 互斥。在相同条件下,对 N_0 个客体进行多次观测,则出现 N 个客体处于 A 状态,而 N_0-N 个客体处于 B 状态的概率

$$P(N) = \frac{N_0!}{(N_0-N)!N!}p^N q^{N_0-N} \tag{5.19}$$

$P(N)$ 是二项式 $(p+q)^{N_0}$ 展开式中含有 p^N 的项,所以式(5.19)称为二项式分布[11]。
数学上可以证明,在无限多次观测中,归于 A 状态的客体的算术平均值

$$\bar{N} = \sum_{i=1}^{N_0} NP(N) = N_0 p \tag{5.20}$$

其标准差

$$\sigma = \left[\sum_{i=1}^{N_0} (N-\bar{N})^2 P(N) \right]^{1/2} = \sqrt{N_0 p(1-p)} \tag{5.21}$$

放射性原子核衰变恰好可以看成这类分布问题。设 $t=0$ 时有 N_0 个放射性原子核，其衰变常数为 λ，在 t 时间内，每个原子核发生衰变的概率为 $1-e^{-\lambda t}$，而不发生衰变的概率为 $e^{-\lambda t}$。在相同条件下，对 N_0 个放射性原子核进行多次观测，根据式(5.19)，则出现 N 个原子核衰变，而 N_0-N 个原子核未发生衰变的概率为

$$P(N) = \frac{N_0!}{(N_0-N)!N!}(1-e^{-\lambda t})^N (e^{-\lambda t})^{N_0-N} \tag{5.22}$$

在多次观测中，发生衰变的原子核数目可以是 N_0 到 N 的任何一个数值，但是，它们都有确定的概率。根据二项式分布，发生衰变的原子核的算术平均值为

$$\bar{N} = \sum_{i=1}^{N_0} NP(N) = N_0 p = N_0(1-e^{-\lambda t}) \tag{5.23}$$

其标准差

$$\sigma = \sqrt{N_0 p(1-p)} = \sqrt{N_0(1-e^{-\lambda t})e^{-\lambda t}} \tag{5.24}$$

放射性核素的衰变常数 λ 一般都是很小的，如果测量时间 t 远小于放射性核素的半衰期，可以不考虑放射性活度的变化，并且 $e^{-\lambda t} \approx 1-\lambda t$，所以式(5.23)和式(5.24)可分别改写成

$$\bar{N} \approx N_0 \lambda t \tag{5.25}$$

$$\sigma = \sqrt{\bar{N}} \tag{5.26}$$

二项式分布是两侧低中间高，在 $N=\bar{N}$ 时，$P(N)$ 取最大值。即在 t 时间内，出现 $N_0(1-e^{-\lambda t})$ 个原子核衰变，而 $N_0 e^{-\lambda t}$ 个原子核不发生衰变的概率最大。

二、泊松分布和正态分布

放射性样品一般都含有大量的放射性原子核，用二项式分布计算观测值出现的理论概率是繁琐的。当 N_0 很大、λt 很小时，二项式分布可以简化为泊松分布(Poisson distribution)，即

$$P(N) = \frac{\bar{N}^N}{N!} e^{-\bar{N}} \tag{5.27}$$

式中 $\bar{N}$ 是多次观测结果的算术平均值，$P(N)$ 是观测值 N 出现的理论概率。还可以证明，泊松分布的标准差

$$\sigma = \sqrt{\bar{N}} \tag{5.28}$$

在 $N_0 > 100$，$\lambda t < 0.01$ 的情况下，二项式分布可用泊松分布来代替。例如，探测某探测装置的本底计数，连续测量 100 次，每次测量一分钟，测量结果如表 5-3 所示，每分钟的平均计数为 3 次。

表 5-3　泊松分布的频数概率表

每分计数	频数	实测概率	理论概率
0	6	0.06	0.05
1	18	0.18	0.15
2	17	0.17	0.22
3	24	0.24	0.22
4	18	0.18	0.17
5	6	0.06	0.10
6	6	0.06	0.05
7	3	0.03	0.02
8	1	0.01	0.01
9	1	0.01	0.003
	100	1.00	

表 5-3 还给出实测概率和 $\overline{N}=3$ 时的各测量结果的理论概率。泊松分布是不连续的，将各理论概率作图，并连接成折线，如图 5-2 所示。将理论概率与实测结果相比较，可以看出两者是比较一致的。在 $N=\overline{N}$ 时，测量结果出现的概率 $P(N)$ 取最大值。泊松分布是不对称的，随着 N 的增加，泊松分布逐渐地趋近于正态分布(normal distribution)，也叫高斯分布。正态分布以 $N=\overline{N}$ 的轴线为对称，是连续分布的。一般说来，在 $\overline{N}>15$，泊松分布与正态分布之间的差异已经很小了，如图 5-3 所示。放射性测量结果的统计分布大都可用正态分布来描述。

在相同的测量条件下，对一放射性样品进行多次重复性测量，可得到多个测量结果，若其平均值 $\overline{N}>20$，则其测量结果服从正态分布。测量值 N 在此测量列中出现的概率

$$p(N)=\frac{1}{\sqrt{2\pi}\sigma}\exp\left[-\frac{(N-\overline{N})^2}{2\sigma^2}\right] \tag{5.29}$$

式中，$\sigma=\sqrt{\overline{N}}$，可为各测量值的算术平均值。正态分布是二项式分布(或泊松分布)在 $N_0\gg\overline{N}>20$ 情况下的近似结果。

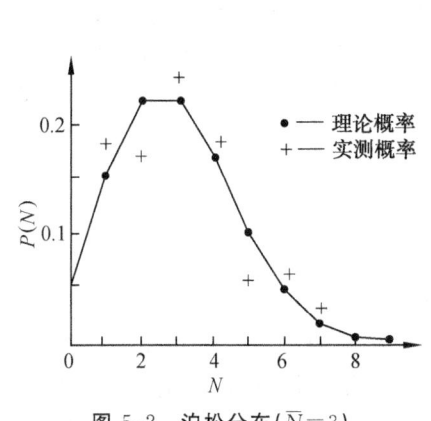

图 5-2　泊松分布($\overline{N}=3$)

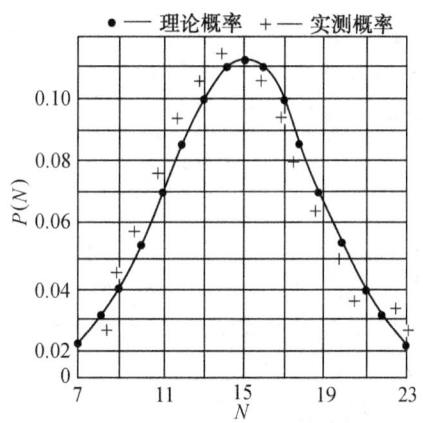

图 5-3　正态分布和泊松分布的差异($\overline{N}=15$)

放射性衰变和测量结果都是随机性的，因此，测量结果存在着统计涨落。在以上几种分布中，测量结果的标准误差与观测结果可直接联系起来，计算十分方便，所以放射性测量结

果的精度一般都采用标准误差的形式来表示。标准误差只有在正态分布中才有明确的物理意义,在放射性测量中,分析测量结果的统计分布,计算其标准误差等大都采用正态分布的形式。

三、放射性测量结果的表示方法

在放射性测量中,在 t 时间内测到的计数 N 一般都比较大,若满足 $N \gg |\overline{N}-N|$,则可以把一次测量的结果 N 看成是多次测量结果的平均值,即 $N \approx \overline{N}$。其标准误差

$$\sigma = \sqrt{N} \tag{5.30}$$

相对标准误差

$$\eta_N = \frac{\sqrt{N}}{N} = \frac{1}{\sqrt{N}} \tag{5.31}$$

因此,单个测量结果都可以表示为 $N \pm \sqrt{N}$ 或 $N(1 \pm 1/\sqrt{N})$,其物理意义是再做同样的测量,其测量值处在区间 $[N-\sqrt{N}, N+\sqrt{N}]$ 内的概率为 0.683。式(5.31)表明,测得的计数越大,相对标准误差就越小,测量结果的精度也越高。

放射性的测量结果一般都用计数率表征。若在 t 时间内($t \ll T_{1/2}$)测得的计数为 N,则计数率

$$n = \frac{N}{t} \tag{5.32}$$

如果认为测量时间 t 是无限精确的,则计数率的标准误差

$$\sigma_n = \frac{\sqrt{N}}{t} \tag{5.33}$$

相对标准误差

$$\eta_n = \frac{\sigma_n}{n} = \frac{\sqrt{N}}{N} = \frac{1}{\sqrt{N}} \tag{5.34}$$

因此,单次测量的计数率可以表示为 $n \pm \sqrt{n/t}$ 或 $n(1 \pm 1/\sqrt{N})$。由式(5.33)和式(5.34)可以看出,对同一放射性样品,在相同的条件下进行测量,测量的时间越长,计数率 n 的标准误差越小,相对标准误差也越小。所以延长测量时间,可以提高测量结果的精度。

例题:测量一放射性样品,4min 测得计数为 432,求计数率的标准误差和相对标准误差。

解:计数率 $n = 432/4 = 108$(cpm)

标准误差 $\sigma_n = \sqrt{108/4} \approx 6$(cpm)

相对标准误差 $\eta_n = \sigma_n/n = 6/108 = 6\%$

其测量结果可表示为 (108 ± 6)cpm,或表示为 $108(1 \pm 6\%)$cpm。符号 cpm 表示每分钟计数(counts per minute)。

在测量条件相同的情况下,对一放射性样品进行 m 次重复性测量,测量时间均为 t_0,测得的结果为 $N_1, N_2, \cdots, N_m$,则其测量结果的算术平均值

$$\overline{N} = \frac{1}{m} \sum_{i=1}^{m} N_i \tag{5.35}$$

在有限次测量中,单个测量值的标准误差可以按照贝塞尔公式进行计算。但是,放射性计数的标准误差也可按式(5.26)进行计算,即 $\sigma=\sqrt{N}$。如果测量中仅包含统计误差,则两种计算结果应是非常接近的。算术平均值 $\overline{N}$ 的标准误差

$$\sigma_{\overline{N}}=\sqrt{\frac{N}{m}} \tag{5.36}$$

其测量结果可表示为 $\overline{N}\pm\sqrt{N/m}$ 或 $\overline{N}(1\pm\sqrt{Nm})$ 表示真值处在区间 $[\overline{N}-\sqrt{N/m},\overline{N}+\sqrt{N/m}]$ 内的概率为 0.683。式(5.35)所表示的是在 t_0 时间内的平均计数,其计数率 $n=\overline{N}/t_0$,计数率 n 的标准误差

$$\sigma_n=\sqrt{\frac{n}{mt_0}} \tag{5.37}$$

相对标准误差

$$\eta_n=\sqrt{\frac{1}{mN}} \tag{5.38}$$

将式(5.34)与式(5.38)相比,可以看出,重复测量 m 次,每次测量时间为 t_0 与一次测量时间为 mt_0 的测量效果是一样的,且测量结果的相对标准误差仅与总计数有关。若测量次数 m 较小,则算术平均值的标准误差应按照式(5.15)进行计算,即 $\sigma_{\overline{N}}=t_a S/\sqrt{m}$。其中 S 应按贝塞尔公式进行计算,t_a 是置信概率 $P=1-\alpha=0.683$ 的 t 分布置信因子。查表 5-2 可得。

第四节　辐射测量中的误差理论

在核辐射测量中,统计误差的应用是非常广泛的,凡涉及到与计数有关的物理测量都存在统计误差。因此,测量结果必须用统计学的方法进行处理。本节将列举几个在放射性测量中经常用到的事例。

一、放射性样品净计数率及标准误差

在放射性测量中,探测装置总存在一定数目的本底计数,这是放射性测量的又一特点。因此,对放射性样品进行测量,所能测量到的计数中必然包含样品的净计数和本底计数两部分。设直接测到的计数率为 n_c,探测装置的本底计数率为 n_b,则样品的净计数率

$$n_a=n_c-n_b \tag{5.39}$$

若 n_c 和 n_b 的标准误差分别为 σ_c 和 σ_b,根据误差传递公式,样品净计数率的标准误差为

$$\sigma_a=\sqrt{\sigma_c^2+\sigma_b^2} \tag{5.40}$$

假设 n_c 是 t_c 时间内测量的计数率,n_b 是在 t_b 时间内测量的本底计数率,根据式(5.33),标准误差 σ_c 和 σ_b 分别为 $\sqrt{n_c/t_c}$ 和 $\sqrt{n_b/t_b}$,代入式(5.40),可得样品净计数率的标准误差

$$\sigma_a = \sqrt{\frac{n_c}{t_c} + \frac{n_b}{t_b}} \tag{5.41}$$

因此,样品净计数率可表示为

$$\sigma_n = n_a \pm \sigma_a = (n_c - n_b) \pm \sqrt{\frac{n_c}{t_c} + \frac{n_b}{t_b}} \tag{5.42}$$

此式在放射性测量中的应用十分广泛。

二、样品和本底的测量时间的分配

在给定的时间 T 内进行放射性测量,怎样分配本底和样品的测量时间 T_b 和 T_c,才能使样品净计数率的标准误差最小,这也是测量中经常要遇到的问题。因为 $T_c + T_b = T$,所以本底的测量时间 $T_b = T - T_c$。根据式(5.41),净计数率的标准误差

$$\sigma_a = \sqrt{\frac{n_c}{t_c} + \frac{n_b}{T - t_c}} \tag{5.43}$$

σ_a 的极小值可用求导数的方法求得,即要求

$$\frac{d\sigma_a}{dt_c} = \frac{d}{dt_c}\sqrt{\frac{n_c}{t_c} + \frac{n_b}{T - t_c}} = \frac{1}{2}\left(\frac{n_b}{(T - t_c)^2} - \frac{n_c}{t_c^2}\right) \bigg/ \sqrt{\frac{n_c}{t_c} + \frac{n_b}{T - t_c}} \tag{5.44}$$

所以只有 $\left(\frac{n_b}{(T-t_c)^2} - \frac{n_c}{t_c^2}\right) = 0$,解此方程式,可以得到

$$t_c = \frac{T\sqrt{n_c}}{\sqrt{n_b} + \sqrt{n_c}} \tag{5.45}$$

由于 σ_a 的二阶导数在 $t_c = \frac{T\sqrt{n_c}}{\sqrt{n_b} + \sqrt{n_c}}$ 处大于零,所以 σ_a 在 $t_c = \frac{T\sqrt{n_c}}{\sqrt{n_b} + \sqrt{n_c}}$ 处取极小值。同理可得到

$$t_b = \frac{T\sqrt{n_b}}{\sqrt{n_b} + \sqrt{n_c}} \tag{5.46}$$

由式(5.45)和式(5.46)可得到

$$\frac{t_b}{t_c} = \frac{\sqrt{n_b}}{\sqrt{n_c}} \tag{5.47}$$

在给定的时间 T 内,只有当测量样品和本底的时间之比满足式(5.47)时,样品净计数率的标准误差才为最小。

三、测量样品净计数率的最短时间

由式(5.41)可知,增加测量时间可以提高样品净计数率的测量精度。但是,在具体的测量中,怎样根据探测装置的本底和样品的净计数率及给定的测量精度,选择探测装置和工作条件,在最短的测量时间内,得到最佳的测量效果,这也是放射性测量中经常要考虑的问题。根据相对标准误差的定义,样品净计数率的相对标准误差为

$$\eta_n = \sqrt{\frac{n_c}{t_c} + \frac{n_b}{t_c}} \Big/ (n_c - n_b) \tag{5.48}$$

整理上式可得到

$$\eta_n^2 (n_c - n_b)^2 = \sqrt{\frac{n_c}{t_c} + \frac{n_b}{t_c}} \tag{5.49}$$

只有将 n_c 和 n_b 按照式(5.47)的比例分配,才能在最短的测量时间内,使样品净计数率的标准误差最小。因此,将式(5.47)与式(5.48)联立,解方程组可得到

$$t_b = \frac{n_b + \sqrt{n_c n_b}}{\eta_n^2 (n_c - n_b)^2} \tag{5.50}$$

$$t_c = \frac{n_c + \sqrt{n_c n_b}}{\eta_n^2 (n_c - n_b)^2} \tag{5.51}$$

在粗略估计出 n_c 和 n_b 的大小,并给定净计数率的相对标准误差之后,只要使本底和样品的测量时间不小于式(5.50)和式(5.51)所计算的 t_b 和 t_c,样品的净计数率的相对标准误差就不大于给定的值。例如,$n_c = 160$cpm,$n_b = 40$cpm,$\eta_n < 0.01$,得 $t_b = 83.3$min,$t_c = 166.3$min。所以只要将本底测量 1.5h,样品测量 3h,便可达到样品净计数率的相对标准误差不大于 0.01 的要求。

在上例中,如果在探测装置周围增加物质屏蔽或采取其他措施,使本底降低到 5cpm,则样品的计数率应为 125cpm。在这种条件下,如要求样品净计数率的相对标准误差仍为 0.01,则本底和样品的测量时间分别为 25min 和 105min 就足够了。因此,设法降低探测装置的本底计数率,可以达到缩短测量时间和提高测量精度的目的。

从统计误差的角度考虑,在给定的测量时间内,测量结果的相对标准误差越小越好;或者在给定测量精度的情况下,测量样品净计数率的时间 $T = t_b + t_c$ 越短越好。将式(5.50)和式(5.51)代入,则

$$T = t_c + t_b = \frac{(\sqrt{n_c} + \sqrt{n_b})^2}{\eta_n^2 (n_c - n_b)^2} \tag{5.52}$$

在样品净计数率 $n_a = n_c - n_b$ 和净计数率的相对误差 η_n 给定之后,我们希望测量时间 T 越小越好,所以把 $1/T$ 称为优质因子,用它来比较不同探测装置或探测方法的优劣。由式(5.52)不难看出:

① 当 $n_c \gg n_b$ 时,优质因子 $1/T = \eta_n^2 n_a$,由于 $n_a = A\varepsilon$(式中 A 为样品的放射性活度,ε 为探测装置的探测效率),所以选用探测效率较高的探测装置或提高探测装置的探测效率,可以缩短测量时间或提高测量精度。

② 对于低水平放射性测量,$n_a \approx n_b$,优质因子与 ε^2/n_b 成正比。也就是说 ε^2/n_b 越大,探测装置的优质因子也越大,所以有时也把 ε^2/n_b 称为优质因子。这在低水平放射性测量中是很重要的,因为降低探测装置的本底计数率也可以缩短测量时间或提高测量精度。优质因子 ε^2/n_b 不仅可以表示探测装置的优劣,还有助于选择探测装置的最佳工作状态。当探测装置的工作状态,如工作电压或甄别阈改变时,本底计数率和探测效率都将发生改变。因此,在具体的测量中,一般选取 ε^2/n_b 最大时的工作状态作为探测装置的最佳工作状态。

第五节 非等精度测量中的误差分析

一、非等精度测量

前面几节讲述了处理等精度观测数据的基本方法。所谓等精度观测数据是在等精度独立测量中,即在测量条件完全相同的情况下,所得到的一列观测值。也可以认为等精度观测值是同一正态分布的随机变量,具有相同的方差。因此,在处理过程中,各观测值都应同等对待,故用算术平均值作为被测物理量的最佳估值。显然,用精密度相同的仪器和方法,在相同的条件下,对一放射性样品进行重复性测量,所得到的观测值都是等精度的。

不等精度观测值是指具有不等方差的观测值。一般说来,使用不等精度的仪器和方法,或在不同条件下得到的观测值是不等精度的。假如 $l_1, l_2, l_3, \cdots, l_n$ 是一组不等精度的观测值,它们的观测质量各不相同,对于精度高的观测值应给予较大的信任,用它们计算最后结果时,希望精度高的观测值应占较大比重,产生较大的影响,精度低的则次之。表示观测值的信任程度或在计算最后结果中所占比重大小的数值称为权。事实上,观测值的精度或信任程度总是与它相对应的方差(或标准误差)相联系的。观测值的方差愈小,则精度愈高,信任程度也愈大。因此,在无系统误差的数据处理中,通常用与方差成反比的量值来表示权的大小。如观测值 $l_1, l_2, l_3, \cdots, l_n$ 的方差分别为 $\sigma_1, \sigma_2, \sigma_3, \cdots, \sigma_n$,则各观测值的权分别为 $\frac{\sigma_0^2}{\sigma_1^2}$, $\frac{\sigma_0^2}{\sigma_2^2}, \frac{\sigma_0^2}{\sigma_3^2}, \cdots, \frac{\sigma_0^2}{\sigma_n^2}$。

式中的 σ_0 是一个可任意选取的正常数,因为 σ_0 是权为 1 的方差,故称为单位权方差。例如,有 3 个观测值 x, y, z,其方差分别为 $\sigma_1 = 2, \sigma_2 = 3, \sigma_3 = 6$。如令 $\sigma_0 = 2$ 则各观测值的权分别为 $1, 4/9, 1/9$。单位权方差 σ_0 的取值不同,观测值的权也不同。σ_0 愈大,对应的权也愈大,故权仅表示各观测值的相对精度。

但是,无论 σ_0 取何值,均不改变各权之间的比值,也不改变单位权方差与对应权的比值,即不改变各观测值的方差。在测量中,还用不确定度来表示观测值的精度,当然也可以用与不确定度的平方成反比的量来定义观测值的权。

二、加权平均值

设一物理量的 n 个不等精度的观测值为 $l_1, l_2, l_3, \cdots, l_n$,它们的权分别为 $w_1, w_2, w_3, \cdots, w_n$。可以证明,该物理量的最佳估值

$$\bar{l} = \frac{\sum_{i=1}^{n} w_i l_i}{\sum_{i=1}^{n} w_i} \tag{5.53}$$

按上式计算出的 $\bar{l}$ 称为加权平均值。很明显,权大的观测值,在计算加权平均值时,所

占的比重大,反之亦然。对于等精度的测量,由于各观测值具有相同的方差,故权是相等的。这样式(5.53)就成为等精度观测值的算术平均值的表达式。还可证明,加权平均值的标准误差

$$\sigma_{\bar{l}}^2 = \frac{\sum_{i=1}^{n} w_i^2 \sigma_i^2}{\left(\sum_{i=1}^{n} w_i\right)^2} = \frac{\sum_{i=1}^{n} \left(\frac{\sigma_0}{\sigma_i}\right)^4 \sigma_i^2}{\left(\sum_{i=1}^{n} w_i\right)^2} = \frac{\sigma_0^2}{\sum_{i=1}^{n} w_i} \tag{5.54}$$

例题一:3 个不等精度的测量值分别为 98,95,120,其标准误差分别为 10,5 和 20。求它们的加权平均值及标准误差。

解:根据权的定义,3 个测量值的权分别为 $w_1 = \sigma_0^2/10^2$,$w_2 = \sigma_0^2/5^2$,$w_3 = \sigma_0^2/20^2$。若选取 $\sigma_0^2 = 400$,则 $w_1 = 4$,$w_2 = 16$,$w_3 = 1$,其加权平均值

$$\bar{l} = \frac{\sum_{i=1}^{n} w_i l_i}{\sum_{i=1}^{n} w_i} = \frac{\frac{\sigma_0^2}{10^2} \times 98 + \frac{\sigma_0^2}{5^2} \times 95 + \frac{\sigma_0^2}{20^2} \times 120}{\frac{\sigma_0^2}{10^2} + \frac{\sigma_0^2}{5^2} + \frac{\sigma_0^2}{20^2}} = 97$$

其标准误差

$$\sigma_{\bar{l}} = \left[\frac{\sigma_0^2}{\sum_{i=1}^{n} w_i}\right]^{\frac{1}{2}} = \left[\frac{\sigma_0^2}{\frac{\sigma_0^2}{10^2} + \frac{\sigma_0^2}{5^2} + \frac{\sigma_0^2}{20^2}}\right]^{\frac{1}{2}} = 4.4$$

其测量结果可表示为 $\bar{l} \pm \sigma_{\bar{l}} = 97 \pm 4.4$。若不考虑测量精度对平均值的影响,则算术平均值为 104,其标准误差为 8。很明显,上面两种结果是不相同的,由于加权平均值考虑了各观测值的精度,所以加权平均值应是这组测量结果的最佳估值。

三、放射性测量中的加权平均值

应该说明,在相同条件下,对一放射性样品进行等时间测量,所得到的测量结果往往是不相同的,根据第三节所讲述的处理方法,各测量值似乎都有不同的标准误差,但是绝不能认为它们是一组不等精度的测量结果。多次等精度的放射性测量结果的标准误差 $\sigma = \sqrt{\bar{N}}$,而 $\sigma = \sqrt{N}$ 是当 N 的值较大时,近似地把 N 作为多次测量结果的平均值所得到的近似表达式。可见,在上述条件下测得的各数据都具有相同的标准误差,因此各观测值都是等精度的,其最佳估值应是它们的算术平均值,标准误差应按式(5.36)进行计算。

对于不等时间间隔的测量,每次测得的计数和计数率是不等精度的,具有不同的方差,因此,测量结果的最佳估值应是多次测量值的加权平均值。

例如,在相同条件下,对一放射性样品进行 m 次测量,测量时间分别为 $t_1, t_2, \cdots, t_m$,每次测得的计数为 $N_1, N_2, \cdots, N_m$,其计数率分别为 $N_1/t_1, N_2/t_2, \cdots, N_m/t_m$。计数率的方差分别为 $n_1/t_1^2, n_2/t_2^2, \cdots, n_m/t_m^2$。计数率的权分别为 $\sigma_0^2 t_1^2/n_1, \sigma_0^2 t_2^2/n_2, \cdots, \sigma_0^2 t_m^2/n_m$。以上各计数率是同一放射性样品的测量结果,所以,令 $\sigma_0^2 = n_0$,则各计数率的权分别为 $t_1, t_2, \cdots, t_m$ 可见测量时间越长,测量结果的权越大,其结果的精度越高。根据式(5.53),计数率的加权平均值

$$\bar{n}_0 = \frac{\sum\limits_{i=1}^{m} w_i n_i}{\sum\limits_{i=1}^{m} w_i} \approx \frac{\sum\limits_{i=1}^{m} t_i n_i}{\sum\limits_{i=1}^{m} t_i} = \frac{\sum\limits_{i=1}^{m} N_i}{\sum\limits_{i=1}^{m} t_i} \tag{5.55}$$

加权平均值的标准误差

$$\sigma_l = \left[\frac{\sigma_0^2}{\sum\limits_{i=1}^{m} w_i}\right]^{\frac{1}{2}} \approx \left[\frac{\bar{n}_0}{\sum\limits_{i=1}^{m} t_i}\right]^{\frac{1}{2}} \tag{5.56}$$

例题二：在相同条件下，对一放射性样品测量 4 次，测量时间分别为 2min，5min，10min 和 14min，测得的计数率分别为 101cpm，108cpm，119cpm，110cpm。求计数率的加权平均值及其标准误差。

解：各计数率的权分别为 2,5,10,14，由式(5.55)和式(5.56)得

$$\bar{n}_0 = \frac{\sum\limits_{i=1}^{m} w_i n_i}{\sum\limits_{i=1}^{m} w_i} \approx \frac{\sum\limits_{i=1}^{m} t_i n_i}{\sum\limits_{i=1}^{m} t_i} = \frac{\sum\limits_{i=1}^{m} N_i}{\sum\limits_{i=1}^{m} t_i} = 112$$

$$\sigma_l = \left[\frac{\sum\limits_{i=1}^{m} w_i \sigma_i^2}{\sum\limits_{i=1}^{m} w_i}\right]^{\frac{1}{2}} \approx \left[\frac{\bar{n}_0}{\sum\limits_{i=1}^{m} t_i}\right]^{\frac{1}{2}} = 1.90$$

第六节　参 数 拟 合

一、最小二乘法基本原理

最小二乘法作为数据处理和误差估计的数学工具，已有两百多年的历史。由于线性变换的数学工具——矩阵理论和各种测量技术的发展及电子计算机的出现，最小二乘法的应用和通用性都得到了进一步完善。目前，最小二乘法已成为一切科技工作者进行数据处理——在大量的实验资料和数据面前尽快求解最佳估值及其误差的重要手段，在实验数据处理中得到广泛应用。此外，最小二乘法还是方差分析、曲线拟合、多元回归分析等方面的理论基础。本节仅介绍最小二乘法的基本原理和线性参数的最小二乘法估计。

最小二乘法是平均值原理的推广和应用，参数的最小二乘法估计和最大或然估计是一致的。在科学实验中，经常会遇到 x, y 两个物理量之间有一定的函数关系，即

$$y = f(x, a_1, a_2, \cdots, a_n) \tag{5.57}$$

其函数关系 $f(x, a_1, a_2, \cdots, a_n)$ 是已知的，但其中的 $a_1, a_2, \cdots, a_n$ 等参数需通过测量数据和最小二乘法求得。在实际测量中，一般认为变量 x 的值是没有误差的，或与 y 的误差相比很小可以略去。变量 y 的测量值存在着误差，即

$$\Delta_i = y_i - y_{i0} \tag{5.58}$$

式中 y_i 是测量值，y_{i0} 是与 x_i 相对应的 y 的真值（或最佳估值）。所谓最小二乘法就是选取一组参数的最佳估值 $\hat{a}_1, \hat{a}_2, \cdots, \hat{a}_n$，使得变量 y 的诸观测值 y_i 与其最佳估值 y_{i0} 之差的平方和最小。即

$$\sum_{i=1}^{m}(y_i - y_{i0})^2 = \sum_{i=1}^{m}[y_i - f(x_i, \hat{a}_1, \hat{a}_2, \cdots, \hat{a}_n)]^2 \tag{5.59}$$

取最小值。满足上式取最小值的各参量的最佳估值可以将测量结果 $(x_1, x_2, \cdots, x_n, y_1, y_2, \cdots, y_n)$ 代入式(5.59)，用求极值的方法确定其参数。

二、直线拟合

为了简单起见，我们只讨论 x, y 成线性关系的情况，即

$$y = a + bx \tag{5.60}$$

式中 a, b 是两个待确定的参数。设 x, y 有 m 组测量结果，且变量 x 的测量误差很小，可忽略不计，变量 y 的各观测值 y_i 的残差 $\Delta_i = y_i - y_{i0}$。最佳估值 $\hat{a}, \hat{b}$ 应满足

$$\sum_{i=1}^{m}(y_i - y_{i0})^2 = \sum_{i=1}^{m}[y_i - (\hat{a} + \hat{b} x_i)]^2 \tag{5.61}$$

取最小值。$\hat{a}, \hat{b}$ 可用数学中求极值的方法求得，即令

$$\frac{\partial}{\partial \hat{a}} \sum_{i=1}^{m}[y_i - (\hat{a} + \hat{b} x_i)]^2 = 0 \tag{5.62}$$

$$\frac{\partial}{\partial \hat{b}} \sum_{i=1}^{m}[y_i - (\hat{a} + \hat{b} x_i)]^2 = 0 \tag{5.63}$$

可以得到

$$\hat{a} m + \hat{b} \sum_{i=1}^{m} x_i = \sum_{i=1}^{m} y_i \tag{5.64}$$

$$\hat{a} \sum_{i=1}^{m} x_i + \hat{b} \sum_{i=1}^{m} x_i^2 = \sum_{i=1}^{m} x_i y_i \tag{5.65}$$

解方程组(5.64)和(5.65)求得

$$\hat{b} = \frac{m \sum_{i=1}^{m} x_i y_i - \sum_{i=1}^{m} x_i \sum_{i=1}^{m} y_i}{m \sum_{i=1}^{m} x_i^2 - (\sum_{i=1}^{m} x_i)^2} \tag{5.66}$$

$$\hat{a} = \frac{\sum_{i=1}^{m} x_i^2 \sum_{i=1}^{m} y_i - \sum_{i=1}^{m} x_i \sum_{i=1}^{m} x_i y_i}{m \sum_{i=1}^{m} x_i^2 - (\sum_{i=1}^{m} x_i)^2} \tag{5.67}$$

$\hat{a}, \hat{b}$ 都是根据实验数据计算得到的，所以它们都存在一定的误差。数理统计可以证明 $\hat{a}, \hat{b}$ 的方差分别为

$$\sigma_{\hat{b}}^2 = \frac{m \sigma_y^2}{m \sum_{i=1}^{m} x_i^2 - (\sum_{i=1}^{m} x_i)^2} \tag{5.68}$$

$$\sigma_{\hat{a}}^2 = \frac{\sum_{i=1}^{m} x_i^2 \sigma_y^2}{m\sum_{i=1}^{m} x_i^2 - (\sum_{i=1}^{m} x_i)^2} \tag{5.69}$$

式中 $\sigma_y^2 = \frac{1}{m-2}\sum_{i=1}^{m}[y_i-(\hat{a}+\hat{b}x_i)]^2$，称为单位权方差。对一给定的 x_0 值，都可以根据式(5.60)求得相对应的最佳估值 y_0。最佳估值 y_0 的方差

$$\sigma_{y_0}^2 = \frac{\sigma_y^2}{m-2}\left[\frac{1}{m} + \frac{(x_0-\bar{x})^2}{\sum_{i=1}^{m} x_i^2 - m\bar{x}^2}\right] \tag{5.70}$$

在测量次数较多的情况下，可以近似地把 $\sigma_{y_0}^2$ 作为最佳估值 y_0 的置信概率为 0.683 的置信限，称为标准误差。但是，当测量次数较少，一般在 $(m-2)<10$ 的情况下，置信概率为 $P=1-\alpha$ 的置信限应等于 $t_\alpha \sigma_{y_0}$，t_α 是 t 分布中自由度 $m-2$、置信概率为 P 的置信因子，可查表 5-2 得到。

表 5-4 实验数据表

i	x_i	y_i
1	0.9	4.0
2	3.2	8.7
3	4.0	11.4
4	4.8	11.9
5	5.4	13.2
6	5.6	16.1

例题：测得 (x_i, y_i) 的值如表 5-4 所示，试用直线方程拟合，求参数 $\hat{a}$，$\hat{b}$ 及其方差的最佳估值，并求 $x_0=3.5$ 时所对应的 x_0 及其标准误差。

解：根据式(5.66)和式(5.67)可以求得
$\hat{a}=1.71, \hat{b}=2.3$
根据式(5.68)和式(5.69)可以求得
$\sigma_{\hat{a}}^2=1.29, \sigma_{\hat{b}}^2=0.07$
与 $x_0=3.5$ 所对应的变量 y 的最佳估值 $y_0=9.76$
根据式(5.70)，y_0 的方差 $\sigma_{y_0}^2=0.02$。因为测量次数较少，所以 σ_{y_0} 还不是 y_0 的置信概率为 0.683 的置信限。y_0 的置信概率为 0.683 的置信限应是 $t_\alpha \sigma_{y_0}$，查表 5-2 得 $t_\alpha=1.14$，所以最佳估值 y_0 的标准误差为 0.51。

第七节 测量数据的检验

由于放射性核衰变是一种随机过程，放射性测量数据都具有一定的统计涨落。因此，要设法检验测量数据之间的差异，除统计涨落外，是否还有其他因素造成的。通过数据检验可

进一步确定测量数据的可靠性,同时还可以检验测量系统的稳定性。

数据检验的基本方法是将测量数据应遵从的理论分布与实测数据的分布相比较,求得两者之间的差异,然后从某个概率意义上说明这种差异是否显著。若差异不显著,则接受理论分布,没有理由怀疑所测数据的可靠性;若差异显著,则说明实测数据不服从理论分布。

数据检验的方法很多,下面仅介绍几种比较常用的检验方法。

一、两个测量数值的检验

在放射性测量中,经常要比较两个测量值之间的差异是否显著。如在样品计数率(包括本底)比本底计数率稍高的情况下,就要对两者进行检验,从而判断样品中是否含有放射性核素。此外,通过两个样品净计数率之间差异的检验也可以判断两个样品的放射性活度是否有明显差异。

这种检验方法的基本原理是设想两个测量值 l_1 和 l_2 是服从同一个正态分布的两个随机变量,则 $\Delta=l_1-l_2$ 也服从正态分布,其正态分布中心值为零,方差为 $\sigma_\Delta=\sqrt{\sigma_1^2+\sigma_2^2}$,式中 σ_1,σ_2 分别为 l_1 和 l_2 的方差。所以 $\Delta=l_1-l_2$ 的概率密度函数为

$$P(\Delta)=\frac{1}{\sqrt{2\pi}\sigma_\Delta}\exp\left(-\frac{\Delta^2}{2\sigma_\Delta^2}\right) \tag{5.71}$$

差异的绝对值 $|\Delta|\geqslant K_\alpha\sigma_\Delta$ 时,出现的概率为

$$P(|\Delta|\geqslant K_\alpha\sigma_\Delta)=1-\int_{-K_\alpha\sigma_\Delta}^{K_\alpha\sigma_\Delta}\frac{\mathrm{d}\Delta}{\sqrt{2\pi}\sigma_\Delta}\exp\left(-\frac{\Delta^2}{2\sigma_\Delta^2}\right)=\alpha \tag{5.72}$$

在正态分布中,K_α 和 α 的关系有表可查,表 5-1 给出几个典型的值。两个测量值之差的绝对值 $|\Delta|\geqslant K_\alpha\sigma_\Delta$ 时,出现的概率为 α。如果概率 α 是很小的,可以认为 $|\Delta|\geqslant K_\alpha\sigma_\Delta$ 的情况是不可能出现的。如果这种情况出现了,则认为两个测量值之间的差异显著,说明 l_1 和 l_2 不是同一正态分布的两个随机变量;否则,则认为 l_1 和 l_2 是同一正态分布的随机变量,所以有时把所选取的 α 称为显著性水平。这种检验方法的步骤如下:

① 由实验结果计算 $\Delta=l_1-l_2$,若 l_1 和 l_2 的标准误差为 σ_1 和 σ_2,则 Δ 的标准误差 $\sigma_\Delta=\sqrt{\sigma_1^2+\sigma_2^2}$,$K=|\Delta|/\sigma_\Delta$。

② 选取显著性水平 α,根据选取的 K_α,查表 5-1 可得到 K_α。

③ 比较 K_α 和 K 的大小,若 $K<K_\alpha$,则认为 l_1 和 l_2 之间的差异不显著,其差异是由于统计涨落引起的;若 $K>K_\alpha$,则认为差异显著,说明 l_1 和 l_2 不是同一正态分布的两个随机变量。

例题一:在相同条件下,对两个放射性样进行等时间测量,测得的计数分别为 1138 和 1030,检验这两个样品的活度是否相同。

解:$\Delta=1138-1030=108$,$\sigma_\Delta=\sqrt{1138+1030}=45.6$,$K=2.36$

选取 $\alpha=0.05$,查表 5-1 得 $K_\alpha=1.96$。

因为 $K>K_\alpha$,所以两者差异显著,则可认为这两个样品的放射性活度是不同的。

例题二:测量某种水样,10 分钟测得总计数为 590,在相同条件下测得本底计数率为 (50 ± 3) cpm,现检查水样中有无放射性物质。

解:水样的计数率 $n_c=590/10=59$ (cpm),其标准误差 $\sigma_n=\sqrt{59/10}=2.4$

$\Delta = |59-50| = 9$

$\sigma_\Delta = \sqrt{5.9+9} = 3.9$

$K = |\Delta|/\sigma_\Delta = 2.33$，选取 $\alpha = 0.01$，查表得 $K_a = 2.58$，因为 $K < K_a$，所以两个测量结果之间的差异不显著，没有理由怀疑水样中含有放射性物质。

二、χ^2 检验法

χ^2 检验是一种常用的检验方法。它可以检验总体参数，也可以检验测量数据所呈现的分布是否与假设的理论分布相符合。

假设有 k 个独立的随机变量 ξ_i，每个变量都服从数学期望为 0、标准差为 1 的标准化正态分布，通常用 $N(0,1)$ 表示。这 k 个随机变量的平方和

$$\eta = \sum_{i=1}^{k} \xi_i^2 \tag{5.73}$$

也是随机变量，并服从 χ^2 分布，自由度为 k 的 χ^2 分布的概率密度为

$$F(\eta) = \frac{\eta^{\frac{k-2}{2}} e^{-\eta/2}}{2^{k/2} \Gamma(k/2)} \tag{5.74}$$

χ^2 分布的概率密度与自由度 k 有关，并且只在 $0\sim\infty$ 之间取值，其分布如图 5-4 所示。$\eta \geqslant \eta_a$ 时出现的总概率

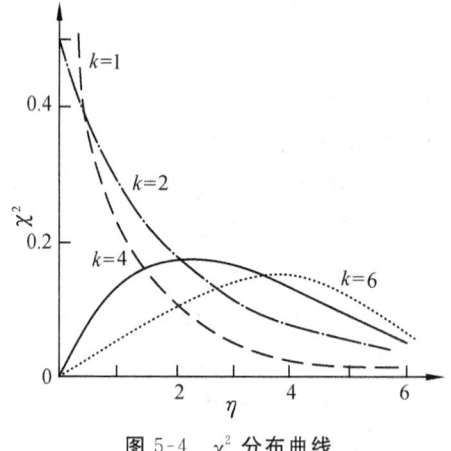

图 5-4 χ^2 分布曲线

$$P(\mu \geqslant \eta_a) = \int_{\eta_a}^{\infty} (\mathrm{d}\eta) = \alpha \tag{5.75}$$

α 与 η_a 之间的对应关系可以从 χ^2 表中查出，表 5-5 给出几组典型的数据。

表 5-5　几组常用概率的 η_a 值

k \ α η_a	0.01	0.05	0.95
1	6.635	3.841	0.004
2	9.210	5.991	0.103
3	11.34	7.815	0.352
4	13.28	9.488	0.711
5	15.09	11.07	1.145
6	16.81	12.59	1.635
7	18.47	14.07	2.17
8	20.09	15.51	2.73
9	21.67	16.92	3.33
10	23.21	18.31	3.94
15	30.58	25.0	7.26
20	37.57	31.4	10.85

设 l_i 是 m 个服从同一正态分布的随机变数，这个正态分布的数学期望值为 A，标准差为 σ，则 $(l_i-A)/\sigma$ 就是一个服从标准化正态分布 $N(0,1)$ 的随机变数。但是 A 和 σ 都是未知的，对放射性测量可分别用 $\bar{l}$ 和 $S=\sqrt{\bar{l}}$ 来代替，根据式(5.73)，则

$$\eta = \sum_{i=1}^{m} \frac{(l_i-\bar{l})^2}{\bar{l}} \tag{5.76}$$

它应是一个自由度为 $k=m-1$ 的 χ^2 分布变数。自由度为 $m-1$ 是因为有关系式 $\bar{l}=\frac{1}{m}\sum_{i=1}^{m}l_i$ 的约束，使 m 个测量值中，仅有 $m-1$ 个是独立的。η 服从 χ^2 分布，所以 η 的值应在一个合理的范围内，若其值偏离太大，则说明 η 不服从正态分布。

χ^2 检验的基本步骤：

① 由实测的数据 $l_1, l_2, \cdots, l_m$ 计算 η。

② 选取一个较小的概率 α_1（如 $\alpha_1=0.01$），根据 α_1 和自由度 $k=m-1$ 的值，查 χ^2 表表 5-5 得相应的 η_{α_1}。

③ 比较 η 和 η_a 的大小。若 $\eta<\eta_a$，则接受原假设分布，即没有理由怀疑所测数据的可靠性；若 $\eta>\eta_a$，则应否定原假设分布，即 $l_1, l_2, \cdots, l_m$ 不服从正态分布。

例题三：重复测量某放射性样品 16 次，得每分钟计数为 290,295,255,262,252,265, 316,298,298,287,272,293,287,272,249,311，检验此组测量数据是否服从正态分布。

解：用 χ^2 检验法检验上述测量值是否服从正态分布。该测量列的算术平均值

$$\bar{l}=281, \eta=\sum_{i=1}^{m}\frac{(l_i-\bar{l})^2}{\bar{l}}=23.3$$

取 $\alpha_1=0.05$，自由度 $k=16-1=15$，由表 5-5 可查得相应的 $\eta_a=25.0$，因为 $\eta<\eta_a$，所以没有理由怀疑上述测量数据的可靠性，即认为它们服从正态分布。

χ^2 检验还可以选取一个较大的概率 $\alpha_2=0.99$，查表 5-5 得相对应的 η_a，然后与根据实测数据计算的 η 相比较，若 $\eta>\eta_a$，则没有理由否定原假设，即测量列服从正态分布；若 $\eta<$

η_a,则说明出现 η 的概率小于 $1-\alpha_2$,而 $1-\alpha_2$ 是一个小概率值,因此,η 出现在这个区间也是不大可能的。但是现在竟然出现了,说明这样的测量列的离散度太小,从统计学的观点,出现这样的情况也是不可能的。

例题四:检验测量数据 242,241,249,256,236,234,250 是否服从正态分布。

解:此测量列的算术平均值

$$\bar{l} = 244, \eta = \sum_{i=1}^{m} \frac{(l_i - \bar{l})^2}{\bar{l}} = 1.57$$

取 $\alpha_2 = 0.95, k = 7-1 = 6$,查表 5-5 得 $\eta_a = 1.635$,因为 $\eta < \eta_a$,所以这组测量数据不应服从正态分布。根据统计学的观点,测量数据的离散如此小,也是不大可能的。

χ^2 检验的另一种方法是假设 m 个测量值 $l_1, l_2, \cdots, l_m$ 服从分布函数为 $f(x)$ 的分布,根据假设的理论分布,把测量值按照分点 $L_0 < L_1 < \cdots < L_n$ 分成 n 个区间(一般取 $n = 7 \sim 14$),各测量值按其大小归入相应的区间,记落入区间 $[L_{i-1}, L_i]$ 内的测量值个数为 f_i(要求 $f_i > 5$)。测量值在 $[L_{i-1}, L_i]$ 内的理论概率为 $p_i = f(L_i) - f(L_{i-1})$,则

$$\eta = \sum_{i=1}^{n} \frac{(f_i - mp_i)^2}{mp_i} \tag{5.77}$$

服从自由度为 $n-h-1$ 的 χ^2 分布(当 m 充分大),自由度中的 h 为理论分布中的参数个数,泊松分布的 $h = 1$;正态分布的 $h = 2$。因为 η 服从 χ^2 分布,所以 η 的值应在一个适当的范围内。选取较小概率显著性水平 α,查表 5-5 可得相对应的 η_a,若 $\eta < \eta_a$,则接受原假设分布,没有理由怀疑测量数据的可靠性;若 $\eta > \eta_a$,则应否定原假设分布。这种检验法不仅可检验测量数据是否服从正态分布,而且还可以检验服从泊松分布或其他统计分布的测量数据。如表 5-6 所示的测量结果可分成 8 组进行 χ^2 检验,检验其测量数据是否服从泊松分布。表 5-6 给出 χ^2 检验所需要的数据。p_i 是平均值 $\bar{l} = 3$ 的泊松分布出现第 i 组数值的理论概率,m 是总的测量次数。根据式(5.77)可求得

$$\eta = \sum_{i=1}^{n} \frac{(f_i - mp_i)^2}{mp_i} = 5.31$$

表 5-6 测量结果

l_i	f_i	p_i	mp_i	$f_i - mp_i$	$(f_i - mp_i)^2$	$\dfrac{(f_i - mp_i)^2}{mp_i}$
0	6	0.05	5	1	1	0.20
1	18	0.15	15	3	9	0.60
2	17	0.22	22	-5	25	1.14
3	24	0.22	22	2	4	0.18
4	18	0.17	17	1	1	0.06
5	6	0.10	10	-4	16	1.60
6	6	0.05	5	1	1	0.20
7,8,9	5	0.03	3	2	4	1.33
Σ	100	1.00				5.31

取 $\alpha = 0.05$,自由度 $k = 8-1-1$,查表 5-5 可得 $\eta_a = 12.59$,因为 $\eta < \eta_a$,所以可认为此数

据服从泊松分布。

三、可疑数据取舍

在多次重复性测量中,可能有个别测量值与平均值的偏差很大,这样的测量值称为可疑数据。如果保留这样的测量值,对平均值和测量精度都有很大影响。这会使人们想到:这样的测量值是否存在粗大误差,能否弃之不用?如果有充分理由说明某个数据或某组数据因操作过失或测量设备不正常等明显错误,而存在粗大误差,当然应该舍弃。但是,如果没有确凿的根据,尽管它们与平均值之间的偏差很大,也不应轻率舍弃,这是测量工作者必须严格遵守的科学态度。对可疑数据应按照误差理论严格加以判别,然后决定取舍。判别的标准很多,下面介绍几种常用的判别标准。

(一) 拉依达(pайta)判别标准

设有一等精度的测量列:$l_1, l_2, \cdots, l_m$,它们的算术平均值为 $\bar{l}$,并按贝塞尔公式计算该测量列的标准误差 S。如果某个测量值 l_i 的残差绝对值大于 $3S$,则认为 l_i 是异常值,应舍弃不用。舍弃后再重新计算平均值和标准误差。

在正态分布中,测量值的残差绝对值大于 $3S$ 时出现的总概率仅有 0.0027,是非常小的,拉依达判别标准认为出现这样的测量值实际上是不可能的,因此可将这样的测量值弃之不用。

例题五:检查等精度测量列:29,36,29,37,35,29,30,34,27,24,32,8,33,26 中有无异常值应该舍弃。

解:该测量列的算术平均值和标准误差分别为:$\bar{l}=28.8$ 和 $S=7.1$,与平均值偏离最大的测量值是 8,其残差为 -20.8,$3S=21.3$。按照拉依达判别标准,尽管测量值 8 的残差绝对值较大,但仍不是异常值,所以测量列中不应该舍弃该数据。

拉依达判别标准比较简单,不需要专门的统计数表。但是,拉依达判别标准是建立在正态分布和 m 值比较大的前提下,当 m 较小时,这种判别标准并不可靠。所以使用这种判别标准,要求测量次数足够多。

(二) 克拉布斯(Grubbs)判别标准

克拉布斯判别标准也称为数理统计判别标准。假设 m 个等精度的测量值服从正态分布,计算包括可疑值在内的算术平均值并按照贝塞尔公式求得测量列的标准误差 S,若某个测量值 l_i 的残差绝对值

$$|l_i-\bar{l}| \geqslant g_m(\alpha)S \tag{5.78}$$

则认为 l_i 是异常值,应当舍弃。$g_m(\alpha)$ 称为克拉布斯判别标准,由测量次数 m 和给定的显著性水平 α,查表 5-7 可以得到。例如,例题五中的测量值 8,它与平均值的偏差最大,其残差绝对值为 20.8,测量列的标准误差 $S=7.1$,取显著性水平 $\alpha=0.01$,$m=15$,查表 5-7 得 $g_m(\alpha)=2.70$ 显然,$|l_i-\bar{l}| \geqslant g_m(\alpha)S$,所以测量值 8 为异常值,应弃之不用。

表 5-7　克拉布斯判别标准

m	3	6	9	12	15	18	21	24	30	40
$\alpha=0.01$	1.15	1.94	2.32	2.55	2.70	2.82	2.91	2.99	3.10	3.24
$\alpha=0.05$	1.15	1.82	2.11	2.29	2.41	2.50	2.58	2.64	2.74	2.87

克拉布斯判别标准是理论推导的严格结果,是一个较好的判别标准。在只有一个异常值时,该标准的判别功效较高。下面再介绍一种可以重复使用的判别标准。

(三) 狄克逊(Dixon)判别标准

将 m 次等精度的测量结果,从小到大依次排列为 $x_1 \leqslant x_2 \leqslant \cdots \leqslant x_m$。定义极差比

$$r_{j,i-1} = \frac{x_m - x_{m-j}}{x_m - x_i} \tag{5.79}$$

$$r_{i-1,i} = \frac{x_i - x_1}{x_{m-j} - x_1} \tag{5.80}$$

导出其概率密度,进而可以计算在某一置信概率情况下的临界值。如果 $r_{j,i-1}$(或 $r_{i-1,j}$)超过此临界值 $r(\alpha,m)$ 时,则视 x_m(或 x_1)为异常值,应加以剔除。临界值 $r(\alpha,m)$ 均列在表 5-8 中。

表 5-8　临界值 $r(\alpha,m)$

m	4	5	6	7	10	15	20	30
$\alpha=0.01$	0.889	0.780	0.698	0.673	0.597	0.616	0.535	0.457
$\alpha=0.05$	0.765	0.642	0.560	0.507	0.477	0.525	0.450	0.376

例题六:用狄克逊判别标准,检查如下测量结果:20.42,20.43,20.40,20.43,20.42,20.43,20.39,20.30,20.40,20.43,20.42,20.41,20.39,20.39,20.40 中是否有应该剔除的异常值。

解:将上述 15 个测量值按其大小依次排列为 20.30,20.39,20.39,$\cdots$,20.43,20.43,20.43,因为 x_1 与其他测量值偏离较大,所以 x_1 为可疑值,故计算

$$r_{1,1} = 0.69$$

取显著性水平 $\alpha=0.01$,查表 5-8 得临界值 $r(\alpha,m)=0.616$,因 $0.69>0.616$,所以 x_1 为异常值,应当剔除。剩下的 14 个值可再进行上述判别。

很明显,狄克逊判别标准不涉及测量列的平均值和标准差,所以狄克逊判别标准对被测物理量的真值和分析方法的标准偏差均未知时特别适用。实践证明,狄克逊判别标准稍宽,而克拉布斯判别标准比较适中。对于只有一个异常值的测量列,克拉布斯判别标准的效果最佳,而对于有多个异常值的测量列,则用狄克逊判别标准。当然,一组测量数据不允许有很多异常值,剔除的量要有限制,选取较小的显著性水平 α,可以达到这一目的。若某一测量值可剔除也可不剔除时,以不剔除为宜。

以上各判别标准不仅依赖于测量值的个数,而且还与所选取的显著性水平 α 有关。实际上,α 是把非异常值剔除而导致犯错误的概率。当然 α 越小,犯这类错误的概率越小,但是增加了犯另一类错误的概率,即把实际上的异常值保留了下来。但是,在任何数据检验和可疑数据的判别中,这两类错误都是不可避免的。

第八节 有效数字及运算法则

在测量和数据处理过程中,熟练地掌握有效数字及其运算法则是很重要的。这不仅可以在不影响测量精度的情况下,大大减少运算中不必要的繁琐,而且还可以正确地表示观测结果的精度。本节将简要地介绍一些有关有效数字的基本知识。

一、有效数字

在测量过程中,数的用途有两类:一类是用来数数的。这类数是无限准确的,也就是说,无论谁去数,用什么方法或什么时候去数,所得到的结果都是完全相同的。例如,实验中重复测量的次数、样本的个数以及运算过程中所用到的一些基本常数,如 π,e 都属于这类数。我们认为它们的有效数字的位数是无限多的,在运算中这类数应取的位数由其他物理量的有效数字的位数决定。另一类数是用来表示测量结果的。它们的末位数或末两位数往往是估计得来的,因此,具有一定的误差或不准确性。用最大量程为 100V,最小分格为 1V 的电压表测量电压,所得到的测量值最多只能有三位有效数字。例如,测得的电压为 21.3V,其末位数是估计得来的不准确数,在其末位上有上下半个单位的偏差,而前面的两位数都是准确知道的。准确知道的各位数和估计得到的一位不准确数都称为有效数字。因此,设有一测量结果 L,其极限误差是某一位的半个单位,从这位算起,向左到不为零的最高位数为止,共有 n 位数,则称 L 有 n 位有效数字。在书写不带误差的测量结果时,应保证左起第一个不为零的数到最末位数都是有效数字。

在正确书写的实验结果中,1 到 9 都是有效数字,而零则不一定是有效数字。例如,测得两个物体的长度分别为 50.8m 和 28.0m,其中的零都是有效数字。如果测得一物体的长度为 0.0028m,则前面的三个零都不是有效数字,因为这三个零仅与所取的单位有关,若用毫米作单位,可写成 2.8mm,即只有两位有效数字。在书写很大的实验结果时,如 72000m 和 1250V,我们很难确定其中的零是否是有效数字。遇到这种情况,通常用指数形式来表示,如果上述两个数据只有三位有效数字,则应分别写成 7.20×10^4m 和 1.25×10^3V;如果测量结果后面的零都是有效数字,可写成 7.2000×10^4m 和 1.250×10^3V。但是,这两种书写方式所表示的测量精度是不同的。对于很小的数也采用指数形式表示,如中子的静止质量为 1.675×10^{-27}kg。用指数形式表示测量结果,有效数字的位数就很明显。

在书写不带误差的实验结果时,可能有人认为小数点后面的位数越多,实验结果就越精确,这是一种错觉。因为小数点后的位数不是测量精度的标准,而仅仅与所采用的单位有关。例如,一个测量结果可以写成 1.28m,也可以写成 128cm,小数点后面的位数不同,但是,它们具有完全相同的测量精度。也可能有人认为实验结果的位数越多结果就越精确,这也是错误的。因为在测量中,由于仪器、方法和感官上的缺陷,测量结果只能达到一定的精度。所以无论写多少位数字,都不能把精度提高到超越测量所允许的范围。超过测量精度而多书写的数字都是无效数字。当然书写的位数太少,低于测量所能达到的精度,也是不正确的。为了保证实验结果的准确一致和正确使用,最好把实验结果的误差表示出来,并说明误差的性质和置信概率。实验结果的误差一般只需保留一位有效数字,并且与该实验结果的最末位有效数字同数量级。例如,光在真空中的速度 c 的最佳估值为 $2.997902\times 10^8\,\mathrm{m/s}$,其极限误差为 $0.000009\times 10^8\,\mathrm{m/s}$,可书写成 $c=(2.997902\pm 0.000009)\times 10^8\,\mathrm{m/s}$,对于比较重要的测量结果及其误差可比上述规定再多取一位。

二、有效数字的运算

因为计算或其他原因,可能使某些数值的位数增加,或不需要写出所有的有效数字时,可按照有效数字修约规则,舍弃不需要的数字。有效数字修约规则如下:

① 若舍弃的部分大于所保留的末位单位的 1/2,则舍弃后,末位加 1。
② 若舍弃的部分小于所保留的末位单位的 1/2,则舍弃后,末位不变。
③ 若舍弃的部分等于所保留的末位单位的 1/2,则舍弃后,将末位数凑成偶数。即末位是偶数时,末位不变;若末位是奇数时,则加 1 凑成偶数。

例如,将下列各数:2.345,3.376,8.451,9.150,7.250,0.349 均修约成只有一位小数时,则分别为 2.3,3.4,8.5,9.2,7.2,0.3。

(1) 和、差的有效数字　几个数值相加或相减时,应以各数值中具有最大误差的数值为准,其余各数值均修约到该数值末位的十分位,然后相加或相减,其最后结果应与具有最大误差的数值的末位取齐。例如,求 1.234,8.6,6.9548,3.946 的和,其中第二个数值的误差最大,且只有一位小数,所以其他各数均应修约成只有两位小数的数,即 1.23+8.6+6.95+3.95=20.73,其结果应为 20.7。两个彼此相近的有效数值相减时,有可能使计算结果的有效数字位数减少,其相对误差可能很大。例如,5.28-5.24=0.04。

(2) 积和商的有效数字　两个或两个以上具有不同有效数字的测量结果相乘或相除时,应以各测量结果中有效数字最少的数值为标准,其他各数值均修约成比该数值多一位有效数字的数(与小数点的位置无关),然后相乘或相除,其积或商的有效数字应与有效数字最少的数值相同。例如,0.212,1.645,1.8578 相乘时,其中 0.212 只有三位有效数字,位数最少,因此,其他各数均取四位有效数字,即 0.212×1.645×1.858=0.6480,其最后结果为 0.648。

(3) 对数的有效数字　对数的有效数字是指对数尾数的位数应与真数的有效数字位数相同。求 n 位有效数字的数的对数应该用"位对数表",以免损失精度。例如,lg3.1516=0.49853,ln2.988=1.0946。

(4) 平方数和平方根的有效数字　平方数和平方根的有效数字,可以比原数多取一位。例如,$69.6^2=4844$,$\sqrt{13.2}=3.501$。

(5) 平均值的有效数字　等精度测量结果的算术平均值的有效数字应同单个测量值相同,在测量次数较多时,可以多取一位。

习 题

1. 对一放射性样品进行 6 次重复性测量,每次测量时间相等,测得的计数为 2199,2272,2304,2338,2252,2237。求其平均值及平均值的标准误差。

2. 设样品(包含本底)的计数率 $n_c=(750\pm25)$cpm,本底计数率为 $n_b=(500\pm20)$cpm。求样品净计数率及其标准误差和相对误差。

3. 测量某样品 8min,得计数为 816,测量本底 4min,得计数为 72。求样品的净计数率及其标准误差。

4. 对一放射性样品进行粗测得 $n_c=200$cpm,测量装置的本底计数率为 $n_b=8$cpm。若总测量时间为 60min,要求测得的样品净计数率的标准误差 σ 最小,试求测量样品和本底的时间。

5. 对一放射性样品进行粗测得 $n_c=1000$cpm,$n_b=40$cpm。若要求净计数率的相对标准误差不大于 1%,求样品和本底的最小测量时间。

6. 用硫酸亚铁剂量计测量辐射场内校准点的剂量,测量值如表 5-9 所示。用最小二乘法计算该点的剂量率及其相对标准误差。

表 5-9 测量值

辐照时间(min)	1.0	1.5	2.0	2.5	3.0	3.5	4.0
剂量(Gy)	58.1	86.5	113.6	135.9	160.5	185.0	209.0

7. 在相同条件下,对两个放射性样品进行等时间测量,得计数为 4002,4187。按显著性水平为 0.05 检验这两个测量结果的差异是否显著。如显著性水平为 0.01,结果怎样?

8. 用 χ^2 检验法检验测量数据 86,108,120,106,118,125 是否服从正态分布($\alpha=0.05$)。

9. 对一放射性样品进行 10 次重复性测量,测得的计数为 106,93,94,88,98,102,95,130,96,98。分别用拉依达判别标准和克拉布斯判别标准($\alpha=0.01$)检验上述测量列中有无应舍弃的异常值。

10. 在相同条件下,测量某一溶液的吸光度,测量值为 0.566,0.578,0.578,0.588,0.577,0.525,0.568,0.603,0.567,0.591,0.575,0.576。分别用克拉布斯判别标准和狄克逊判别标准,检验上述数据中有无异常值。

第六章 射线与物质的相互作用

研究射线与物质的相互作用，一方面可以更详细地了解原子和核的结构，射线本身的性质，粒子发射的物理过程以及它们对物质结构、物质特性的影响；另一方面，射线与物质的相互作用是设计和研制核辐射探测器的重要基础，任何一种核辐射探测器的性能最终都取决于带电粒子和探测器灵敏体积内介质的相互作用。除此以外，根据射线与物质相互作用的特点，正在日益广泛地促进核辐射在工业、农业、国防和医学等许多方面的应用，例如，辐射探伤和测厚、辐射灭菌、诊断和治疗疾病等。总之，射线与物质的相互作用是核辐射探测、核物理实验、核辐射防护以及核技术应用的基础。

原子核衰变时放出的各种射线，可以分为四类：第一类是 $\beta^{\pm}$ 射线，由正电子或电子组成，这两种射线是一对反粒子，属于轻子的范畴；第二类是重带电粒子组成的射线，如 α 射线、质子等，还包括某些原子核衰变发射出的碳离子；第三类为由中子组成的射线，中子是一种质量和质子差不多不带电的射线；第四类为光子，如 γ 射线和 X 射线，及其他能量的电磁波。以上各种射线在通过物质时，都要与物质发生相互作用。

本章主要讨论带电粒子、γ 射线与物质的相互作用，中子与物质的相互作用将在第十一章中进行讨论。对 γ 射线的探测最终还得归结到探测次生的带电粒子。

具有一定能量的带电粒子在入射到靶物质中时，与物质原子的主要作用方式有下列四种过程：

① 与核外电子发生非弹性碰撞过程。
② 与原子核发生非弹性碰撞过程。
③ 与原子核发生弹性碰撞过程。
④ 与核外电子发生弹性碰撞过程。

这里所说的碰撞实际上是带电粒子与原子核或核外电子之间的库仑相互作用，而不是在力学中所说的两刚性球体之间的直接碰撞。当入射粒子的能量比较大时，可以将原子核和核外电子看做独立的粒子，而当入射粒子的能量比较小时，原子核和电子之间的相互作用不可忽略时，以上的区分就不确切了。

入射带电粒子和物质原子的壳层电子之间的非弹性碰撞导致了原子的电离和激发。轫致辐射的产生是入射带电粒子与原子核非弹性碰撞的结果。入射带电粒子与原子核或核外电子间的弹性碰撞维持体系的动能守恒，仅引起带电粒子运动方向的改变，称为弹性散射。当然，入射带电粒子也可以穿过原子核的库仑势垒发生核反应，但在本章所涉及到的粒子能量范围内，相对来说，以上四种过程占有绝对优势，核反应是可以忽略的。

α 粒子、质子、电子等同为带电粒子，它们与物质发生相互作用的方式基本相同；但由于电子质量比较轻，它与物质相互作用的情况在某些方面不同于质量比电子重得多的质子和 α 粒子。就此而言，电子常称为轻带电粒子，质子和 α 粒子等称为重带电粒子。本章按重带电粒子与物质的相互作用和轻带电粒子与物质的相互作用分别加以叙述。

第一节 重带电粒子与物质的相互作用

重带电粒子是指重量比电子大得多的那些带电粒子,例如,α 粒子、质子和氘核等。它们在通过物质时,主要是与靶物质原子中的壳层电子发生非弹性碰撞而导致物质原子的电离和激发。由于重带电粒子质量大,散射现象不显著,碰撞后运动方向几乎保持不变,因此重带电粒子在物质中的运动径迹近似于直线。重带电粒子引起的轫致辐射则更可以忽略不计。

一、电离和激发

带有正电荷的重带电粒子在从靶物质原子近旁掠过时,它们便与壳层电子(主要是外壳层电子)发生静电库仑作用,带有负电荷的壳层电子因受其吸引而获得了一部分能量。如果壳层电子获得的能量足够大,它便能够克服原子核的束缚而脱离出来成为自由电子。这时,物质的原子便被分离成一个自由电子和一个正离子(失去一个电子的原子),它们合称为电子离子对,这样一个过程就称为电离(ionization)。

原子最外层电子因受原子核的束缚最弱,故这些电子最容易被击出。如果壳层电子获得的能量比较小,还不足以使它摆脱原子核的束缚而成为自由电子,但是却可以使电子从低能级状态跃迁到高能级状态,这个现象称为原子的激发(excitation)。处于激发态的原子是不稳定的,在激发态停留很短时间之后,便又从激发态跃迁回到基态,这个过程就叫做原子的退激。在原子退激时,其多余的能量将以可见光或紫外光的形式释放出来,这就是受激原子的发光现象。

由入射重带电粒子直接与原子相互作用产生的电离称为直接电离或初级电离。在直接电离过程中发射出来的电子叫做次级电子或称 δ 电子(又称 δ 射线)。如果次级电子具有足够高的动能(通常大于 100eV 以上),它还能继续与其他原子发生作用,使其产生电离。这种由 δ 电子引起的电离和激发就是次级电离。初级电离和次级电离之和构成了入射重带电粒子的初始总电离。一般来说,次级电离要占初始总电离的 60%~80%。

二、重带电粒子的电离损失

(一)重带电粒子的阻止本领

重带电粒子通过物质时,它的速度将慢慢减低而逐渐损失能量,带电粒子在物质中通过单位长度路径时,其能量损失的大小称为带电粒子的阻止本领(stopping power),这些损失的能量主要消耗于物质原子的电离和激发上。因此,人们就把这样的能量损失称为电离损失。重带电粒子在物质中通过单位长度路径时,由于电离和激发而引起的能量损失称为电

离损失率或传能线密度,并用$-\frac{dE}{dx}$来表示,其中的负号表示能量的减少。理论推得的表达式为

$$\frac{dE}{dx}=-\frac{4\pi e^4 z^2 N_A Z}{mv^2}\ln\left(\frac{2mv^2}{I(1-\beta^2)}-\beta^2-\frac{c}{Z}\right) \quad (6.1)$$

式中 z 和 Z 分别为入射重带电粒子的电荷数和吸收物质的原子序数,v 为入射重带电粒子的运动速度,N_A 为每立方厘米吸收物质中的原子数目(N_A 又称原子密度),m 是电子的静止质量,I 为吸收物质原子的平均电离电位,$\beta=v/c$,c 是光速。$-\frac{dE}{dx}$ 的单位常用 MeV/cm 或 keV/cm 表示。

所谓平均电离电位是指某吸收物质的一个原子中所有电子的电离能和激发能的平均值,它是能量损失率公式中的一个重要参数。理论计算得到 I 近似地正比于 Z(即 $I=kZ$),在 Z 小于 20 时,$I\approx 11.5Z$ eV;在 Z 大于 20 时,$I\approx 8.8Z$ eV。表 6-1 给出了常见几种物质的平均电离电位。

表 6-1　常见几种物质的平均电离电位

材料	原子序数	第一电离电位(eV)	平均电离电位(eV)
H	1	13.6	18
C	6	11.2	77
N	7	14.5	88
O	8	13.6	100
Al	13	6.0	164
Ar	18	15.7	184
Fe	26	7.9	300
Pb	82	7.4	820
空气			81
水			70

(二) 重带电粒子阻止本领的特点

由式(6.1)可以看到:

① 重带电粒子的电离损失率与它的电荷数 z 的平方成正比,在速度相同时,带电粒子的电荷愈多,能量损失愈快,穿透物质的本领就愈弱。例如,α 粒子的 $z=2$,质子的 $z=1$,当它们以同样速度在同一物质中通过时,α 粒子的电离损失率为质子的电离损失率的 4 倍,因而 α 粒子的穿透本领就较质子的弱得多。

② 重带电粒子的电离损失率与它本身的质量无关,因为在式(6.1)中没有出现入射粒子的质量。

③ 重带电粒子的电离损失率与它的速度有关,当入射粒子速度不很高时,电离损失率与速度平方成反比,速度越小,电离损失率越大。这是因为在发生碰撞时,带电粒子的动量转移与它和电子作用的时间长短有关。带电粒子速度愈慢,掠过电子的时间越长,它们之间的静电库仑作用时间就愈长,电子获得的动量也就愈大。因此,入射带电粒子的能量损失就越大。反之,入射带电粒子的速度越大,作用时间越短,能量损失率就越小。

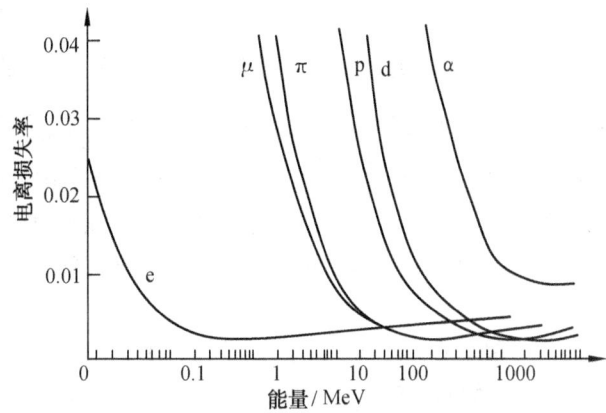

图 6-1 带电粒子在空气中的电离损失率与能量的关系

图 6-1 给出了几种不同带电粒子在空气(标准状况下)中的电离损失率与能量的关系。由图 6-1 不难看出，$-\dfrac{dE}{dx}$ 随入射粒子的能量增加而减小，在高能区略有增大。这一增大的原因是因为式(6.1)中方括号内的相对论项起作用的结果。如果两种带电粒子的速度相等并具有相等的电荷，则它们的能量损失率也就相同。例如，能量为 1MeV 质子和 2MeV 氘核，由于它们的速度相同(计算可得)，电荷数又都等于 1，故它们在同一物质中具有相同的能量损失率。

重带电粒子的电离损失率与物质的电子密度 $N_A Z$ 成正比，对于能量相同的同一种入射粒子，物质的电子密度越大，电离损失率也愈大。这里应该指出在入射粒子速度很低时，例如，对于能量低于 1～2MeV 的 α 粒子或能量在 1.3MeV 以下的质子，式(6.1)不能适用。这是因为在低能时，α 粒子可以俘获一个或两个电子而使自己成为正一价的氦离子(He^+)或氦原子，也可以再失去它们，因此在低能时作用情况十分复杂。

(三) 原子阻止截面

如果从吸收物质角度来看。式(6.1)的意义为：重带电粒子在穿过吸收物质时，由于吸收物质原子中电子的阻止作用，引起了入射带电粒子在单位路径上的能量损失。因此，单位路径上的电离损失率 $-\dfrac{dE}{dx}$ 又称为吸收物质对入射带电粒子的线性阻止本领，对应于线性阻止本领，还有质量阻止本领，用 $-\dfrac{1}{\rho}\dfrac{dE}{dx}$ 表示，ρ 是吸收物质的密度(单位是 g/cm^3)。所谓质量阻止本领是指入射带电粒子在通过单位质量厚度(单位为 g/cm^2)某吸收物质时因其阻止作用而引起的能量损失。显然，吸收物质的电子密度愈大，它对入射带电粒子的阻止本领也愈大，故把靶物质对入射带电粒子的阻止本领 $-\dfrac{dE}{dx}$ 有时又称为电子阻止本领，以区别于原子核对入射带电粒子能量损失所作的贡献。原子核对入射带电粒子的阻止本领又称为核阻止本领。把阻止本领 $-\dfrac{dE}{dx}$ 除以靶物质单位体积内的原子数 N_A，便得原子阻止截面 $-\dfrac{1}{N_A}\cdot\dfrac{dE}{dx}$，它的单位是 $eV\cdot cm^2/$原子。原子阻止截面与物质的物理状态和物理条件(如压力等)无关，但对不同的阻止物质，原子阻止截面却有很大不同。

(四) 平均电离能

由于入射带电粒子的电离作用,当它穿过靶物质时便在其行进的路径周围留下了许多离子对。每单位路径上产生的离子对数称为比电离或称电离密度,用符号 $-\dfrac{dN_i}{dx}$ 表示。带电粒子在物质中每形成一对离子平均消耗的能量称为平均电离能,用符号 W 表示。平均电离能的大小只与吸收物质的性质有关,而与入射粒子的种类和能量几乎无关。对于不同能量的同种粒子或不同种粒子在同一种介质中的电离,其平均电离能都很接近。对于气体来说,W 值大约在 30~40eV 之间;对于密介质,W 在 3~30eV 之间。一般来说,平均电离能要比物质的电离电位约大 1 倍左右。例如,氩的电离电位是 15.7eV,但它的平均电离能 W 大约是 26.4eV。这是因为在能量损失中大约有一半左右消耗在使原子和分子的激发上,而这部分能量是不产生离子对的,这部分能量最后导致分子的热运动。1MeV 能量的 α 粒子若将其能量全部消耗于氩气中,大约产生 37880 对离子对。同样能量的 α 粒子在半导体中,大约能产生 378800 对离子对(半导体的平均电离能为 2.6eV)。由平均电离能 W 和电离损失率 $\left(-\dfrac{dE}{dx}\right)_i$ 可得,每单位路径上产生的离子对数(即比电离)为

$$-\frac{dN_i}{dx}=\left(-\frac{dE}{dx}\right)_i / W \tag{6.2}$$

对于一定的介质,W 基本上接近常数,因此比电离大小与电离能量损失成正比。由于 $\left(-\dfrac{dE}{dx}\right)_i$ 与入射粒子的速度和电荷有关,故比电离亦与入射带电粒子的速度和电荷有关。在入射粒子速度相同时,电荷数愈多的粒子在单位路径上产生的离子对数目也愈多;对于同一种粒子,速度慢的入射粒子在单位路径上产生的离子对数目较多。正因为如此,带电粒子在穿过物质时,从路径的开始端到路径的末端,一路上所产生的离子对数目分布是不均匀的。图 6-2 给出了 α 粒子射入标准状态空气后,在它路径上各点的比电离值变化情况。图中纵坐标为 α 粒子

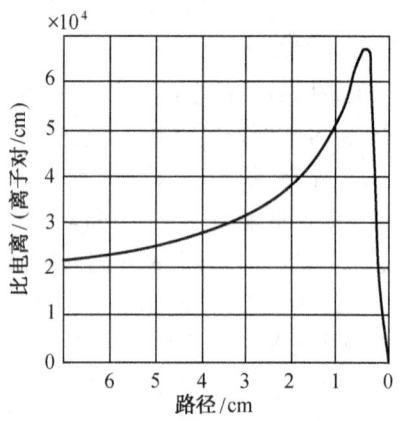

图 6-2 α 粒子在空气中的比电离

在其路径上各点的比电离值,单位是离子对/cm,横坐标是入射 α 粒子在路径上某一点距路程末端的距离,单位是厘米。这个距离通常称为 α 粒子的剩余射程。图 6-2 又称为布拉格曲线(Bragg curve),曲线中的峰称为布拉格峰(Bragg peak)。由图 6-2 可以明显地看出,在曲线起始的一段,比电离值上升得很慢,到了快接近路径的末端,比电离值增加得很快,过了峰值后曲线急剧下降而趋于零,此时已达到路径的末端。这是因为入射带电粒子开始时速度最快,因而电离损失率较小;当入射粒子愈接近路径末端,速度愈慢,电离损失率也就愈大,因而比电离值也最大。在越过峰值后,由于粒子能量几乎耗尽,所以比电离值骤然下降并很快达到零。α 粒子在空气中的最大比电离约为 6600 电子离子对/mm,产生此峰值时的 α 粒子能量大约是 700eV。比电离愈大,说明该入射粒子的电离本领愈强,但其穿透本领却愈弱。

对于重带电粒子来说,在非常低的能量时其能量损失率很大。这一特点在肿瘤治疗中

有着重要的应用。假如应用一束重的带电粒子来消灭机体中一定深度的癌细胞而不损坏别的健康细胞,只要仔细选取射线的能量并使其大部分的能量损失发生在恰当的深度即可。

三、α 粒子的吸收和射程

(一) 射程的定义

重带电粒子在物质中运动时,电离和激发作用不断损失能量。如果吸收物质厚度足够大,最后它们就会因能量完全耗尽而停留在物质中不再继续前进,即入射粒子被物质吸收了。带电粒子从进入物质到完全被吸收沿原入射方向穿过的最大直线距离,称为该入射粒子在吸收物质中的射程(range)。射程亦即入射粒子沿其入射方向穿透的最大距离。这里必须指出,射程和路径的概念不一样,路径是指入射粒子在物质中所经过的实际路程的长度。路径大于射程,路径在入射方向上的投影就是射程。重带电粒子因为质量大,它与核外电子的非弹性碰撞以及与原子核的弹性碰撞作用不会导致入射粒子的运动方向有很大改变。重带电粒子的路径近乎一条直线,只是在路径末端略有一些弯曲。因此,重带电粒子的射程可以认为近似地等于路径长度。对于一束单能重带电粒子,它们在物质中的射程几乎相同。但在入射粒子能量较低时,路径长度和射程之间有些差异,能量越低,差异越大,而且对于不同的吸收物质,这种差异大小也不相同。

图 6-3(a)画出了测量 α 粒子在空气中射程的实验装置:一端放置一个 α 放射源,α 射线经准直器准直后进入 α 粒子探测器进行计数。探测器可沿 α 粒子的出射方向移动。在探测器对源所张立体角不变的情况下,改变探测器离源的距离分别测量 α 粒子的计数率,获得的结果如图 6-3(b)所示。图中横坐标表示 α 放射源与探测器之间的距离,纵坐标为探测器测得的计数率。在开始一段距离时,计数率保持不变,这表明 α 粒子没有被空气吸收。当增加到一定距离时,计数率很快下降,一直降到零。这表示 α 粒子在这个距离时已被空气吸收掉,全部停留在 $x=\bar{R}$ 附近的区域内。对于 ^{210}Po 源放射出的能量为 5.3MeV 的 α 粒子,在标准状态下的空气中,$\bar{R}=3.84$cm。由图 6-3(b)可以看到,能量相同的 α 粒子所走的路径长度

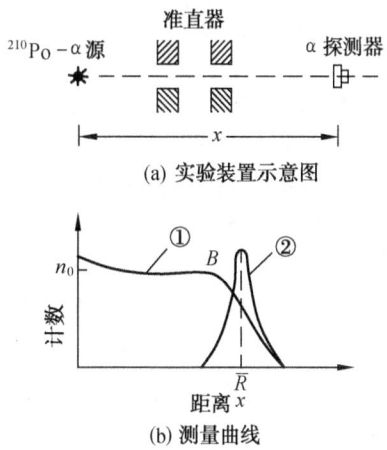

图 6-3 测量 α 粒子在空气中的射程的实验装置和测量结果

有些差别,但出入不大。例如,一直到曲线①的 B 点,计数率都还是常数,超过 B 点后曲线①才开始下降,这表明已经有些 α 粒子不能到达计数器而被记录。曲线②表示单位路径上α 粒子变化量按距离的分布,它常称为微分分布曲线。曲线①则常称为积分曲线。由微分曲线可知,大多数 α 粒子停留在 $x=\bar{R}$ 处,$\bar{R}$ 就是 α 粒子在空气中的平均射程。在 $\bar{R}$ 处,曲线①所表示的 α 粒子数恰好减为原来的一半。这说明一束能量相同的 α 粒子的射程基本上相等而略有涨落。我们测量或计算的 α 粒子射程都是指平均射程而言。

(二) α 粒子的射程经验公式

入射粒子要损失自己的能量,必然会经过大量的电离碰撞,例如,1 个能量为 5MeV 的

α粒子在其能量全部耗尽前平均要经历 $1.4×10^6$ 次电离碰撞。每次碰撞之间粒子所走过的距离以及每次碰撞所损失的能量都不是完全一样的，而是有一定的统计涨落。由此也就形成了同一能量的粒子在射程上的涨落现象，这种涨落现象通常称为射程的歧离。不过，重带电粒子的射程涨落一般都很小，例如，对于能量为 5MeV 的 α 粒子，射程的涨落大约是其平均射程的 1% 左右。

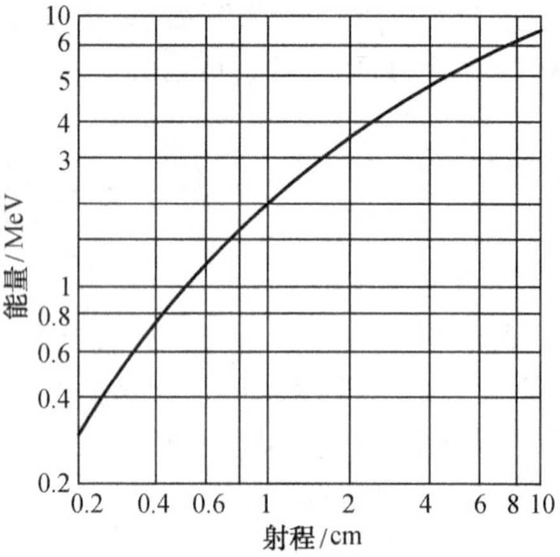

α粒子的射程与它的能量有关，能量越大，射程也愈大。图 6-4 给出了 α 粒子在标准状态空气中的射程随能量变化的情况。α粒子在空气中的射程和能量的关系：射程和速度的立方成正比，可以用下面的经验公式来表示

$$\bar{R}=0.325E_\alpha^{3/2} \tag{6.3}$$

$$E_\alpha=2.12\bar{R}^{2/3} \tag{6.4}$$

图 6-4　α粒子在空气中的平均射程与能量的关系

式中 $\bar{R}$ 为 α 粒子在标准状态空气中的平均射程，单位是厘米，E_α 表示 α 粒子的能量，以兆电子伏为单位。式(6.3)适用于能量在 4～8MeV 范围内的 α 粒子，射程大约在 2.5～7.5cm 之间。在 α 粒子能量较高时，$\bar{R}$ 大约与 E_α 成正，而在 α 粒子能量较低时，差不多正比 $E_\alpha^{3/4}$。利用式(6.3)，根据 α 粒子能量即可估算出它在空气中的平均射程；或者根据测出的 α 粒子在空气中的射程求出它的能量。

有时，仅仅知道 α 粒子在空气中的射程是不够的，还需要知道它在其他物质中的射程。这可用下面的经验公式换算

$$R=3.2×10^{-4}\frac{\sqrt{A}}{\rho}R_0 \tag{6.5}$$

式中 R 为 α 粒子在某吸收物质中的射程，单位是厘米，R_0 为 α 粒子在空气中的射程，单位也是厘米，A 是吸收物质的原子质量数，ρ 是吸收物质的密度，单位是克/立方厘米。例如，能量为 5.3MeV 的 α 粒子在空气中的射程 R_0 是 3.8cm，则在铝（$A=27$，$\rho=2.7g/cm^3$）中的射程是 0.023mm。

（三）混合物质中的射程

如果吸收物质不是由单一核素组成的，则 A 可由下式求得

$$\sqrt{A}=n_1\sqrt{A_1}+n_2\sqrt{A_2}+\cdots+n_m\sqrt{A_m} \tag{6.6}$$

式中 n_m 和 A_m 分别表示该物质中各元素的相对含量和相应的原子质量数。

由式(6.5)还可以求出 α 粒子在两种不同物质中的射程比，即

$$\frac{R_1}{R_2}=\frac{\rho_2}{\rho_1}\frac{\sqrt{A_1}}{\sqrt{A_2}} \tag{6.7}$$

如果有两种不同的重带电粒子，它们的初速度相同，而其质量和电荷数分别为 m_1,m_2 和 z_1,z_2，则它们在同一物质中的射程比为

$$\frac{R_1}{R_2}=\frac{m_1/z_1^2}{m_2/z_2^2} \tag{6.8}$$

对于不同种类但电荷相同的粒子,例如,对于速度相同的质子和氚核,由式(6.8)不难求得它们在同一物质中的射程之比是 $\dfrac{R_d}{R_p}=2$。

对于电荷不同的两种重带电粒子,例如,速度相同的质子和α粒子在相同介质中,由于它们在低能时俘获和失去电子的情况不同,因此在使用式(6.8)时必须进行一定的修正。

图 6-5 给出质子、氘核、氚核和α粒子在硅中的射程和粒子能量的关系。硅是半导体核辐射探测器中最常见的一种物质。由图 6-5 可以看出,在射程相同时,质子能量只是α粒子能量的四分之一,而在其能量相同时,质子的射程要比α粒子的射程长得多。

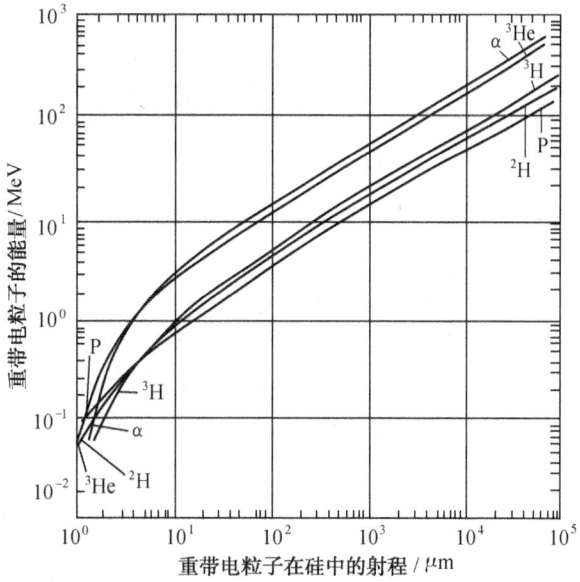

图 6-5　重带电粒子在硅中的射程-能量的关系

在生物学、医学方面,人们常需要知道α射线在机体组织中的射程,这可以用下面的经验公式来计算,即

$$\rho_t R_t = \rho_0 R_0 \tag{6.9}$$

式中 R_0 是α粒子在空气中的射程,单位是厘米,ρ_0 是标准状况下空气的密度,R_t 为α粒子在机体组织中的射程,ρ_t 是机体组织的密度。

由于机体组织的密度 ρ_t 近似为 1g/cm^3,而在 15℃ 和 1 个大气压标准状况下的空气密度 ρ_0 为 0.00122g/cm^3,所以式(6.9)亦可简化为

$$R_t = 0.00122 R_0 \tag{6.10}$$

根据式(6.9),如果知道α粒子在空气中的射程,即可方便地求出它在机体组织中的射程。例如,能量为 4MeV 的α粒子在空气中的射程为 2.5cm,则由式(6.9)不难求得此能量的α粒子在机体组织中的射程为 30.54μm。

不同能量的α粒子在空气、生物组织和铝中的射程已由实验测出,其结果列于表 6-2 中。由表 6-2 可以看到,α粒子在空气中的射程也只有几厘米,而在铝中的射程则更小,只有几十微米。由此可见,α粒子的穿透本领很弱,它很容易被物质吸收,一张纸或生物组织的表皮就足以阻挡住α粒子。因此,α粒子的外照射防护问题很容易解决。但是,α粒子的电离本领特别大,一旦不小心让α粒子发射体进入人体内,则由于α粒子内照射所引起的大量电离造成的危害特别大。

表 6-2　不同能量的α粒子在下列介质中的射程

E_α(MeV)	4.0	4.5	5.0	5.5	6.0	6.5	7.0	7.5	8.0	8.5	9.0	10.0
空气(cm)	2.5	3.0	3.5	4.0	4.6	5.2	5.9	6.6	7.4	8.1	8.9	10.6
生物组织(μm)	31	37	43	49	56	64	72	81	91	100	110	130
铝(μm)	16	20	23	26	30	34	38	43	48	53	58	69

第二节 电子与物质的相互作用

电子(包括正电子和负电子)是轻带电粒子。由于电子质量很小,它在物质中的能量损失情况和运动轨迹与重带电粒子相比很不一样。当快速运动的电子通过物质与其发生相互作用时,除引起电离能量损失外,还会产生轫致辐射损失和多次散射。在电子能量较低时,电离损失是主要的;而在电子能量增高时,轫致辐射损失逐渐变得重要。由于多次散射现象,电子在物质中的运动径迹则十分曲折。正电子除了会发生湮没现象而放出 γ 光子外,与物质相互作用的其他情况均与电子相同。

一、电子的电离损失

电子通过物质时,亦会与原子的核外壳层电子发生非弹性碰撞,使物质原子发生电离和激发,而电子本身则损失能量。这与重带电粒子情况类似,但由于电子质量很小,发生非弹性碰撞后入射电子运动方向有较大改变。在电子能量不很高时,电离和激发是电子在物质中损失能量的主要机制。电子的电离损失率 $-\dfrac{dE}{dx}$ 为

$$\frac{dE}{dx} = -\frac{2\pi e^4 N_A Z}{mv^2}\ln\left(\frac{mv^2 E}{2I^2(1-\beta^2)} - \ln 2(2\sqrt{1-\beta^2}+\beta^2-1)+1-\beta^2+\frac{(1-\sqrt{1-\beta^2})^2}{8}\right)$$
(6.11)

式(6.11)中 N_A 为每立方厘米吸收物质中的原子数目,Z 是吸收物质的原子序数,I 为吸收物质的平均电离电位,m 是电子的静止质量,e 是电子的电荷,v 和 E 是电子的速度和能量,β 是电子速度和光速的比值,即 $\beta = \dfrac{v}{c}$。

由式(6.11)可以看出,电子的电离损失率和重带电粒子的电离损失率有一定相似之处,即 $-\dfrac{dE}{dx}$ 不仅与吸收物质的原子密度和原子序数 Z 成正比,而且也与入射粒子速度的平方成反比。例如,在能量相同的情况下,电子速度比 α 粒子速度大得多,因而电离损失率比 α 粒子小得多。与此相反,电子在物质中的穿透本领却要比同能量的 α 粒子大得多。

入射电子在铅中的电离损失率 $-\dfrac{1}{\rho}\dfrac{dE}{dx}$ 与电子能量的关系如图 6-6 曲线①所示。在电子能量较低时,$-\dfrac{1}{\rho}\dfrac{dE}{dx}$ 随电子动能的增加而减小。当电子能量约等于 1MeV 时,$-\dfrac{1}{\rho}\dfrac{dE}{dx}$ 电离达到最小值。在电子能量大于 3MeV 时,由于相对论效应,$-\dfrac{1}{\rho}\dfrac{dE}{dx}$ 又随电子能量增加而略有增大,于是曲线①逐渐缓慢上升。

显然,电子的比电离值也和它的能量有关:能量大时,比电离值小,能量小时,比电离值大。图 6-7 是在标准状况(15℃,1 个大气压)下电子射入空气中的比电离值随能量的变化

情况。当电子能量约为 150eV 时,比电离达最大值,每毫米路径上大约产生 770 对离子对;在电子能量为 1.5MeV 时,比电离达最小值,每毫米路径上约产生 5 对离子对。

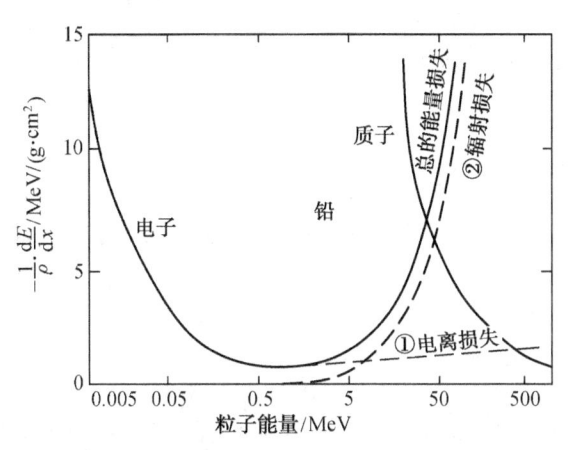

图 6-6　电子的能量损失率与能量的关系　　　图 6-7　电子在空气中的比电离

不难知道,β 粒子的比电离值与同能量的 α 粒子的比电离值相比要小得多,也就是说 β 粒子的电离本领要比 α 粒子的电离本领弱得多。一般来说,β 粒子在空气中的最大比电离值为 α 粒子的 1/9～1/10 左右。

二、辐 射 损 失

β 粒子穿过物质时,除了使原子电离或激发损失能量外,还有另外一种能量损失方式:辐射损失。这是 β 粒子与物质原子的原子核发生非弹性碰撞时产生的一种能量损失。当快速运动的电子在掠过原子核附近时,由于受到原子核库仑场的作用,速度和方向会突然发生变化,这时电子能量的一部分或全部转变为连续能量的电磁辐射发射出来。这就是所谓轫致辐射(bremsstrahlung)。电子通过物质时因产生轫致辐射而引起的能量损失称为辐射损失。轫致辐射能量是连续的,其数值可以从零到电子的最大动能。图 6-8 给出了电子产生轫致辐射的作用过程。

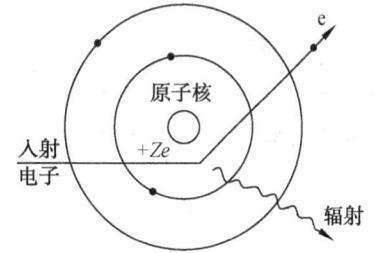

图 6-8　电子产生轫致辐射的作用过程

电子在物质中通过单位路径时,因产生轫致辐射而损失的能量称为辐射损失率,用 $-\left(\dfrac{dE}{dx}\right)_r$ 表示。在相对论范围内 $-\left(\dfrac{dE}{dx}\right)_r$ 可近似地表达如下

$$-\left(\frac{dE}{dx}\right)_r = \frac{N_A E Z(Z+1) e^4}{137 m^2 c^4}\left(4\ln\frac{2E}{mc^2} - \frac{4}{3}\right) \tag{6.12}$$

式中 N_A 和 Z 分别为吸收物质的原子密度和原子序数,m 和 E 分别为电子的静止质量和动能,c 是光速。

由式(6.12)可以看出,辐射损失率与吸收物质原子序数 Z 的平方成正比,与入射粒子动能成正比。这表明高能电子射到重元素物质上更容易产生轫致辐射。辐射损失率还与入射粒子质量的平方成反比,这一点使得电子产生的轫致辐射很有意义。由于重带电粒子质量比电子大得多,它在原子核库仑场中得到的加速度要比电子的小得多,因而在一般情况下,重带电粒子的轫致辐射损失是完全可以忽略不计的。例如,在同样能量情况下,质子的辐射损失仅仅只有电子的 $\frac{1}{3.5\times 10^6}$,α 粒子的辐射损失则更小。只有在能量高达 10^{12} eV 以上时,重带电粒子的轫致辐射损失才显得重要起来。

图 6-6 中曲线②给出了 $-\frac{1}{\rho}\frac{dE}{dx}$ 辐射和电子能量的关系。在电子能量很大时,它的能量损失主要以轫致辐射损失为主,并随电子能量升高而增大,在电子能量较小时,它的能量损失以电离损失为主,并随电子能量升高而减小。显然,电子通过物质时,由于电离、激发和轫致辐射而引起的总能量损失率应为

$$-\left(\frac{dE}{dx}\right)_t = -\left(\frac{dE}{dx}\right)_r + \left(-\frac{dE}{dx}\right)_i \tag{6.13}$$

对于重带电粒子,因为忽略了轫致辐射损失,故物质的线性阻止本领就等于电离损失率 $-\left(\frac{dE}{dx}\right)_i$。但对于电子而言,物质的线性阻止本领显然不等于电离损失率 $-\left(\frac{dE}{dx}\right)_i$,而是应该等于总的能量损失率 $-\left(\frac{dE}{dx}\right)_t$。

理论推得,当动能为 E 的电子通过原子序数为 Z 的物质时,在总的能量损失率中,辐射损失和电离损失之比为

$$\frac{-\left(\frac{dE}{dx}\right)_r}{-\left(\frac{dE}{dx}\right)_i} = \frac{EZ}{800} \tag{6.14}$$

一般地说来,辐射损失要比电离损失小得多,但辐射损失随吸收物质原子序数 Z 的增大而成平方地增加,而电离损失只是正比于 Z。对于一定的物质,当电离损失和辐射损失相当时所对应的快速电子能量称为临界能量。精确的计算给出铅的临界能量为 6.9MeV,铝的临界能量为 47MeV,在空气中的临界能量为 250MeV。能量为 10MeV 的电子,在铝中的辐射损失仅占 16%。对于在空气和水中,电子能量在几十兆电子伏以下都还是以电离损失为主。而对于由电子加速器引出的电子束,因能量较高,束流较大,所以产生的轫致辐射就很强。表 6-3 对几种不同吸收物质给出了 β 射线转换成轫致辐射能量的百分数,其能量范围从 0.5MeV 到 3.5MeV。

表 6-3 由外吸收体把 β 射线转换成轫致辐射的能量百分数(%)

E_β(MeV)	外 吸 收 体			
	Be, Z=4	C, Z=6	Al, Z=13	Cu, Z=29
3.5	0.47	0.70	1.5	3.3
3.0	0.40	0.60	1.3	2.8
2.5	0.33	0.50	1.1	2.4
2.0	0.27	0.40	0.85	1.9
1.5	0.20	0.30	0.64	1.4
1.0	0.13	0.20	0.43	0.95
0.5	0.06	0.10	0.21	0.48

这里应该指出,以上所述的能量损失率是指相同能量粒子的平均能量损失率。事实上,即使同样能量的带电粒子,并且穿过完全相同的物质,其能量损失率仍然会有差别。这种现象主要是由于带电粒子的库仑碰撞次数以及每次碰撞时能量损失的统计涨落而引起的。

在对β射线的安全防护中,考虑轫致辐射的影响是很重要的。为了阻挡高能电子,最初认为用铅之类的重物质较好,但事实上由于重物质易于产生轫致辐射,这就使得重物质不能起到真正的防护作用。对于β射线的防护,可以采用复合屏蔽方法,即内层用轻物质(其厚度相当于射程),外层则用铅。

三、弹 性 散 射

电子通过物质时,由于与原子的相互作用,不仅因电离、激发和轫致辐射而损失能量,而且运动方向也会发生很大改变。这种入射粒子在通过物质时运动方向发生改变的现象就称为散射(scattering)。散射有两类:一类是非弹性散射(nonelastic scattering),又称非弹性碰撞,前面讨论的电离、激发和轫致辐射均属于这一类;另一类是弹性散射(elastic scattering)或称弹性碰撞。

当电子靠近原子核通过时,它受到原子核库仑力作用,电子运动方向发生了改变,这个过程即称为弹性散射。在弹性散射过程中,入射电子和原子核的总动能保持不变。但是由于原子核比电子重得多,因此在弹性散射时,原子核基本上不动,结果仅使入射电子的运动方向受到偏转,而电子能量变化甚微。电子因质量很小散射现象特别严重。它不仅被原子核散射,而且也被核外电子散射。对于厚度较大的散射物质,入射电子在穿过它时将会多次地经过核的近旁而受到库仑力的作用,这就构成了电子的所谓多次散射。经过单次或多次散射后,电子将取不同的方向运动,其中有些电子的偏转角度可以大于90°或被折返回去,这样的散射称为反散射。

在进行β射线的强度测量时,如果把β源置于一块厚的铅片上,则计数率将因铅造成的反散射影响而明显地增加。假设没有反散射体时测得的β净计数率为 n_0(放射源的衬底为无限薄时),在有一定厚度散射体作衬底时测得的β射线净计数率为 n_b,那么则有

$$f=\frac{n_b-n_0}{n_0} \quad (6.15)$$

式中 f 称为反散射系数,它直接反映了反散射程度的大小。在确定的实验条件下,反散射系数 f 随散射体厚度的增加而增大,但在散射体厚度增加到一定数值时,f 即达到饱和值。这时,若再进一步增加散射体厚度,f 将不再发生变化。反散射系数 f 达到最大值时的散射体厚度称为反散射饱和厚度或反散射临界厚度。临界厚度的数值约等于β粒子在该散射体中射程的1/5左右。反散射程度的大小还与β粒子的能量有关。β粒子能量在50keV至3MeV之间,反散射系数 f 随β粒子能量的增加而有所减小。表6-4给出了不同闪烁体对电子的饱和反散射系数和电子能量

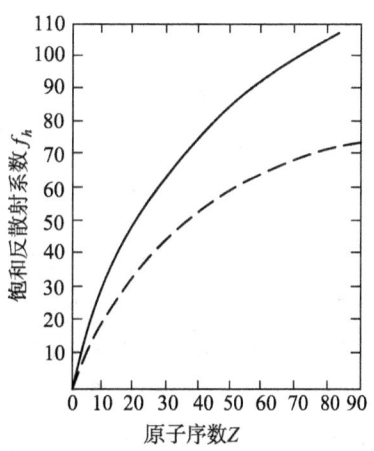

图6-9 饱和反散射系数与散射体原子序数的关系

的关系。

反散射系数 f 与散射体原子序数 Z 有着密切关系,原子序数越大,f 越大。图 6-9 给出了饱和反散射系数 f 与散射体原子序数 Z 的关系。由图 6-9 可以看出,在确定的实验条件下,物质的原子序数越大,反散射情况越严重。图中实线是在 β 源直接置于散射体上的情况下测得的。如果在散射体上预先盖上一层薄膜,然后再将源置于薄膜上,则其测量结果如虚线所示。

表 6-4 不同闪烁体对电子的反散射系数和能量的关系

闪烁体 \ 电子能量 (MeV)	0.25	0.50	0.75	1.0	1.25
塑料	0.080±0.020	0.053±0.010	0.040±0.007	0.032±0.003	0.030±0.005
蒽	0.090±0.020	0.051±0.010	0.038±0.04	0.029±0.003	0.026±0.004
NaI(Tl)	0.450±0.045	0.410±0.010	0.391±0.014	0.375±0.008	0.364±0.007
CsI(Tl)	0.490±0.060	0.455±0.023	0.430±0.013	0.419±0.018	0.404±0.016

由于反散射会使测量结果不准确,所以在做定量测量(尤其是在做 β 放射性测量)时,源的支架、衬托物以及铅室内衬都必须用原子序数较低的材料,例如,铝片或有机玻璃等,其目的就是为了减小反散射和轫致辐射所造成的影响。但有时候,反散射作用也可以被利用来增高计数,以利于弱 β 放射性测量。此外,利用反散射强度与散射体厚度的关系,还可以做成散射厚度计来测量各种金属薄层(如镀层)及胶片、塑料布等材料的厚度。

$$\frac{d\eta}{d\theta} = \eta \sin(2\theta) \tag{6.16}$$

式中 η 为电子反散射系数,θ 为电子出射方向与表面法线间夹角。

四、β 粒子的吸收和射程

与 α 粒子相比,β 粒子的吸收和射程有一些不同。β 射线的能量损失率比同能量的 α 粒子小,因此它比 α 粒子具有更大的穿透本领,亦即具有更大的射程。例如,能量为 5MeV 的 β 粒子在空气中的射程可达 19m 左右,而相同能量的 α 粒子在空气中的射程仅为 3.5cm。β 粒子由于受到多次散射,方向不断改变,因此路径是弯弯曲曲的。β 粒子的射程总是远小于它在吸收物质中的路径长度。一般来说,β 粒子的路径长度大约是它射程的 1.2~4 倍。但是,α 粒子的路径却接近一条直线,射程和路径基本相同。由于电子在电离碰撞过程中损失能量的涨落更大,同时还存在轫致辐射,所以不仅对于具有连续能量分布的 β 粒子,即使对于一束单能电子,它们在同一物质中经过的直线距离也有很大差别。这就很难从理论上来讨论它们的射程,而只能通过实验来确定。

铝是测定电子或 β 粒子的标准吸收体。假设让一束单能电子或能量连续分布的 β 粒子垂直射到铝吸收片上,用探测器测量它的强度随吸收片厚度的变化。开始时随吸收片厚度的增加,计数率逐渐减少;当吸收片厚度增加到一定程度后,计数率不再减少,保持在本底计数水平上。这本底计数是源伴随的 γ 射线在探测器中的计数。实验装置如图 6-10 中(a)所示,实验结果如图 6-10 中(b)所示,这就是 β 吸收曲线。β 粒子的吸收曲线与单能 α 粒子的吸收曲线不一样,α 粒子的吸收曲线是在平均射程处突变,可用平均射程来反映 α 粒子的能量。对于β粒子，它的吸收曲线是连续变化的。这一方面是因为β粒子的能量是连续分布在 0 至 E_m 之间，能量较低的β粒子很快就失去全部能量停留在吸收片中，即使吸收片很薄，也会有一部分β粒子不能穿过；另一方面，因为β粒子受到吸收片原子核的多次散射，从而使运动方向大大偏转，只要偏转角度大于 90°，β粒子就不可能进入探测器被记录。

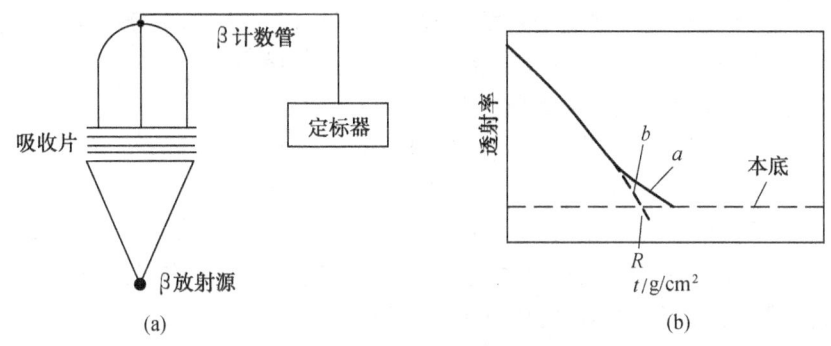

图 6-10 观察β射线吸收现象的实验装置和吸收曲线

如果按图 6-10(b)中的吸收曲线 b 的变化趋势外推到计数率为零的地方，与横轴交于 R 点，R 就被定义为β粒子的射程，可以看出，这样规定的射程是一束β粒子的最大射程。由于电子在电离碰撞过程中的统计性质，电子射程的涨落一般达 10%～15%。对于一束单能电子，它的吸收曲线与β粒子虽有不同之处，但是一束动能为 E_e 的单能电子和一束最大能量等于 E_e 的β粒子几乎具有完全相同的射程。

由于β射线的穿透能力比较大，一般能量的β粒子可穿过几米甚至十几米厚的空气层。图 6-11 和图 6-12 给出β粒子在铝中射程与能量的关系。当β粒子能量大于 1.0MeV 时，射程与能量的关系基本上是线性的。这里需要指出，在图 6-11 和图 6-12 中提及的射程是用质量厚度表示的，单位是克/平方厘米或毫克/平方厘米，用符号 R_m 表示，称为质量射程。

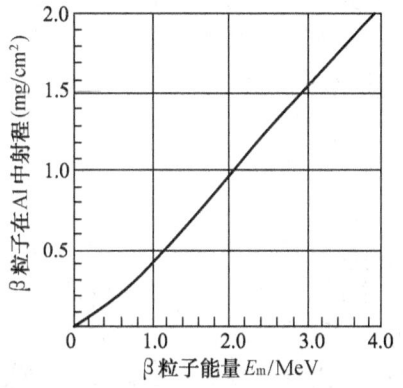

图 6-11 β粒子在铝中射程和能量的关系

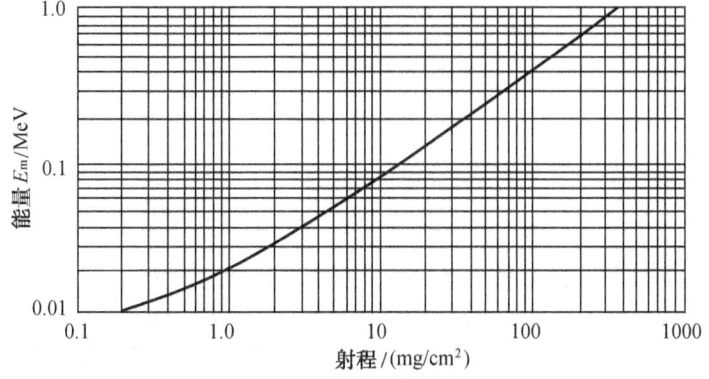

图 6-12 β粒子在铝中射程和能量的关系

质量射程 R_m 与线性射程 R 之间的关系是：$R_m = \rho R$，R 的单位是厘米，ρ 是吸收物质的密度。用质量厚度表示的射程与物质的密度以及物质的物理状态几乎无关。此外，射程用质量厚度来表示，还可以避免因直接测量薄吸收体线性厚度而带来较大的误差，而面积和重量的测量误差可以较小。由于β粒子与物质作用决定于吸收物质的原子序数，如果用质量厚度来表示射程，则对于那些原子序数相近的物质，例如，空气、铝和塑料等，尽管它们的密度差异很大，但用质量厚度为单位表示的射程却近似相同。这样，关于β粒子在铝中的射程-能量关系，还可以近似地用于原子序数和铝相近的其他物质。

β粒子在铝中的射程和它最大能量的关系，有一些不同的经验公式

在 $3\text{MeV} > E_m > 0.8\text{MeV}$ 时 $R_m = 0.542 E_m - 0.133$ (6.17)

在 $0.8\text{MeV} > E_m > 0.15\text{MeV}$ 时 $R_m = 0.407 E_m^{1.38}$ (6.18)

式中 R_m 的单位是 g/cm^2，E_m 的单位是 MeV。

这两个经验公式也适用于其他单能电子。在β射线能量不太高、辐射损失又比较小的情况下，上述公式对铝以外的其他物质也是适用的。

$$R_m = 412 E^n \quad n = 1.265 \sim 0.0954 \quad 0.01\text{MeV} < E < 3\text{MeV} \quad (6.19)$$

$$R_m = 530 E - 106 \quad 2.5\text{MeV} < E < 20\text{MeV} \quad (6.20)$$

利用铝和空气的密度（$\rho_{\text{air}} = 1.293 \times 10^{-3} \text{g/cm}^3$；$\rho_{\text{Al}} = 2.7 \text{g/cm}^3$），可以推出两个用线性厚度表示β粒子射程的近似公式，用它们来对β粒子在铝和空气中的射程进行粗略估算较为方便，对于铝有

$$R(mm) \approx 2 E_m \quad (6.21)$$

对于空气则有

$$R(mm) \approx 420 E_m \quad (6.22)$$

上述两式中 E_m 的单位均为 MeV。在 $E_m > 1.0\text{MeV}$ 时，用式(6.17)和式(6.18)计算得到的射程比较准确。能量越高，计算结果与实际情况的偏差越小，反之偏差则越大。表 6-5 给出了不同能量的β粒子在空气、生物组织和铝中的最大射程。由表 6-5 可以看出，β粒子在铝中的射程一般仅为零点几毫米到几厘米。因此，β粒子很容易被铝、有机玻璃等材料吸收，所以对β粒子的防护问题容易解决。但是在任何情况下，都不可以忽视这种防护，因为β射线易被人体浅表组织吸收而造成对人体的危害。表 6-6 是一些常用β放射源的β粒子在铝中的射程。

表 6-5 β粒子在空气、生物组织和铝中的射程

射程(mm) \ 介质 \ 能量(MeV)	0.1	0.2	0.3	0.4	0.5	1.0	3.0	5.0	10.0
空气	101	313	567	857	1190	3060	11000	19000	39000
生物组织	0.158	0.491	0.889	1.87	1.87	4.80	17.4	29.8	60.8
铝	0.050	0.155	0.281	0.593	0.593	1.52	5.50	9.42	19.2

表 6-6　几种常用 β 源的射线在铝中的射程

β 放射性核素	E_m(MeV)	R_m(mg/cm^2)
^{3}H	0.018	0.23
^{14}C	0.155	20
^{32}P	1.701	810
^{99}Y	2.18	1065
^{210}Bi(RaE)	1.77	508

从图 6-12 中还可以看出，β 吸收曲线的开始部分在半对数坐标上是一条直线。这表明在吸收物质的厚度比 β 粒子的射程 R 小很多时，β 射线在物质中的吸收近似地服从指数衰减规律，即

$$I = I_0 e^{-\mu x} \tag{6.23}$$

式中 I_0 表示进入吸收物质前（即没有吸收片时）的 β 粒子束强度，I 是穿过厚度为 x 的吸收物质后的强度，μ 为吸收物质对 β 粒子的线性衰减系数，单位是 cm^{-1}。在电子能量为 6MeV$>E_m>$0.5MeV 的范围内，式(6.23)则更为适用。

线性衰减系数 μ 的物理意义是表示 β 粒子在通过单位厚度物质后强度的相对损失。在实际应用中，吸收片厚度总是以 g/cm^2 为单位，和这单位相对应的衰减系数称为质量衰减系数 μ_m，它的单位是 cm^2/g。质量衰减系数 μ_m 的物理意义是表示 β 粒子在通过单位质量厚度物质后强度的相对损失。质量衰减系数 μ_m 和线性衰减系数 μ 的关系是 $\mu_m = \mu/\rho$，ρ 是吸收物质的密度。

如果使用质量厚度为单位，式(6.23)可以改写成

$$I = I_0 e^{-\mu_m x_m} \tag{6.24}$$

式中 x_m 表示 β 粒子穿过吸收物质的质量厚度，单位是 g/cm^2。质量厚度 x_m 和线厚度 x 的关系是 $x_m = x\rho$。

实验表明：对于不同 β 的吸收物质，μ_m 随原子序数 Z 的增加而缓慢地增大；对于同一吸收物质，μ_m 与 E_m 有关。例如，对于铝，经验给出 μ_m 与 β 粒子最大能量 E_m 的关系是

$$\mu_m (\text{cm}^2/\text{g}) = \frac{22}{E_m^{1.33}(\text{MeV})}$$

或者

$$\mu_m (\text{cm}^2/\text{g}) = \frac{17}{E_m^{1.48}(\text{MeV})} \quad 0.15\text{MeV} < E_m < 3.5\text{MeV}$$

在实际工作中，我们常测出 β 强度减弱一半时所需要的吸收厚度。例如，在无吸收片时 β 强度为 I_0，逐步加吸收片至强度降为 $I_0/2$，此时得到的吸收片厚度即称为半厚度，用符号 $(d_m)_{1/2}$ 表示。

利用式(6.23)不难求得

$$(d_m)_{1/2} = \frac{\ln 2}{\mu} = \frac{0.693}{\mu} \tag{6.25}$$

利用质量厚度和线厚度的关系可求得

$$(d_m)_{1/2} = \frac{\ln 2}{\mu_m} = \frac{0.693}{\mu_m} \tag{6.26}$$

式中 $(d_m)_{1/2}$ 的单位是 g/cm^2，E_m 的单位是 MeV。

上式的应用相当广,例如,实验测得铝对β粒子的半吸收厚度,利用经验关系式可以很快地确定出β粒子的最大能量,从而有助于迅速鉴别出β放射性核素。

第三节　γ射线与物质的相互作用

从原子核衰变中放出的γ射线是一种高能量的光子流。它是一种不带电的中性粒子,与X射线性质相同,也是电磁波,只是波长更短、频率更高。γ光子与物质发生相互作用时,不像带电粒子那样通过连续碰撞逐渐损失能量,而是在一次碰撞中失掉其大部分或全部能量。另外,它不像带电粒子那样能直接使物质原子电离或激发,而是通过所产生的次级电子引起物质原子的电离和激发。

不同的放射性核素放出的γ射线能量差别很大,一般在几千电子伏到几兆电子伏之间。这样能量范围内的γ射线与物质的相互作用主要有下列三种类型:光电效应、康普顿效应和电子对效应,在以上任何一种效应中都将有次级电子产生。这些次级电子都具有一定的能量,它们会像前面对带电粒子所叙述的一样,不断地使物质原子电离和激发,进而产生更多的离子对,这就是所谓的次级电离过程。

γ射线与物质发生上述三种相互作用都具有一定的概率,通常采用原子截面这个物理量来表示γ射线与物质相互作用概率的大小。所谓原子截面是表示一个入射光子与单位面积上一个靶原子发生作用的概率,用符号σ表示,由于σ具有面积量纲,所以人们称它为截面。以往截面的单位是靶恩(b),$1b=10^{-24}cm^2$。光电效应、康普顿效应和电子对效应是γ射线与物质相互作用三个互相独立的效应,因此相应地有三种不同的作用截面,即光电效应截面σ_{ph},康普顿效应截面σ_c,电子对效应截面σ_p。射线与物质相互作用的总截面应是这三部分截面之和,即$\sigma_t=\sigma_{ph}+\sigma_c+\sigma_p$。截面的大小与γ射线能量和靶物质性质有关。在光子能量较低时,光电效应起主导作用。当光子能量达到1MeV时,康普顿效应占优势。电子对效应的产生则在光子能量超过1.02MeV时才开始。能量越大,这个效应越显著。

下面,我们分别讨论γ射线与物质相互作用的三种主要方式以及γ射线通过物质时的吸收规律。

一、光 电 效 应

当一个光子和原子发生碰撞时,它可能将自己的全部能量交给某个束缚电子,使它脱离原子而发射出去,而整个光子被吸收掉,这个效应即称为光电效应(photoelectric effect)。光电效应中发射出来的电子叫做光电子。光电效应的作用过程如图6-13所示。

原子吸收了光子的全部能量,其中一部分消耗于光电子脱离原子束缚所需的电离能(电子在

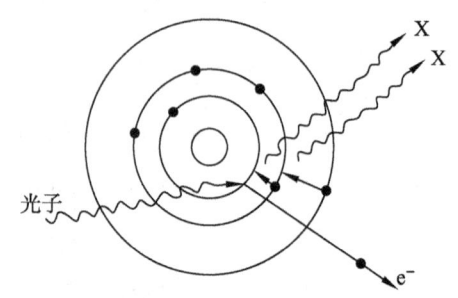

图6-13　光电效应的作用过程

原子中的结合能),另一部分就作为光电子的动能。因此,被释放出来的光电子的能量就是入射光子能量和该束缚电子所处的电子壳层的结合能之差。虽然有一部分能量被原子的反冲核所吸收,但这部分反冲能量与 γ 射线能量、光电子的能量相比可以忽略。

因此,要发生光电效应,γ 光子能量必须大于电子的结合能。光电子可以从原子的各个电子壳层中发射出来,但是自由电子(非束缚电子)却不能吸收入射光子能量而成为光电子,这就是说光子打在自由电子上不能产生光电效应。因为按动量守恒要求,在光电效应过程中,除入射光子和光电子外,还需要有一个第三者即原子核参加,严格地讲是发射光电子之后剩余下来的整个原子。它带走一些反冲能量,但这能量十分小。由于它的参加,动量和能量守恒才能满足。而且,电子在原子中被束缚得越紧,就越容易使原子核参加上述过程,产生光电效应的概率也就越大,所以在 K 壳层上打出光电子的概率最大,L 层次之,M、N 层更次之。如果入射光子的能量超过 K 层电子结合能,那么,大约 80% 的光电吸收发生在这 K 层电子上。当光子能量远大于电子静止质量时

$$\sigma_K = 1.5\alpha^4 \frac{m_0 c^2}{h\nu} Z^5 \sigma_r \propto \frac{Z^5}{h\nu} \tag{6.27}$$

其中,$\sigma_r = 6.65 \times 10^{-25} \mathrm{cm}^2 = 0.665\mathrm{b}$,当光子能量远小于电子静止质量时

$$\sigma_K = \sqrt{32}\alpha^4 \left(\frac{m_0 c^2}{h\nu}\right)^{7/2} Z^5 \sigma_r \propto \frac{Z^5}{(h\nu)^{7/2}} \tag{6.28}$$

在光电效应中,由能量守恒定律可得

$$E_{\mathrm{ph},e} = h\nu - \varepsilon_i \tag{6.29}$$

式中 ε_i 表示由 i(K,L,M)壳层移去一个电子所需要的能量,$h\nu$ 为入射光子的能量,其中 h 是普朗克常数,ν 是光子的频率,$E_{\mathrm{ph},e}$ 为光电子的动能。

ε_i 实际上就是第 i 壳层电子的结合能或称束缚能。如果入射光子是单能的,则产生的光电子能量也是单能的,也称为单色的。原子中各个壳层电子的结合能 ε_i 是确定的。由于 K 层电子离核最近,故它的结合能 ε_i 最大,K 壳层电子的结合能可按下式估计,即

$$\varepsilon_i = C(Z-1)^2 \tag{6.30}$$

式中 C 为常数,它约等于 13.6eV,Z 为原子核的电荷数。

一般来说,ε_i 的值只有约几千电子伏到几十千电子伏,而光子能量通常要比结合能 ε_i 大得多。例如,常用于探测 γ 射线的碘化钠晶体中,碘的 $\varepsilon_i = 33\mathrm{keV}$,它比一般放射性核素放出的 γ 射线能量(约几百千电子伏到几兆电子伏)要小得多。因此,光电子的动能接近于 γ 光子的能量。

相对于 γ 光子的入射方向而言,光电子的产额在不同的角度上是不一样的。实验证明,光电子的发射方向与光子能量有关。在入射 γ 光子能量很低时,光电子发射方向差不多和入射光子方向垂直。随着光子能量的增加,光电子的角分布逐渐移向入射光子方向。当光子能量更大时,光电子的发射方向几乎和入射光子方向一致。

和普通电子一样,光电子在物质中也将与原子的壳层电子发生电离和激发作用,逐渐损失自己的能量,在光电子能量耗尽后即被物质吸收。发生光电效应时,原子在发射光电子后便在其相应的电子壳层上留下空位,这时原子处于激发态。处于激发态的原子是不稳定的,它们会以发射特征 X 射线或俄歇电子而重新恢复到原来的正常状态。

γ 光子与物质发生光电效应的概率即光电效应截面 σ_r 的大小与 γ 射线能量 $h\nu$ 及物质

的原子序数 Z 有关,而与物质的化学或物理状态无关。对于原子序数高的物质,发生光电效应的截面可以相当大。对于原子序数低的物质,则不易发生光电效应。这是因为光电效应是 γ 光子和束缚电子的作用,Z 越大,则电子在原子中被束缚得越紧,越容易使原子核参与光电过程来满足能量和动量守恒要求,因而产生光电效应的概率就越大。因此,在 γ 射线防护中,经常用铅作为屏蔽材料,而在 γ 射线的探测中,则常用高原子序数物质作为探测介质。由式(6.27)和式(6.28)还可以看到,光电效应截面 σ_τ 还随入射光子能量的增加而逐渐减小。例如,能量为 0.5MeV 的 γ 射线通过铅片时,因光电效应而被吸收十分显著,但当 γ 射线能量高到 2MeV 以上时,光电效应就不十分显著了。由于光电效应作用概率随能量的减少而迅速地增大,因此光电效应不仅限于 X 射线和 γ 射线,对于低能量的紫外光和可见光都可以发生,而且作用概率很大。光电池和光电倍增管的工作原理也正是基于这一点。

当入射光子能量等于某一壳层电子的结合能 ε_i 时,光电效应在该壳层发生的概率最大。如果光子能量小于该壳层电子结合能 ε_i,光电效应就不可能在该壳层发生;如果光子能量大于该壳层电子结合能 ε_i 时,光电效应在该壳层发生的概率则开始下降。这就导致了光电效应概率在光子能量等于 K,L 或 M 壳层电子结合能的地方发生突然的跳变,即光电效应截面。σ_τ 随入射光子能量的关系显示出特征性的锯齿状结构。图 6-14(a)给出了铅等不同吸收物质的光电效应截面与入射光子能量的关系;图 6-14(b)是铅的吸收曲线。光电效应截面发生尖锐突变的地方分别称为 K,L,M 等吸收限。铅的 K 吸收限是 88.3keV。对于 L,M 层电子,存在着子壳层,各子壳层的结合能稍有差异,因而吸收曲线中对应于 L 吸收限和 M 吸收限外存在着精细结构。L 壳层有 3 个吸收限,M 壳层有 5 个吸收限。例如,铅的 L_3 吸收限为 13.06keV,L_2 的吸收限为 15.26keV,L_1 吸收限为 15.91keV。

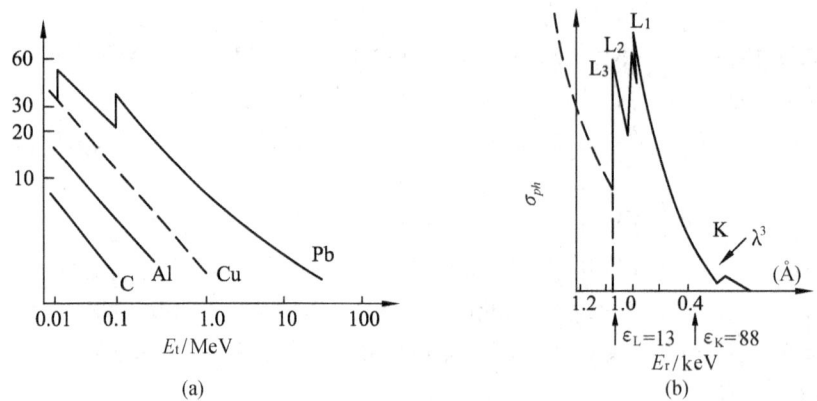

图 6-14 原子的光电效应截面与入射光子能量的关系

二、康普顿效应

康普顿效应(Compton effect)又称康普顿散射(Compton scattering)。在康普顿效应中,最主要的内容是入射光子和原子最外壳层电子的非弹性碰撞,其作用过程如图 6-15 所示。在这作用过程中,入射光子只将自己的一部分能量传给电子,与此同时,光子本身则改变了频率并朝着与入射方向成 θ 角的方向发射出去,而获得能量的电子则以与光子的入射方向成 φ 角的方向从原子中飞出。图中 $h\nu$ 是入射光子的能量,$h\nu'$ 是散射光子的能量,θ 为散射光子与入射光子方向间的夹角,称为散射角,φ 为反冲电子与入射光子方向间的夹角,称为反冲角。康普顿效应与光电效应不同:光电效应中入射光子本身消失,能量完全转移给电子,而且光电效应发生在被束缚得最紧的内层电子上;康普顿效应中入射光子本身并没有完全消失,只是损失掉一部分能量,而且康普顿效应总是发生在被束缚得最松的外层电子上。由于外壳层电子的束缚能较小,一般是电子伏数量级,这和入射光子的能量相比完全可以忽略不计,所以可以把外层电子看成是自由电

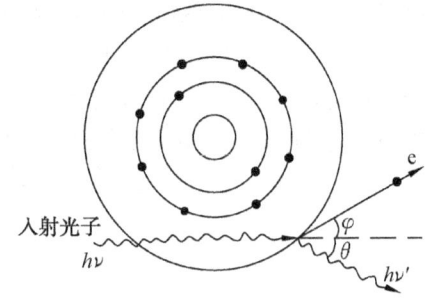

图 6-15 康普顿效应的作用过程

子。因此,康普顿效应可以认为就是入射光子和自由电子之间的弹性碰撞过程。碰撞前的电子可视为静止,动能为零,只有静止质量能 mc^2。碰撞后电子因获得能量而具有速度 v,相应的动能则为

$$E_e = \left(\frac{1}{\sqrt{1-\beta^2}} - 1\right)mc^2 \tag{6.31}$$

式中 $\beta = v/c$。根据能量守恒定律,康普顿散射前后体系的动能应该相等,即

$$h\nu - h\nu' + \left(\frac{1}{\sqrt{1-\beta^2}} - 1\right)mc^2 \tag{6.32}$$

式中 $h\nu$ 为入射光子的能量,$h\nu'$ 为散射光子的能量。入射光子的动量为 $\dfrac{h\nu}{c}$,散射光子的动量为 $\dfrac{h\nu'}{c}$,反冲电子的动量为 $\dfrac{mv}{\sqrt{1-\beta^2}}$。

根据动量守恒定律,在光子的入射方向上有

$$\frac{h\nu}{c} = \frac{h\nu'}{c}\cos\theta + \frac{mv}{\sqrt{1-\beta^2}}\cos\varphi \tag{6.33}$$

在垂直于光子的入射方向上有

$$0 = \frac{h\nu'}{c}\sin\theta + \frac{mv}{\sqrt{1-\beta^2}}\sin\varphi \tag{6.34}$$

将式(6.32)、式(6.33)和式(6.34)三个方程式联立解之,即得散射光子的能量为

$$h\nu' = \frac{h\nu}{1 + \left(\dfrac{h\nu}{mc^2}\right)(1-\cos\theta)} \tag{6.35}$$

反冲电子的动能为

$$E_e = h\nu - h\nu' = \frac{(h\nu)^2(1-\cos\theta)}{mc^2 + h\nu(1-\cos\theta)} \tag{6.36}$$

散射角 θ 和反冲角 φ 之间的关系是

$$\mathrm{ctg}\varphi = \left(1 + \frac{h\nu}{mc^2}\right)\mathrm{tg}(\theta/2) \tag{6.37}$$

由式(6.35)和式(6.36)可以看出,散射光子和反冲电子的能量都不是单一的,它们随散射角 θ 的不同而连续变化。当散射角 $\theta=0$ 时,散射光子的能量达最大值,即 $h\nu = h\nu'$,而反

冲电子的动能 $E_e=0$。这就是说在这种情况下，入射光子从电子近旁掠过而未受到散射，所以光子能量没有损失。当 $\theta=180°$ 时，入射光子与电子发生对心碰撞。在此情况下，散射光子的方向与原入射方向相反，而反冲电子则沿入射光子方向飞出，这就是所谓的反散射。在反散射时，散射光子能量为最小值，即

$$h\nu'=\frac{(h\nu)mc^2}{mc^2+2h\nu} \tag{6.38}$$

反冲电子的动能为最大值，即

$$E_e=\frac{2(h\nu)^2}{mc^2+2h\nu} \tag{6.39}$$

该最大值特称为康普顿边缘。

如果能量用兆电子伏表示，mc^2 用 0.511MeV 代入，则式(6.38)可进一步简化为

$$h\nu'\approx\frac{h\nu}{1+4h\nu} \tag{6.40}$$

由式(6.40)可以看出，反散射光子的能量随入射光子的能量变化而变化。在 $h\nu>1$MeV 时，反散射光子能量一般都在 200~250keV 之间，这一点在 γ 射线探测中特别重要。高能量的 γ 射线能谱常常由于 γ 射线在周围材料中（空气、屏蔽物、样品或支撑物等）的康普顿散射而显示出一个约 250keV 的反散射峰。图 6-16 表示康普顿边缘相反散射光子能量与入射光子能量之间的关系。

光子与电子发生康普顿散射时，散射角 θ 可以在 0~180°之间连续变化，而反冲角 φ 则只能在 0~90°之间连续变化。这就是说，不论入射 γ 光子为何种能量，反冲电子的出射角总是小于 90°，与 γ 光子入射方向垂直出射反冲电子的概率为零。随着入射光子能量的提高，出射反冲电子概率最大的方向逐渐移向光子入射方向，但是与入射光子同向出射反冲电子的概率也很小。当入射 γ 光子的能量为 1~3MeV 时，在反冲角等于 10°左右范围内出射反冲电子的概率最大。由式(6.37)可知，在一确定的入射光子能量时，对于某个确定的 θ 角，就有与之对应的 φ 角，而 φ 随着 θ 角的增大而减小。入射光子经康普顿散射后，波长要发生改变。假设入射光子波长为 λ，散射光子的波长为 λ'，则散射前后光子波长的改变为

$$\Delta\lambda=\lambda'-\lambda=\frac{h}{mc}(1-\cos\theta) \tag{6.41}$$

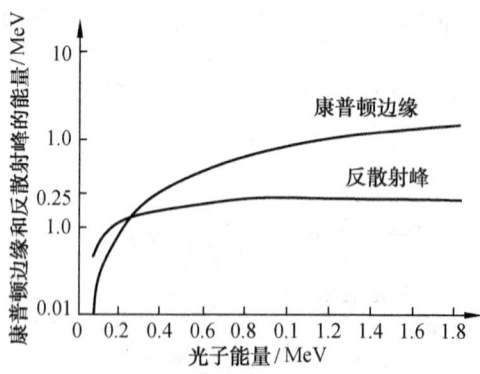

图 6-16 康普顿边缘、反散射光子能量与入射光子能量之间的关系

式中的因子 h/mc 实际上是电子的康普顿波长，其值等于 2.4263089×10^{-3} nm。由式

(6.41)可见,康普顿散射中光子波长的改变只决定于电子的康普顿波长以及散射角 θ,而与入射光子的波长和吸收物质无关。式(6.36)也适用于光子与其他带电粒子的碰撞,此时 m 用该带电粒子的质量代替,例如,质子的康普顿波长为 1.32141×10^{-6} nm。

康普顿效应发生于 γ 光子与自由电子之间,因此整个原子的康普顿散射截面 σ_c 可以认为是光子在原子中每一个电子上的康普顿截面之和。理论推得,原子的康普顿散射截面与物质的原子序数 Z 以及 γ 光子能量之间的关系,当 $h\nu \gg mc^2$ 时有:

$$\sigma_c \propto \frac{Z}{h\nu} \tag{6.42}$$

由式(6.42)不难看出,σ_c 与 Z 成正比,近似地与光子能量成反比,与光电效应截面相比,康普顿散射截面随光子能量增加而下降的速率,显然要比前者慢得多。

根据康普顿效应的作用机制可以知道,在单次康普顿效应中,物质只吸收入射光子的部分能量,这就是入射光子转移给反冲电子的能量。每次康普顿效应中所损耗的入射光子的能量的平均值,在入射光子能量为 100keV 时约占 14%,为 500keV 时约占 34%,为 1MeV 时占 44%,而为 10MeV 时则占 68%。在入射光子能量约为 1.6MeV 时,散射光子和反冲电子的能量几乎相等。从上述所给数据可以看出,在低能量时,每次康普顿效应可能转移的能量较低,随着入射光子能量的增加,转移给反冲电子的能量也随之增加。必须指出,散射光子有可能偏离前进方向而离开物质,但也可能继续与物质原子发生光电效应或康普顿效应,直至能量全部被物质吸收为止。

最后还须强调一点,光电效应几乎完全与物质原子的 K,L 壳层的电子发生作用,并且它是比较强的特征 X 射线的重要来源;康普顿效应一般只涉及最外层电子,除轻元素外,不会产生可观的 K 或 L 的特征 X 射线。

三、电子对效应

如果光子能量大于两个电子的静止质量能(即大于 1.02MeV),则当入射光子从原子核近旁经过时,在原子核库仑场作用下,入射光子能量可能全部被吸收而转化为一对电子——一个正电子和一个负电子。这个作用过程称为电子对效应(pair effect),如图 6-17 所示。

电子对效应是正电子湮没的逆过程,能量 $2mc^2$ 是这个过程的阈能。如果入射光子的能量超过

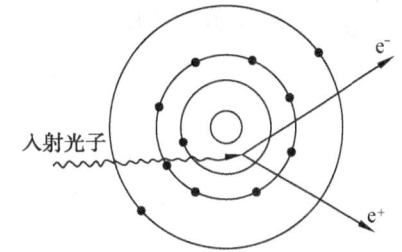

图 6-17 电子对效应的作用过程

1.02MeV 时,则其多余的能量将转化为正、负电子的动能,它们的关系是

$$E_{e^+} + E_{e^-} = h\nu - 1.02 \tag{6.43}$$

式中,E_{e^+} 表示正电子的动能,E_{e^-} 表示负电子的动能。

对于能量一定的 γ 光子,在电子对效应中生成的正、负电子其动能之和是一个常数。

但就正电子和负电子分别来说,能量从零到 $(E_\gamma - 1.02)$ MeV 的都有,即它们之间的能量分配是任意的。由于动量守恒关系,电子和正电子的发射方向差不多与入射光子的方向一致。

入射光子的能量越大,正、负电子的发射方向越趋向于前方。

除了在原子核库仑场中发生电子对效应外,在电子的库仑场中也可能产生正、负电子对。不过由于电子质量小,反冲能量较大,所以入射光子在电子库仑场中产生电子对的最低能量至少是 $4mc^2$。事实上,入射光子在电子库仑场中发生电子对的概率比在核库仑场中产生电子对的概率要小得多。

因电子对效应生成的一对正、负电子,它们在吸收物质中将通过电离损失和辐射损失而逐渐消耗能量。负电子待能量耗尽后最终停止在物质中而成为自由电子。正电子耗尽自己的能量后,将与吸收物质中的一个负电子相互作用而转化为两个 γ 光子,即

$$E_{e^+} + E_{e^-} = 2\gamma \tag{6.44}$$

这个过程就称为正电子的湮没。在正电子湮没过程中放出的两个光子,能量均等于 0.511MeV,而其运动方向相反,其湮没过程如图 6-18 所示。正电子湮没过程中放出的光子通常又称为湮没辐射。湮没辐射可以逃离物质,也可以继续与物质的原子发生康普顿效应或光电效应。

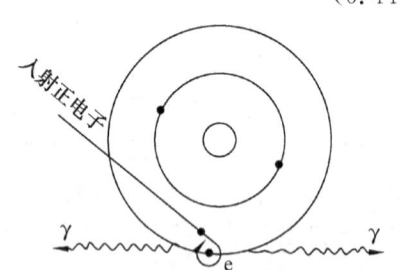

图 6-18 正电子湮没过程的示意图

原子的电子对效应截面随光子能量和物质的原子序数而变化,当光子能量稍大于 $2mc^2$ 但又不太大时,它们之间的关系为

$$\sigma_p \propto Z^2 h\nu \tag{6.45}$$

当 $h\nu \gg 2mc^2$ 时

$$\sigma_p \propto Z^2 \ln(h\nu) \tag{6.46}$$

由式(6.45)和式(6.46)可见,在光子能量相同时,原子的电子对效应截面与吸收物质原子序数的平方成正比。对于相同的物质,σ_p 随光子能量的增加而增大,但在能量较低时,σ_p 随光子能量成线性地增大,随着光子能量的增高,σ_p 增大缓慢并逐渐趋向于一个常数。

综上所述,γ 射线与物质三种相互作用的形式都与 γ 射线能量及物质的原子序数有关。不同能量的 γ 光子通过原子序数不同的吸收物质时,γ 光子与物质发生三种效应的概率相差很大。图 6-19 给出了这三种效应作用概率大小与光子能量和物质原子序数的关系。

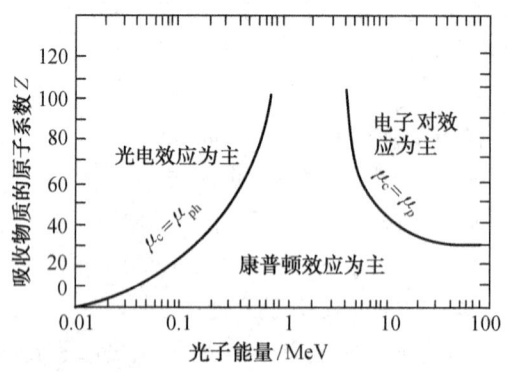

图 6-19 光子三种效应分别占优势的区域

由图 6-19 可见,对于低能光子和高原子序数的吸收物质,光电效应占优势;电子对效应主要发生在高能光子和高原子序数物质中;对于中能 γ 射线和原子序数较低的吸收物质,康

普顿效应占优势。

四、γ射线的吸收

γ射线穿过物质时,可能与物质原子发生光电效应、康普顿效应和电子对效应。只要γ射线与吸收物质的原子一旦发生上述三种效应中的一种,原来能量为 $h\nu$ 的光子将消失,或散射后能量改变并偏离原来的入射方向。总之,γ射线只要与物质发生上述作用,它便从原来的入射γ射线束中移去。γ射线束强度越大,与物质作用的次数越多,则γ射线被衰减越多。对于强度一定的γ射线来说,吸收物质的厚度越大,单位体积中的原子数目越多,吸收物质的原子吸收截面越大,则γ射线被吸收掉的数目也就越多。

γ射线通过每单位厚度的吸收物质时,因为发生光电效应而导致的γ射线强度的减弱,可以用光电效应线性衰减系数 μ_{ph} 表示。显然,μ_{ph} 的大小只与物质原子的光电效应截面 σ_{ph} 的大小和单位体积吸收物质中的原子数目 n 有关,即

$$\mu_{ph} = n\sigma_{ph} \tag{6.47}$$

设 ρ 为吸收物质的密度,Z 为物质原子的原子质量数,N_A 为阿佛加德罗常数,则单位体积吸收物质中的原子数 $n = N_A\rho/A$,于是式(6.47)可以改写为

$$\mu_{ph} = \frac{N_A\rho}{A}\sigma_{ph} \tag{6.48}$$

同理,γ射线通过每单位厚度吸收物质时,因发生康普顿效应和电子对效应而导致的γ射线强度的减弱,可以分别用康普顿线性衰减系数 μ_c 和电子对效应线性衰减系数 μ_p 表示。它们与原子的康普顿截面 σ_c 和电子对截面 σ_p 的关系分别为

$$\mu_c = \frac{N_A\rho}{A}\sigma_c \tag{6.49}$$

$$\mu_p = \frac{N_A\rho}{A}\sigma_p \tag{6.50}$$

由于γ射线与物质的三种作用过程是彼此独立的,所以γ射线通过单位厚度吸收物质时因光电效应、康普顿效应和电子对效应而引起的γ强度总的相对减弱,可以用总的线性衰减系数 μ 来表示。μ 的物理意义是表示在单位路程上γ射线与吸收物质发生三种效应的总概率。显然,总线性衰减系数 μ 应为这三种过程的每一种线性衰减系数之和,即

$$\mu = \mu_{ph} + \mu_c + \mu_p$$
$$= \frac{N_A\rho}{A}(\sigma_{ph} + \sigma_c + \sigma_p) = \frac{N_A\rho}{A}\sigma_t \tag{6.51}$$

式中,σ_t 是三种效应的截面之和,即 $\sigma_t = \sigma_{ph} + \sigma_c + \sigma_p$。由式(6.51)可以看到,各分线性衰减系数 μ_{ph}, μ_c, μ_p 以及总线性衰减系数 μ 除与入射光子的能量以及吸收物质的原子序数有关外,还与物质的密度有关。我们知道,物质的质量厚度与它的密度以及所处的物理状态有关。因此,在许多情况下,用质量衰减系数 μ_m 表示更为方便。质量衰减系数 μ_m 和线性衰减系数 μ 的关系有

$$\mu_m = \frac{\mu}{\rho} = \frac{N_A}{A}(\sigma_{ph} + \sigma_c + \sigma_p) = \frac{N_A}{A}\sigma_t \tag{6.52}$$

由式(6.52)不难看到,质量衰减系数 μ_m 显然与物质的密度和物理状态无关。这就是

采用质量衰减系数的方便之处。图 6-20 表示铅的各分线性衰减系数以及总线性衰减系数与入射 γ 光子能量之间的关系。由图中可以看出,在低能时,光电效应是主要贡献者;康普顿效应随能量的增加仅缓慢下降,在 1～4MeV 的中能区,康普顿效应是主要贡献者;电子对效应有一个阈能(1.02MeV),而且在 γ 射线能量增高时变得重要起来。

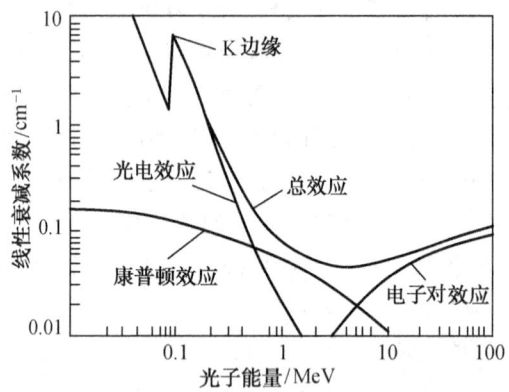

图 6-20 铅的线性衰减系数与 γ 光子能量间的关系

由于在 1～4MeV 的中能范围主要以康普顿效应为主,因此式(6.52)这时可近似地简化为

$$\mu_m \approx \frac{N_A}{A}\sigma_c = \frac{ZN_A}{A}\sigma_{c,e} \tag{6.53}$$

式中,σ_c 和 $\sigma_{c,e}$ 分别为原子的康普顿截面和电子的康普顿截面。

在式(6.53)中,N_A 是常数,电子的康普顿截面仅与光子能量有关,而 Z/A 对于除氢以外的所有稳定核素都是近似地不变的(对不同的元素,$Z/A \approx 0.45 \pm 0.05$),因此在 1～4MeV 之间的中能区,总质量衰减系数 μ_m 几乎与物质的原子序数 Z 无关,即对于各种物质来说,μ_m 都近似地相同。

设有一束被准直的单能窄束 γ 射线,沿水平方向垂直地通过吸收物质时,由于与物质发生光电效应、康普顿效应和电子对效应等各种相互作用,它的强度将随穿过吸收物质厚度的增加而减弱。若令入射光子束的强度为 I,通过吸收物质厚度为 dx 的薄层时强度的减弱了 $-dI$,$-dI/I$ 表示入射 γ 光子束的相对减弱。显然,$-dI/I$ 与物质的总线性衰减系数 μ 和通过物质的厚度 dt 成正比,即

$$-\frac{dI}{I} = \mu dx \tag{6.54}$$

对式(6.54)积分求解,则解得

$$I = I_0 e^{-\mu x} \tag{6.55}$$

式中 I_0 为 $x=0$ 时入射 γ 光子束的强度;x 为 γ 光子束穿过物质的实际厚度,单位用厘米表示;I 为入射 γ 光子束在穿过 x 厘米厚度吸收物质后剩余下来的强度。

由式(6.55)可以看出,γ 射线束通过吸收物质时其强度的减弱呈指数衰减规律。若改用质量衰减系数 μ_m 代入则式(6.55)可改写成

$$I = I_0 e^{-\mu_m x_m} \tag{6.56}$$

式中 x_m 表示射线穿过物质的质量厚度,单位用 g/cm^2 表示。

表 6-7 列出了几种常见材料对不同能量 γ 光子的总线性吸收系数。根据 γ 射线的能量从表 6-7 中即可找出相应物质的线性衰减系数,将其代入式(6.55)便可很方便地算出强度为 I_0 的 γ 射线在穿过一定厚度物质后还剩下多少强度 I,同时也不难求出强度的减弱量。

式(6.55)或式(6.56)只适用于单色能量的平行(或窄束)γ 射线。如果射线中含有几种不同能量的 γ 射线,则射线强度的减弱可用下式表示

$$I = I_1 + I_2 + \cdots + I_n = I_{10}e^{-\mu_1 x} + I_{20}e^{-\mu_2 x} + \cdots + I_{n0}e^{-\mu_n x} \tag{6.57}$$

式中 $I_{10}, I_{20}, \cdots$ 分别为各组能量的入射 γ 射线强度;$I_1, I_2, \cdots$ 则分别为不同能量的 γ 射线束通过 x 厘米厚度吸收物质后分别剩余下来的强度;$\mu_1, \mu_2, \cdots$ 分别为吸收物质对各组能量 γ 射线的总线性衰减系数。

表 6-7 几种常见材料对窄束 γ 射线的线性吸收系数 $\mu(\text{cm}^{-1})$

γ射线能量 (MeV)	空 气	水	铝	铅
0.01	0.00645	0.531	72.4	954
0.05	0.000273	0.222	0.973	64.8
0.1	0.00020	0.171	0.456	61.8
0.3	0.000159	0.137	0.330	10.6
0.5	0.000112	0.0966	0.225	1.72
1.0	0.000082	0.0706	0.165	0.796
2.0	0.000574	0.0493	0.117	0.524
3.0	0.0000461	0.0396	0.0954	0.478

为了表示 γ 光子穿透物质的本领,通常还引进半吸收厚度 $d_{1/2}$ 和平均自由程 λ 的概念。半吸收厚度就是指 γ 射线被吸收掉一半时的物质厚度。不难求得

$$d_{1/2} = \frac{\ln 2}{\mu} \approx \frac{0.693}{\mu} \tag{6.58}$$

或

$$(d_{1/2})_m = \frac{\ln 2}{\mu_m} \approx \frac{0.693}{\mu_m} \tag{6.59}$$

对于带电粒子,它在物质中是逐渐损失能量直至最后停止下来的,故有确定的射程。γ 射线束穿过物质时,强度逐渐减弱但能量不变,没有确定的射程。所谓平均自由程是指一个 γ 光子在物质中被吸收前能够通过的平均路程。平均自由程 λ 与线性衰减系数 μ 的关系是

$$\lambda = \frac{1}{\mu} = 1.44 d_{1/2} \tag{6.60}$$

由式(6.58)和式(6.60)不难求得

$$d_{1/2} \approx 0.693 \lambda \tag{6.61}$$

对于带电粒子,λ 则是它与其他粒子在两次碰撞之间平均通过的距离。

习 题

1. 4MeV 的 α 粒子在空气中的射程为 2.5cm($\rho_{空气} = 1.29 \times 10^{-3}\text{g/cm}^3$),假定射程与密度成反比,试求 4MeV 的 α 粒子在水中和铅中的射程($\rho_{pb} = 11.3\text{g/cm}^3$)。

2. 试求出 5MeV 的 α 粒子在空气和铅中的射程。若将其全部能量损耗在空气中,则将

会产生多少离子对？

3. ^{32}P 和 ^{131}I 源发出的射线最大能量分别为 1.711MeV 和 0.605MeV，为了完全吸收掉这些 β 粒子各需要用多大厚度的铝板？

4. ^{204}Tl 源 β 射线的最大能量为 0.77MeV，密度为 1.4g/cm³ 的塑料薄膜对该 β 射线的质量衰减系数为 $\mu_m = 0.030 \text{cm}^2/\text{mg}$，若要使该 β 射线在穿过塑料膜后强度减少为原来的 1/3，问塑料膜的厚度为多少毫米？

5. 已知铅的 K，L，M 层电子的结合能分别为 87.6keV、15.8keV 和 0.89keV，试求当入射 γ 射线的能量为 0.23MeV 时，自各层打出的光电子能量。

6. 已知入射 γ 光子的波长为 0.02nm，试计算在康普顿效应中，当散射光子对入射光子前进方向各取 30°、90°时，散射光子对入射光子波长的改变、散射光子和反冲电子的能量。

7. 能量为 1MeV 的 γ 光子，由于康普顿散射波长增加了 25%，试求反冲电子的能量。

8. 已知某一能量的 γ 射线在铅中的线衰减系数是 0.6cm^{-1}，试问它的质量衰减系数和原子吸收截面各是多少？

9. 15MeV 的 γ 射线在铅中的总吸收截面为 $20 \times 10^{-20} \text{m}^2$，若要使该 γ 射线强度分别降低 1/e 和 100 倍，问需要的铅片厚度各是多少？

第七章　基本的核辐射探测器

核辐射探测器(简称核探测器或探测器)是指一种能给出被测辐射粒子信息的装置或仪器。通常我们需要核辐射探测器提供的信息有:射线的能量、射线的电荷、射线的质量、射线的入射方向、射线的强度(计数率)以及射线之间的各种关系等等。绝大多数探测器是根据射线与物质相互作用所致原子、分子的电离和激发效应制成的。一般通过收集放射性射线产生的电离激发,得到一个很小的电信号,再利用电子仪器放大这个电信号,分析记录。

核辐射探测器(detector)的种类很多[12]。通常按所用材料状态分类,可分成气体、液体、固体的探测器。根据不同的记录方法,又可分成收集电离电荷的探测器——气体探测器和半导体探测器;收集退激荧光的探测器——闪烁探测器与热释光探测器;此外还有显示离子集团径迹的探测器——径迹探测器以及切伦科夫探测器等。本章主要介绍常用的气体探测器、半导体探测器、闪烁计数器和热释光探测器。

第一节　核辐射气体探测器

气体探测器(gas-filled detector)是最早发展起来的一种探测器,探测器的工作介质为气体,它包括电离室、正比计数管、盖革-弥勒计数管、平行板雪崩探测器等许多种类型。由于它的制备简单、成本低廉、使用方便等优点,所以至今仍被用于核辐射探测中。

一、气体探测器中电子和离子的运动

(一)气体的电离和激发

带电粒子通过气体时,与气体的原子、分子不断发生碰撞而逐渐损失能量。入射带电粒子在气体中损失的能量可分为三部分:消耗于电离,产生电子离子对;消耗于气体的原子、分子激发;转换为气体原子和离子对的动能。由于气体原子、分子的电离和激发,在粒子通过的径迹上生成大量的电子离子对。其中有原入射粒子直接与气体原子、分子的电离碰撞产生的离子对,称为初电离;有初电离中的高速电子和气体原子、分子作用而产生的离子对,称为次电离。初电离与次电离之和称为初始总电离。

实验表明,对于不同能量或不同种类的带电粒子,它们在同一种气体中产生一对离子所需要的平均能量很接近,大多在30eV左右。表7-1列出的数据即可说明这一点,表中的I为气体的电离能。

表 7-1 气体的平均电离能

气体		H_2	He	N_2	O_2	Ne	Ar	Kr	Xe	H_2O	CO_2	空气	CH_4	C_2H_2	C_2H_4	Cl_2
电离能 I(eV)		15.4	24.6	15.5	12.2	21.6	15.8	14.0	12.1	12.6	13.7		13.1	11.4	10.8	13.2
第一激发电位(eV)		11.5	19.8	6.1	6	16.5	11.5	9.9	8.3							
平均电离能 (eV)	(5.3MeV)α粒子	36.3	42.7	36.6	32.5	36.8	26.4	24.1	21.9			34.5	35.5	29.2	27.5	28.0
	β电子	36.3	42.3	35.0	30.9	36.6	26.4	24.2	22.0			32.9	34.0	27.3	25.9	26.2	23.5

在电离碰撞中,被激发的原子通过三种可能的方式退激。

(1) 辐射光子　受激原子从激发态退回基态时,发射波长接近紫外光的光子。这些光子又可能在周围介质中打出光电子或被气体分子吸收使分子离解。

(2) 俄歇效应　受激原子退激时,把激发能直接转移给自身的内层电子,使电子脱出(俄歇效应)。失去了内层电子后,形成的空穴立即被外层电子填充,并伴随特征 X 射线发射(X 荧光)。

(3) 亚稳原子　某些原子处于禁戒的激发态,不能自发地退回基态,而必须与其他粒子非弹性碰撞后才能退激。这种原子称为亚稳原子。

(二) 电子、离子的漂移、扩散和复合

(1) 电子和离子的漂移　电离生成的电子和离子在外电场作用下,将做定向运动。电子沿场强增加的方向运动,离子则相反。这种定向运动称为漂移。

电子和离子的漂移在探测器的收集电极上会产生感应电荷,感应的电荷量随它们的漂移速度而变化。这种变化在外电路中将形成电流脉冲。

实验表明,稳定状态下,电子和离子的漂移速度与电场强度 E 成正比,与气体压强 P 成反比,且与气体性质有关。如果定义电场强度和气压的比为约化场强 E/P,则漂移速度和约化场强成正比。电子的漂移速度比离子大 10^3 倍,达 10^6 cm/s。这是因为电子的质量比离子的小 10^3 倍,而电子的平均自由程(电子与气体原子、分子接连发生两次碰撞间所走的平均路程)又比离子的大。所以,电流脉冲前沿的起始部分主要是电子漂移的贡献。另外,电子的漂移速度对探测器气体的成分非常灵敏。在单原子分子气体中(Ar,Xe,Kr 等)加入少量的多原子分子气体(CO_2,CH_4,N_2 等)时,电子的漂移速度可增加约一个量级。

(2) 电子和离子的扩散　气体电离后,电子和离子的空间分布是不均匀的。这种不均匀性使电子和离子从密度大的空间向密度小的空间运动。这样的运动称为扩散。扩散与气体的性质、温度和压强有关。由于电子的运动速度和平均自由程都比离子的大,所以电子的扩散更严重。扩散对探测器形成电流脉冲是不利的,因此,在制作探测器时,通常在它的工作气体中加入多原子分子气体,以减小因扩散造成的影响。

(3) 电子和离子的复合　在气体探测器中,电子被收集前将与气体分子发生大量的碰撞。电子可能被气体分子捕获而形成负离子,结果使漂移速度大大地减慢,从而增加了复合损失。

电子和正离子碰撞或负离子和正离子碰撞都可能发生与电离相反的过程,形成中性原子或中性分子。前者称为电子复合,后者称为离子复合,复合的结果使离子对数减少,从而对气体探测器的性能产生不利影响。因此,要纯化探测器中的工作气体,尽量减少对电子捕获概率特别大的负电性气体,如氧分子、水蒸气分子和卤素气体分子等,或者在单原子分子气体中,掺入少量的双原子或多原子分子气体,如在 Ar 中加少量的 N_2,CO_2 或 CH_4 等,这样既能使电子的漂移速度增加,又能减小电子被捕获的概率。

但事物总是一分为二的。负电性气体对某些探测器是不利的,可对某些探测器来说又是必需的。为了达到放电淬灭,专门选用负电性气体,如卤素气体以一定的比例充入探测器内。

(三) 离子的收集和电压-电流曲线

图 7-1 为离子收集装置示意图。通常,它是一个密闭容器,由收集电极 a 和高压电极 b 组成,两电极由绝缘体 c 隔开,极间充以一定压力的工作气体。

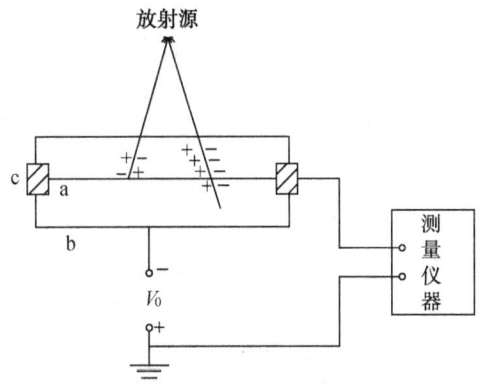

图 7-1 离子收集装置示意图

放射源发出的射线进入气体空间,气体被电离产生大量的离子对,这些离子对在外加电压的作用下分别向正、负电极漂移,最后被电极收集,收集到的离子对数与外加电压的关系如图 7-2 所示。图中的上方曲线为 α 粒子的电压-电流曲线,另外一条曲线是由 β 粒子形成的。

显然,曲线可分为五个区。

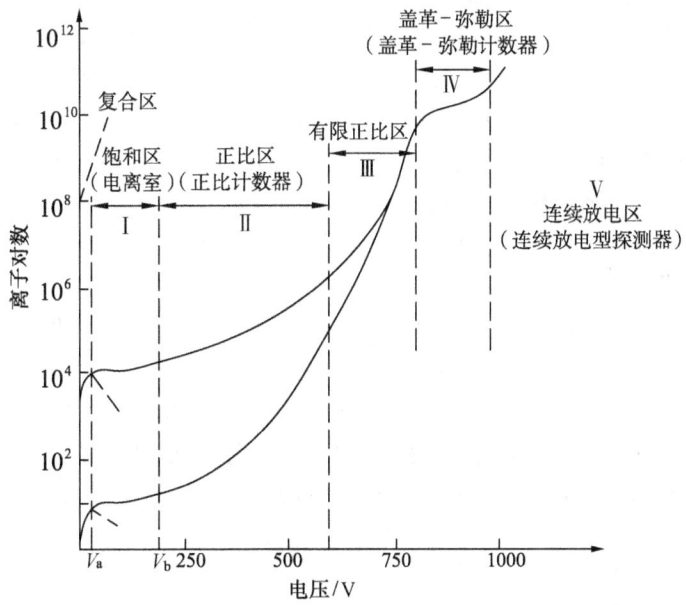

图 7-2 离子的电压-电流曲线

(1) 复合区　　由于复合,电极上收集到的离子对数小于总电离数,随着外加电压升高,复合减少直至消失,离子电流迅速增大,渐趋饱和。

(2) 饱和区　　当电压达到某一定值 V_a 时,复合消失,初始总电离数全部被收集,电流达到饱和,在 $V_a \sim V_b$ 电压范围内,收集的电荷数基本上保持不变,故称饱和区。电离室工作在此区间内。

(3) 正比区　　此区内,电场强度大到足以加速次级电子产生新的电离,离子对数将倍增至初始总电离的 $10^0 \sim 10^4$ 倍。这种现象称为气体放大,放大的倍数称为气体放大系数或气体放大倍数。当外加电压一定时,对某一确定的探测器来说,电极上收集到的总电离(电荷)数正比于原电离数。所以,称为正比区。正比计数器工作在此区内。

(4) 有限正比区　　外加电压继续增大,气体放大迅速增长,气体放大系数增大,此外,气体放大系数不再是常数,而是和初始总电离有关。气体放大过程中产生的次级电子很快被收集,留下大量的正离子滞留在气体空间,形成空间电荷。它们所产生的电场部分地抵消了外加电场的作用,从而限制了次级电离的增长,使收集到的电离数与原电离数相关,但不成严格的正比关系,所以此区称为有限正比区。

(5) 盖革-弥勒区　　外加电压上升至某个值后,由于电离,形成雪崩,电极收集到的电离电荷再一次饱和,且与原电离无关,所以两条曲线合二为一。原电离在此只起"点火"作用。工作在该区的探测器为 G-M 计数器,因而此区称为 G-M 区或盖革区。在这一区段内,电离电流大小与外加电压关系不大。

(6) 连续放电区　　电压继续增高,离子对的增殖再次急剧增长,这就是气体的连续放电区。在这一区域中,有强烈的光产生。闪光室等探测器工作在这一区域。

二、电　离　室

(一) 电离室的结构和工作原理

电离室(ionization chamber)是一种灵敏体积内含有适当气体的电离探测器。通常,它可分为脉冲电离室(计数电离室)及电流电离室(累计电离室)两大类。它们在结构上没有多大区别,外形相当于一个充气的密闭电容器,电极的形状大多为平行板和圆柱形。

图 7-3 为它们的结构示意图。它的主体部分有两个电极:收集电极和高压电极。电极之间有一保护环。保护环的作用是使高压电极的漏电流直接通地,收集电极边缘的电场保持均匀,电离室具有确定的灵敏体积。电极和保护环之间用绝缘体隔开。电离室的形状、大小、室壁材料以及所充气体成分、压强等都要根据入射粒子的性质、测量要求来确定。例如,测量 α 粒子能量时,要求电离室的容积和气压能使 α 粒子的能量全部损失在灵敏区内;测量 γ 射线强度时,宜采用高原子序数材料,以增加 γ 射线的光电截面。

电离室工作时,在两个电极之间加上高压电场。当入射粒子进入电离室的灵敏体积时,电离产生的电子和正离子在外加电场的作用下,分别向正、负电极漂移,最后被电极收集。假设电离产生的离子对数为 N,则收集到电极上的总电荷为 Ne。

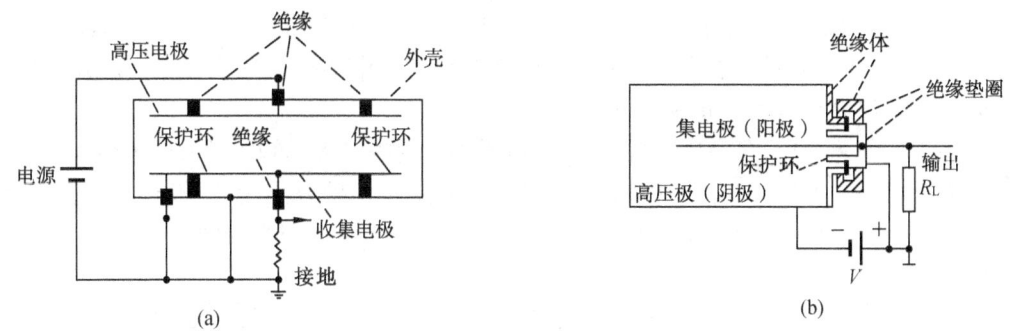

图 7-3 平行板电离室和圆柱电离室

(二) 脉冲电离室

脉冲电离室是一种用作脉冲电流或电压探测的电离室。它的主要用途是测量单个带电粒子,特别是重带电粒子的能量和强度。

脉冲电离室分为电子脉冲电离室和离子脉冲电离室。离子脉冲电离室现已很少使用,所以本节只介绍电子脉冲电离室。

电子脉冲电离室是一种只收集电子脉冲的电离室。它的输出脉冲中,正离子基本没有贡献。由于电子到达阳极的时间比正离子到达阴极的时间快约三个数量级,因此输出脉冲的上升时间快,持续时间很短,适合于计数率较高的核辐射测量。不过它的输出脉冲幅度较小,而且与入射粒子产生电离的地点有关,所以通常不能用作入射粒子的能量测定。要克服这一缺点,可采用屏栅电离室或特制的圆柱形电离室。

1. 屏栅电离室

图 7-4 为屏栅电离室示意图,其中 K 为高压电极,G 为屏栅电极,C 为收集电极。α 放射源放在高压电极上,高压电极和屏栅电极之间的距离大于 α 粒子的射程。

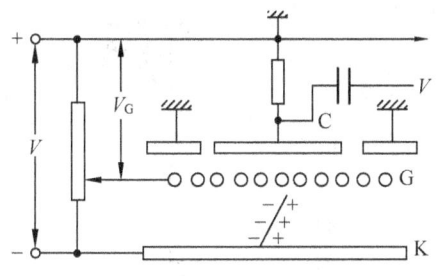

图 7-4 屏栅电离室示意图

与平行板电离室相比,屏栅电离室在高压电极和收集电极之间多一个用并行排列的金属丝组成的屏栅电极(frisch grid),它的作用是静电屏蔽。

假设各电极对应的电位为 V_K, V_G, V_C,三者之间必须满足 $V_K < V_G < V_C$,因为高压电极与屏栅电极之间的距离,大于放射源发射粒子的射程,所以发射粒子产生的电子和离子被限于 K、G 之间。这样电离产生的电子在 K、G 极间向 C 极运动时,由于栅极的屏蔽作用,在 C 极上并不产生感应电荷,只有当电子穿过栅极向收集电极运动时,才会引起 C 极电位的变化。当电子全部被收集时,C 极上电位的变化幅度为 $V_\infty = -\dfrac{eN}{C}$,$N$ 为发射粒子电离产生的离子对总数,C 为收集极对地电容(包括分布电容和装置电容)。由此可以看出,不论电离发

生在 K、G 极之间的什么地方，在 C 极上感生的电子脉冲幅度均与电离的产生地点无关。这样，屏栅电离室就克服了电子脉冲电离室的脉冲幅度与电离产生地点有关的缺点。K 和 G 之间的区域称为电离室的灵敏体积。

需要指出的是，电子在穿过栅极时，少数电子会被栅极收集；同时，栅极的屏蔽作用也不是十分完全的。为了提高栅极的屏蔽效果，减少栅极对电子的收集，在栅极丝的直径，丝的间距和 K、G、C 之间的距离确定以后，适当调节 V_K、V_G、V_C 是十分必要的。

2. 圆柱形电离室

屏栅电离室克服了电子脉冲电离室不能测定带电粒子能量的问题，但它必须满足放射源发射粒子的射程限制在高压电极和屏栅电极之间的条件，对气体放射源，屏栅电离室是无法做到的。然而，"特制的"圆柱形电离室却能满足这一实验要求。图 7-5 为圆柱形电离室的结构示意图。圆柱中央为收集电极，圆柱本身为高压电极。设它们的半径分别为 a 和 b。如果入射粒子离收集电极中心 r 处产生 N 个离子对，则电子脉冲幅度 V_∞^-（电子被收集后的脉冲幅度）与最大脉冲幅度 V_∞（全部正负离子在 b 处产生并被收集后脉冲的幅度）之比为

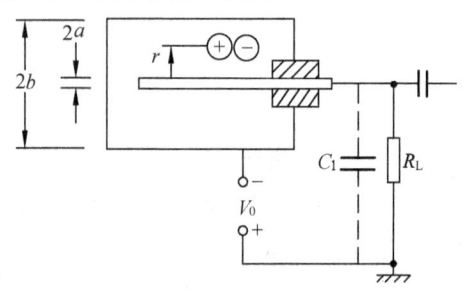

图 7-5 圆柱形电离室示意图

$$\frac{V_\infty^-}{V_\infty} = \frac{\ln \frac{r}{a}}{\ln \frac{b}{a}} \tag{7.1}$$

对于不同的 b/a 值，$R = V_\infty^-/V_\infty$ 与 r 的关系曲线如图 7-6 所示。显然，当 $b/a > 10^4$ 时，r/b 从 0.1 变化到 0.9 时，$R = V_\infty^-/V_\infty$ 值从 0.8 变化到 0.9，仅差 0.1。也就是说，在电离室的大部分空间里产生的电离，电子脉冲幅度基本无变化，即与电离产生的地点无关。这就解决了普通电子脉冲电离室只能做计数测量不能做能量测量的问题。所谓"特制"就是高压电极半径与收集电极半径之比特别大。此外，圆柱形电离室还具有灵敏体积大、极间电容小、能量分辨率高等优点。

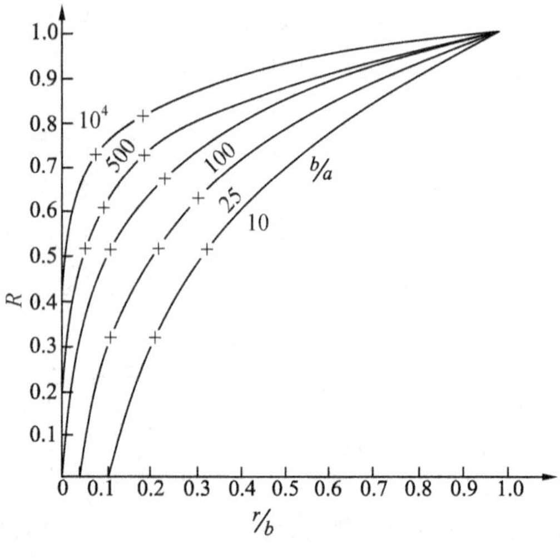

（三）电离室的能量分辨率

图 7-6 圆柱电离室的电子脉冲与半径的关系

利用电离室能谱仪测得的计数率随脉冲幅度的分布曲线称为脉冲谱。脉冲幅度经能量刻度后，脉冲谱就转换成计数率随粒子能量的分布曲线，即能谱。如图 7-7 所示。表 7-2 列出了一些国产电离室性能表。

曲线的最高处称为峰值。能量分辨率常用峰值一半处的曲线宽度来表示，缩写符号为 FWHM(full width at half maximum)，有时也用 ΔE 表示。它的意义是电离室对能量相近的入射粒子区分开来的本领。理论上，单能粒子的谱线应呈线状，但由于某些涨落因素的影

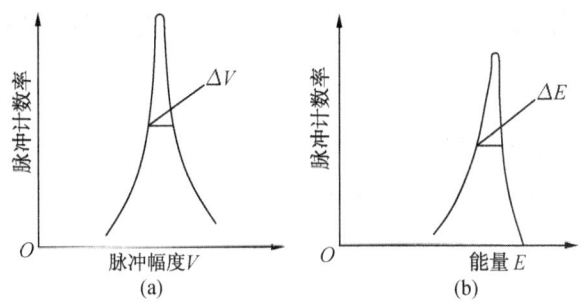

图 7-7 电离室能谱仪的脉冲幅度谱和能谱示意图

响,使谱线展现一定的宽度,宽度与能量有关,所以能量分辨率也用相对分辨本领 η 来表示

$$\eta = \frac{\Delta E}{E} \tag{7.2}$$

式中 ΔE 为峰的半宽度,E 为峰位对应的粒子能量。显然,η 值越小,表明电离室的能量分辨率越高,反之亦然。

表 7-2 部分国产电离室性能表

性能参数 \ 型号	γ电离室					β电离室	
	DL_1	DL_2	DL_3	DLS_{204}	DL_{1205}	DLS_{206}	DLS_{301}
外形 直径(mm)	33	33	33	36	5	214	154
外形 长(mm)	270	350	420	154	70	265	170
坪长(V)	500	500	500	800	200	500	700
坪斜(%/100V)	<1	<1	<1	1	0.5	0.5	1
工作电压(V)	250	250	250	500	200	500	500
绝缘(Ω)	10^{12}	10^{12}	10^{12}	10^{12}	5×10^{12}	10^{12}	10^{12}
最高温度(℃)	150	150	150	200	300	45	60
线性范围 [C/(kg·h)]	0~25.8	0~25.8	0~25.8	$2.6\times(10^{-2}\sim 10^2)$	$2.6\times(1\sim 10^5)$		
能量响应范围 (MeV)				0.005~2		0.025~1.3	
γ灵敏度 A/(C·kg^{-1}·h^{-1})	5×10^{-8}	1×10^{-7}	2×10^{-7}	4×10^{-9}	2×10^{-10}	β灵敏度, nA·Bq^{-1} ≥3×10^{-9}	
充气	Ar	Ar	Ar	Ar	Ar	Ar	
充气压(kPa)	$(3.2\sim 3.5)\times 101.3$						
应用	γ射线强度测量			反应堆堆芯γ强度测量	反应堆堆芯γ强度测量	井型结构 核医学γ强度测量	纸张、塑料等β测厚仪

在电离室谱仪中,造成谱线展宽最基本的因素是离子对的统计涨落,它决定了能量分辨率的极限。还有其他一些因素,如测量系统的噪声,放大器增益的涨落,分析器道宽的漂移,以及放射性样品的厚度所致的自吸收等都是造成谱线展宽的原因。

(四)电流电离室和累计电离室

1. 工作原理

电流电离室是测量由电离辐射产生的电流的电离室,累计电离室(积分电离室)是测量在某一时间间隔内出现的、由许多单个电离事件产生的累积电荷的电离室。它们是根据大量入射粒子产生的平均电离电流或累积的总电荷量来确定放射性样品的活度或粒子流强度的。

假设一个入射粒子在电离室灵敏体积产生 N 个离子对,则电离室收集到的电荷为 Ne。若单位时间内入射到电离室灵敏体积的粒子数为 n,则在恒电离条件下,产生的平均电离电流为 nNe。如果在收集电极上感生的电荷不漏掉,那么经过 t 时间后,累积的电荷为 $Q=nNte$,在收集极上电位的变化为 $\Delta V=nNte/C$。其中 C 为电离室两电极间的电容量。在 Nt 已知的情况下,测量 ΔV,由上式可求得 n。

2. 电流电离室的指标

(1) 饱和特性　　定义为工作电压每升高 100V 时,输出电流变化的百分数,即电流曲线的斜率。斜率的存在是测量结果误差的来源之一,必要时,测量结果要进行修正。

(2) 灵敏度　　是指一定能量的射线以单位强度照射时,电离室输出电流的大小。灵敏度的单位随射线强度单位的不同而不同。常用的有 μA/R/h 和微安/单位中子通量等。

(3) 线性范围　　是指电离室输出电流与辐射强度保持线性关系的范围。在一定的工作电压下,过强的辐射会破坏这种关系,这样就很难以电离电流的大小来确定射线的强度。实际上,常以额定工作电压下,保持线性关系的最大输出电流来标志电离室的线性范围。

三、正比计数管

(一) 正比计数管的结构和工作原理

正比计数管(proportional counter)是工作在电流-电压曲线正比区的气体脉冲电离探测器。它的工作电压比电离室的高很多,它的输出脉冲幅度与入射带电粒子在灵敏体积内最初生成的离子对总数成正比(即与原电离成正比)。

正比计数管的形状大多为密闭的圆柱形结构,圆柱中央一根金属丝是它的阳极,亦称丝极(电位为正),圆筒为它的阴极(电位为负),二极间由绝缘体分开。在密闭的管内充有一定的工作气体(也有充气式或流气式的)。图 7-8 为它的结构示意图。

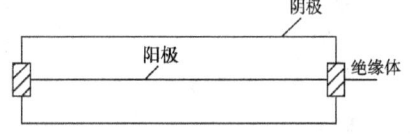

图 7-8　圆柱形正比计数管

当被测粒子射入正比计数管灵敏体积时,引起气体的电离,生成正离子与电子。电子在阳极收集过程中,受电场加速而获得足够的能量,使它在两次碰撞之间再次使气体分子电离,从而导致离子对的不断增殖,增殖后的电离数与原电离的比值称为气体放大倍数,它与原电离无关。这样,正比计数管的输出脉冲幅度与原电离成正比关系。因此,正比计数管不仅能作粒子的计数测量,而且也可做能量测量。

(二) 正比计数管的特性及其优缺点

1. 正比计数管的坪特性

在射线强度不变的情况下,探测器的计数率随工作电压变化的曲线,称为坪曲线。如图 7-9(a)所示。其中计数率与工作电压基本上无关的那一段称为坪,坪的电压范围 $V_0 \sim V_2$ 为坪长,坪曲线的坡度称为坪斜,它表示工作电压每改变 100V,计数率的变化量。V_a 为起始电压,只有当工作电压高于 V_a 计数管才开始计数。正比计数管输出脉冲计数率与工作电压的变化具有上述坪特性。坪特性是衡量计数器质量好坏的主要指标,一般正比计数器的坪长>300V,坪斜<1%/100V。

由于正比计数管的输出脉冲幅度正比于入射粒子的能量。因此,入射粒子的能量不同,坪曲线也不同;能量高的,电压坪区低;能量低的,电压坪区高,如图7-9(b)所示。如果入射粒子的能量是连续的,则正比计数管通常就不显示坪特性。

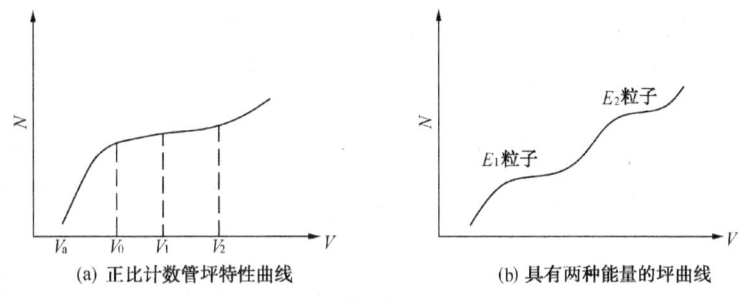

图 7-9 坪曲线

2. 能量分辨率

要使正比计数管具有良好的能量分辨率,放大系数必须具有足够的稳定性。影响气体放大系数的因素较多,可分为两类:一类与工作电压、工作气体成分和几何条件有关;另一类是由原电离和气体放大过程的统计性引起的。前者是可以控制的,后者则是固有的,因此,它是最终决定正比计数管极限能量分辨率的因素。

表 7-3 部分正比计数器主要参数

型号	窗参数 直径(mm)	窗参数 厚度(mm)	工作气体	坪长(V)	坪斜(%/100V)	工作电压(V)	寿命(计数)	能量线性范围(keV)	能量分辨率对 ^{55}Fe(%)
ZJ101	16	0.2	Ar	250	3	1600~2000	10^{10}	4~15	18
	16	0.5	Xe	250	3	1800~2100	10^{10}	6~30	20
ZJ102	17	0.1	Ar	250	3	1300~1700	$>10^{10}$	3~15	18
ZJ103	16	0.2	Ar	250	3	1600~2000	10^{10}	4~15	18
	16	0.2	Xe	250	3	1800~2100	10^{10}	6~30	20
ZJ106	~9cm	0.5	Ar	250	3	1500~2000	10^{10}	4~20	18
ZJ113			Ar	250	3	1700~2300	10^{12}	2~30	20
ZJ121	10	0.1	Ar	250	3	1300~1700	10^{10}	3~20	20
ZJ122	18	0.2	Ar	250	3	1300~1700	10^{10}	3~20	20
ZJ123	24	0.2	Ar	250	3	1400~1800	10^{10}	3~20	20
ZJ124	40	0.5	Kr	250	3	1500~1900	10^{10}	10~30	15
			Ar	250	3	1400~1800	10^{10}	3~20	20
			Xe	250	3	1500~1900	10^{10}	10~30	16

3. 寿命

正比计数管的寿命有计数寿命和搁置寿命两种。计数寿命是指计数管的特性变坏时所累计的计数数目,通常使用 CH_4 淬灭的正比计数管寿命在 $10^9 \sim 10^{10}$ 计数之间,使用 CO_2 淬灭的寿命达 $10^{11} \sim 10^{12}$ 计数。

搁置寿命是指计数管制成后到特性变坏时所存放的时间,这主要与计数管的工艺有关。

4. 优、缺点

正比计数管与电离室相比有如下优点:

① 脉冲幅度大,比电离室输出脉冲幅度大 $10^{11} \sim 10^{12}$ 倍,脉冲被记录时,无需高增益的放大器。

② 灵敏度高,理论上,正比计数管只要有一对离子就可引起计数,而电离室必须有 10^3 对才行。因此,正比计数管适合于探测低能或低比电离的粒子。如低能的 β、γ 和 X 射线等。

③ 脉冲幅度几乎与原电离地点无关,缺点是脉冲幅度随工作电压的变化较大,易受外界电磁干扰的影响;在高计数率下,输出脉冲幅度变化达百分之几十。表 7-3 列出了一些国产正比计数器的性能。

(三) 常用正比计数器

1. 流气式正比计数器

流气式正比计数器是在放射性强度测量中应用较广的一种计数器。这种计数器的特点是在测量射线的过程中,计数器的灵敏体积内不断充入新的工作气体,以排除在气体放大过程中分解了的有害的气体分子或原子。

流气式正比计数器有 4π 的和 2π 的两种。两者的基本结构非常相似,只是测量几何条件不同,前者是 4π 立体角,后者是 2π 立体角。图 7-10、图 7-11 为它们的结构示意图。中央阳极是极细的金属丝,有直丝状,也有圆环形,计数管的金属外壳就是它的阴极。2π 计数器为半球形,4π 的为圆球形。被测放射源常放在计数器的中心,用薄膜衬托住。

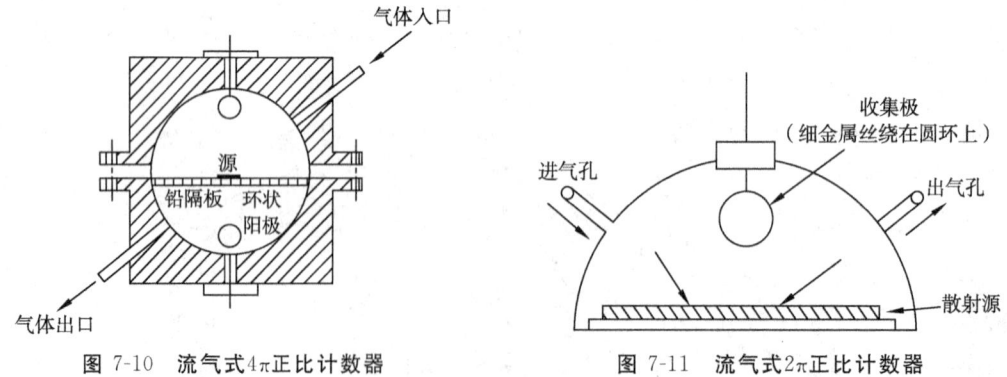

图 7-10　流气式 4π 正比计数器　　　图 7-11　流气式 2π 正比计数器

这种计数器的优点是测量几何条件高,立体角大,这对低活度样品的测量是极为有利的,另外,样品可置于计数器内部,构成了"无窗式"测量条件,因而免去了窗吸收、空气层吸收的修正和放射源及其衬托、气体和管壁的散射修正,很适合做 α 和 β 放射性的绝对活度的测定。

2. 三氟化硼正比计数器

这是又一种应用很广的正比计数器。它的结构与普通的圆柱形正比管相同,主要用于中子测量。具体工作原理将在第十一章里叙述。

四、G-M 计数管

(一) G-M 计数管的结构和工作原理

(1) G-M 计数管　　是工作在盖革-弥勒区（Geiger-Muller counter）的气体电离探测器。该区的特点是气体放大系数很大（一般在 10^7 以上），脉冲幅度与原初电离无关。

G-M 计数管的种类很多，形状各异。有圆柱形、钟罩形、球形、针形等。其中以圆柱形、钟罩形用得最多，其结构形状如图 7-12 所示。

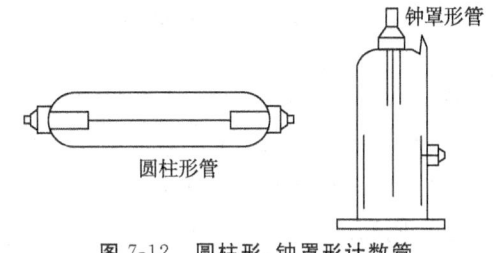

图 7-12　圆柱形、钟罩形计数管

中心为一根金属丝，称为阳极，其外则是一个金属圆筒套称阴极。两个电极彼此绝缘并固定在密封的套管内（玻璃的或金属的），工作时阳极接地，阴极接负高压或阴极接地，阳极接正高压。

(2) 工作原理　　射线进入计数管灵敏体积产生电离后，电子在电场的加速中获得足够的能量，使气体分子再电离，产生次级电子、三次电子，依此类推，电子形成雪崩式。

在电子增殖过程中产生的受激原子、分子或离子会放出（紫外）光子，光子与气体分子或阴极作用产生光电子。在电场作用下，这些光电子又会引起新的增殖，并不断地持续下去，迅速遍及整个阳极表面。电子很快被收集，大量的正离子则留在阳极表面附近，形成一个"正离子鞘"，使阳极周围电场强度减弱，光电子增殖过程终止。

增殖过程终止后，正离子鞘在电场作用下向阴极漂移，同时在阳极上感应出一个电压脉冲，其大小与正离子鞘的总电荷有关，而与初始总电离基本无关。

随着正离子鞘向阴极漂移，阳极电场逐渐恢复。当漂移的正离子撞击阴极表面时，又会引起二次电子发射，从而再次引起连续放电，这样势必会破坏计数管计数脉冲与入射粒子之间的一一对应关系。为此，在一个入射粒子引起一次计数后，必须设法使放电终止，这个过程称为淬灭。

目前，计数管采用的淬灭方法主要是自淬灭，就是在计数管中充以一定比例的淬灭气体，如酒精、石油醚等有机物质或溴、氯等卤素气体。

淬灭气体通常都有强烈吸收紫外光的作用。因此，它可以有效地抑制紫外光在阴极表面产生光电子。此外，淬灭气体的电离电位比计数管工作气体的低，当正离子与淬灭气体分子相碰时，很容易发生电荷交换。于是正离子变成中性原子，并放出一个能量较小的光子。光子被淬灭气体分子吸收，而淬灭气体分子变成正离子。这时，真正到达阴极表面的都是淬灭气体的正离子。它们撞击阴极，从阴极上获得电子后，变成激发态的分子，退激时不再放出光子，而是以自身的离解消耗激发能，从而使计数管得到淬灭。

以酒精、石油醚为淬灭气体的计数管称为有机管，以卤素气体溴、氯为淬灭气体的计数管称为卤素管。

(二) G-M 计数管的主要特性

(1) 坪特性　　G-M 计数管的计数率随工作电压的变化具有坪特性。如图 7-13 所示。坪长与淬灭气体的性质和含量有关。有机管的坪长（plateau length）在 150～300V 之间,坪斜(plateau slope)小于5%/100V,起始电压约1000V。卤素管的坪长约100V,坪斜小于10%/100V,起始电压在300~600V之间。

坪曲线是G-M计数管的重要特性,在使用前必须测量它,以便鉴定计数管的质量,确定工作点。

(2) "死时间"、恢复时间和分辨时间　计数管对入射粒子失效的时间称为"死时间"。实际上,它等于计数管上次放电终止到下次放电恢复这段时间间隔。

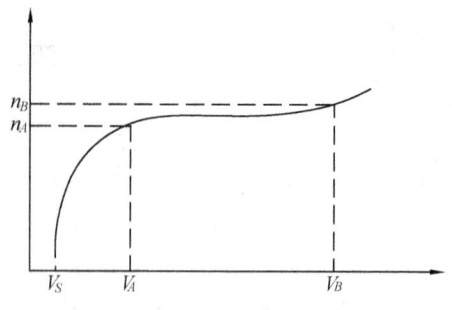

图 7-13　G-M管的坪曲线

我们知道,G-M计数管放电的终止主要是正离子鞘使阳极附近周围电场下降所致。当正离子鞘向阴极漂移时,阳极电场强度逐渐恢复,一旦恢复到(放电)阈值,放电就会重新开始。因此,"死时间"的大小决定于正离子鞘的漂移速度。"死时间"过后,虽然入射粒子又能产生放电形成脉冲,但它的幅度总是比正常值小,直到正离子鞘被阴极全部收集,才能恢复正常值。阳极附近周围电场从放电阈值恢复到正常值所需要的时间称为恢复时间。G-M计数管的"死时间"和恢复时间都比较长,一般在 $10\sim 100\mu s$ 量级。

分辨时间是对整个计数系统而言的(包括计数管和记录仪器)。它是指系统在一次计数后恢复到能再次计数的时间间隔,它与记录仪器的触发阈有关,只有脉冲幅度大于仪器的触发阈,才能显示出计数。

(3) 本征探测效率和寿命　本征探测效率是指计数管的输出脉冲数与进入计数管灵敏体积的粒子数之比,常用符号 η 表示,它与计数管的气体压力有关。对带电粒子来说,G-M管的探测效率近似为100%,对γ射线,则取决于它在计数管灵敏体积中产生一对离子的概率。实际上,对γ射线的本征探测效率与计数管壁的材料和厚度有关,也与γ射线的能量有关。对1.5MeV的γ射线,本征探测效率约为1%。

和正比计数管一样,G-M计数管的寿命也分计数寿命和搁置寿命。有机管的计数寿命一般小于 10^8 计数,卤素管的寿命比有机管要长,实际使用寿命为 $10^9 \sim 10^{10}$ 次。这是因为卤素分子解离后能重新结合并继续发挥淬灭作用。

表7-4给出了一些国产计数管的性能参数,供应用时参考。

表7-4　部分国产计数管的性能

种类	型号	起始电压 (V)	工作电压 (V)	最小坪长 (V)	最大坪斜 (%/100V)	最大本底 (次/分)	工作温度 (℃)	寿命 (脉冲)	"死时间" (μs)
卤素管	J621γ	350	420	100	15		−40~60		10
	J622γ	350	420	100	15		−40~60		20
γ有机管	J309	≤650	700	100	13	180	−20~50	≥10^8	≤2
	J310	≤700	750	100	13				
金属壳端	J418α、β、γ	<340	400~430	100	13	≤20	−40~50	10^9	≤140
窗卤素管	J419α、β、γ	<340	400~430	100	13	≤20	−40~50	10^9	≤140
金属壳钟	J141α、β	≤1250	1350	200	5	≤25	−25~50	≥$5×10^7$	≤120
罩有机管	J143β	≤1200	1300	250	5	≤26	−25~50	≥$5×10^7$	≤120
卤素管	J306β、γ	285~340	400	80	12.5	80		$5×10^8$	

续表

种类	型号	起始电压 (V)	工作电压 (V)	最小坪长 (V)	最大坪斜 (%/100V)	最大本底 (次/分)	工作温度 (℃)	寿命 (脉冲)	"死时间" (μs)
有机管	J408γ	285~340	400	80	12.5	80		3×10^8	
	J109γ	720~800	950	250	10	280		3×10^8	
	J210γ	720~800	950	200	7.5	380		10^8	

(三) G-M 计数管的种类和应用

G-M 计数管的种类很多,按照淬灭原理,可分自淬灭和非自淬灭两种;按所充淬灭气体的性质,自淬灭管又可分为有机管和卤素管两类,它们又可分成 β 计数管和 γ 计数管,流气式和充气式计数管等。计数管的形状大多为圆柱形和钟罩形。

对探测能量高、穿透力强的辐射,可选用管壁较厚的圆柱形计数管,反之,则选用薄壁或云母窗的钟罩形计数管。对一些能量特别低的 β 粒子,最好选用流气式计数管。用于医学诊断,伸进软组织作为探针的,可选用针状管。总之,根据探测的对象和用途选择计数管。

(四) G-M 计数管的优、缺点

与电离室、正比计数管相比,G-M 计数管具有下列优点:
① 灵敏度高,只要在计数管灵敏体积内产生一对离子,即可产生脉冲计数。
② 脉冲幅度大,可达伏特数量级,脉冲不经放大即可记录。
③ 稳定性高,对电源的稳定度要求不高,不受外界电磁场的干扰。
④ 结构简单制造容易,价格便宜。

缺点是:
① 不能鉴别粒子的类型和能量。
② 分辨时间长,不适合快速计数。
③ 对 γ 射线探测效率低,且有乱真计数。

第二节 半导体探测器

半导体探测器(semiconductor detector)是使用半导体材料制成的电离探测器。它的工作原理和气体电离室相类似,只是工作介质是固体而不是气体,所以有"固体电离室"之称。

半导体探测器具有能量分辨率高、线性范围宽、脉冲上升时间快等优点,因此在能谱测量中得到了广泛的应用。它的主要缺点是抗辐射性能差、输出脉冲幅度小、性能随温度变化大。下面以 P-N 结型探测器为例,简单介绍它的工作原理。

一、半导体探测器的结构和简单原理

P-N 结型半导体探测器是指 P 型半导体和 N 型半导体直接接触(接触距离小于 10^{-7} cm)形成的一种探测器。图 7-14 为它的结构示意图。结区的形成和性质,可参阅有关文献。

P-N 结又称"耗尽层"、"势垒区"或"阻挡层",因为在 PN 结区,载流子很少,电阻很高。

工作时,在探测器两端加上电压。由于电压都降在结区,因此,在结区形成一个强电场,但没有电流流过。带电粒子进入结区后,由于电离作用而产生电子-空穴对。在外电场作用下,电子和空穴分别向两电极漂移,于是在输出回路中形成脉冲信号。信号的幅度与入射粒子在结区损耗的能量成正比。如果入射粒子的全部能量都消耗在结区,则通过测量信号脉冲的幅度就可以测定带电粒子的能量。

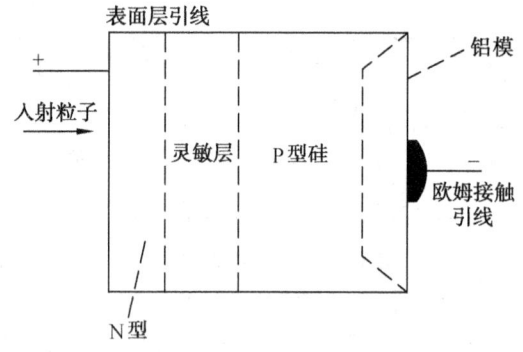

图 7-14 半导体探测器结构

二、半导体探测器的主要性能

(一) 反向电流

探测器加上一定电压后,在没有光照和粒子入射的情况下,内部通过的电流,称为反向电流。

反向电流包括三个部分:

① 结区内部由于热激发而产生的体电流,它与结区体积及单位体积内电子-空穴对的产生率有关。

② 来自结区的扩散电流,这部分电流是电子和空穴的扩散而形成的,通常很小。

③ 半导体表面的漏电流,它与半导体表面吸附金属离子和水蒸气有关,大的可达毫安数量级。所以,保持探测器干燥、表面清洁是十分重要的。

探测器的反向电流直接决定它的噪声水平,要求它越小越好。如反向电压为 100V 时,性能好的金硅面垒探测器,其反向电流应为零点几微安,甚至更小,性能一般的也不应超过几微安。降低温度对减小反向电流、提高探测器性能是十分有益的。

(二) 能量分辨率

影响半导体探测器能量分辨率的主要因素有:

① 入射粒子能量损失上的统计涨落和产生的电子-空穴对数量上的涨落。这一因素对能量分辨率的影响是无法消除的,它决定了能量分辨率的极限值。

② 探测器和电子学系统的噪声。电子学系统的噪声主要是指电荷灵敏放大器的噪声,由于噪声与射线信号叠加在一起,使谱线展宽,分辨率变差。噪声越大,分辨率越差。探测器的噪声主要是由反向电流的涨落造成的。降低探测器的温度,可以降低反向电流,从而可减小由探测器噪声引起的谱线展宽。有些谱仪已把电荷灵敏放大器的第一级放大器也作为冷却对象,这样效果更好。

(三) 本征探测效率

各种类型的半导体探测器都可以用来探测带电粒子。因为半导体探测器没有窗,除了粒子能量很低的情况外,这类探测器对带电粒子的本征探测效率几乎是 100%。低能粒子在半导体探测器中产生的脉冲,其幅度可能比噪声脉冲的幅度低,如果调节探测器设备中的甄别器消除掉噪声脉冲,那就会丢失一些低能电子产生的脉冲。因此,半导体探测器探测低能β射线的效率要比气体探测器的探测效率低,但探测高能γ射线的效率比气体探测器高。

锂漂移半导体探测器可用于探测 X 和 γ 射线,其本征探测效率随射线能量不同而变化。例如,对能量为 62keV 的 X 射线来说,硅(锂)探测器的本征探测效率是 5%,锗(锂)探测器的本征探测效率几乎是 100%。

三、常用半导体探测器简介

(一) 金硅面垒型半导体探测器

金硅面垒型半导体探测器属于 P-N 结型探测器,它具有响应速度快、时间分辨本领高的特点。适用于带电粒子飞行时间和核激发态寿命的测定。它的本底也很低,常被用作低水平α能谱测量。其能量分辨率比屏栅电离室和闪烁谱仪高得多,略次于磁谱仪,但设备比磁谱仪简单得多,使用也十分方便。

影响金硅面垒探测器的能量分辨率的主要因素有以下三种:

① 产生载流子数目和能量损失的统计涨落。这是决定谱仪所能达到的分辨率的极限,是我们无法控制的因素。

② 探测器和电子学系统的噪声。探测器的噪声主要是反向漏电流的涨落造成的,反向电流随偏压的增大而增大,所以降低偏压可以减小探测器的噪声。电子学的噪声主要是指电荷灵敏放大器的噪声,它随偏压的增加而减小,提高偏压可降低电子学噪声。这两种因素是矛盾的,互相制约的。为了得到金硅面垒谱仪最佳分辨率,探测器的反向偏压应选择一个最佳值。

③ 外界的电磁干扰也会影响谱仪的分辨率。所以在实验时,注意电磁屏蔽和避光使用,对提高分辨率是有益的。

另外,降低探测器的温度可以降低反向电流。因此,在探测器反向偏压选定的情况下,把它放在低温容器中,可以提高谱仪分辨率。

金硅面垒探测器的缺点是灵敏面积不能做得很大,灵敏厚度也受原材料电阻率和所加反向偏压的限制,使它的应用受到了制约。

表 7-5 为部分国产金硅面垒型探测器的主要参数。

表 7-5 部分国产金硅面垒型探测器的主要参数

型号	灵敏区直径 (mm)	外形尺寸 (直径×高度) (mm)	最大反向电流(300V)时 (μA)	能量分辨率 (对 ^{241}Am α) (%)	噪声 (keV)	脉冲上升时间 (ns)	主要用途
GM5	5	12×6	1	<1~1.5	12~14	<10	α、β、p 及裂变碎片等带电粒子的能谱测量及低本底弱放射性测量
GM8	8	15×6	1	<1~1.5	16~18	<10	
GM12	12	19×6	2	<1~1.5	20~24	<10	
GM16	16	24×6	2~5	<1~1.5	24~28	<10	
GM20	20	29×6	<8	<1~1.5	30~35	<10	
GM26	26	37×7.5	<10	<1~1.5	40~45	<10	
GM30	30	42×7.5	<15	<1~1.5	50~55	<10	

(二) 锂漂移 P-I-N 型探测器

所谓锂漂移探测器就是锂离子通过补偿工艺,在 P 型(或 N 型)半导体中漂移而形成的一种 N-I-P 探测器。我们知道，锂原子的电离能很低，在室温下呈离子状态；锂离子的半径比 Si、Ge 的晶格常数小得多，迁移率很高，在电场作用下很容易深入到 Si、Ge 的晶格里面。锂离子作为施主离子与原材料（P 型半导体）的受主离子，因静电作用而形成稳定的中性离子，这一过程相当于施主原子（锂原子）把多余的一个电子给了受主原子（P 型半导体），从而大大提高了电阻率，这就是"补偿作用"。经过补偿作用的区域形成了电阻率很高的本征区（I 区），锂离子未漂移到的地方仍为 P 区，而大量扩散锂原子的表面变成了 N 区，这样就形成了 N-I-P 型半导体探测器。如果锂漂移是在 P 型半导体硅上进行的，那么形成的探测器便称为锂漂移硅或称硅（锂）探测器，用符号 Si(Li) 表示；如果漂移是在 P 型锗上进行的，则称为锂漂移锗或称锗（锂）探测器，用符号 Ge(Li) 表示。

Si 的原子序数比较低，对射线的阻止本领也较小，所以 Si(Li) 探测器适合探测 γ 射线、X 射线和低能 γ 射线（γ<100keV）或能量较高的带电粒子。

Si(Li) 探测器可以在常温下工作和保存。但为了得到较好的工作性能，常在低温下工作，使用温度最好在 $-150 \sim -100$℃ 之间。保存时，需加上一定的反向偏压。

Ge 的原子序数较高，对物质的阻止本领较大。因此，Ge(Li) 探测器常用来探测 γ 射线和高能带电粒子。这种探测器必须在液氮温度下才能工作，否则不能获得良好的能量分辨率，平时，也必须在液氮温度下保存，以避免性能变坏。

表 7-6 为部分国产 Si(Li)、Ge(Li) 探测器的主要参数。

表 7-6 国产锂漂移型探测器的主要参数

	型号	灵敏区直径(mm)	灵敏区厚度(mm)	能量分辨率(%)		主要应用	厂家*
				^{241}Am-α	^{207}Bi-β		
Si(Li) 探测器	GL$_2$/GL$_{20}$	5~20	0.5~5	1~2	5~15	长射程带电粒子，如 p、α 与 β 能谱及 γ 温度：$-10 \sim +45$℃ 使用寿命：~1a	B
	83-1	12	3~5	约 1			S
	83-2	10					
同轴 Ge(Li) 探测器		灵敏体积(cm³)	能量分辨（对 1.33MeVγ 射线）(keV)	峰康比（对 1.33MeVγ 射线）	相对探测效率(%)	高分辨 γ 谱仪活化分析，低本底 γ 谱仪	B
	GL30	40~100	2.0~2.3	20:1~45:1	6~20		
	—	80~100	2.0~2.3	30:1~40:1	18~20		S
Si(Li) X 射线探测器		灵敏面积(mm²)	灵敏区厚度(mm)	峰本底比	Be 窗厚(μm)	能量在一至几十千电子伏间 X 射线探测	B
	GL221	12	3	>500:1	12.5 40		
	SLD05/SLD/16	20~200	能量分辨率(5.9keV)(eV)				S
			160~260				

* B——北京核仪器厂；S——上海原子核研究所

（三）高纯锗探测器

Ge(Li) 探测器虽然具有突出的优点，如分辨率高、灵敏厚度可做得较厚等，但由于它生产周期长[得到一个灵敏厚度为 3cm 的 Ge(Li) 探测器需要几个月的锂漂移时间]，而且必须在低温下使用，低温下保存，维护麻烦、费用昂贵，因此，大大地限制了它的推广使用。20 世纪 70 年代发展生产了高纯锗探测器。

高纯锗探测器是用纯度很高的半导体锗制成的。半导体材料的纯度越高,电阻率就越高,电阻率越高,探测器的灵敏厚度可做得越厚,因此用高纯锗可制出耗尽层足够厚的 P-N 结探测器,以适应高能 X 射线和 γ 射线的测量。

在生产过程中,由于高纯锗探测器不需要锂漂移工艺,所以生产周期短,探测器内部没有锂补偿,因此不需要在低温下保存。当然,为了提高能量分辨率,降低反向电流,仍需要在低温条件下工作。

高纯锗探测器有平面型的,也有同轴型的。平面型探测器灵敏层较薄,主要用来测量能量较低的 γ 射线;同轴型的灵敏度较厚,可用来测量能量较高的 γ 射线。

目前,高纯锗探测器的能量分辨率,对 ^{60}Co 源 1.33MeV γ 射线可达 1.6～1.8keV,对 ^{57}Co 的 122keV 低能 γ 射线,可达 0.8keV,其相对探测效率,最高的已超过 30%。

表 7-7 为平面型高纯锗探测器的性能指标。

表 7-7 高纯锗探测器(北京核仪器厂)的性能指标

型号		灵敏面积 (mm²)	灵敏区厚度 (μm)	能量分辨 (keV)		Be 窗厚 (μm)	主要应用
平面型 X 射线探测器	ZC101	2000	3～5	(5.9keV) <250		25 50	3～100keV X 射线探测
平面型 γ 射线探测器	ZC201	25～1000	3～13	(59.6keV) <1	(1.33MeV) <2		0.05～1MeV γ 射线探测

第三节 闪烁计数器

闪烁计数器(scintillator)与气体探测器不同,它是利用射线与物质相互作用时的激发效应而设计制作的,是另一类辐射探测器。与气体探测器相比,它有分辨时间短、探测效率高等优点。因此,在许多领域中,它已代替了气体探测器,是目前使用最广的核辐射探测器之一。

一、闪烁计数器的组成和工作原理

闪烁计数器主要由闪烁体、光电倍增管和电子仪器三部分组成,通常闪烁体、光电倍增管和前置放大器一起装在一个避光暗盒中,称为探头。

当射线进入闪烁体后,使闪烁体的原子、分子电离和激发,受激的原子或分子退激时发出大量光子。这些光子被收集到光电倍增管的光阴极上,通过光电作用产生光电子。光电子受极间电场的加速射向第一打拿极,在打拿极上产生更多的次级电子,这些电子在以后各个打拿极上产生相同的过程。倍增后的电子收集到阳极上形成电流脉冲或电压脉冲,然后送入电子仪器放大、记录和分析。这就是闪烁计数器记录粒子的简单过程。

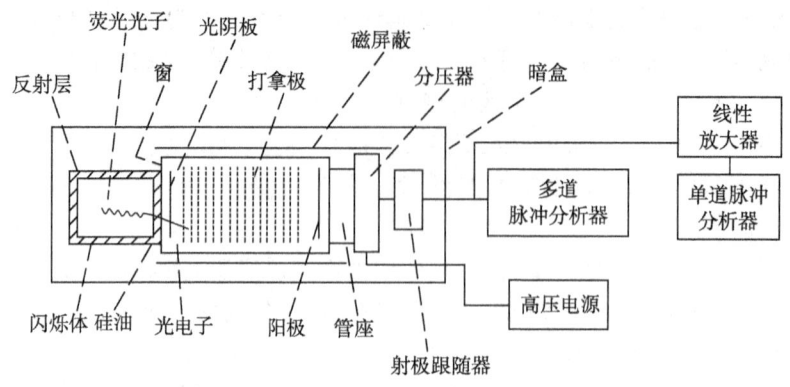

图 7-15 闪烁探测器组成示意图

二、闪烁体的发光特性

闪烁体是指在射线作用下能发射荧光的物质。通常分成无机闪烁体和有机闪烁体两大类,无机闪烁体中常用的有银激活的硫化锌——ZnS(Ag)、铊激活的碘化钠——NaI(Tl)、碘化铯——CsI(Tl),20 世纪 70 年代研制成功的锗酸铋单晶体。有机闪烁体大都是苯环碳氢化合物。常用的有三种:塑料闪烁体、液体闪烁体、蒽晶体。在核辐射探测器中,闪烁体应具备三个方面的特性。

(一)发光光谱

闪烁体在射线作用下能发射荧光。不同的闪烁体发射的荧光波长是不同的。对同一种闪烁体来说,发射的荧光波长也不是单色的而是一个连续带谱。然而,每种闪烁体总有一两种波长的光占优势。这种光是闪烁体发射光谱的主要成分,称为最强波长。例如,NaI(Tl) 的最强波长为 415nm,蒽晶体的为 447nm。了解不同闪烁体的发光光谱主要是为了与光电倍增管光阴极的光谱响应能更好地匹配,使得更多的荧光光子转换成光电子。

(二)发光效率

发光效率是指闪烁体吸收的射线能量转化为光能的百分数。常用绝对闪烁效率和相对发光效率来描述。

绝对闪烁效率:在一次闪烁中,闪烁体发射光子的能量与它吸收射线的能量的比值,用百分数表示。

相对发光效率:射线在两个不同种类的闪烁体中损失相同的能量后,它们输出脉冲幅度或电流的比值。通常以蒽晶体作为标准,规定它的发光效率为 1,其他闪烁体相对于蒽晶体的发光效率的百分数即为相对发光效率。显然,发光效率愈高,愈有利于低能射线和低水平测量。在能谱测量中,还要求发光效率在相当宽的能量范围内保持不变,以保证谱仪良好的能量线性。

(三)发光时间

发光时间包括脉冲的上升时间和衰减时间。前者时间很短,一般可以忽略,后者通常小于 10^{-9}s。闪烁体吸收射线的能量后,其原子、分子受激。退激时发射光子数的总体平均值 $N(t)$ 随时间按指数规律增加

$$N(t)=N_0(1-e^{-\frac{t}{\tau}}) \quad (7.3)$$

$N(t)$为t时刻发射的光子数平均值,N_0为能够发射的光子总数,τ为发光衰减时间。

当$t=\tau$时

$$N(\tau)=N_0(1-e^{-1})=0.63N_0 \quad (7.4)$$

因此,τ的物理意义是受激后的闪烁体原子、分子发射全部光子数的63%所需要的时间。当$t=4\tau$时

$$N(4\tau)=N_0(1-e^{-4})=0.98N_0 \quad (7.5)$$

这表明经过4τ后发射的光子数占全部的98%,已很接近N_0。因此,τ越小,发光时间越短,光子的发射越集中。

若用单位时间发射的光子数,即发光强度$I(t)$,表示闪烁体发光的衰减特性,则发光强度随时间变化的规律为

$$I(t)=-\frac{dN}{dt}=\frac{N_0}{\tau}e^{-\frac{t}{\tau}} \quad (7.6)$$

显然,经过τ后发光强度的变化下降到最大值的$1/e$,亦即脉冲的幅度下降到最大值的$1/e$。

(四) 其他特性

作为核辐射探测的闪烁体,除了具备以上的物理特性以外,还应有高的阻止本领、好的光学均匀性与透明度、耐辐照等优点。当然,任何一种闪烁体不可能同时满足所有要求,只能根据测量的需要加以选择。表 7-8 列出了部分常用闪烁体的特性参数。

表 7-8 部分常用闪烁体的特性参数

类别		型号	名称	主要技术指标和特点	主要用途
无机晶体闪烁体	NaI(Tl)	ST101	碘化钠(铊)闪烁体	能量分辨率(^{137}Cs):9%~16%	γ注量率,能谱
		ST105		环型晶体	低本底,低水平测量
		ST106		(直径和高分别为 300mm 和 13mm)	γ相机
		ST107		侧井或侧向通孔型	低能γ、X射线
		ST108		井型	低能γ、X射线
		ST110		外径上下尺寸一致	γ射线
	CsI(Tl)	ST121	碘化铯(铊)闪烁体	圆柱和薄片(直径在 50mm 以下);	γ注量率,能谱
		ST122		薄膜(直径和高分别为 30mm 和 0.03mm)	α、β、f、P、X
	ZnS(Ag)	ST201	硫化锌α屏	大面积:探测效率(^{239}Pu)>75%	γ场中测α,P
		ST203	硫化锌氢气闪烁球	容积 500mL;灵敏度:0.5kBq·m^{-3}/脉冲·s^{-1}	氢气
		ST211	硫化锌慢中子屏	厚 2mm,热中子效率≥10%含浓缩^{10}B	慢、热中子注量率
		ST216	生物等效闪烁体	FJ342 中子雷姆仪专用	
		ST407	α、β双闪烁体	ZnS(Ag)+塑料双层薄片	α、β表面污染监测

续表

类别	型号	名称	主要技术指标和特点	主要用途
有机晶体 — 蒽	ST501 ST502	蒽闪烁体	能量转换效率高,常作为闪烁体发光标准	快中子
有机晶体 — 对联三苯	ST551 ST552	对联三苯闪烁体	最强发射波长:385nm;光输出(蒽):30%,闪烁衰减时间:5.5ns	低能β,及γ场中测β
塑料闪烁体	ST402	高β/γ塑料闪烁体	β/γ:≥150	γ场中测β,低能β
塑料闪烁体	ST407	α、β双闪烁体	ZnS(Ag)+塑料双层薄片	α、β表面污染监测
塑料闪烁体	ST408	气流β塑料闪烁体	容积:1.5L	α、β放射性气体
塑料闪烁体	ST1423	快时间塑料闪烁体	光输出(NE111)≤100%;闪烁衰减时间:≤1.7ns	快时间测量
塑料闪烁体	ST1432	红光塑料闪烁体	最强发射波长:630nm;闪烁衰减时间:3.0ns	X、γ、n
液体闪烁体	ST451 ST1702	液体闪烁体 红光液体闪烁体		脉冲形状甄别,快中子成像或光转换器

三、常用闪烁体简介

(一)常用闪烁体

(1) NaI(Tl)(括号中的元素 Tl 为激活剂) 这是一种透明的单晶体,它含有高原子序数的碘,所以对 X 射线和 γ 射线有较高的探测效率。发光效率、透明度也很好,与光电倍增管的光谱响应亦能很好配合。对 ^{137}Cs 的 0.662MeV 的 γ 射线分辨率最好可达 7% 左右。NaI(Tl)晶体的缺点是:易于潮解,久置于空气中会发黄变质,故通常都是密封包装,不用时放在干燥器中。

(2) CsI(Tl) 这也是一种透明单晶闪烁体,对 γ 射线的探测效率比 NaI(Tl)高,薄片单晶适合在强 γ 辐射场中测量 α 射线和低能 X 射线,机械强度大,不易潮解。缺点是:能量分辨率比 NaI(Tl)差,价格贵。

(3) ZnS(Ag) 它是一种多晶粉末闪烁体,通常把它敷在有机玻璃片上或直接敷在光阴极上。发射光子的波长在 400~600nm 之间,在 450nm 处发光强度最大。它的阻止本领大、发光效率高,对重带电粒子的探测效率几乎达 100%。然而,它对 γ 和 β 射线不太灵敏,因此,它可用在强 γ 或 β 本底下探测重带电粒子。缺点是:不易制成大晶体,透明度差。若将 ZnS(Ag)粉末与有机玻璃粉混合热压成圆柱形闪烁体,可用于测量快中子。还可以把 ZnS(Ag)、甘油和硼酸混合压制并密封在玻璃铝盒内探测慢中子。

(4) BGO($Bi_4Ge_3O_{12}$) 锗酸铋是 20 世纪 70 年代发展起来的一种新型闪烁体,它不像其他晶体那样中间含有一定量的激活剂。它是一种纯的本征晶体。其优点是:原子序数高(Bi 的 $Z=83$)、密度大(Bi 的 $\rho=7.13g/cm^3$),对 γ 射线的吸收系数为 NaI(Tl)的 2.5 倍,是目前探测效率最高的一种闪烁体;发光光谱范围在 350~650nm,最强波长在 480nm 处,与光电倍增管能很好匹配;透明度高、化学性能稳定,机械强度好、不潮解。缺点是:发光效率低,约为同尺寸 NaI(Tl)的 8%~14%。对低能 γ 射线,分辨率比较差,主要用于探测低能

X射线和高能γ射线或电子。

(5) 蒽晶体　蒽晶体属于芳香族有机化合物。在有机晶体中,它的发光效率最高、含氢量多,但有效原子序数低,是一种探测β粒子和中子的良好闪烁体。其缺点是价格昂贵、易于爆裂。

(6) 塑料闪烁体　常用的闪烁体由乙烯溶液加对联三苯和POPOP(5-苯基恶唑苯)聚合而成。其优点是透明度好、发光衰减时间短、性能稳定、耐辐射性强、制作简单、价格便宜、可探测各种辐射粒子。但能量分辨率差,不能在高温下使用。

(7) 液体闪烁体　液体闪烁体(闪烁溶液)由溶剂和溶质组成。溶剂的作用是吸收辐射能量和溶解样品;溶质接收溶剂所吸收的能量并且产生荧光,有时需加第二种溶质进行波长转换,以便与光电倍增管和光谱响应相匹配。因此,第一溶质又称发光剂,第二溶质又称波长转换剂。

目前常用的溶剂大多是芳香族化合物,例如,甲苯、二甲苯等。由于大多数溶剂都不是有效的闪烁体,因此要求加入第一溶质,这种溶质必须是有效的闪光物质,常用的物质是对联三苯和PBD等。溶剂分子接收能量而被激发以后,很快地将激发能传给第一溶质,使发光物质的分子激发。受激的溶质分子退激时发射荧光而回到基态,还有部分能量通过非辐射过程而释放。因此,每种发光物质都有荧光产额,即发射光子数与受激分子数比值这一参数。第一溶质发出的荧光几乎可被第二溶质百分之百地吸收,而后发出第二溶质光谱的荧光。例如,用二甲苯作溶剂,用PBD、POPOP分别作第一溶质和第二溶质。第一溶质发光波长范围为350~400nm,经过波长转换后,第二溶质发出的荧光波长为420~480nm。因此,第二溶质起到了波长转换的作用。

液体闪烁体的配方对其发光效率影响很大,一般情况下可以用实验来选择最佳的配方比例。当然,也可直接采用他人的配方比例。例如,每毫升5g的对联三苯和每毫升0.5克的POPOP相配,其相对发光效率为蒽晶体的45%。液体闪烁体的突出优点是可将放射性样品直接溶于闪烁液中,构成4π几何条件,从而避免了窗吸收等不利因素,因此计数效率很高。这对于^{3}H和^{12}C等低能β射线发射体的测量是相当有利的。在低水平β放射性测量中,它也具有明显的优点。缺点是:液体闪烁体具有一定毒性,操作时需注意安全;同时还存在淬灭效应,而使效率降低。因此,实际测量中还需作淬灭校正。

表7-8列出几种常用闪烁体的特性参数,供选择或使用时参考。

(二) 闪烁体的选择

任何一种闪烁体不可能十分完美,它们有自己的优点,也存在着各自的缺点。所以,在实际使用中,只能根据测量要求,选择合适的闪烁体。选择时,大致可以从以下几个方面去考虑:

① 根据测量射线的种类、能量和强度来决定,原则是所选用的闪烁体最好只对所探测的射线灵敏,这样才能排除其他射线的干扰。例如,测量α射线,用ZnS(Ag)晶体或CsI(Tl)晶体;测量β射线或中子时,用塑料闪烁体或液体有机闪烁体;对低能X射线或高能γ射线可用BGO;对中、低能γ射线则用NaI(Tl)较好。

② 选用的闪烁体对被测射线要有较高的阻止本领,以使射线的能量尽可能地损失在晶体中。

③ 闪烁体要有高的发光效率,好的透明度和较小的折射率使射线的能量更多地转换成

光子,并尽量收集到光电倍增管的光阴极上。

④ 闪烁体的发光光谱应和光电倍增管的光谱响应相匹配,以获得高的光电子产额。

⑤ 在用作时间分辨计数或短寿命的测量中,选择发光衰减时间短、能量转换高的闪烁体。

⑥ 价格问题也是选择闪烁体时要考虑的一个因素。

四、光电倍增管

光电倍增管(photomultiplier tube)是一种光电转换器件,它的作用是将闪烁体发射的微弱光信号转变成为放大的电信号。光电倍增管的外壳通常由玻璃制成,管子的顶部是光阴极,它是光电转换部件。管中按一定方式排列的电极,称为打拿极,紧靠光阴极的为第一打拿极,其余的依次为第二、第三……打拿极。最后一个打拿极的后面是阳极,它是收集电子的部分,电流或电压信号通常从这里引出。管内各电极通过分压电阻加有依次递增的电压,使前一级来的电子得到加速并增殖。图7-16为光电倍增管电子倍增示意图。

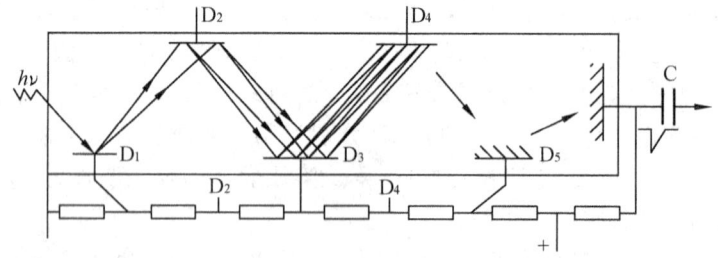

图 7-16　光电倍增管电子倍增示意图

(一) 光电倍增管的主要特性

1. 光阴极的光谱响应和灵敏度

光阴极受光照射后发射光电子的概率与入射光波长的关系称为光谱响应。长波端的响应极限受光阴极材料性质的限制,短波端的响应主要由入射窗材料对光的吸收来决定。光谱响应曲线随光阴极材料、窗材料以及工艺的不同而不同。因此,对某一型号的光电倍增管一般给出的是典型的光谱响应。

光阴极的灵敏度一般使用宏观定义。它是指用入射光通量为1lm、色温为2856K的白炽钨丝灯光照射光阴极时,光阴极上产生的电流,单位为微安/流明($\mu A/lm$)。有时也给出蓝光灵敏度、红光灵敏度、紫外光灵敏度。

2. 放大倍数和阳极光照灵敏度

放大倍数是光电倍增管的重要参数之一,它定义为阳极上收集到的电子数与光阴极发射的电子数之比。而阳极光照灵敏度为光阴极上入射1lm的光通量时阳极输出的电流值,单位为安培/流明(A/lm),或毫安/流明(mA/lm)。实验表明,当入射光通量从 10^{-13} lm 增大到 10^{-4} lm 时,阳极电流是线性增大的。入射光通量太大时,阳极电流就会偏离线性出现饱和,放大倍数下降。

3. 光电倍增管的时间特性

光电倍增管光阴极发射的光电子,经过多级打拿极的倍增,最后被阳极收集,这一过程所需要的时间称为光电倍增管的渡越时间(飞行时间)。由于光阴极和打拿极发射电子的随机性(指时间上的)以及各电极发射电子的初速度不相同,各个电子并不同时到达阳极,即电子的渡越时间有一定的范围。这就使得阳极上输出的电流脉冲(或电压脉冲)展现出一定的宽度。光电倍增管的这种时间性,通常用脉冲上升时间、下降时间、响应宽度和时间分辨本领等参量来描述。

脉冲上升时间是指用闪光时间极短的光源(δ函数光源)照射光阴极时,输出脉冲从前沿峰值的10%上升到90%所需要的时间,而下降时间则为从脉冲后沿峰值的90%下降到10%所需要的时间。这一脉冲的半宽度即为脉冲的响应宽度,如图7-17所示。

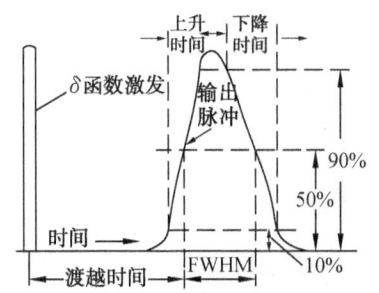
图 7-17 光电倍增管输出脉冲的时间特性

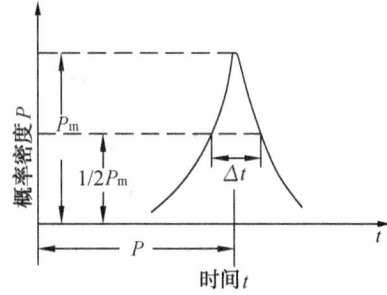
图 7-18 光电倍增管渡越时间离散的定义

时间分辨本领又称渡越时间分散,它在时间测量中是一个重要的特性参量。它的定义是:当用δ函数光源多次重复照射光阴极时,渡越时间概率密度分布的半宽度。如图7-18所示。

4. 暗电流

光电倍增管在一定的工作电压下,无光照时所产生的阳极电流称为"暗电流"。它与工作电压和使用温度有关。暗电流主要是光阴极和前几级打拿极的热电子发射以及电极间绝缘材料的漏电引起的。因暗电流存在而在阳极输出端产生的脉冲称为本底脉冲。需要指出的是,光电倍增管说明书上往往只给出暗电流计数,但暗电流小的并不等于暗计数少,因为暗电流计数与光电倍增管的放大倍数等有关。在测量低能射线时,必须采取措施减小暗电流。减小暗电流的方法通常是降低管子的温度,也可采用符合技术。在工艺上常采用暗老化措施,暗老化后,在测量前先在低电压下通电几分钟则更好。

5. 稳定性

在活度测量和能量测量中,光电倍增管的稳定性是很重要的。所谓稳定性是指光电倍增管各参数随时间的变化率。它与工作电压、阳极电流及使用情况有关,也和入射辐射强度、环境温度变化有关。性能良好的管子经过数小时预热后能稳定地工作,阳极电流的最大变化不大于5%左右。

表7-9给出了部分国产光电倍增管的主要参数,供使用时参考。

(二) 光电倍增管的种类和应用

光电倍增管可分为"聚焦型"和"非聚焦型"两类。聚焦型又可分成环状聚焦型和直线聚焦型两种,它们的打拿极都呈瓦片型,前者排列成环状,后者排成直线状,如图7-19所示。各打拿极之间有很强的聚焦电场,电子在其中的飞行时间较短,具有时间响应快的特点。因此,适合于时间参数的测量。

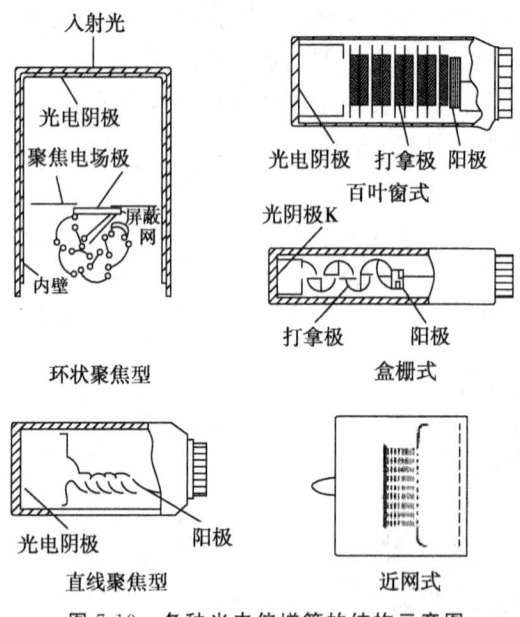

图 7-19　各种光电倍增管的结构示意图

国产环状聚焦型的型号有 GDB-27Q 等,直线聚焦型有 GDB-50 等。

非聚焦型可分成百叶窗式和盒栅式。百叶窗式的打拿极由窄长的薄片排列成"百叶窗式",打拿极的前面装有屏蔽网,以阻止电子返回到发射电子的打拿极。这种管子的特点是暗电流特性好,平均输出电流大,脉冲幅度分辨率较好,时间响应差,适用闪烁能谱测量。这种管子的国产型号有 GDB-44、GDB-51、GDB-52、DLB-100、GDB-200 等。

盒栅式的打拿极由一系列四分之一圆柱形组成,排列成盒子形,它的光阴极有效面积较大。这种管子的增益高、体积小、结构紧凑,但时间特性较差、线性电流小,适用于弱放射性测量。国产型号有 GDB-14、GDB-23 等。

除了上述四种光电倍增管以外,还有近网式、微通道板、混合型等,它们的结构示意图如图 7-20 所示。

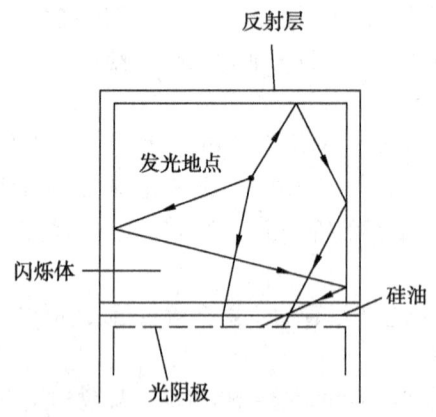

图 7-20　闪烁体及光学收集系统

国产光电倍增管以 GDB 为字头,字头后面的数字为管子的序列号,在序列号的后面常跟有分类号,分类号是根据光电倍增管的性能来划分的,如表 7-9 所示。我们可根据实验测量要求和所给光电倍增管的性能选择合适的管子。

光电倍增管是一种贵重器件,使用时必须注意以下一些规则:

① 避光保存,因为长期暴露在自然光中会使暗电流增大。使用前应在暗室内保存24小时。

② 管子工作时,严禁打开暗盒,同时注意疲劳效应。

③ 光电倍增管的外壳为玻璃材料,必须轻装轻放以免碎裂造成损失。

表 7-9 部分国产光电倍增管的主要参数

型 号	光阴极有效直径(mm)	打拿极结构	阴极光照灵敏度(μA/lm)	典型电压(V)	典型暗电流(nA)	阳极光照灵敏度(A/lm)	能量分辨率(%)	噪声能当量(keV)	主要用途
GDB-23T	23	盒栅	50	900	0.5	200			光谱分析
GDB-24	23	盒栅	180	775	5.7	200			激光探测
GDB-30	23	盒栅	56	1600	0.5	30	10	8	石油测井
GDB-37	34	盒栅	90	900	5	50	8.5	0.5	100℃高温应用
GDB-38	34	盒栅	90	900	10	200	8.5	0.5	100℃高温应用
GDB-39	34	盒栅	200	880	7	200			红光测量
GDB-52-LD	44	百叶式	60	1400	1.3	2000	8.2		液闪应用
GDB-52-LDQ	44	百叶式	75	1100	1	2000	8.2		低本底液闪应用
GDB-53A	10	百叶式	45	1650		2000			热释光计量
GDB-57	10	百叶式	150	1330	8.4	2000			弱光测量
GDB-76F	75	百叶式	45	1270	10	200	9.3	0.9	闪烁计数
GDB-200F	200	百叶式	40	1550	40	200	17	8	闪烁计数
DGB-27	24×8	环状焦丝	80		5	100			光度测量
GDB-48	44	直线聚丝	80	1900	5	2000			液闪,低本底测量
GDB-50L	44	直线聚丝	60	1950	35	2000			时间测量
GDB-56	44	直线聚丝	175	1400	1	20			快脉冲测量
GDB-70	5×60	直线聚丝	40	6500	50	0.4			快速波形观测
GDB-110	110	直线聚丝	50	2060	16	2000			切伦科夫计数
GDB-404	23	盒式	150	850	0.5	10			光谱分析
GDB-510	10	百叶式	50	1150	0.5	2000			光子计数
GDB-512	10	百叶式	50	1150	0.5	2000			紫外测量

(三) 光的收集和光导

为了使闪烁体发出的荧光有效地收集在光阴极上,常在二者之间加入光学收集系统。光学收集系统包括反射层、光导和耦合剂等。

反射层的作用是把闪烁体中向四周发射的光尽可能多地收集到光电倍增管的光阴极上。如图7-20所示。常用的反射层材料有氧化镁和二氧化钛等,也有选用医用药棉包裹闪烁体作为反射层的。另外,还可以将闪烁体表面打磨成磨砂状,以提高光的反射效果,玻璃闪烁体常采用这样的方法。

闪烁体和光电倍增管直接进行耦合时,光的传输最佳,但在实际应用中,常常会遇到这样的情况,二者必须保持一定距离。这时,它们之间应该插入光导。例如:

① 光阴极表面积与闪烁体向着光阴极一面的面积相差较大时;

② 由于实验条件和环境的限制使闪烁体与光阴极必须分开时;

③ 闪烁体表面与光阴极表面的形状不一致时；

④ 为了减小光电倍增管材料中少量放射性杂质在闪烁体中产生的本底时。

加入光导的作用是把闪烁体中的光有效地传递给光阴极，因此，光导必须要有高的透射率。常用的光导材料有：有机玻璃、石英玻璃、聚苯乙烯及玻璃纤维光导等。有时，也可采用空心金属圆筒作为光导。

各种光导对光的透射率与入射光的波长、光导的长度有一定关系。因此，可以根据闪烁体的发射光谱和实际应用情况选择光导材料和长度。

光导的形状有圆柱形、长丝形、锥台形等，在实际应用中可根据需要而定。

光导和闪烁体以及光阴极接触处要用光学耦合剂填充空气间隙，以减少在三者之间的交界面上发生的全反射，把闪烁体发出的光有效地传给光电倍增管的光阴极。

光学耦合剂应该无色透明，没有腐蚀性，光折射率应与玻璃、晶体的折射率相近。常用的光学耦合剂有硅油、硅脂和甘油等。

五、微通道板

微通道板(microchannel plate MCP)，有时也叫通道型光电倍增管，是近几年发展起来的新型光电倍增器件。它由通道管作电子倍增器。通道管是一种细而弯曲的玻璃管，其内壁涂有电阻材料。工作时在管的两端加上电压，电阻表面就是倍增极，因为电阻层是连续分布的，所以倍增极是无级的。它只与通道尺寸有关。当通道管的长度与直径的比值不变时，在相同的电压下，倍增管的增益便是一个常数。

当电子进入管道，与管壁相碰时，便产生二次电子。这些二次电子在电场加速下，再次与管壁相碰产生三次电子。依次类推，使电子不断地倍增，最后在阳极上(或通道高电位端)产生大量电子。

这种器件的特点是：小型、轻便、时间响应快、功耗低、增益高，它是一种无极放大器件。工作时应注意防止饱和，因为在饱和状态下，输出脉冲幅度都相同，就像 G-M 计数管那样，这样就失去了分析入射粒子能量的能力。

图 7-21 为由通道型光电倍增管组成的微通道板结构示意图和工作原理图。

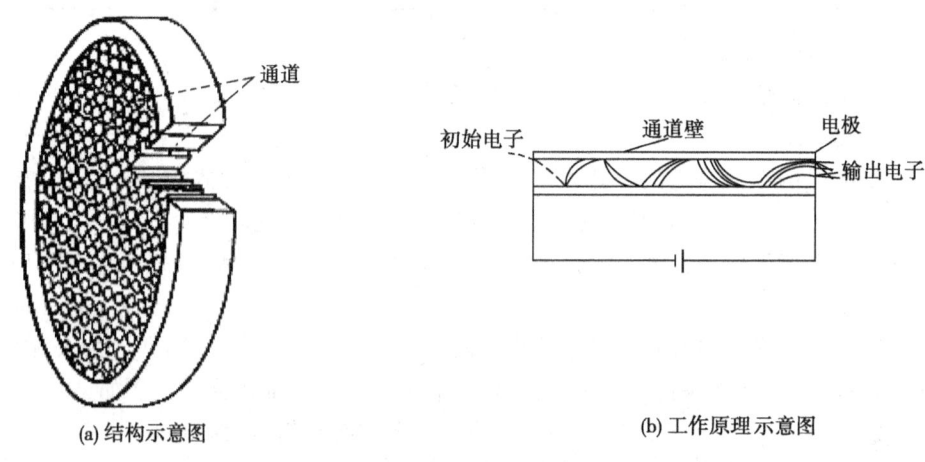

(a) 结构示意图　　　　　　　　(b) 工作原理示意图

图 7-21　微通道板

第四节　其他类型的探测器

在核辐射探测中，除了前面介绍的三种以外，还有径迹探测器（核乳胶、火花室、云雾室、气泡室）、切伦科夫计数器和热释光探测器。在这里，仅简单介绍一下应用较广的热释光探测器。

热释光探测器是 20 世纪 60 年代发展起来的一种新型探测器，它具有这样一种特性：能长时间地贮存电离辐射能，在受热升温时，能放出光辐射，这种特性称为辐射热释光。热释光强度随加热温度分布的曲线称为热释光发光曲线。

图 7-22 为 LiF 的发光曲线，图中标有数字的为它的光峰。对一种具体的热释光材料来说，光峰的位置是恒定的。加热放出的总光子数与探测器受辐照时所吸收的能量成正比，因此，可以通过测量总光子数来确定辐射的照射量。

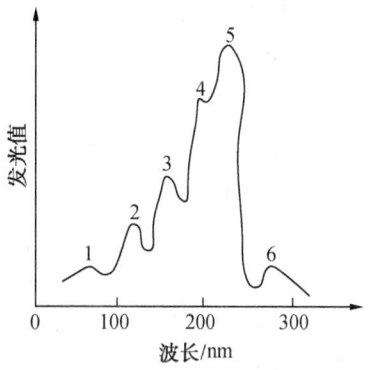

图 7-22　LiF 的发光曲线

热释光的材料的种类很多，归纳起来可分成三大类型。

（1）低 Z 材料　这种材料的有效原子序数低，与人体组织的有效原子序数相近，因此，组织等效性能和能量响应较好，但灵敏度低。常用的有 LiF、BeO 等。

（2）中 Z 材料　灵敏度介于低 Z 和高 Z 材料之间，退火温度高，时间长。主要有 Mg_2SiO_4、Al_2O_3。

（3）高 Z 材料　特点是有效原子序数较高，因此灵敏度高，但组织等效性和能量响应较差。主要有 CaF_2、$CaSO_4$ 等。

使用时，应根据实验目的选择合适的探测元件。例如，小剂量照射时，选择灵敏度高的有效原子序数大的材料作探测元件；在估算人体受照剂量时，应选择有效原子序数与人体组织相近的材料。

热释光探测器必须与读出器（热释光测量仪）配合使用。读出器可分成三个部分：加热部分、光电转换部分和显示记录部分。图 7-23 为它的结构框图。

加热部分包括加热器和升温控制系统。加热器由不锈钢片、银片或电阻钢带按一定形状冲压而成，升温控制系统通常使用镍铬-镍铝，铜-康铜做的热电偶作为传感器。

光电转换部分由光电倍增管完成。显示记录部分由电子线路组成。

加热部分和光电转换部分组成测量探头，它的结构如图 7-24 所示。在加热器和光电倍增管之间还有滤光片和光导。滤光片具有特定的透射光谱，它与探测元件的发光光谱相匹配，使热释光片发出的光能顺利地通过，而其他光谱则被滤去。

光导是用透明的光学玻璃或有机玻璃做成的。目的是使光电倍增管和加热器之间保持一定距离，以减小加热器的电磁干扰和高温对它的影响。

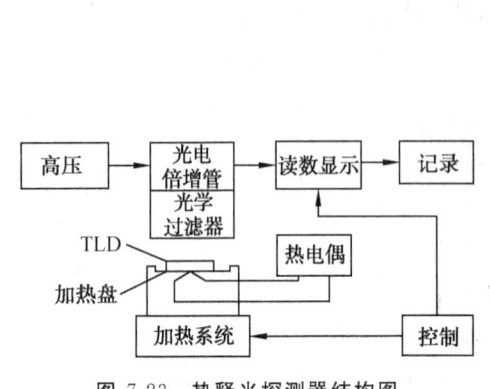 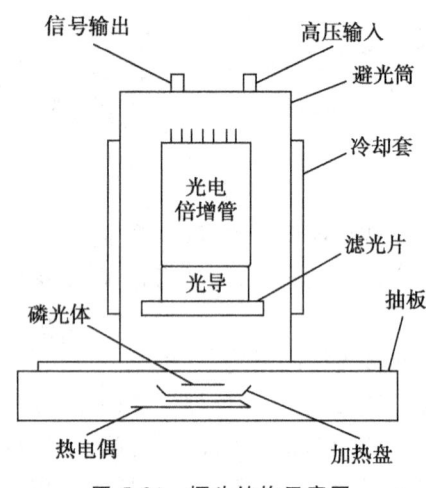

图 7-23　热释光探测器结构图　　　　图 7-24　探头结构示意图

光电倍增管是探头的核心部分,它的性能和工作状态的好坏对测量结果具有很大影响。因此必须认真选择,挑选灵敏度高、暗电流低、光谱特性与探测元件相一致的管子作为光电转换部件。

热释光探测器具有灵敏度高、能量响应好、体积小、重量轻、测量范围广等优点,因此在核辐射领域中得到了广泛的应用。特别在剂量测量中,由于它的组织等效性好、测量迅速、使用方便,有取代胶片剂量计和玻璃剂量计的趋势。近年来,在国际上已作为主要的人体剂量监测仪。

另外,热释光探测器在考古、地质方面也有很重要的应用,在放射医学、生物学中也是一种有效的研究工具。

表 7-10 为部分国产热释光探测器的性能参数

表 7-10　部分国产热释光探测器的性能参数

型号	材料	形状	尺寸(mm)	主要用途
JR151	天然 LiF:Mg·Ti + 聚四氟乙烯	热压片	直径:10, 高:0.7	对 $\gamma\ 5\times10^{-6}\sim0.26$ C/kg, 对 $\beta\ 5\times10^{-4}\sim10$ Gy, 测手指等特殊部 β、γ 累积剂量
JR152	天然 LiF:Mg·Ti	热压切片	$5\times5\times0.8$ $1\times1\times6$	对 $\gamma\ 2.6\times10^{-6}\sim26$ C/kg, 测 X、γ 累积照射量
JR153	^{6}LiF:Mg·Ti	热压切片	$5\times5\times0.8$ $1\times1\times6$	对热中子 $5\times10^{-5}\sim10$ Sv 测热中子累积剂量当量 用于反照中子剂量当量计
JR154	^{7}LiF:Mg·Ti	热压切片	$5\times5\times0.8$ $1\times1\times6$	对 $\gamma\ 2.6\times10^{-6}\sim26$ C/kg 对热中子不灵敏 用于反照中子剂量当量计
JR161　A 　　　　B	天然 LiF:Mg·Ti	粉末	$80\sim200$ 目 >200 目	测量 β、γ、X 射线累积剂量
JR162　A 　　　　B	^{6}LiF:Mg·Ti	粉末	$80\sim200$ 目 >200 目	测量热中子累积剂量

续表

型号		材料	形状	尺寸(mm)	主要用途
JR163	A	^{7}LiF：Mg·Ti	粉末	80～200 目	中子、γ 混合场中测 γ 累积剂量
	B			>200 目	
JR241	A	$CaSO_1$：Dy	玻璃管棒状	直径：2，高：10	
	B			直径：2，高 12	

习 题

1. 设活度为 0.7μCi 的 ^{210}Po 源放射的 α 粒子，其能量全部消耗在充有 Xe 的电离室灵敏体积内，求平均电离电流。

2. ^{14}C 放射源发射的 β 粒子，其平均能量为 50keV。设此源的活度为 1.1×10^4Bq，置于充有 Ar 气的 4π 电离室内。若 β 粒子的径迹全部落在电离室的灵敏区内，求平均电离电流。

3. G-M 计数管和正比计数管的中央阳极对阴极的电压为什么必须是正的？若用负高压则计数管哪个极接地？

4. 试说明能量分辨率的物理意义，脉冲幅度谱与能谱的异同处。

5. 试述闪烁计数器中，光反射层、光导、光学耦合剂的作用，说明为什么光学耦合剂不宜用水。

6. 用闪烁探测器做活度测量或能谱分析时应如何选择闪烁体和光电倍增管。

第八章 基本的核电子学仪器

核测量仪器通常由探测器和相应电子学插件组成。在核医学诊疗工作中,根据待测对象和检测要求,选择适当的探测器及有关电路,由此构成的核仪器,统称为核医学仪器。在核医学仪器中的探测器和电子线路,与一般的核仪器并无区别,因此在系统学习核医学仪器之前,有必要将核仪器的通用部件(称为基本核仪器)予以介绍。

第一节 核电子学基本知识

在各类核仪器中,由探测器接受射线而转变成的电脉冲信号,一般都不能直接记录和显示。通常需要由电子学测量系统,对电信号进行放大、分析和处理后,才能得到实际的测量结果。

一、用于核探测的一般电子学系统

探测器接受射线照射,将其转变成电信号。探测器输出的信号中包含入射粒子的物理信息,其幅度原则上可以具有任何值,而且可以在任何时间出现。一般情况下,输出信号很小,需要放大,并且放大过程中保持信号的幅度与入射粒子在探测器中能量损失成正比。探测器和电子学仪器都存在噪声,外界很多因素对测量产生干扰,如电源线、地线、空间电磁场等,噪声和干扰都会影响系统的正常工作,增大测量的误差,使得系统在没有信号输入时也有输出,需要对探测器输出信号进行滤波。很多记录设备需要特定波形的输入信号,要使探测器的输出信号能够被记录下来,需要对信号进行放大、甄别、成形。目前,记录射线脉冲的核电子仪器大多为数字测量装置,而其中的数字电路已成为核电子系统中的重要组成部分。

为了将探测器输出的电脉冲经模拟电路处理并送入计算机进行分析处理,需将脉冲信号转换成数字信号。能够实现这种功能的电路,称为模拟-数字转换器(ADC)。

由此看出,用于核探测的一般电子学系统,包括探测器、模拟电路、数字电路、模拟-数字转换器和电子计算机等几个部分[13]。当然,当核仪器工作时还需有一定的直流稳压电源供电,其中向探测器提供工作电压的为高压稳压电源,向仪器晶体管或集成电路提供工作电压的是低压稳压电源。

二、核电子仪器中的基本电路

(一) 放大器

放大器(amplifier)的主要任务是把探测器输出的小信号转变成下级电路所需的大信号,因此放大器的基本作用就是将脉冲放大。放大器是模拟电路中最主要的电路,它对探测器信号进行放大,在放大过程中保持射线的能量信息。在核仪器中,成形电路和滤波器是放在放大器中的,用于减小噪声和干扰信号

(二) 甄别器

甄别器(discriminator)是核仪器中的基本电路之一。甄别器的作用是对探测器的输出信号加以甄别。它对于幅度超过某一预定阈值的输入脉冲,产生一个标准的脉冲信号,而幅度小于阈值的那些输入脉冲信号,则无输出信号。

(三) 数字逻辑电路

在核仪器中,用到的逻辑电路很多,如门电路、触发器、计数器、译码电路等组合电路和时序电路,通过这些电路完成信号成形、符合、计数以及定时、显示等功能。

(四) 电源电路

核仪器的电源电路,包括低压稳压电源和高压稳压电源。低压稳压电源由整流滤波和稳压电路两部分组成,前者的任务是把交流电变换成比较平滑的直流电;后者则要求在交流电源电压波动或负载电流变动时维持直流输出电压的稳定。供探测器使用的高压稳压电源是核仪器中的重要组成部分,现常用的高压稳压电源是由直流低压经过直流-交流变换器,将直流变换成数千赫交流振荡后再经变压器升压后整流、倍压、滤波而得到的。

(五) 模拟数字转换器

ADC 就是将输入的模拟信号的电压值变换成计算机可以读取的数码,数码应与模拟电压成正比。由于核电子学仪器的信号都是 μs 级,所以要求 ADC 的变换速度也是 μs 级。

三、探测器与电子仪器的连接

介于探测器与电子仪器之间的连接部件是前置放大器(pre-amplifier),它用于放大探测器输出的微弱信号,并对探测器与主机电路起良好的匹配作用。一般的核辐射探测器,可作为一种脉冲信号源,由于它的类型各异,在射线作用下,所产生的输出信号特性也各不相同。例如,NaI(Tl)闪烁探测器输出信号为电压脉冲。信号大小为 0.01 伏至几伏,脉冲持续时间小于 $1\mu s$;金硅面垒型探测器输出信号为电流脉冲,信号大小为 $10^{-10} \sim 10^{-8}$ A,脉冲持续时间小于 $0.1\mu s$。很多探测器输出信号很微弱,为了将这种信号送入放大电路进行放大,还要避免长线传输的衰减,降低噪声和干扰,故常采用前置放大器,以实现对探测器输出信号的成形和预放大。

对探测器输出信号的成形放大,有三种形式:电压型放大、电流型放大和电荷灵敏放大。这三种均需配用不同的前置放大器。NaI(Tl)闪烁探测器采用电压型放大,将探测器输出的电流脉冲通过 RC 电路,转变成电压脉冲。由于它输出信号大,前置放大器不是必需的,其前置放大器主要用于阻抗匹配。典型的电压型前置放大器是射极跟随器,这种电路结构简

单,输入阻抗大,输出阻抗小,在探测器和电子学仪器之间起阻抗匹配作用,并且可根据放大倍数和噪声的具体要求,再接入负反馈放大器。正比计数器、多丝正比室、塑料闪烁探测器取时间信号时采用电流型放大,用电流放大器将电流脉冲放大,输出波形基本保持原状。因电流脉冲窄,故采用电流放大形式,可允许有极高的脉冲计数率,而不会产生明显重叠现象。在这种情况下,电流脉冲可直接通过长线电缆传输,前置放大器不必加在探头里。半导体探测器采用电荷灵敏放大比较理想,因为半导体探测器输出信号正比于入射粒子的能量。测量输出信号的电荷量即可得出入射粒子在探测器中损失的能量。但由于半导体探测器的结电容随温度和外加偏压等因素改变而变动,所以其输出信号幅度也会随之变化。如电荷灵敏放大器加进一个反馈电容,当满足一定条件时,输出信号幅度与存贮电荷成正比,亦即与入射能量成正比,与反馈电容成反比。对应于一定的射线能量而言,若要得到较大的输出幅度,就要用较小的反馈电容。因此,半导体探测器输出信号采用电荷灵敏放大,是一种理想配合。

第二节　线性脉冲放大器

　　放大器可以对探测器输出的小脉冲进行足够的放大。在能谱测量中,为了不使能谱产生畸变,要求放大后的输出脉冲幅度严格正比于输入脉冲的幅度,即要求放大的输出信号与输入信号有良好的线性关系,这就是线性脉冲放大器的重要特征之一。

一、总体结构

　　为了满足线性放大的要求,仪器通常分为前置放大器和主放大器两个部分,两者分开。其中前置放大器总是尽量地接近探测器输出端(甚至直接装进像光电倍增管的屏蔽"套筒"内),再经电缆送至主放大器。前置放大器的作用是对探测器输出信号预放大以及作为探测器与主放大器之间的匹配连接。主放大器则是将经过预放大的脉冲作线性放大。放大器的总体结构,如图 8-1 所示。前置放大器紧靠探测器,它与主放大器之间连有长电缆线。这样,探测器输出信号先经前置放大器,可以避免探测器信号直接输出造成在长线传输中的损耗,从而降低了对放大器的要求。前置放大器和探测器一起严密屏蔽,可降低外界干扰的影响,提高信噪比,增加测量的精度。此外,在某些强辐照场工作情况下,主放大器可以远离探头(加长电缆线),从而保证工作人员的安全操作。

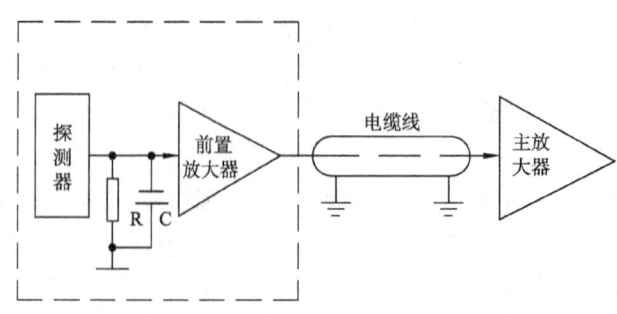

图 8-1　放大器总体结构图

二、主 放 大 器

一台完整的线性脉冲放大器(指主放大器, main amplifier)的电路是比较复杂的,而且各种仪器的电路形式也各不相同,然而它的逻辑结构都是相同的。图 8-2 所示为线性脉冲放大器的逻辑示意图。图中各级次序可由设计者根据设计方案安排,其中放大单元级数取决于放大倍数和上升时间。

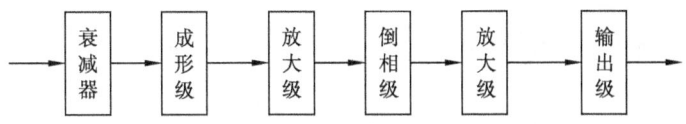

图 8-2 线性脉冲放大器的逻辑示意图

(一) 衰减器

因为考虑到线性脉冲放大器应对幅度大小不一的探头输出信号的放大,所以在主放大器前加入了一个衰减器,以调节信号的放大。衰减器实际上是一个电阻分压器,调节其分压比即调节了衰减倍数。这样,信号经衰减器衰减后,取其中一部分进行放大,从而使放大后输出幅度适合于脉冲幅度的分析范围。实际使用中,为了不影响放大器的信噪比,常常把衰减器衰减倍数和主放大器放大倍数的调节同时考虑。

(二) 放大级

放大级又称脉冲放大单元,是线性脉冲放大器的基本组成部分。放大器的优劣,主要取决于放大器的设计。脉冲放大单元的电路形式有多种。举一种典型的电路为例,如以差动放大器作输入级的负反馈放大级。该电路采用了差动放大器作输入级,输入端可以经受很大幅度的脉冲而不致使晶体管饱和,也就是说,它对大幅度的输入脉冲的抗过载性能很好。又因为它有很深的直流负反馈,使电路的直流漂移很小。所以这种电路在线性脉冲放大器中常被采用。

(三) 成形级

放大器的成形级有两个作用,一是信号成形作用,使从探测器输出的脉冲信号成形,使信号变窄,以免放大器在高计数率情况下引起过载;二是滤波作用,降低噪声影响,使信噪比最优化。由于信号持续时间是 μs 级,目前还无法用软件实现滤波功能,只能用硬件来实现,一般成形电路采用多级 RC 微分-RC 积分电路来实现成形滤波功能的。微分的作用是把脉冲变窄,限制低频响应,从而降低低频噪声。积分的作用是把脉冲展宽,限制高频响应,从而降低高频噪声。经过多级微分-积分电路后,基本上可以滤出白噪声。信号经过 RC 微分-RC 积分电路后,形成近似高斯分布形状的脉冲。

(四) 反相器

为了提高线性范围,放大器的工作点往往偏向一方,亦即放大器往往只能放大某一极性的信号,也只能输出一定极性的信号。但作为一个通用放大器,最好既能适应不同极性的输入信号,也能输出不同极性的信号。利用反相器输出信号极性与输入信号极性相反的特性,在放大器输入、输出端各加一级反相器即能满足输入、输出极性的要求。

（五）输出级

放大器的输出信号，往往要送至后级电路进行分析记录。为了保证有足够的传输系数，需要放大器具有较小的输出阻抗。输出级一般均采用输出阻抗很小的射极输出器电路，以满足上述的要求。线性脉冲放大器可以为独立的一台仪器，也可以为某一整机装置的一个独立部件或一个插件。具体指标可根据使用要求选择。

三、主要技术指标

在射线能谱测量中，对线性脉冲放大器除了一般放大器的基本要求之外，还有一些特殊要求：

① 放大器要有良好的线性，即要线性地放大输入脉冲幅度，方可使得脉冲幅度分布在放大前后互相一致，从而保证测量精度；

② 线性放大器对探测器输出脉冲适当地进行成形，这是由探测器输出的信号特点和测量要求决定的。把探测器输出波形适当加以成形，使原来重叠的脉冲变窄，互相分开，以便送到脉冲幅度分析器中进行测量。

线性脉冲放大器的主要技术指标可以概括为六个方面。

（一）放大倍数

放大倍数决定了探测器输出信号幅度。除闪烁探测器输出信号较大外，其他探测器输出信号多在 $1\sim10\text{mV}$ 数量级，而脉冲分析器的分析范围一般要求最大约在 10V 左右，故线性脉冲放大器放大倍数应当为 $10^3\sim10^4$ 数量级（其中前置放大器为 $1\sim100$，主放大器一般为 10^3，并可调节）。

（二）放大倍数稳定性

放大倍数不稳会引起输出信号幅度分布与输入信号幅度分布之间的差别，也就是出现所谓能谱的畸变，因此，为了减少能谱畸变，必须使放大倍数足够稳定。放大倍数稳定性有短期稳定性和长期稳定性之分。前者指市电变化引起的变化，后者指在连续使用放大器时间内，由于环境温度变化等因素引起放大倍数的变化。

（三）放大器的线性

一个理想的线性脉冲放大器，要求输出脉冲幅度与输入脉冲幅度之间的关系（即幅度特性）应该是一条通过原点的直线，但实际的关系却是曲线，曲线偏离直线的多少，表明放大器的非线性程度。

（四）抗幅度过载性能

在射线测量工作中，有时两个脉冲幅度相差很大，要求放大器能把小信号放大得足以正常记录，而大信号有时超出正常工作范围，从而影响了小信号的正常放大，这种现象称为放大器的幅度过载。放大器的幅度过载不仅影响测量能量的正确性，而且还会造成一定的计数损失，故需采取一定措施进行抗过载。抗过载的性能一般可规定为放大器应允许 100 倍过载脉冲输入而不影响正常工作。

（五）高计数率适应性

在高计数率输入（或称计数率过载）情况下，放大后的脉冲幅度分布会产生畸变，这是由于基线漂移和脉冲重叠而引起的。放大器中采用一定措施，克服基线漂移和脉冲重叠现象，从而提高放大器对高计数率输入脉冲的适应性。

(六) 噪声和干扰

两者都是扰乱信号,产生原因不同,但都影响放大器的测量。尤其是放大弱信号时,噪声和干扰最令人讨厌。衡量放大器噪声和干扰的指标,一般以信噪比(即脉冲信号幅度与噪声电压均方根之比的大小)来表示。

第三节 单道脉冲幅度分析器

探测器把射线转换成电信号后,经过放大器的放大,需要转变成标准的方波信号才能送往计数器加以记录。并且,放大器将探测器输出信号放大的同时,还会将我们不希望的噪声和干扰信号也得以放大。有时这些噪声和干扰信号的大小往往不容忽略,它们同时送往计数器会给射线脉冲的记录造成误差,为此必须预先将这些不需要的较小噪声和干扰脉冲排除掉,再进行记录。在这种情况下,一般需采用脉冲幅度甄别器(简称甄别器)来实现排除较小幅度的脉冲信号,将信号变成方波信号。

对于需要测量射线能谱的情况,要对放大了的信号进行选择分析,确定其是否应当记录及应当记录在何位置上,能够实现这种功能的仪器称脉冲幅度分析器。本节主要讨论的单道脉冲幅度分析器(简称单道分析器)。单道分析器可用来测量核辐射探测器输出脉冲的分布,是组成单道γ谱仪的核心部件。用单道分析器测量能谱费时费力,已经被多道脉冲幅度分析器取代。现在单道主要作甄别器。

一、脉冲幅度分析原理

每种放射性核素都有其确定的能谱,测量能谱不仅可以确定核素的活度,还可鉴别核素的种类。某些探测器,如正比计数器、闪烁计数器和半导体探测器输出的模拟信号保存了射线的能量信息,即其脉冲幅度正比于射线的能量。要测定射线能量大小以鉴别核素的种类,最简单的是应用脉冲幅度甄别器来测定射线脉冲的幅度分布。脉冲幅度甄别器是指这样一种电路,它对于幅度超过某一预定阈值的每个输入脉冲,产生一个标准化的数字输出脉冲,而幅度小于阈值的那些脉冲则被排除。施密特触发电路是一种脉冲幅度甄别器,这是单道脉冲分析器的重要电路。它作为射线能量的选择器(即只让某些能量的射线产生的信号通过并加以记录)达到了排除噪声、检出有用信号的目的。

图 8-3(a)给出了探测器经主放大器输出的幅度不等的两组脉冲信号。幅度大的一组幅度约为 U_2,幅度小的一组幅度约为 U_1,这些脉冲被送至一个阈值为 U_d 的脉冲幅度甄别器。如果阈值可调,改变阈值,测出甄别阈 U_d 与计数率 N 的关系曲线,这就是脉冲幅度分布的积分曲线,如图 8-3(b)所示。脉冲幅度甄别器好比一个"判断器",甄别阈就是判断标准。输入信号的幅度大于 U_d,甄别器就输出一个逻辑信号(标准方波信号),可供后级数字电路记录,即判断为"是";反之,就没有输出,即判断为"非"。这样改变甄别阈所测得脉冲计数多少,就得到了脉冲幅度分布的积分曲线。它记录了超过阈值的脉冲计数与幅度的关系,其所

描述的曲线常称作为脉冲幅度分布的积分谱。

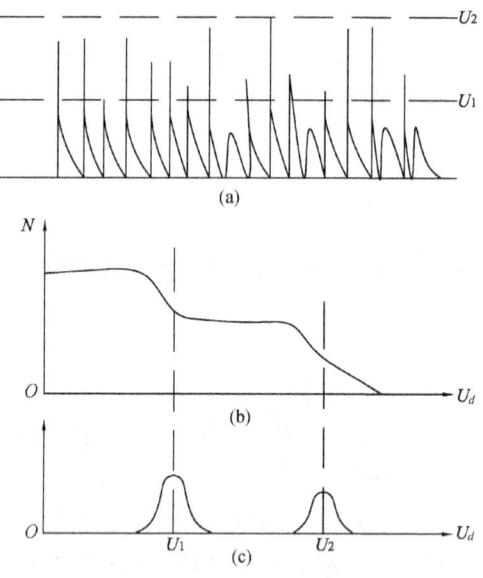

图 8-3 脉冲幅度分布曲线

由上、下两个甄别器和反符合电路构成的单道脉冲分析器(图 8-4)，则可以测量超过阈值但又落在某一道宽范围内的脉冲计数与幅度的关系，即所谓脉冲幅度分布的微分曲线，如图 8-3(c)所示。假设放大器输出幅度不等的 1,2,3 三个脉冲，并设 U_1 为下甄别阈(低电平)，U_2 为上甄别阈(高电平)，U_2-U_1 称为道宽(窗)。1 脉冲不能通过下甄别器；2 脉冲可以通过下甄别器而不通过上甄别器；3 脉冲可以通过上、下两个甄别器，由上、下甄别器输出的信号送至反符合电路。当两个甄别器均有输出时，反符合电路没有逻辑脉冲输出。只有当输入脉冲信号的幅度在 U_1 与 U_2 之间时，下甄别器有输出而上甄别器没有输出时，反符合电路才输出一个标准方波信号，即 2 脉冲从输入脉冲中被选择出来。所以，脉冲幅度分析器实际上就是射线能量范围选择器。

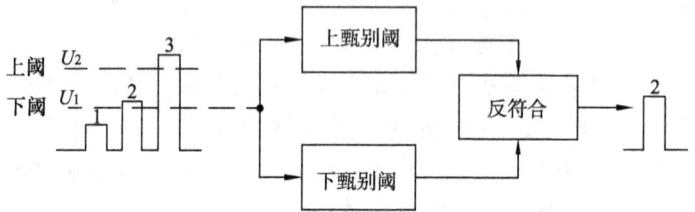

图 8-4 单道脉冲幅度分析器基本原理框图

二、电路原理

单道脉冲幅度分析器包括输入电路、上甄别器、下甄别器、成形电路、反符合电路和输出电路等(图 8-5)。

假设下甄别器的阈值为 U_D，上甄别器的阈值为 $U_D+\Delta U_D$(ΔU_D 为道宽)。当输入脉冲小于 U_D 时，上、下甄别器均不能触发，无脉冲输出；当输入脉冲幅度介于 U_D 和 $U_D+\Delta U_D$ 之间时,下甄别器被触发,上甄别器不能触发,反符合电路只有一端输入,有脉冲输出;当输入脉冲幅度大于 $U_D+\Delta U_D$ 时,上、下甄别器均被触发,反符合电路两端均有输入,无脉冲输出。这样,对于输入大小不一的脉冲,仅有幅度在上、下阈值之间的信号脉冲才能被记录。只要从小到大调节下阈值 U_D 固定某一道宽 ΔU_D 值进行逐个测量,就将幅度落在道宽范围内的脉冲选择出来,从而获得射线脉冲幅度的微分分布曲线,即能谱曲线。

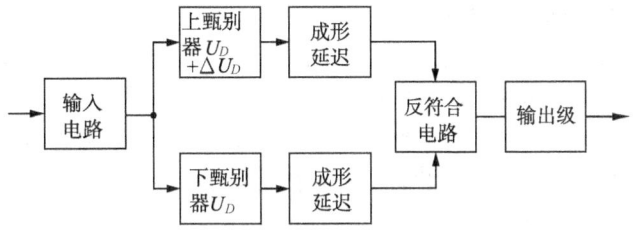

图 8-5　单道脉冲幅度分析器电路原理方框图

输入电路的作用是提高对不同信号的适应能力。通常,送入单道分析器的信号,可直接来自核辐射探头中的前置放大器,也可来自线性脉冲放大器,所以其极性、幅度范围、脉冲计数率以及信号源输出阻抗都很不一致。显然,脉冲甄别器不能完全适应。为了使脉冲甄别器能够正常工作,必须设置输入电路。对输入电路的基本要求包括:应具有高的输入阻抗,能适应正、负极性和较高的脉冲计数率、传输系数、稳定性等。

上、下甄别器是构成脉冲分析器的核心单元,其电路形式较多,常用的有交流耦合施密特触发器。此外,由集成运算放大器构成的电压比较器,也可用于脉冲幅度的甄别。反符合电路也是一种门电路(称反符合门)。其原理是只有当反符合电路一端为逻辑 1(高电位),另一端为逻辑 0(低电位)时,输出才是逻辑 1(高电位)。单道分析器中反符合电路的作用是保证只有当输入信号幅度介于上、下甄别阈之间时,才有记录脉冲输出。

三、主要技术指标

(一) 甄别阈的可调范围和灵敏度

甄别阈的可调范围决定了单道分析器能够测量的上、下限,可调范围越大,表明可测量的脉冲幅度范围就越广。最小的甄别阈值即为电路的灵敏度。通常希望电路的灵敏度高一些,这样一方面可以扩大测量范围,另一方面可降低对放大器放大倍数的要求。但是,电路过于灵敏,容易受外界干扰而造成误动作,因此在提高灵敏度时要考虑电路的稳定性和抗干扰能力。甄别阈的可调范围常以阈值的上、下限比值来衡量,这个比值称为动态范围。一般晶体管幅度分析器的阈值在 0.1~10V 连续可调,即动态范围为 100,灵敏度就是 0.1V。

(二) 甄别阈的稳定性

单道分析器是以甄别阈为基准的,若甄别阈不稳,分析结果必然不准确。引起甄别阈不稳的主要因素是温度的变化和电路长期工作引起的电路元件的老化,所以甄别阈稳定性亦可分阈值温度系数和长期工作稳定性两种。

(三) 甄别阈线性

甄别阈线性是指甄别阈的读数值和刚好能触发甄别器的输入脉冲之间的线性关系。阈值线性不好,会造成被测能谱的畸变。为此,目前通常采用线性较好的带十圈度盘的螺旋电位器作为阈值电位器。

（四）甄别阈随计数率的漂移

由于输入信号脉冲在 RC 耦合电路中对耦合电容充放电会引起基线漂移，计数率越高，这种现象就越严重，从而使甄别阈随计数率而漂移。严重的计数率漂移将导致能谱畸变和计数率误差，故一般在单道分析器输入电路中设置基线恢复器以减小这种漂移。

（五）道宽的调节范围和稳定性

上、下甄别阈之差即为道宽。对单道分析器道宽调节范围的要求取决于测量任务，一般取 0～5V 连续可调。道宽不稳，主要由于上、下甄别阈不稳所引起（温度变化和八小时长期工作），这种不稳定同样会造成被测能谱的畸变。但是，由于道宽与阈值变化是同数量级的，道宽的绝对值远小于阈值，因此，道宽的相对不稳定要大得多。

（六）分辨时间和最大计数率

分辨时间是指电路能够正确分析两个相邻输入脉冲之间的最小时间间隔，最大计数率则是电路能够正确分析周期性输入脉冲的最高频率。

对单道分析器的上述性能要求，需根据测量任务的具体要求而定。在选用时，还要全面权衡，以确定既满足具体要求又有一定先进性的指标。

第四节　定　标　器

定标器（scaler）又称脉冲计数器，是用来记录射线脉冲数目的一种基本核仪器。它与计数管或闪烁探测器组合，可构成计数测量装置，用于放射性活度的测量。

一、整体结构

定标器的形式各种各样，内部电路有繁有简，适用于各种不同的测量要求。为了保证测量的准确性和精确性，近代定标器一般都具有自动操作和自动控制等功能，由此构成的定标器称为自动定标器。现代定标器大多采用十进位计数器作为计数单元，十进位计数器和对应的译码显示电路构成了定标电路，这是定标器的核心部分。除此以外，定标器还包括输入电路、定时电路和控制电路等。台式定标器中还有电源部分。

（一）输入电路

定标器用来记录直接从探测器输出或经过放大后输出的脉冲。一般从探测器直接输出的是负脉冲，而经过放大后输出的是正脉冲。所以定标器通常都有正、负两个输入端和一个低倍率放大器。为了使定标器电路工作可靠，输入脉冲需经成形后再触发定标单元。同时，定标器本身应备有简单的甄别器，以剔除干扰。因此，定标器输入电路一般都包括放大器、甄别器和成形器几个部分，将来自探测器的脉冲进行放大、甄别和成形，得到大小统一的脉冲去触发定标单元，并剔除探测器输出的杂乱小脉冲，以保证定标器可靠工作。在有些定标器中，输入电路内还安排有门控电路来控制输入信号，当定标器计数时才允许触发后面的定标单元，从而使定标器更可靠地工作。

（二）定标单元

定标器由几级定标单元电路组成。每级定标单元包括一个十进位计数器和相应的译码显示电路。十进位计数器具有十个不同的工作状态,反映着输入脉冲的数目。为了把状态变成相应的数码显示出来,需要译码电路和显示器。前者能将电路状态译成十进数字,后者则能将其数字显示出来。定标单元的级数决定了定标器的最大计数容量。假设定标单元级数为 n,则最大计数容量为 10^n-1。级数愈多,最大计数容量愈大。一般自动定标器有六级或七级定标单元,各级定标单元电路大致相同。定标单元还附有复位开关,保证所有定标单元开始工作时均保持"0"状态。

（三）定时电路

为了精确地确定定标器进行计数的时间间隔,在一些比较完善的定标器中,都有自动定时电路。自动定时电路一般都由时钟信号发生器、定时门和分频电路几个部分组成。用频率为 10kHz 的石英晶体振荡器组成的时钟信号发生器,产生的时钟信号(CP 脉冲)经定时门送入分频电路,把周期小的时钟信号变成周期大的时钟信号。为适应不同测量要求,定时电路中设多级十分频和三分频、二分频倍乘单元,给出很多挡的时间间隔,测量时可以任意选择使用。

（四）控制电路

定标器可能工作在手动操作状态,也可能工作在半自动或自动操作状态。为了实现定标器的半自动或自动操作,需要用控制电路来把定标电路和定时电路连接起来构成一个完整的系统,有秩序地自动完成记录脉冲数目的任务。

（五）检验电路

为了随时检查电路的工作是否正常,通常在定标器中附有一个产生一定频率脉冲的检验信号发生器,给出检验信号。此外,有的定标器还附有高、低压直流电源供电,其中低压直流电源供定标器电子线路所用,高压直流电源供探测器所用。高压电源的功率一般都很小,电压高达 2kV,并且可以调下。随着核仪器的发展,电路的集成化在核仪器中普遍采用国际标准 NIM(nuclear instrument modules)插件。其中定标器插件应用最多,它配以线性放大器、单道分析器等其他插件,组成各种测量系统,使用方便灵活,能达到一机多用的目的。目前,随着自动定标器进一步发展,国外已基本实现系列化、集成化、智能化,带有 IEEE488 和 RS232 标准接口。

二、定 标 单 元

定标单元包括十进位计数器和译码显示电路两部分。

（一）十进位计数器

触发器可以作为数字电路中的记忆元件。把几个触发器互相串接起来,利用送入 CP 脉冲产生电路的稳定状态和 CP 脉冲数目对应起来,以实现计数的目的。例如,采用四块 J-K 触发器组成的十进位计数器,就是将每个 J-K 触发器作为二进制单元,由四个二进制单元组成的十进位计数器,又称为十进制计数器。这是定标单元最常用的十进位计数器电路。

（二）常用显示器件

定标器中所用的显示器件,主要有荧光数码管和液晶数码管。其中荧光数码管是一种数字分段显示器件。它的数码字形是由若干分立的笔画组成的,常用的八段显示,就是在管子中有八段阳极,按照"8"字的式样进行排列。只要控制备段阳极的电压,就能使之发光,从而组成0~9十个字形。液晶数码管是一种以液晶材料制成的新型显示器。液晶是一种既有液体的流动性,又具有晶体的光学各向异性的有机化合物。在电场下,液晶产生光的散射作用或偏光作用,把有电场的部分显示出来。如果在两块玻璃的表面上覆有数码图形的透明电极,再在玻璃上介入液晶材料。当透明电极加上电压时,在玻璃上就会显示出该数码的图形。一般液晶数码器是由七画或八画拼成的。

(三) 译码器

为了实现电路状态的显示,需要在计数单元和显示器之间接入译码电路。如前所述,计数器中记录的数字是以二进位0或1的形式表示的。这个数字0或1就称为数字代码。对应于每一个十进位数字,都有一个确定的编码。例如,在十进位电路中,编码"0000"表示0,编码"0101"表示5等等。如果需要把这些确定的编码用十进位数字显示出来,就必须把它们译成十进位数字,这个过程就称为译码。能够实现这种逻辑功能的电路,叫做译码器。译码器的种类较多。在自动定标器中常用的有逻辑门集成译码器,它是利用触发器对于十个输入脉冲的"数",对应有十个不同的状态。根据逻辑门电路的逻辑功能,恰好对每个数码进行鉴别,并推动各路显示器件,把不同"数"显示出来。随着集成技术的发展,根据荧光数码管不同字段的要求,把译码电路和编码电路合制一起,构成新型的集成分段译码器。使用时,只要将其引出线按要求连到触发器和荧光显示器上,就可通过它把触发器状态所决定的"数"显示出来。

三、定标器技术指标

(1) 计数率　　每秒钟可以记录的最高计数,好的定标器可以达到100MHz。
(2) 计数容量　　指定标器能够存储、记录的最大脉冲数。一般定标器为8位。

第五节　计　数　率　仪

在射线测量中,除了用定标器记录脉冲计数外,还可用它记录单位时间内的脉冲数目(计数率)来直接反映放射性的强弱,这种仪器称为计数率仪。

一、整体结构原理

计数率仪是以模拟表示法直接指示单位时间内脉冲数目的核电子仪器。它的核心部分是一个泵电路,其作用是把脉冲信号变成直流信号,然后用电表指示。电表的指示数值代表了单位时间内探头输出的脉冲数目。一台完整的计数率仪电路(图8-6),通常主要包括输入脉冲成形电路、泵电路和电压测量电路三部分,此外,还有放大电路、甄别电路和高压电源、低压电源。所配用的探测器主要有G-M计数管和闪烁探测器。

探测器的输出脉冲经放大甄别后,通过成形电路,转换成具有一定幅度和宽度的矩形脉冲,再输入泵电路。只有满足一定条件,泵电路上建立的动态电压 U 才正比于泵电路输入脉冲计数率 N,最后利用电压测量电路输出 U 的数值,就可推知计数率 N 的数值。计数率仪电路比较简单,应用很普遍,多作为核仪器的一个部件,也有专用的计数率仪。

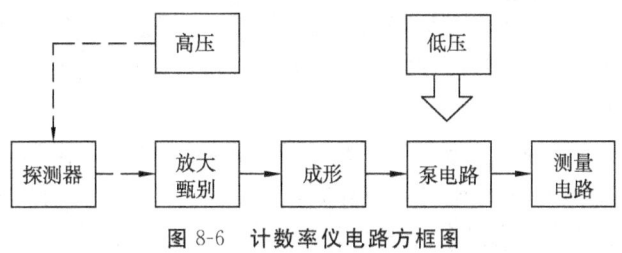

图 8-6 计数率仪电路方框图

二、泵 电 路

最简单的泵电路为二极管泵电路,如图 8-7(a)所示,其中电容 C 就是存贮单元。如果电路输入幅度恒定的正脉冲,幅度为 U_i,在这些正脉冲的作用下,配分电容 C_D 通过二极管 D_1 充电。在每个脉冲后沿 D_1 截止,由每个脉冲产生的标准量电荷 Q_0 通过二极管 D_2 流入 C,这样存贮电容 C 上的电压 U_0 便可由适当的阻抗变换器和测量仪器测得。电路中串接一个微安表,由它测得流过 RC 回路里的放电电流大小,即可直接读出输入脉冲的平均速率 N。

当 $U_0 \ll U_i$ 时,可以保持指示为线性。否则,当此条件不满足时,D_2 被反向偏置,于是只有电荷 Q_0 中的一部分转移到 C 上,从而造成 U_0 和计数率之间的非线性。为了克服这一缺点,设计了改进型的泵电路——三极管泵电路。图 8-7(b)为一种实用的反向充电型三极管泵电路。通常,从 A 点输入的正方波,开始时 C_D、C 上没有电荷,其输出电压也为 0,三极管 T 不导通。当输入正脉冲 U_i 时,D 正偏压,正脉冲通过 R、C_D、D、C 回路给 C_D、C 充电。

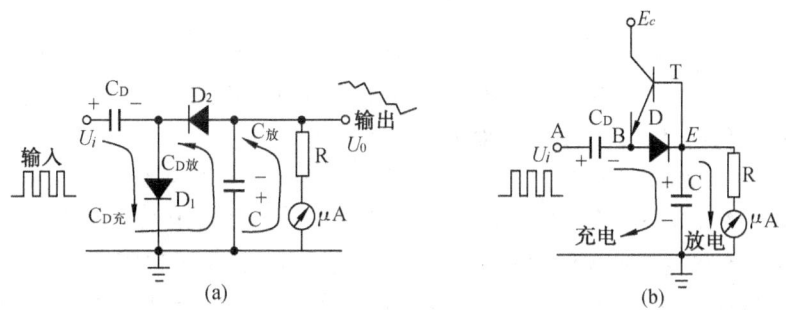

图 8-7 二极管泵电路(a)与三极管泵电路(b)

第一个输入脉冲过去后,A 点电位突降为 0,$U_B = -U_{CD}$,所以 B 点电位低于 F 点电位,D 反偏而截止,此时三极管导通,给 C_D 反向充电,直到 $U_B = U_F$,T 管才截止,与此同时,C 也经 RC 回路放电,但放电速度慢,C 上电压变化小。第二个输入脉冲到来时,正脉冲再给 C_D、C 充电,这时它与第一个脉冲作用情况一样,在电容 C 上充得的电压增加量与第一个脉冲给 C 上充得的电压增加量相等。也就是说,此时 C 上建立的电压,就是两个脉冲积累之和。当单位时间有 N 个脉冲输入时,C 上建立的电压逐渐累积起来,这是 N 个脉冲的累积之和。由此看到,输入脉冲越多,C 上建立的电压就越高,它与输入脉冲数成正比。当到达

某一时刻,充电电流与放电电流相等,出现动态平衡,这时,C 上建立的电压为

$$U_0 = NRC_{C_D}U_i (当 C_C \gg C_{C_D} 时) \tag{8.1}$$

式中 U_i 为输入正脉冲幅度,U_i、R、C_{C_D} 均为常数。上式表示,微安表指示或电容 C 上建立的电压 U_0 都与输入脉冲速率 N 成正比。这种泵电路线性较好,故称为线性计数率仪。计数率仪所以能将一定频率的信号转换成电压,主要是对积分电容充放电平衡的结果。实际上,由于泵电路时间常数($\tau=RC$)很大,充放电进行得很慢,在电路达到动态平衡之后,每一脉冲周期的充放电很少,此时输出纹波也很小,即建立了一个近似的直流电压。这正是直流仪表指示的条件。常用的计数率仪有线性计数率仪和对数计数率仪两种。上述的线性计数率仪,其输出电平正比于输入脉冲平均计数率。在一般情况下,使用线性计数率仪的居多。对数计数率仪的输出电平和输入脉冲计数率的对数成正比,其测量范围达几个量级而不需换挡,它适宜在测量范围很大又不便手动变换量程的场合使用。

实现对数计数率仪的方法通常有两种:一种是多泵电路,即将时间常数值依次相差一定倍数(通常是十倍)的多个泵电路并接起来,其输出电路相加,再经电流电压转换后输出,则输出总电压与输入脉冲计数率在一定范围内近似为对数关系。另一种则是利用元器件本身的特性可构成对数放大器,如果将输入计数率转换成电流,然后送入对数放大器,则其输出电压正比于输入计数率的对数,即构成了对数计数率仪。

计数率仪的主要指标包括非线性误差、统计误差、分辨时间、精度和量程范围。计数率仪的统计误差,称为相对误差。根据统计理论,对于一定的计数率,时间常数愈大,则相对误差愈小,测量时间愈长。而当时间常数一定,相对误差随计数率增大而减小。因此,通常在仪器里给定几挡积分时间常数,实际测量时,可根据计数率高低来选择量程(时间常数)。

第六节 NIM 系统标准

随着核仪器的发展,电路的集成化,以及核物理与粒子物理实验的大型化,迫切需要核电子学仪器标准化,方便仪器的升级、维修。

1964 年产生了为核电子学仪器设计的第一个插件式仪器系统 NIM(nuclear instrument module)系统,这是由美国原子能委员会的核仪器插件(NIM)委员会起草制定的,时至今日,NIM 系统在核技术领域中的应用与生产还是很活跃。在 NIM 标准中充分规定了机械、电源、备板连接器、前面板信号标准核信号连接器等,但没有规定它的备板总线功能。为适应当代技术革命的要求,NIM 系统也进行了改革,现在采用"通用仪器总线(GPIB)"作为 NIM 数据总线,这就是 NIM/GPIB 标准。

为了把计算机结合到粒子物理实验中,1969 年发表了插件式计算机控制的总线系统,这就是 CAMAC 总线系统。CAMAC 系统已经广泛用于粒子物理核物理实验和工业控制。CAMAC 总线数据传输太慢(μs 级),不能满足大型物理实验的要求,很多大型实验装置已经开始使用 VME(versa module europa)系统。CAMAC 系统和 VME 系统在核医学仪器中应用很少,下面详细介绍 NIM 标准。

简而言之,NIM 系统是一个由标准模块化的功能插件和安放这些模块化插件的机箱与

相应的电源组成的标准仪器系统。

一、NIM 插件

(一) NIM 插件的机械特性

NIM 插件的前面板高度为 221.34mm,其宽度可以根据应用的需要进行选取,NIM 插件的深度(不包括面板和插件接插见所占的深度)是 245.7mm。一个标准单宽 NIM 插件是 221.34mm×34.2mm×245.72mm(高×宽×深)。

(二) NIM 插件的后部接插件

每个 NIM 插件后部都有一个插件接插件,一般应该带有插件外罩,其作用有二:一是保护插件的接插件的插脚不受外界的机械损伤;二是与机箱接插件的外罩配合使用时增强电磁屏蔽性能。接插件主要功能是为插件提供电源。接插件共有 42 个插脚,大部分为空闲,已有功能定义的插脚是:10 号 +6V、11 号 -6V、16 号 +12V、17 号 -12V、28 号 +24V、29 号 -24V、33 号 117Vac(火线)、33 号 117Vac(中线)、34 号电源地回线、42 号高质量地线。

二、逻辑信号和模拟信号

正逻辑电平:
逻辑"1"   +4V
逻辑"0"   0V
快逻辑信号电平(50Ω 负载时):
逻辑"1"   -0.8V
逻辑"0"   0V

三、NIM 机箱与机箱电源

(一) NIM 机箱

NIM 机箱的机械结构是符合国际通用的 19 英寸的标准结构。每个标准 NIM 机箱应有 12 条插入导轨和 12 个机箱接插件。每个标准 NIM 机箱最多可以容纳 12 个单宽 NIM 插件,在一个标准机箱内所插入的功能插件可以是单宽和多宽插件的任意组合,但其总宽度要小于或等于机箱的总宽度,非标准机箱的宽度也要是单宽 NIM 插件的整数倍。机箱通过机箱接插件向 NIM 插件供电。

(二) 机箱电源

一般情况下,标准 NIM 机箱电源安装在 NIM 机箱的后部,以便为插入机箱的 NIM 功能插件供电。标准 NIM 机箱电源同时输出 6 路直流电压:±6V、±12V、±24V。长期稳定性好于 0.5%,纹波:±6V,10mV;±12V 和±24V,3mV。

(三) NIM 插件电源

该电源装在 NIM 插件内,通过插件的 42 脚接插件向插入 NIM 机箱的插件供电,所提供的电压的特性应完全符合标准 NIM 机箱电源的要求。

(四) NIM 插件的互连

NIM 插件之间的互连,一般采用 50Ω 匹配阻抗的同轴电缆线连接,连接头为 BNC 或 LEMO 接头,主要采用前面板连接。

NIM 插件的优点:

① 插件互换,同一功能 NIM 标准插件,任何厂家生产的都可以互换。

② 方便维修,一个插件损坏,换一个可以继续工作。

③ 方便升级,可以根据实际测量的要求,用 NIM 插件组装一套测量系统,有新功能的插件出现,只要将新插件加入系统中即可。

第九章 α、β 放射性测量

放射性测量最基本的目标常常是确定放射性核素的种类及其活度。通过射线的能量和强度的测量实现对核素种类和含量的确认。放射性测量涉及放射性核素在自然界的分布，或者放射性核素在生物或化学系统中的行为，例如，在生理过程的研究与疾病的诊断中。为此，所选择的方法将随被测放射性核素及其所产生辐射本性的变化而变化，并且也依赖于放射源的尺度、组成和本性以及测量目的本身。根据前面的介绍，辐射探测器和测量系统有许多种，每一种都有其长处和短处。

第一节 活度测量概述

活度测量的主要任务就是得到单位时间内的衰变数目[14]，本节介绍放射性测量的基本知识，分别讲述"死时间"校正、本底校正、探测效率等三个基本问题。

一、"死时间"校正

前一章已经提到，脉冲测量系统都存在一个有限的"死时间"。因为系统每处理一个事件的信号脉冲都要占用一段时间，在这段时间内，系统对后面的事件不响应，结果造成脉冲或计数的损失，因此需要进行校正。

假定系统的"死时间"间隔为 τ。设观察的计数率（用计数每秒）表示为 n，τ 的单位也用秒表示，则每秒钟系统的不灵敏（或"死"）时间为 $n\tau$。于是系统在整个计数期间接纳计数（或"活"）的分数为 $1-n\tau$。因此，经"死时间"校正的计数率 N，由下式给出

$$N = \frac{n}{(1-n\tau)} \tag{9.1}$$

需要说明的是，上式仅适用于"死时间"固定的系统，并且测量过程中入射率没有显著变化。"死时间"可延长的系统，由于计算校正计数率时存在困难，并且在观察计数率与"真"入射率之间可能产生歧义，故一般避免使用。

不论系统"死时间"是何种类型，N 的计算值都依赖于观察到的总计数率。因此，极为重要的是，在对观察数据进行任何其他校正（如本底校正）之前应当首先对"死时间"损失进行校正。

二、本底校正

即使不存在特定的放射性样品,辐射探测系统也会发生响应。探测器的这种本底响应来源于宇宙辐射、天然放射性产生的辐射及光电转换和电子学仪器方面的贡献。天然放射性在建筑材料如混凝土、砖块、铝、铅、铜以及钢铁中总是存在的。尽管上述本底对观察到的探测器响应的贡献不可避免,但可以通过对探测器进行屏蔽以及仔细挑选建筑材料(如在混凝土中使用低活度的石料)、屏蔽材料和探测器本身的材料等措施,将本底的影响降至最低。

辐射探测系统的本底计数率响应,通常采用"非活"空白源替代放射源的方法进行测量。空白源用于复制放射源在衰减和散射本底辐射中产生的效应。为了本底校正的最佳测量,空白源及测量条件应当尽可能与放射源测量时相同。本底的确定也应当在放射源测量之前和(或)之后不久立即进行,保证仪器的工作条件一致。

本底测量在时间上与源的测量相接近,则可以避免由于本底的短期涨落产生的误差。相隔较长时间进行本底测量,则测量系统在性能上的长期变化,如噪声贡献或探测器污染的增加,可能并不一致。

设每单位时间探测系统的本底响应为 n_b,源加本底的响应为 n_{s+b},则每单位时间探测系统的源响应 n_s 为

$$n_s = n_{s+b} - n_b \tag{9.2}$$

如前所述,对于脉冲探测器,本底的扣除必须在对计数率进行"死时间"校正后进行。设探测系统的"死时间"为 τ,则对计数率同时进行"死时间"和本底校正后的结果为

$$n = \frac{n_{s+b}}{1 - \tau n_{s+b}} - n_b \tag{9.3}$$

一般本底的响应很低,因此对本底不作"死时间"校正。如果遇到本底的计数率不是很低,则需要对本底作"死时间"校正。

三、探测效率

只是在一定的情况下,如气体电离探测器进行脉冲计数时,输出信号在本质上与探测器中发生的电离事件数相等。然而,即使在这些探测器中如果产生的前后两个脉冲太靠近(位于探测系统的"死时间"范围内),则输出信号也可能损失;至于闪烁探测器与半导体探测器总的探测效率可能显著低于 100%。探测器及其系统的这种效率常称为本征效率。它给出了进入探测器的辐射中与探测器相互作用并产生脉冲的分数。

另外,还存在几何效率,这来自如下事实:在没有散射的情况下,来自放射源的辐射将各向同性地射入 4π 弧度的立体角中,而探测器对源所张的立体角通常小于 4π。仅对 $4\pi\beta$ 计数器,探测器几何效率才接近 100%。

如果探测系统的总探测效率(考虑了本征效率、几何效率、对来自源的辐射的自吸收、散射及其他衰减等)为 ε,那么源的活度将由系统探测到的衰变率与相应的探测效率之比给出。举列来说,如对 β 衰变源相应的探测效率为 ε_β,对给定的源探测器几何位置,若 ε_β 等于 0.6,而探测器系统探测到的每秒钟的衰变数为 60,那么源的活度将是 $100 s^{-1}$。注意,在这

一简单的例子中,探测器的本底计数率校正和探测器系统的"死时间"损失校正被忽略了。

已经知道,探测器系统总的探测效率(也称计数效率)不仅与探测器的本征效率有关,还与几何效率有关。以下就点源的情况对几何效率作一深入分析。

放射源发出的辐射是各向同性的。不存在散射时,入射到圆柱形探测器"端窗"上的辐射的量与探测器对点源所张的立体角 Ω(以弧度为单位)成正比。如果源位于圆柱形探测器的轴线上,如图 9-1 所示,那么立体角由下式给出

$$\Omega = \frac{A_s}{R^2} \quad (9.4)$$

这里的 R 是与探测器端窗周缘相割的球的半径,割下的球面的面积为

$$A_s = 2\pi R^2 (1-\cos\theta) \quad (9.5)$$

其中 θ 是探测器窗对点源所张的锥体顶角的一半,如图 9-1 所示。由于球的面积是 $4\pi R^2$,入射到探测器窗的辐射的分数为

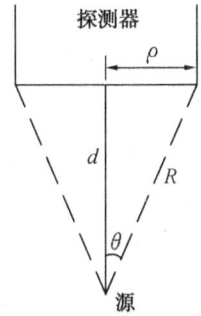

图 9-1　点源相对于面向点源的圆柱形端窗探测器的几何条件

$$G = \frac{A_s}{4\pi R^2} \quad (9.6)$$

或

$$G = \frac{1}{2}(1-\cos\theta) \quad (9.7)$$

这里的 G 正是源探测器几何效率。G 也称作几何因子、探测器几何、几何效率以及非本征探测效率。

源探测器几何,作为立体角的函数,由式(9.4)和式(9.6)得到

$$G = \frac{\Omega}{4\pi} \quad (9.8)$$

当 θ 等于 π 时,探测器的灵敏体积将源完全包围,几何效率为 1,而探测器窗对源所张的立体角等于 4π 弧度。因此,这样的探测器一般称为"4π"探测器。类似地,许多其他探测器以它们对源所张的立体角并且也常常以它们用于常规探测的辐射类型为特征,例如,$6\pi\alpha$,$2\pi\beta$ 等等。

设 d 是点源与探测器窗之间的距离,ρ 是窗的半径,那么对小的但是有限的 θ,随着 d 的增加,面积 A_s 将趋向等于 $\pi\rho^2$,而 d 本身趋向等于 R。于是式(9.6)可近似为

$$G = \frac{\rho^2}{4d^2} \quad (9.9)$$

这就是著名的平方反比定律。该定律是对点源导出的,但即使当源很小而尺度有限时,只要

θ 很小而 d 又足够大,平方反比率依然是几何效率随源-探测器距离而变化的很好的近似。

第二节 绝对测量和相对测量

一般来说,放射性测量的目的是通过核探测器测量以确认放射性物质是什么、核素及放射性物质的活度的大小。根据所测射线的能量可以认定发射出射线的放射性核素是什么,再通过测量能谱对应的计数率 n(单位为 counts per minute cpm 或 counts per second cps)可以得到放射性核素的活度 A(单位为 Bq、MBq 等)。值得注意的是,放射性测量中测得的放射性衰变引起的计数率 n 并不等于放射性物质的活度 A。探测器测量得到的放射性衰变引起的计数率 n 越大,表明放射性物质的活度 A 也大,但这两者并不一定相等。在实际工作中,根据所测的计数率,一般可以用两种方法来得到放射性样品的活度,一种是绝对测量方法,另一种是相对测量方法。这两种方法都比较可靠,使用中各有优缺点。

一、绝 对 测 量

绝对测量又称直接测量。它是通过直接测量并经过测量校正后给出样品活度的一种方法。这种方法需要对许多因素作出校正才能得到最后结果,因此手续比较复杂,实验要求也较高,适合标准源生产单位和计量研究部门使用。由实验测量放射性样品的计数率 n_c 和本底计数率 n_b,它们和样品的放射性活度有如下关系

$$n_c - n_b = \varepsilon_i f_r G A \tag{9.10}$$

其中 ε_i 为探测器的本征探测效率,G 为几何效率,f_r 为修正因子,它包括"死时间"修正、自吸收修正等。根据测量得到的样品计数率和相同条件下的本底计数率,可以得到样品的放射性活度。实验的结果除了和测量计数率的准确性有关外,还与修正因子、测量环境和测量仪器的工作状态有关。

二、相 对 测 量

相对测量又称间接测量。它是将待测样品的测量结果与标准源的测量结果相比较,由此得到待测样品的活度。如果标准源的活度为 A_s,标准源的计数率为 n_s,在相同的测量条件下,样品在同一个探测器上的计数率为 n_c,则所测样品的活度为

$$A = \frac{A_s(n_c - n_b)}{(n_s - n_b)} \tag{9.11}$$

式中 n_b 为本底计数率,其测量条件必须和标准源及样品的测量条件一致。通常,在标准源和样品测量条件下本底的计数率基本上是一致的。由于放射性标准源的活度已知,通过测量标准源、放射性样品和本底的计数率,就可以得到样品的放射性活度。但是,相对测量的精度与标准源的精度有关。相对测量必须满足以下条件:

① 样品和标准源应具有相同的特性。如最好为同种放射性核素(至少能量相近),活度

尽可能接近,而且组成成分、面积、厚度均应一样。

② 承托片和覆盖膜均应相同。

③ 在测量中尽可能采用同样的几何条件,也就是说要求在测量过程中,样品和标准源与探测器的相对位置应保持一致,并且保持周围物体的几何位置不变。

④ 探测器的工作电压、电子学放大倍数等都应保持不变。

相对测量校正因素甚少,简单、易行,适用大量重复性的测量工作。因此,相对测量方法是测量放射性样品时用得最广泛的一种方法。

第三节　α放射源的活度测量

α粒子的射程很短,很容易在介质中被阻止,因此α粒子放射源在医疗上很少使用。但在环境监测中常常会碰到α放射源活度的测量问题。本节主要叙述厚样品α比活度的测量。

一、厚样品α活度的相对测量

所谓厚样品是指那些自吸收作用不能忽略的样品。假定样品中发射α粒子的核素是均匀分布的;α粒子的发射是各向同性的;样品的直径远大于其厚度。设样品的比活度,即单位质量放射源的放射性活度为 A_m,样品的质量厚度为 t_m,面积为 S。那么,当样品厚度 $t_m \geqslant R_m$（α粒子在样品中的质量射程）时,从表面出射的α粒子达到饱和。此时,α粒子的表面饱和发射率为

$$I_s = \frac{1}{4} A_m S R_m \tag{9.12}$$

上式表明:当样品厚度超过α粒子在样品中的射程时,α粒子的表面发射率与比活度及射程成正比,而与样品厚度无关。选择一种比活度已知的样品作为标准样品,它与待测样品的 S 和 R_m 完全相同,则

$$\frac{A_m}{A_{m0}} = \frac{I}{I_0} \tag{9.13}$$

式中 I 与 I_0 分别为待测样品与标准样品的α粒子表面发射率,通常实验室中测得的计数率与之成正比;A_m 与 A_{m0} 分别为待测样品与标准样品的比活度。因此,从实际测得的计数率之比和标准样品的比活度 A_{m0} 便可算出待测样品的比活度 A_m。再根据样品的质量 M,得样品的总活度

$$A = M A_m \tag{9.14}$$

二、薄样品小立体角法测α活度——绝对测量

(一) 基本原理

小立体角法是一种绝对测量方法。它是在 4π 空间中取某一小部分作测量范围的一种

方法。小立体角法的基本原理是用效率已知的测量装置记录选定立体角内的α粒子所产生的脉冲计数率,然后通过对某些因素的校正来确定α样品的活度。方法中假定样品向4π空间各向同性地发射α粒子。

(二)测量装置

图9-2为小立体角法测量装置示意图。按图中编号：① 探测器与② 放射源之间距离要满足点源要求；③ 准直器；④ 阻挡环；⑤ 源支架；⑥ 屏蔽室内壁,它们都是用低原子序数材料组成,如铝、有机玻璃等,以减小散射和韧致辐射的影响；⑦ 屏蔽室主体,由高原子序数材料,如铅等组成,用来降低周围环境的本底；⑧ 引出线,供探测器连接电源和引出信号用。

为减小空气层的吸收作用,屏蔽室内应抽成真空。测量时,样品、准直器和探测器的轴线应重合。

(三)活度计算

假如样品的活度为A,由测量得到观测计数率为n_c,本底计数率为n_b,样品净计数率n_a与活度A之间有下列关系

$$n_a = n_c - n_b = \frac{\Omega}{4\pi}\eta A \qquad (9.15)$$

式中η为本征探测效率,Ω为样品对探测器窗所张的立体角。小立体角法用于测定α样品的活度,其精度是相当高的。测量误差主要来自：立体角大小的不准确程度；样品的自吸收,因为制备理想的薄源是相当困难的,所以,一般假定样品没有严重的自吸收,就可以认为是薄样品,事实上自吸收或多或少总是存在的；样品的不均匀性；样品的不均匀性会使其厚度不均匀,厚的部分相对来说自吸收就要严重些,这也会影响测量结果。然

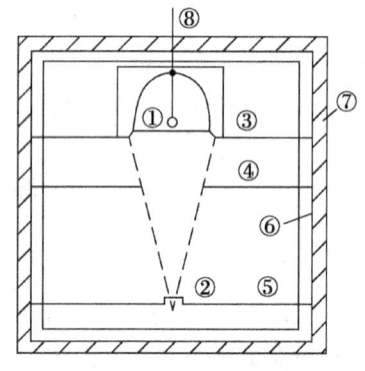

① 探测器　② 放射源　③ 准直器
④ 阻挡环　⑤ 源支架　⑥ 有机玻璃层
　⑦ 铅屏蔽层　⑧ 引出线
图9-2　小立体角法α、β样品测量装置

而,样品的均匀性检查是一个比较困难的问题。因此,制样时必须加倍小心。

第四节　β放射源的活度测量

放射源发出的β粒子在水或生物组织中的射程可达1cm,因而常常用于放射生物学工作。β粒子在临床上的应用已有多年,近来^{188}Re用于癌症的治疗是一个热点。放射源的活度在医疗上相当于药物的剂量,因此具有特别重要的价值。本节重点介绍β放射源活度的绝对测量。

一、规定立体角法

测量β放射源活度的最简单方法是安装一个"规定立体角"的实验装置。该装置可采用

端窗式 G-M 计数管,它对大多数 β 放射源的效率接近 100%。这种计数系统的计数率 N_β 由下式给出

$$N_\beta = A \frac{\Omega}{4\pi} \qquad (9.16)$$

其中 A 为放射源的活度,Ω 为放射源对探测器所张的立体角。

值得注意的是,该方法存在如下几个基本缺点:

① 有效立体角不能总是以很高的精度进行测定。

② 在能谱最低端的 β 粒子常常有被计数管窗吸收的可能性,因此将不可避免地产生一些误差。

③ 如果某些母核经 β 衰变到达子核的激发态,就会有 γ 射线放出,这种 γ 射线通常会对观察到的总计数率作出贡献。由于 G-M 计数器对 γ 射线的效率一般很低,约为 1%,所以这种影响是小的。

④ 如果发生内转换,则内转换电子将会以很高的效率被计数,并产生很大的误差,因此这种方法只有在确知所研究的核素不发生内转换的情况下方可采用。

二、4π 计数法

比较令人满意的方法是采用图 9-3 所示的 4π 计数器。它由两个半球组成,每个半球都有自己的阳极收集连接线。两个半球合在一起,把沉积在塑料薄膜上的放射源物质安置其中。通常用连续气流系统充入适当的混合气体。虽然这样的计数器原则上可工作在 G-M 区,但更常用做正比计数管;由于正比计数管的"死时间"短,因而可以得到高得多的计数率,如有必要还可用于脉冲的甄别。4π 计数法克服了上述规定立体角法的缺点:由于 γ 光子常常与 β 粒子同时发生,并且不产生独立事件,因此只要 γ 射线不产生于亚稳态,则相关的 γ 射线的存在将不单独对计数率作出贡献。内转换同样不增加计数率,而且也没有 β 粒子穿过计数窗的损失。如果制备的放射源适当薄,自吸收效应也是很小的。

三、符 合 法

上述的 4π 计数法是以假定计数效率是 100% 为基础的。但是如果每个 β 粒子都伴随一个相关的 γ 光子,则可以不依赖此假设。让我们利用图 9-3 所示的装置来分析同时在 β 道与 γ 道产生计数的概率。这些事件可被适当的符合线路探测,所得计数率公式如下

令 N_β 与 N_γ 分别代表 β 道与 γ 道的计数率(假定计数是被校正过的)

那么

$$N_\beta = A\varepsilon_\beta \qquad (9.17)$$
$$N_\gamma = A\varepsilon_\gamma \qquad (9.18)$$

式中 A 为放射源的活度,ε_β 与 ε_γ 分别为 $4\pi\beta$ 计数器与 γ 计数器的效率(ε_γ 中包括了与立体角 Ω 相关的几何效率)。

每单位时间(β-γ)的符合事件数由下式给出

$$N_{\beta\gamma} = A\varepsilon_\beta \varepsilon_\gamma \qquad (9.19)$$

综合以上方程,得

$$A = \frac{N_\beta N_\gamma}{N_{\beta\gamma}} \tag{9.20}$$

于是我们就有了一个测量样品绝对活度的可靠方法。

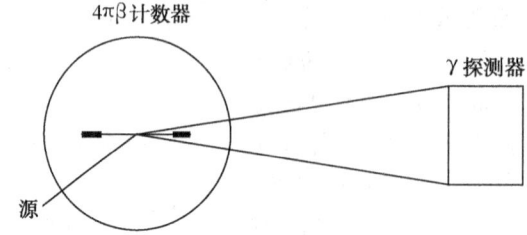

图 9-3 与 γ 探测器相符合的 4πβ 计数器

顺便提一下,^{60}Co 经 β 衰变后产生级联的双 γ 光子辐射,符合法(此处用来检查 2 个 γ 光子的符合)给出的结果为

$$A = \frac{N_{\gamma 1} N_{\gamma 2}}{N_{\gamma\gamma}} \tag{9.21}$$

式中 $N_{\gamma 1}$ 与 $N_{\gamma 2}$ 分别为两个 γ 道的计数率,$N_{\gamma\gamma}$ 为符合道的计数率。应当指出,上述结果与两个探测器的效率无关,因而也就意味着与两个探测器对放射源所张的立体角无关。

第五节 低能 β 放射源的活度测量

使用 4πβ 计数法测 β 源的活度时,β 粒子的探测效率受到计数管死角及源自吸收、膜吸收的影响。对低能 β 射线,这种影响尤其严重。而符合法虽然可避开源探测效率问题,却受到衰变方式的限制——它必须是 β-γ 级联衰变的核素。因此,对一些低能纯 β 放射性核素的活度测量必须寻找新的方法。一种办法是将 β 放射性核素以气态形式充入计数管中,这样在使立体角达到 4π 的同时,也免除了源自吸收、反散射等的影响,这就是所谓的内充气法。另一种办法是采用液体闪烁法,这正是本节要介绍的。

一、低能 β 放射源的测量方法

液体闪烁测量是闪烁测量的一种方式,它与固体闪烁测量一样,是利用闪烁材料将射线转变为荧光,再利用光电倍增管将之转变为电脉冲,从而分析射线的数量和能量。液体闪烁测量又不同于固体闪烁测量,放射源不是置于闪烁体之外,而是直接置于闪烁体之中,使射线的能量直接被闪烁液吸收,并且测量的几何条件接近 4π。

液体闪烁计数法主要用于 α 与 β 放射性核素的探测与分析,尤其适合低能 β 发射体(如 ^{3}H 与 ^{14}C)的相对测量。它也用于电子俘获衰变后继发 X 射线与俄歇电子的放射性核素的相对活度的测量。

二、液体闪烁计数

在液体闪烁计数中放射性样品与一种或几种有机荧光体一起溶于有机溶剂中。液体闪烁体借助溶剂分子的电离与激发来吸收辐射能。所吸收的能量接着有效地传递至有机荧光分子(其浓度通常在 0.5% 到 1% 之间)。之后该能量的一部分通过荧光分子的退激转变为光。与无机晶体的能量转换效率类似,沉积于闪烁体的辐射能转换为光能的效率,量级通常在 3%。荧光光子的波长处于紫光区或紫外区,其能量约为 3eV。另一种荧光体,常称为波长转换剂,使光电倍增管的光谱响应与辐射发光的光谱相匹配。使用时,次级荧光体的浓度在量级上是初级荧光体的质量的 10% 或 20%。不过,现在使用的许多初级闪烁体的光谱匹配因子(荧光波长与光电倍增管光谱响应的重叠程度)超过了 95%。常用的溶剂有甲苯、二甲苯、二氧己环以及其他的芳香烃或乙醚。二氧己环因其不仅能溶解有机荧光体而且能溶解水及水溶液而显得重要。典型的荧光体有(对)联三苯与 POPOP。POPOP 常用做波长转换剂。塑料闪烁体包含了有机荧光体在透明塑料中形成的固态溶液。

三、淬灭及其校正

在液体闪烁体中,沉积的辐射能转换为光的效率可能由于下述三个原因而大大降低:稀释物质与降低辐射能吸收有效性物质的存在;使溶剂分子退激却并不发射光子的化学物质的加入;或者如滤光片一样吸收荧光光子的颜色物质的存在。这三种过程统称为淬灭,而淬灭体或淬灭剂是应当避免的。氧气是常见的淬灭剂,可以通过将惰性气体,如氩气或氮气,吹过闪烁液来排除氧气。

与有机的或无机的晶体闪烁体一样,液体闪烁系统的总效率是闪烁体的能量转换效率、荧光光子收集的光学效率和光电倍增管阴极转换荧光光子为光电子的光电效率三者的函数。典型的总效率,以从光电倍增管阴极每产生一个光电子在液体闪烁体中沉积的辐射能表示,为 2keV/光电子。相比之下,NaI(Tl)晶体中数量级为 0.3keV/光电子。闪烁探测系统的更重要的特性是总计数效率,即闪烁体所含的放射性核素每衰变一次从光电倍增管输出脉冲的分数。一个好的商用液闪系统的计数效率可以从大约 60%(对 ^{3}H)到接近 100%(对较高能 β 发射体)之间变动。

液闪计数器本质上是 4π 探测器,但是其效率很少超过 90%。液闪计数器可以与 γ 探测器一起利用上一节所述的符合计数法进行直接测量,但更常用做高效探测器进行活度的比较测量。不过,用做比较测量时,系统必须对给定放射性核素的特定活度源的响应进行刻度,即计数效率的确定,又称淬灭校正。

四、双管符合法

光电倍增管的输出信号正比于液体闪烁体中沉积的辐射能。当液闪计数系统用做发射低能 β 核素的分析时,希望减少来自光电倍增管光阴极热电子发射产生的"噪声"输出脉冲,以便观察到与 β 能谱中尽可能低的能量响应的脉冲。通过使用两个光电倍增管收集来自闪烁体的荧光光子,并采用电子线路只记录那些在短的时间间隔中相符合的光电倍增管输出脉冲的办法,如图9-4所示,可以达到降低光电倍增管本底噪声的目的。本底噪声脉冲,在两个光电倍增管之间时间上并不相关,因此记录到的数量将大大减少,而符合收集到的荧光脉冲将被记录。光电转换效率会有所降低,但是2keV到3keV的电子,如果其所有的能量都被闪烁体吸收,应当依然会从每一个光电倍增管给出可测量的脉冲。通过在制冷单元中冷却,从而减少光阴极的热电子发射,可以进一步降低光电倍增管本底。用于室温的特别挑选的低噪声光电倍增管,现在也很容易得到了。此外,这样的符合测量也能有效地减少由地面和宇宙辐射以及放射性患者产生的本底计数。

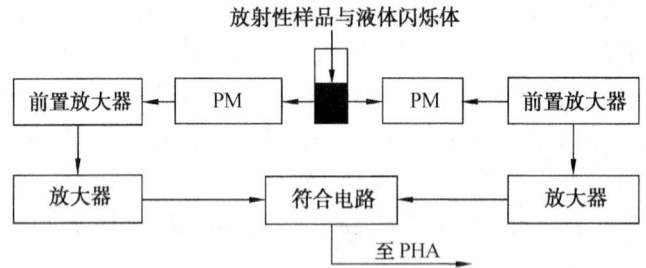

图9-4 用于β放射性核素活度测量的液体闪烁计数器(双管符合)

注:PM,光电倍增管;PHA,脉冲幅度分析器。

第十章 γ射线的活度测量和能量测量

γ射线能量和强度测量不仅是进行核物理研究的一种基本手段,而且在环境监测、放射性核素应用、核医学及痕量元素分析等科学领域都得到了广泛应用。本章将简要讲述γ射线能量和强度测量的一些基本知识。X射线与γ射线都是电磁辐射,具有相同的性质,所以本章所讲的γ射线测量方法,原则上对X射线也是适用的。

第一节 γ射线测量的基本原理

射线与物质相互作用是射线探测的物理基础。γ射线进入探测器,与探测介质相互作用可发生光电效应、康普顿效应和电子对效应,产生相应的次级电子,通过对次级电子的测量来达到探测γ射线的目的。因此,γ射线的探测实际上是对γ射线与物质相互作用后而产生的各种次级电子的测量。探测器起双重作用,既是γ电子转换体同时又是电子探测器。

一、γ射线探测装置

对γ射线的测量从获取信号的方式看可以分为两类:一类是测量单个脉冲,从测量的大量脉冲事件中得到有关入射γ射线的信息。另一类是测量累积电流,大量γ射线入射到探测器中测量其平均输出电流,从而确定入射γ射线的强度,这类探测器主要是电流电离室,用于平均强度和剂量的测量。相比而言,脉冲的测量比较复杂,应用广泛,所以重点讨论这种方法。

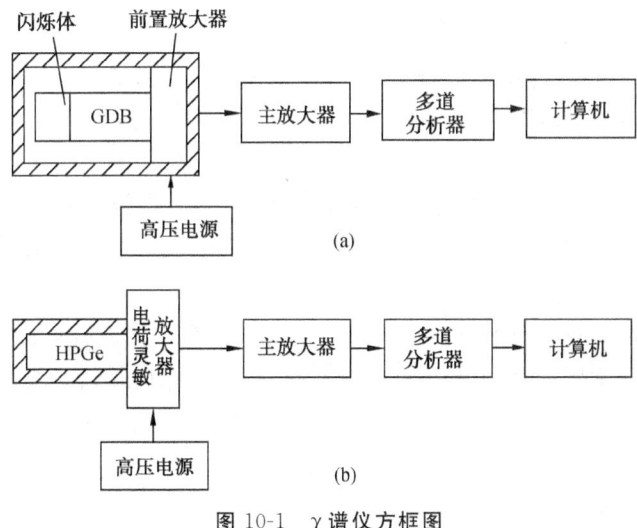

图 10-1 γ谱仪方框图

测量γ射线的输出脉冲，通常根据不同的实验目的可以分为三种类型，每种类型又可以根据情况的需要而选用不同的探测器：测量γ射线强度，常用的γ射线探测器有盖革-弥勒计数管、正比计数器、各种闪烁计数器；测量γ射线能量，即计数随能量的分布，常用 NaI 探测器和高纯锗（HPGe）探测器；测量时间信息、获得核事件的产生时刻，常用有机塑料闪烁探测器等。

最常用的γ射线探测器是闪烁计数器和半导体探测器。闪烁计数器和半导体探测器配备所需要的核电子学仪器组成γ射线能谱仪，这两种能谱仪既能测量γ射线的强度又能测量γ射线的能量，如图 10-1 所示。图 10-1(a)是 NaI(Tl)闪烁γ能谱仪，闪烁体、光电倍增管和前置放大器都装在一个避光的匣子内，称为探头。由探头输出的脉冲信号经主放大器放大后送模-数转换器（analog digit converter ADC），ADC 产生的数字信号送计算机存储、记录、分析。将脉冲信号按其幅度大小分类，并分别记录，可得到脉冲幅度的分布曲线，即为γ射线的能谱曲线。与半导体探测器相比，NaI(Tl)能谱仪的γ探测效率较高，但能量分辨率较差。图 10-1(b)是由 HPGe 半导体探测器组成的γ谱仪，这种谱仪的能量分辨率很高（对于 1.33MeV 的γ射线，能量分辨约为 2keV），可以用于精密的能谱分析。但是，半导体探测器的探测效率较低，一般说来，只有 NaI(Tl)能谱仪的 7%～25%。

除上述两种γ能谱仪外，正比计数器也可组成γ能谱仪，用于测量低能γ射线和 X 射线的能量和强度。一般说来，这种能谱仪的探测效率和能量分辨率都比较低。

二、γ射线在探测器中的吸收过程

γ射线进入探测器与探测介质相互作用，产生各种能量的次级电子。γ谱仪就是通过对各种次级电子的探测来达到测量γ射线能量和强度的目的。下面简单讲述γ射线在探测器中的行为和所测得的能谱曲线是怎样形成的。

γ射线与探测介质发生光电效应，产生光电子，其能量为

$$E_{ph,e} = E_\gamma - \varepsilon_i \tag{10.1}$$

式中 E_γ 是γ射线的能量，ε_i 是 $i(=K,L,\cdots)$ 壳层的电子结合能。光电效应发生后，原子的内壳层上形成一电子空穴，在外壳层电子向电子空穴跃迁过程中，将放出特征 X 射线，其能量 $E_X \approx \varepsilon_i$。特征 X 射线的能量都比较小，很容易被探测介质吸收，产生相应的光电子，在这两种过程中，探测介质所吸收的总能量

$$E = E_{ph,e} + E_X \approx E_\gamma \tag{10.2}$$

探测器输出脉冲信号的幅度与所吸收的能量成正比。因此，该脉冲信号的幅度与入射γ光子的能量是相对应的。由于统计涨落，单能γ射线因光电效应而产生的脉冲信号幅度也有一定的分布。但是，一个能量分辨率较好的γ谱仪都能给出比较尖锐的全能峰，它与γ射线的能量是一一对应的。全能峰在γ射线的能量和强度测量中都占有很重要的地位。

在康普顿散射过程中，γ光子将一部分能量转移给电子，而自身被散射。康普顿电子的能量

$$E_{c,e} = \frac{E_\gamma}{1 + \dfrac{m_e c^2}{E_\gamma(1-\cos\theta)}} \tag{10.3}$$

是连续分布的,其最大能量

$$E_{ce,max} = \frac{E_\gamma}{1+m_ec^2/2E_\gamma} \tag{10.4}$$

若散射的 γ 光子逃出探测器,则探测介质吸收的能量为康普顿电子的动能,从 $0 \sim E_{ce,max}$ 连续分布,所以在 γ 射线能谱中有与脉冲幅度坐标轴近乎平行的曲线,称为康普顿坪台。与能量 $E_{ce,max}$ 相对应的坪台边缘称为康普顿边缘。散射光子也可能与介质发生光电效应,产生相应的次级电子,在这种情况下,探测介质吸收了入射 γ 光子的全部能量。于是产生一个幅度与 γ 射线能量相对应的脉冲信号。这样的脉冲应进入全能峰的范围。增加全能峰内的计数。图 10-2 是 NaI(Tl) 能谱仪测得

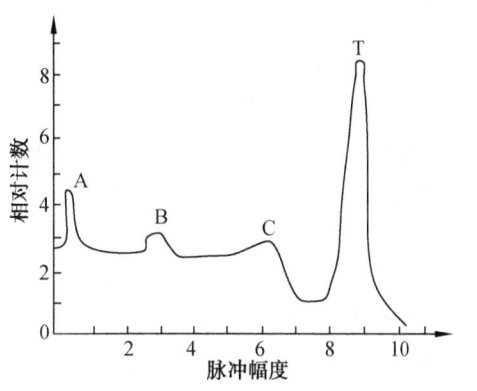

图 10-2 ^{137}Cs γ 能谱

的 ^{137}Cs 的 γ 射线能谱。^{137}Cs 只发射能量为 662keV 的 γ 光子,图中最右边的 T 峰是与 γ 射线能量相对应的全能峰,C 为康普顿坪台,除此之外,还可能有反散射峰,穿过闪烁体而没有发生作用的 γ 射线与闪烁体后面的物质发生 180°散射,散射的 γ 光子阻止在探测器中,形成反散射峰 B。能量大于 1.02MeV 的 γ 射线与物质相互作用,还可能发生电子对效应。

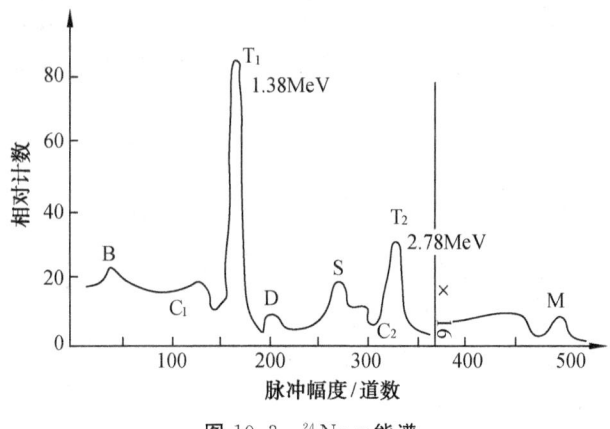

图 10-3 ^{24}Na γ 能谱

图 10-3 是用 NaI(Tl) 闪烁体测得的 ^{24}Na 的 γ 射线能谱。峰 T_1、T_2 的能量分别为 1.38MeV 和 2.78MeV。对应于放射性核素 ^{24}Na 发射两种能量分别为 1.38MeV 和 2.76MeV 的 γ 光子。能量为 2.76MeV 的 γ 光子与闪烁体相互作用,可能发生电子对效应,产生正、负电子对,它们的总动能(以 MeV 为单位)为

$$E_{e^-} + E_{e^+} = E_\gamma - 1.02 \tag{10.5}$$

正、负电子的动能一般都可完全消耗在闪烁体中。正电子的动能损失殆尽后,将与物质中的电子相结合发生湮灭效应,转化为两个能量均为 0.511MeV 的 γ 光子。这两个光子在闪烁体中运动有三种可能的情况:

① 两个 γ 光子全都逃出闪烁体。在这种情况中,闪烁体吸收的能量仅是正、负电子的动能。因此,在全能峰的左侧,能量为 2.76~1.02MeV 处形成图 10-3 中的 D 峰,称为双逃

逸峰。

② 如果两个γ光子有一个被吸收,而另一个逃出闪烁体,这时闪烁体吸收的总能量(以 MeV 为单位)为

$$E_{e^-}+E_{e^+}+0.511=E_\gamma-0.511 \tag{10.6}$$

因此,在全能峰的左侧,与全能峰相距 0.511MeV 处形成所谓单逃逸峰 S。

③ 如果两个湮灭光子全被闪烁体吸收了,则探测器输出一个幅度与入射γ光子的能量相对应的脉冲信号。这个脉冲应在全能峰的范围内,增加全能峰内的计数。

当然,能量为 1.38MeV 的γ光子,也应有两个逃逸峰。但是,这个光子的能量较小,发生电子对效应的概率很小,所产生的逃逸峰因统计涨落而被湮没于康普顿坪台之中。在γ射线能谱中,逃逸峰的形状与全能峰相同,与正态分布曲线相类似。由上面的分析可以看出,两逃逸峰之间的距离和全能峰与单逃逸峰间的距离相等,其距离相当于 0.511MeV。根据全能峰都有相应的康普顿坪台和峰与峰之间的相对位置,便可以识别全能峰和逃逸峰。

三、影响γ能谱谱形的因素

除了上述三种效应外,在实际测量中,γ能谱的形成过程中还伴随着其他的作用过程。它们都影响γ能谱谱形。

(一) 散射光子与反散射峰

γ射线与探测器周围的物质发生散射,产生散射光子,它们进入探测器被吸收使康普顿坪区计数增加,使γ谱形状发生变化。前面所讲到的反散射峰也是叠加在康普顿连续谱上,能量在 200keV 左右。

(二) 碘逃逸峰、加和峰

用 NaI(Tl)闪烁谱仪测量低能γ射线时,γ射线仅与闪烁体表面层的原子发生作用,在光电效应中产生的特征 X 射线很容易逃离闪烁体。碘原子 K 壳层 X 射线的能量为 28keV,若这种能量的 X 射线逃出闪烁体,则在全能峰左侧,相距 28keV 处形成一个峰,称为碘逃逸峰。图 10-4 画出 ^{77m}Se 的γ射线能谱,其能量为 162keV,在 134keV 处出现了碘逃逸峰。碘逃逸峰只有测量低能γ射线时才出现,因为能量较大的γ射线可进入闪烁体内部,产生的特征 X 射线不易逃出。另外,能量较高的γ射线的全能峰也较宽,逃逸峰被包含于全能峰中。Ge 的原子序数较低,γ射线容易进入 HPGe 探测器的内部以及 Ge 的特征 X 射线的能量也比较小,很容易被吸收,所以一般测不到 Ge 的特征 X 射线逃逸峰。

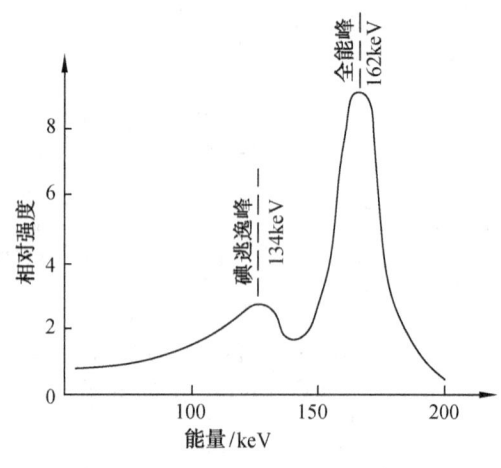

图 10-4 ^{77m}Se 的γ射线能谱

两个级联γ光子同时进入闪烁体,并且都发生全能吸收时,探测器输出一个幅度与两个光子的能量和相对应的脉冲信号,这类脉冲形成的峰称为加和峰。如图 10-3 中的 M 峰是

^{24}Na的两个级联γ光子的加和峰,该峰对应的能量为 4.14MeV。当然两个"同时"衰变的原子核所放出的两个γ光子也可能形成加和峰,但是这种偶然符合的概率很小,只有在样品发射率很高的情况下才有可能出现。

(三) 湮没辐射峰

能量较高的γ射线与探测器周围物质还可能发生电子对效应,其正电子湮没时放出的两个 0.511MeV 的光子进入探测器,可能产生与其能量相对应的峰,这样的峰称为湮没辐射峰。当放射源有 β^+ 衰变时,β^+ 在周围物质中也会湮没辐射,因此在这种核素的γ射线能谱也会出现湮没辐射峰。由于湮没辐射的存在还可能在 680keV 处出现假峰,这是一个湮没光子和另一个湮没光子的反散射光子的加和峰。

(四) 轫致辐射

γ放射源常常伴有β衰变,而β射线与物质相互作用时会产生轫致辐射。轫致辐射的能量是连续分布的,它也会影响γ射线的能谱。放射源的β射线越强、能量越大,轫致辐射的影响就愈加严重。为了减小轫致辐射对测量的影响,放射源的托盘、支架及β射线吸收片等都要用低 Z 材料,如 Be、Al 和聚乙烯等制成。

(五) 特征 X 射线

除一些放射源可能放出特征 X 射线外,γ射线与周围物质作用,也可能放出特征 X 射线。例如,γ射线与铅作用,可产生能量为 88keV 的 X 射线。特征 X 射线的能量都比较小,所以在测量能量较高的γ射线时可以忽略或作为本底处理。但是,测量低能γ和 X 射线就要考虑这种干扰辐射对测量的影响并进行适当校正。

(六) 探测器体积对能谱响应的影响

在前面所讲的能谱中,康普顿坪台和各逃逸峰都是由于闪烁体的体积较小,有一部分次级光子逃出了闪烁体而形成的。若闪烁体的体积很小,只能吸收次级电子,而各种次级光子都逃出闪烁体,在这种情况下,对于能量小于 1.02MeV 的γ光子,所测得的能谱是光电子和康普顿电子的能量分布,其理想的谱形如图 10-2 所示;若γ射线的能量大于 1.02MeV,则除光电峰、康普顿坪台外,还应有一个双逃逸峰,如图 10-3 所示;若闪烁体的体积足够大,则γ光子与探测介质相互作用,所产生的次级光子都将为介质所吸收,仅形成与入射光子能量相对应的脉冲信号。因此,在这种理想情况下,所测得的能谱应该只有入射γ射线的全能峰。

上面是两种极端的情况,实际测量中所用的探测器都介于这两者之间,所以测得的能谱应是上述两种谱形的叠加。由多次散射、康普顿坪台与全能峰连接起来形成连续谱。全能峰的计数与全谱总计数的比称为峰总比。低能光子的光电吸收系数大,且散射光子也容易被吸收,这些都会增加全能峰内的计数。可见能量较低的γ射线能谱的峰总比较高,并随着入射γ射线能量的增加而降低。通过以上的分析也可以看出,增大闪烁体的体积是提高峰总比的有效措施。上面我们以 NaI(Tl)闪烁能谱仪为例,讲述了γ射线的能谱响应,这对于 HPGe 和 Si(Li)半导体γ能谱仪也基本适用。但是 Ge($Z=23$)和 Si($Z=14$)的原子序数都比碘($Z=53$)的低,所以 Ge 和 Si 的光电吸收截面较小,而且散射光子容易逃逸,故在相同体积的情况下,半导体探测器的全能峰效率比 NaI(Tl)要低一个数量级,所以半导体探测器测得的γ射线谱的峰总比较小,即全能峰内的总计数少。但是半导体探测器的能量分辨率高,全能峰仅分布在很小的范围内,因此全能峰仍然较高。这将有利于γ射线能量测量和能谱分析。

第二节 γ射线的能量测量

能量是γ射线的特征量。测量γ射线的能量不仅可以研究原子核的能级结构和衰变规律，而且可以鉴别样品中含有哪些放射性核素，对样品进行定性和定量分析。所以γ射线和X射线的能量测量在环境监测、活化分析和X射线荧光分析中有广泛的应用。

本节以NaI(Tl)闪烁γ能谱仪和HPGeγ能谱仪为例，讲述几个与γ射线能量测量有关的问题。

一、能谱仪的能量分辨率

在γ射线的能谱中，每个全能峰都与一种能量的γ射线相对应。但是，由于统计涨落和其他因素，使得γ射线的全能峰都有一定的宽度。若测量两种能量相近的γ射线，它们的全能峰可能发生重叠，以致于分辨不开。能量分辨率是指能谱仪对两种能量相近的γ射线的分辨本领。很明显，全能峰的宽度越小，其分辨本领就越好，所以能谱仪的能量分辨率用全能峰的半高宽(FWHM)或相对半高宽表示。能量分辨率不仅与能谱仪的性质和工作状态有关，而且还与γ射线的能量有关。为了比较不同能谱仪的能量分辨率的优

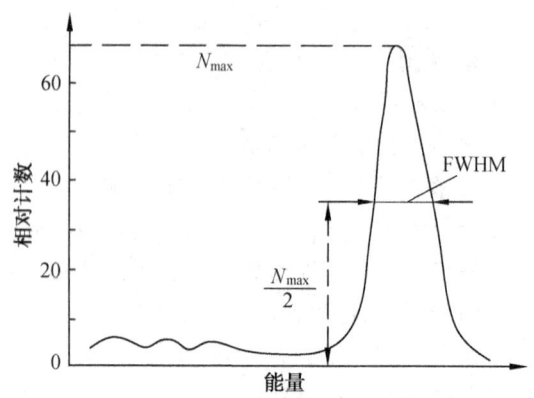

图 10-5　半高宽示意图

劣，应规定统一的能量标准。NaI(Tl)闪烁能谱仪的能量分辨率通常用^{137}Cs的γ射线（能量为661.2keV）的全能峰的相对半高宽表示。半高宽是全能峰最大计数的一半处的峰宽度，通常用能量的单位表示，如图10-5所示。

闪烁能谱仪的能量分辨率（或相对半高宽）一般在10%左右，最好的可以达到6%。但是，与半导体γ能谱仪相比，闪烁能谱仪的能量分辨率较差。HPGe半导体能谱仪的能量分辨通常用^{60}Co的能量为1.33MeV的γ射线为标准，高纯锗探测器测量这种γ射线全能峰的半高宽一般只有2keV或更小。Si(Li)半导体能谱仪测量^{55}Fe的能量为5.9keV的特征X射线，其全能峰的半高宽一般为160eV，甚至更小。与闪烁能谱仪相比，半导体γ能谱仪的能量分辨率较高，而探测效率低。所以半导体γ能谱仪被广泛地用于γ和X射线的能量测量和能谱分析。

γ能谱仪的能量分辨率一般都是用实验方法确定的。如果计数率太高，其能量分辨率会变低，所以能量分辨率一般应在较低计数率的情况下测定。

二、能量刻度和能量测量

在γ射线能谱中,每个全能峰都与一定能量的γ射线相对应。为了确定被测γ射线的能量,必须首先用一组能量已知的γ射线,在相同的条件下,测量全能峰峰位与γ射线能量之间的对应关系,这种过程称为能谱仪的能量刻度。拟和测量结果得出的能量和峰位(道址)间的关系曲线称为能量刻度曲线。已有的能量刻度所用的标准源最好是单能的,或能谱仪对其能量能足够分辨。对能量和效率同时进行刻度时,除能量精确已知外,还应精确地知道标准源的γ射线发射率(或分支比)。刻度不同的能量范围可选定不同的标准源,国际原子能机构(IAEA)推荐使用^{241}Am(59.537keV)、^{57}Co(122.061keV)、^{203}Hg(279.197keV)、^{22}Na(511keV、1274.545keV)、^{137}Cs(661.64keV)、^{54}Mn(834keV)、^{60}Co(1332.513keV)等标准源对γ能谱仪进行能量和效率刻度。

大量实验数据表明:对于NaI(Tl)能谱仪和HPGe能谱仪能量刻度曲线近似于直线,可用直线方程表示峰值x_p与能量E_p之间的对应关系。即

$$E_p = a + bx_p \tag{10.7}$$

式中b为直线的斜率,在多道能谱中,是一道间隔所代表的能量,称为道增益,a为直线的截距。对于线性关系较好的能量区段,只要两种标准源,就应能作出能量刻度。但是为了精确起见,往往用多个标准源进行刻度,用最小二乘法求得直线方程中的a和b,得到一条更精确的能量刻度曲线。经过能量刻度的能谱仪才能测量其他γ射线的能量。即根据测得的全能峰峰位x_p和能量刻度曲线或将全能峰峰位x_p直接代入直线方程均可求得γ射线的能量。

三、γ能谱仪的线性和稳定性

能谱仪的线性是指γ射线的能量与其对应的全能峰峰值之间是否有线性关系,我们希望它们是线性的,这样刻度曲线是一条简单的直线。一个正常工作的能谱仪,在一定的能量区段上,能量刻度曲线应该是一直线。能量非线性是指这种响应与直线的偏离。能量非线性不仅来源于探测器、放大器、分析器(ADC——模拟-数字转换器)等,电子学线路也都可能引起能谱仪的能量非线性。HPGeγ能谱仪的线性较好,在150~1300keV的范围内,线性偏离小于0.2keV。由于NaI(Tl)闪烁体的光输出与它所吸收的能量之间的线性关系较差,所以γ闪烁能谱仪的线性较差,特别在200keV以下,能量刻度曲线的非线性更加严重,可达十多个千电子伏。在能谱仪的能量刻度和能量测量中,都应考虑能谱仪的能量非线性。能量刻度曲线基本上是一条直线,只有在某些能量区段才表现出能量刻度的非线性。因此,也可以认为能量刻度是逐段线性的,用能量不同的射线对能谱仪分段进行线性刻度,然后用线性插值法求得某峰所对应的能量。影响NaI(Tl)闪烁能谱仪稳定性的主要原因是光电倍增管的放大系数,它与工作电压的7次方成正比。若要放大系数的稳定性好于百分之一,则高压的稳定性应好于千分之一。光电倍增管的放大系数还与所记录的脉冲幅度和计数率有关。计数率太高时,光电管的分压电路无法提供足够大的电流,致使光电管的输出信号幅度减小,计数率发生变化,光电管输出信号幅度发生变化。因此,在测量中应选择最佳工作条

件,选用稳定性较好的光电倍增管。温度也影响能谱仪的稳定性,温度升高时,NaI(Tl)的发光效率下降(温度系数为 $10^{-3}/℃$),也可能引起峰位漂移。

影响 HPGe γ 能谱仪稳定性的主要因素是辐射损伤、电荷灵敏放大器、主放大器及分析电路的基线漂移和高计数情况下的堆积效应。在高计数率情况下,能谱仪的分辨率、峰值和效率都可能发生变化。因此,γ 能谱仪所用的放大器、分析器等都必须经过专门设计,并加有基线恢复器和抗堆积措施,尽可能地提高能谱仪的稳定性。

探测器辐射损伤是由于辐射在半导体探测器内部造成的晶格缺陷,这些缺陷可作为俘获中心,因而降低了载流子的寿命,使电阻率发生变化,表面漏电流增加,这些变化造成探测器性能变坏。半导体探测器的耐辐照性能差,所以其稳定性和寿命远不如 NaI(Tl)闪烁晶体。

第三节 γ 射线的强度测量

各种 γ 射线探测器原则上都可以测量 γ 射线的强度。测量 γ 射线的强度的绝对测量是非常困难的,一般都用相对测量的方法。因此,必须有一个与待测样品相类似的标准源或探测装置是经过效率刻度的,该装置对各种能量的 γ 射线的探测效率都是已知的。这样才能根据测量的数据来估算待测样品的 γ 射线强度或样品的放射性活度。

一、γ 射线的探测效率

为探测 γ 射线的存在,γ 射线不仅要进入探测器的灵敏介质,而且还必须与介质发生作用,产生次级电子。探测器对电子的本征探测效率近似为 1,所以探测器对 γ 射线的本征探测效率近似地等于 γ 光子与探测介质发生相互作用的概率。假设有一平行的 γ 射线束垂直入射到探测器,探测器灵敏介质的厚度为 d,则探测器的本征探测效率

$$\eta = 1 - e^{-\mu d} \tag{10.8}$$

式中 $\mu = \mu_{ph} + \mu_c + \mu_p$,是被测 γ 射线在探测介质中的线衰减系数。对于点源和面源,γ 射线不是平行入射的,不同方向的 γ 光子在晶体中所经过的路程不同,因此探测器的探测效率必须用积分的方法进行计算。但是,源和探测器之间的距离远大于探测器及放射源的尺度时,可以认为 γ 光子是平行入射的,所以探测器的源探测效率

$$\varepsilon = \eta G \tag{10.9}$$

式中 $G = \Omega/4\pi$ 是探测器对放射源所张的立体角,G 称为探测器对放射源的几何效率。不同能量的 γ 射线在探测介质中的线衰减系数不同,所以 γ 能谱仪对不同能量的 γ 射线的探测效率是不同的。影响探测效率的因素很多,所以在一般情况下,探测效率大都是用实验方法确定的。

二、全　谱　法

全谱法相对测量的程序简单,对测量装置的要求不高,不需要测量能谱,所有的γ射线探测装置都可以用这种方法测量样品的总γ射线强度或比较样品之间的相对强度,并且可以达到一定的精度。所谓全谱法,是将γ射线在探测器中产生的脉冲信号,不分大小全都记录下来,取单位时间内的计数为样品的计数率,即为全谱下的总计数率。假设探测装置测得样品全谱下的总计数率为 n_s,则样品的γ射线发射率

$$N=\frac{n_s}{\varepsilon} \tag{10.10}$$

式中 ε 为探测装置的探测效率,可以用标准源测定。若已知标准源的发射率为 N_0,测得的全谱下总计数率为 n_0,则该探测装置的探测效率

$$\varepsilon=\frac{n_0}{N_0} \tag{10.11}$$

将此式代入式(10.10),可得到

$$N=\frac{n_s}{n_0}N_0 \tag{10.12}$$

式中的 n_s、n_0 都应是减掉本底计数率后的净计数率。由于探测装置的探测效率与γ射线的能量有关,所以,不仅要求两者的测量条件要严格一致,而且还要求标准源与样品中的放射性核素也相同,至少要γ射线的能量非常接近。但是,影响总计数率的因素很多。各种干扰辐射、噪声脉冲计数都可能包含在总计数中,甄别阈和测量条件的改变都会引起 n_s 和 n_0 的变化。所以只有测量单一放射性核素的γ射线强度或比较样品间的相对强度时,才使用这种方法。

三、全　能　峰　法

如果只测量全能峰内的计数率,则探测装置的噪声和干扰辐射对计数率的影响都可减少。全能峰很容易辨认,从测得的能谱中求得全能峰内的净计数率都是比较容易的。根据全能峰内的净计数率与全能峰探测效率,求样品γ射线发射率的测量方法称为全能峰法。例如,在一定条件下,测量发射率为 N_0 的标准源,得到全能峰内的净计数率为 n_p,则全能峰探测效率

$$\varepsilon_p=\frac{n_p}{N_0} \tag{10.13}$$

在同样条件下,测得样品的全能峰内的净计数率为 n_s,则样品的发射率

$$N_s=\frac{n_s}{\varepsilon_p} \tag{10.14}$$

当然标准源和样品的γ射线的能量应相等。源峰探测效率可以通过源探测效率和峰总比计算得到。但是,源探测效率和峰总比的测量和计算都比较繁琐,而且可能带来更大的误差。所以在通常情况下,都是用标准源,用实验的方法直接测定探测装置的源峰探测效率。

四、峰面积的确定

用全能峰法测定 γ 射线的强度，应首先确定全能峰的面积，全能峰的面积为该峰内各道的脉冲计数的总和，扣除本底后，所得到的全能峰内净计数。本底一般是按直线变化趋势（直线本底）加以扣除的，如图 10-6 所示。为了计算峰面积，首先应确定峰的左右边界。峰边界一般选在峰两侧的峰谷处或直线本底与峰底相切的位置。设左右两边的道址分别为 l 和 r，如图 10-6 所示，峰的宽度为 $r-l+1$ 道，峰的各道计数（包括本底计数）的和为

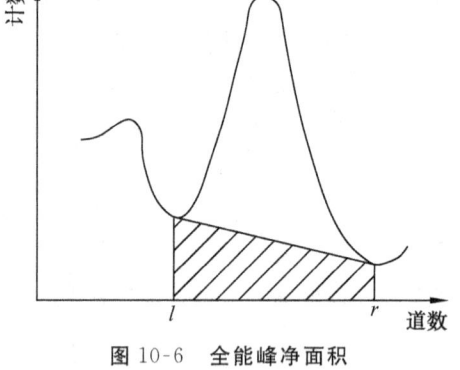

图 10-6 全能峰净面积

$$N_t = \sum_{l}^{r} N_i \quad (10.15)$$

式中 N_i 是峰区内第 i 道的计数。峰区内本底计数为峰下面的一个梯形的面积，即

$$N_b = \frac{1}{2}(N_r + N_l)(r - l + 1) \quad (10.16)$$

峰区内的净计数（或峰面积）为

$$N = N_t - N_b \quad (10.17)$$

以上计算可能带来误差，峰区内本底是校直线本底计算的，这可能与峰内本底的实际情况不同，N 是计算得到的，N 的统计误差

$$\sigma_N^2 = N_t + N_b \quad (10.18)$$

峰内净计数的方差与峰的宽度有关，所以峰内道数不宜取得太多。计算峰面积还有其他方法。例如，科沃尔（Covell）法、瓦森（Wasson）法等。这些方法的原理与全峰面积法基本相同，所不同的是峰内道数和本底的选取标准。应该指出，用这些方法计算的峰面积并不是实际的面积，而是峰内特定区域内的净计数。单位时间的峰区净计数应与该峰对应的 γ 射线强度成正比，因此，通过全能峰内的净计数率的测定，可以确定 γ 射线的强度。

五、γ 能谱仪的效率刻度

为了测量 γ 射线的强度，首先应准确知道能谱仪的探测效率。能谱仪的探测效率和效率刻度曲线都是用标准源测定的。γ 能谱仪的全能峰探测效率一般都用一组能量不同的标准源，根据式（10.13），由实验的方法直接测定。测定能谱仪对各种能量的 γ 射线的探测效率称为能谱仪的效率刻度。用于效率刻度的标准源最好是单能的（或者能量可在能谱中完全分开），这样峰面积容易确定。标准源的

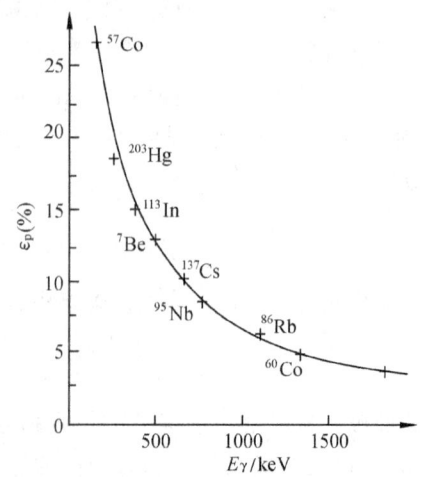

图 10-7 NaI(Tl)闪烁能谱仪的效率刻度曲线

活度、各种γ射线的能量和发射率都应准确知道。在相同条件下,测量各种γ射线的能谱,根据式(10.13)可求得各种能量的γ射线的全能峰探测效率。图10-7为NaI(Tl)闪烁能谱仪的全能峰探测效率曲线。经过效率刻度的能谱仪才能测量样品中的γ射线强度或对应核素的放射性活度。这种刻度方法对于各种γ能谱仪都同样适用。

六、HPGe γ能谱仪的相对效率刻度

半导体γ能谱仪的探测效率可以用一组能量不同的标准源进行刻度。但是,这种方法需要一组能量和发射率都精确已知的γ射线标准源,要得到这样的一组标准源有时比较困难。下面我们介绍一种相对效率刻度法,它需要一个能发射多种γ射线的标准源,放射源的活度也可以是未知的,但是应精确知道各γ射线的能量和相对强度。用HPGe能谱仪测量该标准源的能谱,各种能量的γ射线都有自己对应的全能峰。能量为E_i,相对强度为k_i的γ射线的全能峰内的净计数率

$$n_{pi} = \varepsilon_{pi} A C k_i \tag{10.19}$$

式中A为标准源的放射性活度,可以是未知的,能谱仪对能量为E_i的γ射线的全能峰探测效率

$$\varepsilon_{pi} = \frac{1}{AC}\left(\frac{n_{pi}}{k_i}\right) \tag{10.20}$$

可见ε_{pi}与n_{pi}/k_i成正比,所以我们把n_{pi}/k_i称为全能峰相对探测效率。用标准源测量能谱仪的n_{pi}/k_i与能量的关系称为能谱仪的相对效率刻度,n_{pi}/k_i与γ射线能量的关系曲线称为相对效率刻度曲线。然后用一能量和发射率都精确已知的γ射线标准源,测定能谱仪对这种γ射线的全能峰探测效率,所用的标准源最好是单一能量的。根据相对效率刻度曲线可以计算出其他能量的γ射线的全能峰探测效率。

在相对效率刻度中,常用的标准源有^{152}Eu,^{155}Eu,^{182}Ta等。^{152}Eu可放出127种能量不同的γ射线,其中较强的γ射线(包括X射线)的能量和相对强度如表10-1所示。

表10-1　^{152}Eu的γ射线能量及相对强度

γ射线能量(keV)	相对强度(%)
39.82	18.86
121.7824	136.12
244.694	35.97
344.275	127.40
411.115	10.70
443.976	14.78
778.903	61.74
867.388	19.88
964.131	69.18
1085.914	46.48
1112.116	64.90
1299.124	7.78
1408.001	100.00

这种方法主要用于 HPGe γ 能谱仪的效率刻度,因为 NaI(Tl)γ 能谱仪的能量分辨率太低,峰与峰之间可能重合,分不开,所以不能用这种方法刻度。

在目前的技术条件下,除统计误差外,强度测量误差的主要来源为:标准源强度的误差;确定全能峰下净计数率的误差;几何误差,即源和探测器的相对位置及源本身的不对称性而引起的重复性误差;从效率刻度曲线读出全能峰效率的准确程度及"死时间"和堆积效应修正都会给测量结果带来误差。在实际测量时,除标准源引起的刻度误差外,其余各项误差应采用一定措施加以控制,以提高测量结果的准确性。

第四节 低能 γ 和 X 射线的测量

能量低于 150keV 的 γ 和 X 射线称为低能光子。低能光子很容易被物质吸收和散射,所以在测量中,样品的自吸收、探测器的窗和死层的吸收都必须认真考虑。低能光子在探测器中产生的脉冲幅度小,所以光电倍增管、电子学线路产生的噪声、高能 γ 射线和它们的干扰辐射等都将影响低能 γ 和 X 射线的能量和强度测量。

低能 γ 和 X 射线的测量方法通常有两种:一种是利用能量灵敏的探测器测量 γ 和 X 射线的能谱;另一种方法是利用各种晶体衍射能谱仪分析低能 γ 和 X 射线的波长。下面我们只讨论能谱法。

测量低能 γ 和 X 射线的探测器通常有三类:气体正比计数器、闪烁探测器、半导体探测器。三种探测器各有优缺点,适用的能量范围也有所不同,应按实验条件选择不同的探测器和测量方法。

一、NaI(Tl)薄片闪烁计数器

为了减少本底计数,特别减少能量较高的 γ 射线对低能光子测量的影响,可将 NaI(Tl)晶体制成厚 1mm 以下(视 γ 射线的能量而定)的薄片探测器。高能 γ 射线的探测效率很低,不宜用来测量能量高于 100keV 的 γ 射线,但是对低能光子仍有较高的探测效率。这种闪烁体应用低原子序数的材料(如 Be 或 Al)封装,其窗口厚度约 0.2mm,以减少探测器的窗吸收。由于 NaI 晶体必须包装在避光和防潮的密闭容器中,使探测器的的窗不可能做得很薄,因此 NaI(Tl)闪烁探测器对能量很低的 X 射线不灵敏,它通常适用于测量能量较高的 X 射线,一般大于 10keV。

NaI(Tl)探测器对低能光子的能量分辨率很差,一般在 20%～50%之间,比正比计数器和半导体探测器都要差,其能量线性也不好。但是,它的探测效率高,所需要的设备简单,使用方便。因此,在测量单一能量的低能光子的强度时,经常选用这种探测器。

二、半导体探测器

由于半导体探测器具有好的能量分辨率和相当高的探测效率,因此,广泛用于测量低能

γ 和 X 射线。过去使用较多的是 Si(Li) 和 Ge(Li) 探测器，目前 Ge(Li) 探测器已经被 HPGe 探测器取代。

Si(Li) 半导体探测器的表面死层小，低温下的漏电流小，对较高能量的 γ 射线不灵敏，是测量低能光子最理想的探测器。Si(Li) 探测器的使用范围一般在几个 keV 到 50keV，对 7~20keV 之间的光子的本征探测效率接近 100%，硅的原子序数较低，能量超过 30keV，Si(Li) 探测器的探测效率迅速下降，所以对较高能量的光子应该用高纯锗探测器进行测量。高纯锗低能光子能谱仪的测量范围是 3keV~1MeV，但由于 Ge 的 K 吸收限是 11.1keV，锗发出的特征 X 射线容易逃逸。因此，逃逸峰明显。而 Si 的 K 吸收限是 1.84keV，发出的特征 X 射线能量低，不容易逃逸，因此逃逸峰不明显，一般可以忽略。所以，能量低于 30keV 时，采用 Si(Li) 探测器较好。

为了减少窗吸收，入射窗必须用 Be 封装，其厚度为 0.0075~0.25mm，待测的光子的能量越低，入射窗就应该越薄。Si(Li) 探测器对 ^{55}Fe 的能量为 5.9keV 的 X 射线的 FWHM 在 80~160eV 之间。影响能量分辨率的主要因素是统计涨落和电子学噪声，为了降低探测器的漏电流和电子学噪声，Si(Li) 探测器和电荷灵敏放大器都应在低温下工作。Si(Li) 能谱仪的能量和效率刻度一般都是用标准源直接测定的。能量和效率的刻度方法与一般的能谱仪基本相同。

三、正比计数管

气体正比计数管是一种常用的 X 射线探测器，它具有气体放大的特性，可以将射线产生的初电离放大 10^2~10^4 倍，而且在这种放大过程中基本上不伴有噪声，这是正比计数管的突出优点。与 Si(Li) 和 NaI(Tl) 能谱仪相比，正比计数管可测能量的下限低，可测量能量为几百电子伏的低能光子。正比计数管对较高能量的 γ 射线不灵敏，所以被广泛应用于低能 γ 和 X 射线的能量和强度测量。

正比计数管有流气式和封闭式两种。流气式正比计数管更适于测量低能光子，因为被测样品可以直接放在计数管内或以气体的形式充入，这样可避免自吸收、空气吸收和窗吸收。能量低于 1keV 的 X 射线需要采用流气式正比计数管。封闭式正比计数管应设入射窗口，并用 Be 制作的入射膜封口。有时在入射窗的对面还有出射窗，这样可以减少散射和干扰辐射对测量结果的影响。正比计数管的能量分辨率优于 NaI(Tl) 薄片闪烁能谱仪，在低能区一般为 14%~20%，但是它的能量分辨率又远不如半导体探测器。影响能量分辨率的主要因素是统计涨落和制造工艺等问题，要进一步提高能量分辨率，则必须纯化工作气体和选用更均匀的阳极丝等。

低能光子在气体中主要发生光电效应，所以其能谱主要显示出一个与入射光子能量相对应的全能峰。因为光电效应后产生的特征 X 射线很容易逃出气体介质，所以在全能峰的左侧可能有对应的逃逸峰。逃逸峰的出现给低能光子的测量和分析带来困难，为了降低逃逸峰，希望用荧光产额小的工作气体。常用的工作气体有 Ar、Kr、Xe 等，它们的荧光产额分别为 0.11、0.67、0.81。Kr、Xe 的荧光产额较高，所以用充有 Kr 或 Xe 的正比计数管测得的能谱中，逃逸峰都比较大，有时甚至会超过全能峰。Ar 气的荧光产额小，逃逸峰最小。但是，探测效率与工作气体的原子序数的 5 次方成正比。为了互相兼顾，测量较低能量的光子时,可用 Ar 气作为工作气体,而光子能量较高时,用高压 Kr 或 Xe 气作为工作气体,来提高正比计数管的探测效率。

正比计数管组成的能谱仪同样要进行能量和效率刻度。其方法与一般 γ 能谱仪基本相同,通常用一组能量和发射率已知的标准源直接进行测定。

第五节 低水平 γ 放射性测量

低水平放射性测量指的是待测样品的放射性强度比较低,放射性强度与环境本底相当时的放射性测量。低水平放射性测量广泛用于环境监测、辐射防护等领域。低水平 γ 放射性测量原理与一般 γ 放射性测量是一样的,特点是 γ 计数率特别低,对测量条件要求比较高。为能够测量出低水平 γ 放射性,必须尽量减小本底计数,选择足够长的测量时间,以减小测量误差。测量时间的确定在放射性衰变统计规律一章中已有论述,这里不在重复。

从统计误差角度,探测装置的最低测量限为 $3\sigma_b$,σ_b 为本底计数率的统计方差。可以通过延长测量时间来减小 σ_b。

低水平放射性测量要求本底计数尽可能的低,通常测量是在屏蔽室中进行的,屏蔽材料应选用放射性含量极低的材料。一般 10cm 厚的钢材,即可基本上屏蔽除宇宙线以外的环境本底。

低水平 γ 放射性测量探测器一般选用高纯锗探测器,NaI(Tl)探测器虽然可以达到很高的效率,但其分辨很差,全能峰展得很宽,得出的全能峰的纯计数率的误差太大。高纯锗探测器的能量分辨好,相应全能峰的纯计数率的误差小,综合考虑,选用高纯锗探测器比较合适。当然,在测量单一核素的样品时,可以选用 NaI(Tl)探测器。需要作核素鉴别时,最好使用高纯锗探测器。

若在低本底屏蔽室中测量,还不能满足测量对本底水平的要求,就需要使用带屏蔽探测器的探测器,常用反康能谱仪,主探测器用高纯锗探测器,主探测器周围的屏蔽探测器可选用 NaI(Tl)等大体积的探测器。主探测器与屏蔽探测器反符合,既可以减少主探测器的本底,也可以提高主探测器的峰康比,有利于核素的鉴别,减小全能峰的纯计数率的误差。

习 题

1. 放射性核素 [54]Mn 可放射能量为 840keV 的 γ 射线,试说明这种 γ 射线在 NaI(Tl)闪烁体中发生全能吸收和部分能量吸收的过程。如果 NaI(Tl)闪烁体无限大,应测得什么样的能谱,为什么?

2. [38]K 发生 β^+ 衰变后可放出 γ 射线。图 10-8 是用 NaI(Tl)闪烁能谱仪测得的 γ 射线能谱,共有五个峰,峰 I、II、III、IV、V 的峰位分别为 902 道、689 道、476 道、212

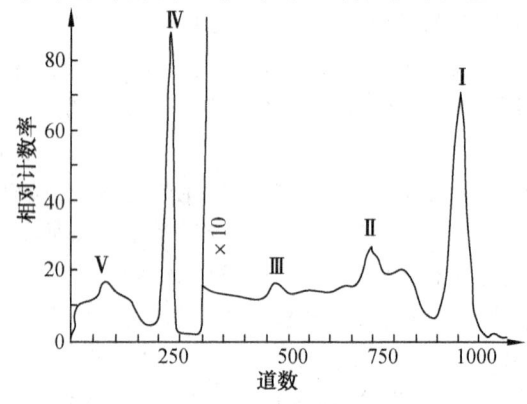

图 10-8 [38]K 的 γ 射线能谱

道、94 道。假设能谱仪的能量刻度是线性的,道增益 $b=2.4\text{keV}/$道,截距 $a=2.2\text{keV}$,求各峰所对应的能量。能谱中各峰是怎样形成的?并说明 ^{38}K 衰变时可放出几种能量的 γ 射线,其能量各是多少?

3. 用 NaI(Tl) 闪烁计数器测得 ^{60}Co 的 γ 射线,点源在 NaI(Tl) 晶体的中轴线上,与晶体相距 50cm,晶体的直径和高分别为 5.08cm 和 5.08cm。^{60}Co 放出两种 γ 射线,其平均能量为 1.25keV,这样的 γ 射线在 NaI(Tl) 晶体中的线衰减系数 $\mu=0.19/$厘米,试求探测器的探测效率(近似认为 γ 射线是平行入射的)。若探测器测得的净计数率为 1000 计数/s,试求放射源的活度。

第十一章 中子物理

最早记录中子的实验证据是1932年初,约里奥-居里夫妇在实验室中拍摄到的一张云室照片,这张照片清楚地记录了中子从含氢的蜡片中打出反冲质子的径迹,但是居里夫妇竟然错误地将这一结果解释为高能γ的康普顿散射。后来,卢瑟福的学生、英国物理学家查德威克利用能量守恒和动量守恒原理,证实打出质子的射线不是γ射线而是一种质量和质子很接近的不带电的中性粒子,并命名为"中子"。为此,查德威克获得了1935年的诺贝尔物理学奖。

中子物理是核物理的一个分支,它涵盖基本物理规律、研究相互作用、研究中子和物质相互作用、核能的利用、放射性核素的生产以及核技术应用等方面。中子物理和其他学科相结合,产生了一些有生命力的边缘学科。例如,利用慢中子的非弹性散射和衍射,研究原子和固体物质的性质,研究生物大分子的结构和功能;中子活化分析可使微量分析做到快速准确;中子测水、中子测井、中子辐照育种和中子成像等技术已较广泛地应用;另外,快中子治疗和中子俘获治疗已经用于治癌的临床试验。

本章将首先简要地介绍中子的基本性质,然后依次介绍中子的性质、中子源、中子和核的相互作用、中子和物质的相互作用以及中子的基本探测方法

第一节 中子的基本性质

一、自由中子的基本特点

质子是可以自由存在的,而自由中子是不稳定的。自由中子的质量比自由质子的质量略大一些,两者的静止质量分别为 $m_n = 1.0086649u = 939.5653 MeV/c^2$ 和 $m_p = 1.007825u = 938.7830 MeV/c^2$。自由中子不稳定,自由中子会自发地发生 β^- 衰变而转变成质子,放出 β^-(电子)和反中微子 $\bar{\nu}$。自由中子的半衰期为 (10.61 ± 0.16)min。这是一个典型的 β^- 衰变过程,方程为

$$n \rightarrow p + \beta^- + \bar{\nu} + 0.782 MeV \tag{11.1}$$

中子的自旋为 $\hbar/2$,中子是费米子。所以它遵守费米统计,服从泡利不相容原理。中子总体上不带电,但中子具有内部电荷分布。中子和质子是组成原子核的基本成分,中子存在于除 ^1H 以外的所有原子核中。此外中子会以高度凝聚态形式构成中子星物质。自1932年Chadwich等人发现中子以来,人们对中子的基本性质进行了大量研究,目前已了解得相当

清楚。

中子总体是电中性的。可是,这并不是说中子内部纯粹没有电荷。实验结果显示:中子具有内部的电荷分布。可以想像,如果中子内正、负电荷分布的中心稍有不重合,中子就应该具有电偶极矩。中子的自旋角动量为 1/2,是费米子。实验测得中子的磁矩 $\mu_n = -1.913042\mu_N$,负号表示磁矩矢量与自旋角动量矢量方向相反。磁矩结构有一定分布,其均方根半径约为 0.9Fm。由于中子有磁矩,可以产生极化中子束。

由于中子不带电,中子具有强的穿透能力。它与物质中原子的电子相互作用很小,基本上不会因使原子电离和激发而损失其能量,因而比相同能量的带电粒子具有强得多的穿透能力。中子在物质中损失能量的主要机制是与原子核发生碰撞。由此产生两个问题:中子的探测和对中子的防护。探测中子虽然可用核辐射探测一章所介绍的各种探测器,但必须特别考虑中子经过与原子核作用产生次级的带电粒子,通过对这些带电粒子的探测来获得入射中子的信息。因此,一般说来,对中子的探测效率低的,能量分辨也较差。对中子的屏蔽和防护是任何产生中子设备都必须认真解决的问题。

二、中子的能区划分

能量不同的中子与物质之间的相互作用机制不同。在中子的探测中,也必须首先了解所测中子的能量,因为不同能量中子的探测原理和探测器的具体结构差别都很大。为了研究的方便,通常把中子按照能量的不同分成如下几大类:

① 相对论中子,能量>100MeV;
② 高能中子,能量>10MeV;
③ 快中子,能量在 500keV~10MeV 之间;
④ 中能中子,能量在 1keV~500keV 之间;
⑤ 慢中子,能量在 0~1keV 之间。

慢中子根据需要又常分为热中子、冷中子、超热中子、超冷中子等等。热中子指的是快中子经慢化而达到与周围介质原子(或分子)处于热平衡状态的中子,能量范围为 0.005~0.5eV,当周围介质温度为 20℃时,热中子平均能量是 0.0253eV。能量低于热中子的中子称为冷中子,冷中子的能量区间为小于 0.005eV。对于中子能量低于 10^{-7}eV 的中子称为超冷中子,能量略高于热中子的中子称为超热中子(1eV~1keV)。关于中子能区的划分许多文献都不完全相同,例如,有些文献将快中子的能量范围定义为 10keV~2.0MeV,但这种差别不大。

中子与其他粒子一样,根据量子力学理论,中子德布罗意波长 λ 与中子动量 p 的关系是

$$\lambda = \frac{h}{p} \tag{11.2}$$

h 为普朗克常数,当中子速度很低时,即在非相对论范围内时,中子波长 λ 与动能 E_n 的关系是

$$\lambda = \frac{h}{p} = \frac{0.028603}{\sqrt{E_n(\text{eV})}}(\text{nm}) \tag{11.3}$$

中子与物质发生相互作用时,其波动性是否明显,主要取决于它的波长和它所作用体系

的相对大小。例如,热中子的波长与固体原子之间的距离相当,当这种中子通过晶体时,即会因中子的波动性而发生衍射现象。人们也正是利用这一原理,制成了中子晶体衍射谱仪。中子衍射和 X 射线衍射相似,但 X 衍射是轨道电子效应,中子衍射则是原子核效应。此外,利用 X 衍射得到的是有关原子中电子的排列情况,而利用中子衍射得到的则是分子中原子核位置的有关知识。然而,在中子与较大限度的体系作用时,这种波动性完全可以不必考虑。

中子动能 E_n 还可以用温度来表示

$$E_n = KT \tag{11.4}$$

式中 K 为玻尔兹曼常数,T 为热力学温度。

第二节 中 子 源

为了研究中子与物质相互作用以及开展和中子相关的应用工作,必须要有能够满足不同要求的中子源以产生所需的中子。当今,人们使用的中子源大致分成三类,即加速器中子源、反应堆中子源和放射性中子源。一般说来,前两种中子源,特别是加速器中子源性能更好,适用范围广,而放射性中子源可实现便携式,使用方便,适合野外及现场使用。

一、反应堆中子源

反应堆中子源是利用重核裂变,在反应堆内形成链式反应,不断地产生大量的中子。这种中子源的特点是中子注量率大,能谱形状比较复杂(见图 11-1),低能中子占的份额比较大。反应堆中子源是一个体中子源,它的强度不用总的中子数来描述,而是用每秒进入某一截面的单位面积的中子数来表示,称为中子注量率。一般反应堆中子注量率在活性区内达到 $\varphi_0 = (10^{12} \sim 10^{14})/(s \cdot cm^2)$,少数高通量堆可达 $\varphi_0 = 10^{16}/(s \cdot cm^2)$。

反应堆内中子能谱不是裂变中子能谱,特别是热中子反应堆。热中子反应堆内所测的中子能谱其低能部分可用一定温度的麦克斯韦分布去拟合

$$N(E) = C\sqrt{E} e^{-\frac{E}{kT}} \tag{11.5}$$

式中 K 是玻尔兹曼常量,T 是慢化介质的绝对温度。

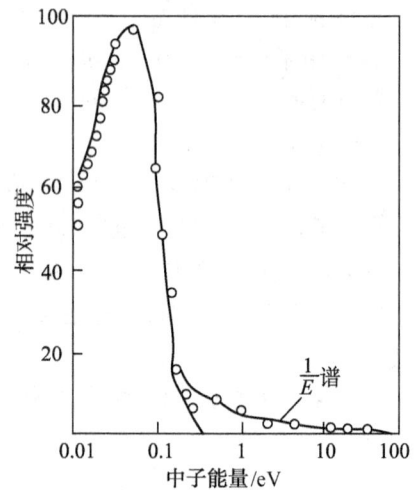

图 11-1 反应堆中子的能谱

二、加速器中子源

加速器中子源是利用各种带电粒子加速器去加速某些粒子,如质子和氘等,用它们去轰击靶原子核产生中子。这种中子源的特点是可以在较大的能区范围内获得强度适中、能量单一的中子束流。加速器中子源主要有三种模式:高能质子轰击重元素靶材料、加速氘核轰击铍靶、氘氚中子发生器。

利用质子和氘等引起的核反应来产生中子,主要有 T(d,n)⁴He,D(d,n)³He,⁷Li(p,n)⁷Be 和 T(p,n)³He。首先看 T(d,n)⁴He 和 D(d,n)³He 反应。这两个反应都是放热反应,它们发射中子的能量可由下式进行计算

$$E_n = \frac{E_d m_d m_n}{(m_B m_n)^2} \left\{ \cos\theta + \sqrt{\cos^2\theta + \frac{m_B(m_B + m_n)}{m_d m_n}\left[\frac{Q}{E_d} + \left(1 - \frac{m_d}{m_B}\right)\right]} \right\}^2 \tag{11.6}$$

式中 E_d 是入射氘核的动能,m_n、m_d 和 m_B 分别是中子、入射氘核和剩余核的质量,Q 是反应能,θ 为中子的出射角。从式中看出,中子的能量不仅和入射氘的动能 E_d 有关,而且和中子的出射角 θ 有关。两个反应截面随入射粒子能量的变化如图 11-2 所示。两种反应都会因为氘核破裂产生的破裂中子而受到干扰,限制了能够产生单能中子的能区,竞争反应过程 T(d,np)T 和 D(d,np)D 的阈能分别为 3.71MeV 和 4.45MeV。

⁷Li(p,n)⁷Be 反应是一个吸热反应,它的反应阈能 E_{th} 为

$$E_{th} = -Q\frac{m_p + m_{7Li}}{m_{7Li}} = 1.88(\text{MeV}) \tag{11.7}$$

当质子能量大于 2.378MeV 时,⁷Be 可能处在第一激发态,出现低能干扰中子。

用回旋加速器加速氘核到 13.4MeV 轰击铍靶,发生 ⁹Be(d,n)¹⁰B 可以制作成一个强中子源,中子能量范围为 0.1~18MeV。通过由它能提供高强度的快中子束,而且 γ 射线本底低,在生物的辐射效应研究、辐射治疗、材料的辐射损伤和电子元器件的辐射加固等方面有着广泛的应用。而中子能谱和中子通量是一个中子源的主要特征量,准确地予以确定是各种应用的基础。

利用数百 MeV 的脉冲强流质子束轰击²³⁸U 等重靶,可以产生具有连续能谱的强中子源(称"白光"中子源),一般称为散裂中子源。散裂中子源可以提供很强的中子流。

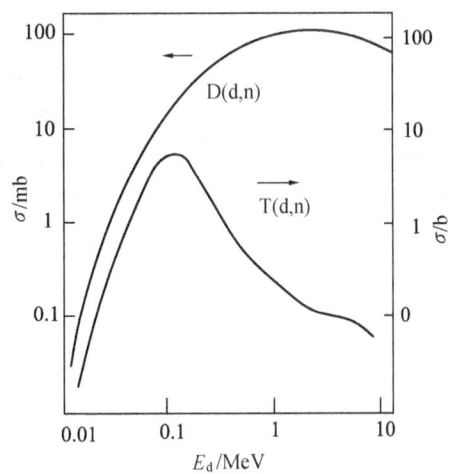

图 11-2　D(d,n)³He 反应截面

三、放射性中子源

中子放射源利用放射源放出的 α 粒子,通过核反应产生中子,主要有以下几种,它们的产额一般都不高,其最大特点是中子放射源可以移动。

表 11-1　几种 (α,n) 放射性中子源

源	平均能量(MeV)	最大特征强度	半衰期
^{252}Cf	2	5×10^9	2.638a
^{210}Po-Be(α,n)	4	1.28×10^6	128d
^{239}Pu-Li(α,n)	0.5	2×10^6	2.41×10^4a
^{238}Pu-Be(α,n)	5	10^6	87.74a
^{241}Am-Be(α,n)	4	10^7	433a
^{241}Am-Li(α,n)	0.5	5×10^6	433a
^{242}Cm-Be(α,n)	4	1.2×10^9	162.8d
^{244}Cm-Be(α,n)	4	2.0×10^8	18.11a
^{226}Ra-Be(α,n)	4.2	2.0×10^6	1600a

放射性中子源是利用放射性核素衰变时放出的射线,去轰击某些轻靶核发生(α,n)和(γ,n)反应,而放出中子的装置。现在,人们也可直接利用超钚原子核自发裂变中放出的中子作为自发裂变中子源。

常用的(α,n)反应中子源,是将锕系重核^{210}Po,^{226}Ra,^{239}Pu,^{241}Am 等 α 发射体粉末均匀、紧密地与 Be 粉相混合并压紧后密封在金属容器内制成的,通过放热核反应

$$^9\text{Be}+\alpha \rightarrow {}^{12}\text{C}+n+5.70\text{MeV} \tag{11.8}$$

产生中子。表 11-1 给出常用几种(α,n)放射性中子源的性质。

除了利用 α 源来产生中子外,还可以用 γ 源来产生中子,(γ,n)反应都是吸热的。用这种光中子源产生中子的主要特点是可以提供从 20keV 到 1MeV 间某些能量点的单能中子。利用中子结合能很低的 ^{9}Be 和 D 作靶核与 γ 发生作用

$$\gamma+{}^9\text{Be} \rightarrow {}^8\text{Be}+n-1.665\text{MeV} \tag{11.9}$$

$$\gamma+\text{D} \rightarrow p+n-2.224\text{MeV} \tag{11.10}$$

目前用得较多的有^{124}Sb-^{9}Be$(T_{1/2}=60.20\text{d})$,^{24}Na-D,^{24}Na-^{9}Be$(T_{1/2}=15.02\text{h})$光中子源分别提供 24keV,0.264MeV 和 0.97MeV 的单能中子。

目前,常用的自发裂变中子源是^{252}Cf,称它为裂变中子源,是因为它还可制作成裂变源,其半衰期为 2.64a,中子产额为 $2.31\times10^{12}\text{s}^{-1}\text{g}^{-1}$,具有麦克斯韦能谱分布。

第三节　中子与原子核的相互作用

中子的特点是本身不带电,它在通过物质时主要是与原子核发生作用,而与原子的壳层电子几乎不发生作用。中子和 γ 射线一样在物质中也不能够直接引起电离,它主要靠和原子核相互作用产生能引起电离效应的次级电离粒子而使物质电离。

中子与原子核的作用大致可分三种情况:弹性散射、形成复合核和直接反应过程。现将这三种作用过程表达如下:

① 弹性散射是指入射中子在靠近原子核时,因受核力场作用而发生的散射,此时并不引起原子核内部状态的改变。在弹性散射作用过程中,入射中子把一部分或全部动能传给

靶核,散射后的中子改变了运动方向和能量,由于散射后中子出射的角度可以是各种各样的,因此散射过程中传给靶核的动能也就随着有各种各样的大小。但在散射前后,中子和靶核构成的系统的动能和动量是守恒的。弹性散射又称势散射或形状弹性散射。

② 由于中子不受库仑场的阻碍,很容易被核吸收形成复合核。形成的复合核处于激发态,处于激发态的复合核放出中子后,若余核仍回到基态,则称为共振弹性散射。如果放出中子后,余核处于激发态,然后再通过发射γ射线跃迁到基态,这就是非弹性散射。如果复合核放出的是α、p等带电粒子,此时核的组成发生变化,这就是核反应。复合核也可通过发射γ射线而回到基态,此即为辐射俘获。当激发能足够高时,复合核还会发生裂变。

③ 直接反应过程是指不经过任何中间态的核反应。入射中子仅和靶核内的少数核子发生相互作用。当它把本身的大部分能量传送给一个或几个核子,或激发核的集体运动,这些核子还来不及把能量进一步分配给其他核子时,就从核内释放出来。最常见的中子引起的直接反应有拾取反应、敲出反应、电荷交换反应、直接俘获和非弹性散射等等。

中子的能量不同,各种作用的截面也不相同。本节主要讨论慢中子和快中子与物质的相互作用以及中子通过物质时的强度衰减规律。

一、中子的散射

(一) 中子的弹性散射

弹性散射是中子与原子核作用中最普遍的一种形式。无论是对于轻核、中等量核还是重核,不管中子具有何种能量,弹性散射都可以发生。弹性散射也是中子通过物质时损失能量的重要方式。在弹性散射过程中,靶核获得动能后被反冲,中子则失去部分能量并偏离原入射方向发射出去。但在散射前后,中子和靶核的总动能及总能量保持不变。反冲核获得的动能大小,取决于入射中子的动能 E_n 和反冲角 θ(反冲核出射方向与中子入射方向间的夹角)的大小。根据动能和能量守恒定律,可以计算出反冲核的动能 E_N,即

$$E_N = \frac{4 m_m m_N}{(m_n + m_N)^2} E_n \cos^2\theta \tag{11.11}$$

式中 m_n、m_N 分别为中子和反冲核的质量。由式(11.11)不难看出,反冲核越轻,反冲角越小,反冲核得到的能量越多。例如,对于中子与氢核的弹性散射,当 $\theta=0$(即中子与靶核对心碰撞)时,中子损失的能量最大。这时,反冲氢核获得的最大能量可以等于入射中子的能量。

当中子能量不高时,弹性散射截面 σ_S 近似为常数,与入射中子能量无关。这对于能量约在 0.1MeV 以下的中子,核质量数相当低的核散射特别适用。在快中子能区,σ_S 随中子能量增高而减小;但在快中子能区的低能端,有些核的弹性散射会出现共振。例如,^{9}Be 在中子能量分别为 0.62MeV、0.81MeV 和 2.73MeV 时的弹性散射就会出现共振。

(二) 中子的非弹性散射

中子的非弹性散射是指在散射前后,中子和原子核的总动能不守恒的那一类散射。在非弹性散射过程中,靶核则处于激发态。非弹性散射存在一个阈能,如果设靶核的第一激发态能量为 E_1^*,则发生非弹性散射的阈能

$$E_{th} = \frac{A+1}{A} E_1^* \tag{11.12}$$

式中 A 为靶核的质量数。

一般来说,靶核越重,E_1^* 越小。重核的 E_1^* 低至几十千电子伏,而轻核的 E_1^* 却高达几 MeV。因此,非弹性散射通常只在快中子与中重核相互作用时才会发生。能量低于 1MeV 的中子作用于轻核,或能量低于 100keV 的中子作用于重核,通常只能发生弹性散射。非弹性散射是快中子与原子核作用最主要的和概率最大的作用过程之一。当中子能量高于上述阈能后,其非弹性散射截面随中子能量和靶核质量数的增大而增加。

二、慢中子引起的核反应

慢中子与原子核作用,除弹性散射外,还会发生 (n,γ) 反应、(n,α) 和 (n,p) 反应以及 (n,f) 裂变反应,但是以产生 (n,γ) 反应为主。(n,γ) 反应通常称为辐射俘获反应。在此反应中,靶核俘获一个慢中子后形成一个处于激发态的复合核,然后它放出一个或几个 γ 光子而跃迁到基态。由于中子被靶核俘获后,大约要带进 8MeV 的结合能,因此放出的 γ 射线能量较高,一般为几个兆电子伏。最简单的 (n,γ) 反应是由氢作为靶核,其反应方程可写成

$$^1H + n \rightarrow {^2H} + \gamma \tag{11.13}$$

所产生的 γ 射线能量至少为 2.21MeV。

在慢中子作用下,几乎所有的原子核都能产生辐射俘获反应。但是,慢中子与轻核作用,主要是弹性散射,轻核的辐射俘获截面甚小,可以略去不计。不过在考虑防护问题时,氢核的 (n,γ) 作用却不能忽视,虽然反应截面不大,但发射的 γ 射线能量较大。慢中子与重核相互作用时,辐射俘获常常是主要的过程。实验表明,辐射俘获截面 σ 近似与入射中子的速度成反比,即遵守 $1/v$ 定律(v 是中子速度)。有些原子核在某些确定的能量范围内,例如,^{115}In 在 1.46eV、^{113}Cd 在 0.716eV、^{157}Gd 在 0.04eV 能量时,辐射俘获截面特别大,这就是所谓的共振俘获。辐射俘获反应生成的核可以是稳定的,也可以是不稳定的。但不管在哪种情况下,反应生成物总是靶元素的同位素。不过,由于靶核俘获中子而放出 γ 辐射以后,核内中子、质子比增大了,因此 (n,γ) 反应的产物多半是具有 β 放射性的。利用中子制造人工放射性核素时,辐射俘获反应是被广泛应用的一个重要方法。

由于库仑势垒阻碍,慢中子很少引起产生带电粒子的反应。核越重,库仑势垒越大,要求中子能量也越高,放出带电粒子的可能性则更小。慢中子与核作用发生 (n,α) 和 (n,p) 反应必须是放能反应,放出的能量还必须要足够大,只有这样才能使质子和 α 粒子等带电粒子获得足够的能量以克服核的库仑势垒而从核内穿透出来。慢中子的能量较低,由它们引起的 (n,p) 或 (n,α) 反应仅限于几种轻元素,这是因为轻核的库仑势垒比较低。对于某些轻核,反应能很大,这种核反应截面相当可观,其截面随中子能量的变化也遵守 $1/v$ 定律,在中子能

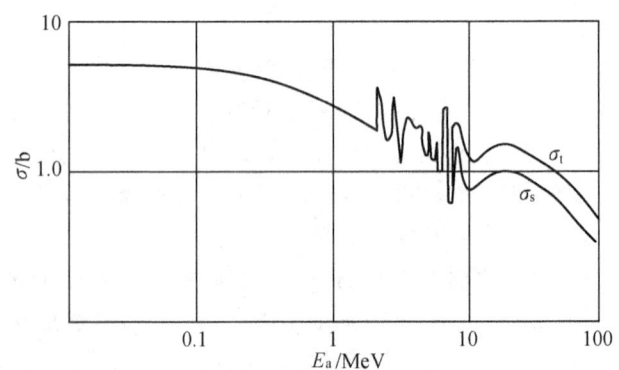

图 11-3 中子在 ^{12}C 上弹性散射截面与总截面

量较高时也有共振出现。

原子核裂变也要克服库仑势垒(又称裂变势垒),故慢中子引起核裂变的概率很小。慢中子引起的裂变反应仅局限于几种较重易裂变的原子核。例如,在热中子作用下,^{235}U,^{239}Pu等重核都能够发生裂变反应。

三、快中子引起的核反应

快中子与原子核相互作用的类型很多,其主要作用有弹性散射、非弹性散射和辐射俘获。除此之外,对大多数核来说都能发生(n,α)和(n,p)等多种核反应。因为快中子能够提供足够的能量,使得带电粒子更容易穿过核的库仑势垒而从核内发射出来。一般来说,(n,p)反应要求入射中子提供1~3MeV的能量。例如,在^{27}Al(n,p)^{27}Mg反应中,要求入射中子至少提供约2.1MeV的能量。(n,α)反应要求入射中子提供的能量更多。当入射中子能量高于9~10MeV,即超过靶核的中子结合能时,就可能出现(n,2n)反应。实验表明,当中子能量超过(n,2n)反应阈能后,(n,2n)反应截面随中子能量增大而迅速增大。中子能量继续增大时,还将会发生(n,3n)和(n,np)等反应。例如,在能量高达20MeV以上的高能中子轰击下,^{12}C核能发生如下的反应

$$^{12}C + n \rightarrow {}^{11}C + 2n$$

有些重核在慢中子作用下不发生裂变,但在俘获快中子后却容易发生裂变。^{238}U和^{232}Th需要俘获能量大于1.5MeV的快中子才能引起可观的裂变率。如果利用极高能量的中子(例如100MeV或更高),甚至使得在通常情况下稳定的核如Tl,Bi,Hg和Au等也能发生裂变。

第四节 中子与物质的相互作用

一、中子和宏观物质的相互作用

中子在介质中与介质原子的电子发生相互作用可以忽略不计。中子与原子核的作用,根据中子能量,可以产生各种作用过程,包括弹性散射、非弹性散射和辐射俘获等。我们用σ_s、σ'_s、σ_γ和σ_f分别表示弹性散射、非弹性散射、辐射俘获和裂变截面。而总截面σ_t应是所有可能各种反应截面之和

$$\sigma_t = \sigma_s + \sigma'_s + \sigma_\gamma + \sigma_f + \cdots \tag{11.14}$$

其中辐射俘获和裂变等反应使中子被吸收,这些反应截面之和σ_a定义为中子被吸收截面,即

$$\sigma_a = \sigma_\gamma + \sigma_f + \cdots \tag{11.15}$$

实验指出,当中子能量不高时,在一些轻核上弹性散射起主要作用,而且在低能部分截面近似为常量。例如,^{12}C的σ_s、σ_t与能量的关系如图11-3所示。只有中子的能量超过一定

的阈值时,才能在核上产生非弹性散射。

在吸收截面中最重要的是辐射俘获的贡献,这一过程比较多的发生在重核上,在轻核发生的概率较小,它可以在中子的所有能区上发生。在一般情况下,中子引起带电粒子出射的反应截面比较小,除了 ^{10}B, ^{3}He 和 ^{6}Li 等少数核外,在吸收截面中常不加以考虑。

二、宏观截面

中子和原子核的反应截面 σ 在中子物理中常称为微观截面。微观截面 σ 和靶物质单位体积内原子核数 N 的乘积,称为宏观截面,用符号 Σ 表示

$$\Sigma = N\sigma \tag{11.16}$$

Σ_t 称为宏观总截面

$$\Sigma_t = N\sigma_t \tag{11.17}$$

相应地有宏观吸收截面 $\Sigma_a = N\sigma_a$,宏观散射截面 $\Sigma_s = N\sigma_s$。由于总截面为各种散射、反应过程的截面之和,宏观总截面应为宏观吸收截面、宏观散射截面等的和。为了明确宏观截面的意义,让我们讨论以下的过程:

考虑有一靶,它的厚度为 x,初始入射中子束的强度为 I_0,穿过 x 距离后,中子束的强度变成 $I(x)$

$$I(x) = I_0 e^{-\sigma_t N x} = I_0 e^{-\Sigma_t x} \tag{11.18}$$

宏观吸收截面 Σ_a、宏观散射截面 Σ_s 分别表示中子穿过物质单位厚度被吸收或散射的概率,宏观截面的常用单位是 cm^{-1}。

对于只含一种核素的单一物质

$$N = \frac{\rho}{A} N_A \tag{11.19}$$

其中 ρ 是物质的密度,A 是质量数,N_A 是阿伏加德罗常数。

三、平均自由程

根据(11.18),中子束在通过物质时,其强度随通过物质的厚度按指数衰减。$e^{-\Sigma_t x}$ 表示中子在介质中穿过距离 x 而不受碰撞的概率。因此,中子在 x 至 $x+dx$ 距离内发生碰撞的概率 $P(x)dx$ 应为

$$P(x)dx = e^{-\Sigma_t x} \Sigma_t dx \tag{11.20}$$

在介质中中子在连续两次碰撞之间穿行的距离称为自由程。由于原子核的空间分布和中子运动的无规律性,自由程有长有短,但对一定能量的中子,它的平均值是一定的,称为平均自由程,用 λ_t 表示。显然,这个量应等于中子行进距离 x 对概率分布函数 $P(x)$ 的平均值

$$\lambda_t = \int_0^\infty x P(x) dx = \frac{1}{\Sigma_t} \tag{11.21}$$

同样可以引入散射平均自由程 λ_s 和吸收平均自由程 λ_a 分别为

$$\lambda_s = \frac{1}{\Sigma_s} \tag{11.22}$$

$$\lambda_a = \frac{1}{\Sigma_a} \tag{11.23}$$

四、中子与机体组织的作用

在机体组织中,中子与原子核作用时产生的次级带电粒子,通过电离和激发把其能量传给机体组织、器官,从而引起人体的损伤。损伤的程度由中子的能量以及中子通量密度的大小决定。机体组织各元素组成的重量百分比为:氢 76.2%;氧 10.1%;碳 11.1%;氮 2.6%。快中子与机体组织的作用主要表现为中子与氢、碳、氧和氮原子核的弹性散射以及与氮核的(n,α)反应。但由于在机体组织中,氢原子核最多,中子与氢核碰撞时交出的能量最大,而且快中子与氢核作用的弹性散射截面也最大,因此快中子与机体组织的作用主要是和氢作用,其能量的 80%~95%都交给反冲氢核。经过一系列的弹性散射后,中子的动能被降低而变为慢中子。慢中子与机体组织的作用则主要表现为氢核的中子俘获和氮核的(n,p)反应。

在中子与机体组织的各种相互作用中,弹性散射产生的反冲质子和碳、氮反冲核,(n,α)和(n,p)反应产生的质子和α粒子,都能使机体组织产生强烈的电离而造成危害。此外,所有这些反应中放出的γ射线,也将在机体组织中通过间接电离而损耗能量。因此,中子对机体组织的危害是相当大的。

第五节 中子的慢化

不管是核裂变还是其他核反应产生的中子,其能量大都是几兆电子伏的快中子,如果是散射反应产生的中子能量可能更高。在许多实际应用中,常需要能量为 eV 数量级的慢中子。将能量高的快中子变成能量低的慢中子过程,称为中子的慢化或中子的减速。

为对中子进行有效的慢化,通常选用散射截面大而吸收截面小的轻元素作慢化剂,如氢、重氢和石墨等。氢和重氢没有激发态,中子和它们作用,损失能量的主要机制是弹性散射。对石墨(^{12}C)来说,最低激发态的激发能是 4.44MeV,因此当中子的能量低于反应阈能 4.8MeV 时,在石墨上也只发生弹性散射。

一、中子和核在弹性散射中能量的变化

作为弹性散射最重要的特点,是中子和核整个系统的动量和动能在碰撞前后不变。但是中子会把一部分动能传给原子核,使自己逐渐慢化。

设在实验室系中,中子与一个质量为 m_T、处于静止的原子核散射,散射前中子速度为 v_{in},发生弹性散射后,中子在散射角 θ 方向以速度 v_{out} 飞出。散射前后的动能分别为 $E_{in} = \frac{1}{2} m_n v_{in}^2$ 和 $E_{out} = \frac{1}{2} m_n v_{out}^2$。$\theta_c$ 是质心系中中子散射角。可以推导出弹性散射后与散射前

中子动能之比为

$$E_{\text{out}} = \frac{m_n^2 + m_T^2 + 2m_n m_T \cos\theta_c}{(m_n + m_T)^2} E_{\text{in}} \tag{11.24}$$

定义

$$r = \frac{(m_T - m_n)^2}{(m_n + m_T)^2} \tag{11.25}$$

则

$$E_{\text{out}} = \frac{1}{2}[(1+r) + (1-r)\cos\theta_c] E_{\text{in}} \tag{11.26}$$

这就是中子弹性散射后其能量随质心系散射角的变化方式。当散射角为零时,能量不损失,散射角最大 $\theta_c = 180°$ 时,中子有最大能量损失,这时

$$E_{\text{out}} = r E_{\text{in}} \tag{11.27}$$

因此,参数 r 反映了碰撞过程中中子最大能量损失的多少,中子和靶核质量接近时,r 会很小,对于中子与 ^{1}H 发生弹性散射,$r=0$,即中子可损失全部动能。中子和靶核质量相差很远时 r 比较大可接近 1。对于石墨 $A=12$,$r=0.716$,一次碰撞中子能量损失,不会超过初始能量的 28.4%。

二、平均对数能量损失和平均碰撞次数

理论和实验表明,对于动能为几电子伏至几兆电子伏的中子与原子核的弹性散射,在质心系中是各向同性的,即中子被散射到不同方向上单位立体角内具有相同概率。于是,中子散射到角度范围 $\theta_c \to \theta_c + d\theta_c$ 的概率为

$$P(\theta_c) d\theta_c = \frac{d\Omega}{4\pi} = \frac{1}{2}\sin\theta_c d\theta_c \tag{11.28}$$

中子一次碰撞的平均能量损失为对各种出射角的平均

$$\langle E \rangle = \int_0^\pi (E_{\text{in}} - E_{\text{out}}) P(\theta_c) d\theta_c = \frac{1}{2} E_{\text{in}}(1-r) \tag{11.29}$$

可以看出,在连续的多次碰撞过程中,由于每次碰撞的初始能量 E_{in} 不同,每次碰撞的平均能量损失 $\langle E \rangle$ 也是不同的。但是,人们发现每次碰撞的平均对数能量损失 $\varepsilon = \langle \ln \frac{E_{\text{in}}}{E_{\text{out}}} \rangle = \langle \ln E_{\text{in}} - \ln E_{\text{out}} \rangle$ 与碰撞前的能量 E_{in} 无关,而只是靶核质量数的函数。容易推导出

$$\varepsilon = \langle \ln \frac{E_{\text{in}}}{E_{\text{out}}} \rangle = -\int_0^\pi \frac{1}{2}\sin\theta_c \ln\left\{\frac{1}{2}[(1+r)+(1-r)\cos\theta_c]\right\} d\theta_c$$

$$= 1 + \frac{r}{1-r}\ln r \tag{11.30}$$

这样,我们可以利用 ε 来计算中子能量从初始能量 E_{in} 减少到 E_f 需要经过的平均碰撞次数

$$\langle N \rangle = \left(\ln \frac{E_{\text{in}}}{E_f}\right) / \varepsilon = \frac{\ln E_{\text{in}} - \ln E_f}{\varepsilon} \tag{11.31}$$

例如,用 ^{1}H 作减速剂,$A=1$,$\varepsilon=1$,取初始能量 E_{in} 为 2MeV,慢化为热中子 0.025eV,得 $\langle N \rangle = 18.2$ 次。而对于同样的情况用石墨 ^{12}C 作减速剂,$\langle N \rangle = 115.2$。可见选用轻靶核作

减速剂更为有效。

三、慢化本领和减速比

中子慢化的目的是将中子能量降低,有效的慢化方法,不仅要求每次碰撞中有较大的能量损失,而且要求在较短的时间内有较多的碰撞次数。一种物质的慢化能力仅仅用 ε 来表示是不全面的。因为 ε 只表示在每次碰撞中平均对数能量有效损失的大小。中子在慢化介质中通过单位长度路程发生碰撞的次数即宏观散射截面的大小也直接影响到介质对中子慢化的能力。所以,我们引入慢化本领或减速能力,它等于宏观散射截面 Σ_s 与 ε 的乘积,这乘积值越大,中子在相同能量损失下在介质中经过的路程就越短,表明该介质有大的慢化本领。在实际的慢化介质中,一方面中子被慢化,另一方面,它还可能被介质原子核所吸收。一种好的慢化介质不仅要有大的慢化本领,而且对中子的吸收要尽可能小。为此,人们引入减速比的概念 η,它被定义为

$$\eta = \varepsilon \frac{\Sigma_s + \Sigma'_s}{\Sigma_a} \tag{11.32}$$

式中 Σ_a 为介质对中子的宏观吸收截面,Σ_s 和 Σ'_s 分别为介质对中子的宏观弹性散射截面和宏观非弹性散射截面。可见 η 表示物质在平均吸收自由程中的慢化本领,它能更全面地反映慢化介质的性质。例如,对于热中子,水的 η=71,而重水的 η=5670,表明重水是比水更好的慢化剂,这是因为水的慢化本领虽然比重水大,但它对中子的吸收截面还更大。

第六节 中子的探测方法

中子与带电粒子不同,本身不带电,它通过物质时不能直接产生电离。因此,探测中子只能利用它与原子核作用时产生的次级带电粒子或其他能产生致电离辐射的次级效应。用于探测中子的核作用主要有下列四种:核反冲;核反应,主要是(n,p)、(n,α)反应;核裂变(n,f)和活化(n,γ)。不同能量的中子,主要的作用过程不同,因此选用的中子探测方法也不相同。主要应考虑的原则有以下几点:第一,截面要大以提高探测效率;第二,截面随能量变化应较平缓;第三,反应产物应便于探测,靶物质的制备和提纯比较方便,价格不太昂贵等。在这四类探测方法中,第一类适用于探测快中子,第二和第四类适用于探测慢中子,核裂变方法在两种能量范围内都可以使用。至于中能量中子的探测还很困难。

一、核 反 冲 法

核反冲法是探测快中子的重要方法之一,它是以测量中子与原子核弹性散射后的反冲核为基础的。当入射中子和原子核发生弹性散射时,原子核从中子动能中获得一部分能量而形成反冲核。反冲核是带电粒子,可以用测量带电粒子的方法来进行观测,测量到反冲核,也就间接地探测到中子。测量反冲核常用的探测器有反冲电离室、含氢正比计数管、有

机闪烁计数器和含氢的固体径迹探测器等,它们可用于探测能量大约在 0.1MeV 以上的快中子。

在一定的能量下,靶核的中子弹性散射截面 σ_s 是已知的,若反冲核靶的原子密度是 N,靶厚为 d,中子流强度为 ϕ_0,则在确定的实验条件下,在忽略中子的衰减时,测量的反冲核数目 n 可用下式表示

$$n = N\sigma_s d\phi_0 \qquad (11.33)$$

式中 ε 为反冲核探测器的效率。若已知 N、d 以及 σ_s,测量出反冲核数,即可求得入射中子强度。对于反冲核靶子的选择,首先必须是反冲核的质量数要小。这样不仅反冲核得到的能量大,便于探测;而且在实验上,测量轻核的能量要比测量重核来得精确。另一方面,要求靶核的中子弹性散射截面不仅数值大,而且随能量平滑变化,同时已被精确测定。图 11-4 给出了中子对氢、氘和氦核的散射截面 σ_s 与能量的关系曲线。由图可见,在低能范围内,氢核的散射截面最大,并且光滑地随中子能量增加而减小,这可用经验公式表示为:$\sigma_s = 4.83/\sqrt{E_n} - 0.578$,式中的 σ_s 单位为靶恩($1b = 10^{-24} cm^2$),E_n 的单位为 MeV。并且氢核质量最轻,因此氢是最常用的反冲核靶子。氘核的散射截面虽然也很平滑地随能量变化,但截面没有氢的大。虽然有时也用 ^{4}He,但 ^{4}He 的散射截面随能量变化关系复杂,故用得不多。形成反冲核的靶物质可以用气体的(例如,把氢、氘等气体充在计数管内);也可以用含氢的固体薄膜(经常放在探测器前面)和有机闪烁体。利用气体反冲正比计数器或有机闪烁计数器来测量反冲质子的能量,从而推出中子的能量。

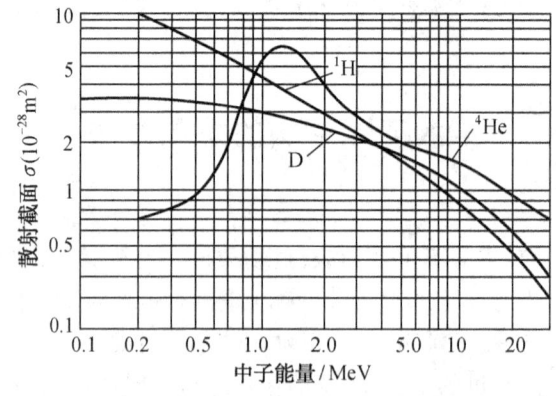

图 11-4 ^{1}H、D 和 ^{4}He 的中子散射截面与中子能量的关系

二、核反应法

利用中子所引起的放出带电粒子的核反应,记录了次级带电粒子也就记录了中子。这种方法主要应用于探测慢中子的强度,也可用于测量快中子能谱。与核反冲法相似,中子引起核反应的数目也正比于中子流强度和反应截面,因此观察核反应所致带电粒子数也就能求得中子流的强度。

目前应用得最多的反应是 $^{10}B(n,\alpha)^7Li$、$^6Li(n,\alpha)^3H$ 和 $^3He(n,p)^3H$ 等反应。它们的反应截面与中子能量的关系如图 11-5 所示。这 3 种核反应的反应截面都很大,所以这 3 种核反应特别适用于探测慢中子。

在具体应用上，这3种反应各有其优缺点。探测慢中子应用得最为广泛的是 $^{10}B(n,\alpha)^7Li$ 反应，这是因为它的反应截面大，并且天然硼 ^{10}B 含量比较高（约占19.8%），易于 α 测量。在实际应用中，不仅可以采用它的气态化合物，例如用 BF_3 气体做成三氟化硼正比计数管，也可以采用它的固态化合物，如固态的氧化硼或碳化硼等。为了提高探测效率，在制造中子探测器时多用浓缩硼（^{10}B 的浓度为96%以上），而浓缩硼的获得并不十分困难。$^{10}B(n,\alpha)^7Li$ 反应能按4/11和7/11比例在 ^7Li 和 α 两粒子之间分配，两粒子基本上向相反方向飞出，在空气中的射程共约1.2cm，故可以用体积不大的电离室或正比计数管来探测。

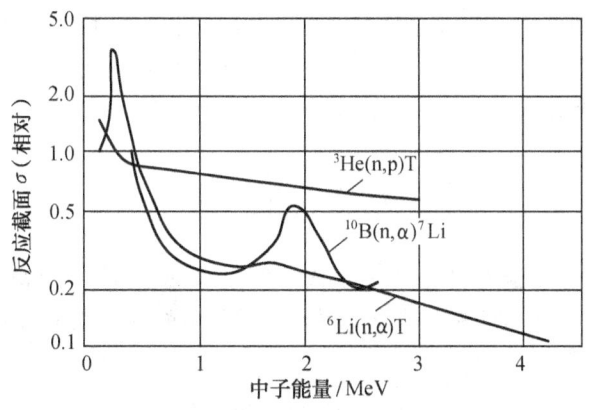

图 11-5　中子反应截面与中子能量的关系

$^6Li(n,\alpha)^3H$ 反应的特点是反应时放出的能量较大，约为4.78MeV。^3H 和 α 的动能分别为2.73MeV和2.05MeV，它们在空气中的射程分别为5.7cm和7.1cm。这有助于区分反应产物和 γ 本底。但是，^6Li 没有合适的气态化合物，使用时只能用固体，天然锂中 ^6Li 的含量低，只有7.5%左右，所以用天然锂做成的探测器效率低。通常都用高浓缩的氟化锂（^6Li 的含量占90%～95%），但浓缩 ^6LiF 价格昂贵。在(n,p)反应中，慢中子截面最大的是 ^3He，但是反应时放出的能量最小，探测器不易除去 γ 本底。而且在天然氦气中，^3He 含量十分低，大约只占 1.4×10^{-4} 左右。

三、核 裂 变 法

重核俘获中子后可以产生裂变。核裂变法就是通过测量重核裂变碎片来探测中子的方法。核裂变法的最大特点是核裂变时放出的能量大，大约为150～170Mev，每个裂变碎片能量约为80MeV。因此 γ 本底对测量结果的影响较小。它可以在较强 γ 本底下测量中子。但由于重核裂变时碎片所带有的能量比入射中子能量大得多，因此核裂变法不能用来测定中子能量，只能用于中子通量的测量。重核裂变碎片是多电荷的重粒子，它们在固体中射程非常短。为了探测裂变碎片，必须使碎片射出靶子，这就要求裂变材料必须做得很薄，最厚不应超过裂变碎片的平均射程 $\overline{R}$，在铀内大约是 $8mg/cm^2$，在空气中约为2cm。虽然裂变截面比较高，由于靶比较薄，所以探测效率是不高的，对厚层其探测效率正比于 $N\sigma_f\overline{R}$。天然铀的裂变截面为3.9b（热中子），可以估算出探测效率约 3.9×10^{-5}。对于 ^{235}U，热中子裂变截面为545b，则探测效率约 5.4×10^{-3}。如要提高探测效率，通常做成并联多层的裂变室，以增大接受中子的面积。但由于裂变产物发射 α 粒子，随着裂变物面积的增大，α 本底增加影响测量。

不同能量的中子可以使不同的重核发生裂变,因此选用不同的重核靶物质就可以探测一定能量范围内的中子。对于热中子、慢中子来说,裂变物质总是选用 ^{235}U, ^{233}U, ^{239}Pu 等。在快中子能量范围内,广泛应用 ^{232}Th, ^{238}U 等可裂变材料。

测量裂变碎片可以用电离室,也可以设法直接观察大能量的裂变碎片在固体径迹探测器中形成的痕迹。云母片或有机薄膜是记录重裂变碎片较为合适的固体径迹探测器。许多重核只有在入射中子能量大于某个值(称裂变阈)后才能发生裂变。如 ^{238}U,当入射中子能量大于 1.5MeV 后才能发生裂变。用这些重核做成的裂变室,特别适于在有必要除去慢中子、中能中子本底时使用。我们还可以利用一系列具有不同裂变阈能的元素来判断中子的能量,以此原理做成的探测器称为阈探测器。

四、活 化 法

中子、γ 射线或带电粒子与样品中所含核素发生核反应,反应产物含有放射性核素,这个过程叫做活化(或激活)。测量经过中子照射后样品中的放射性就可知道中子的强度。例如,中子照射 ^{115}In 后发生如下反应

$$n + {}^{115}In \rightarrow {}^{116}In + \gamma$$

在此反应中新生成的核素 ^{116}In 具有 β 放射性,其衰变方式如下

$$^{116}In \rightarrow {}^{116}Sn + \beta + \gamma$$

如果把用做活化的物质做成薄片,放在待测量的中子场中照射一定时间,然后取出薄片,薄片中因辐射俘获反应生成的放射性核将按自身的规律衰变,同时放出射线,测量其在确定时间内放射性活度的变化,便可推求出该处中子场的强度。

当薄片物质受中子照射时,薄片中一方面生成放射性核,另一方面已生成的放射性核又将按照自己固有的半衰期进行衰变。当被照射很长时间后(约 5~7 倍于该感生放射性核的半衰期),活化片中单位时间内生成的放射性核素将与衰变的核素相等,即达到了平衡。继续照射薄片其放射性活度不再增加,我们称薄片在这时的放射性为饱和放射性。显然,饱和放射性活度与入射中子的通量成正比。

若将面积为 s、厚度为 d、原子密度为 N(单位体积内的原子数目)的活化片放在平行的中子束中,使之受中子均匀照射,则每单位面积(cm^2)活化片上俘获中子的数目 A_0 等于

$$A_0 = \phi \sigma_r N d \tag{11.34}$$

式中 ϕ 为待测中子流强度,σ_r 为活化核的有效活化反应截面。由式上式可知,测出 A_0 就可以求出中子流强度。在放射性达到平衡时,A_0 就是活化片的饱和放射性活度。如果照射时间为 L,开始测量时刻 t,根据放射性衰变规律,在照射时,活化片中放射性核数目 N_2 的变化率为

$$\frac{dN_2}{dt} = \phi \sigma_r N_1 - \lambda_2 N_2 \tag{11.35}$$

式中 λ 为该放射性核素的衰变常数,$N_1 = Nd$ 为活化片中引起活化的原子核的数目,解此方程,并且利用初始条件 $t=0$ 时,$N_2=0$,可得出通过测量放射性活度,可以求出中子通量。从以上的讨论可见,理想的活化片应满足以下一些要求:中子活化截面较大,并且是已知的;

反应产物放射性的类型、能量和相对强度都是已知的;半衰期要合适,大约从几分钟到几天为佳;容易获得高纯度的活化片材料,以避免杂质反应的干扰;活化片面积比较大,使放射性活度大以保证测量结果的可靠性。

表 11-2 列出了一些常用活化材料,从表中可见对于不同能量的中子,应该采用不同的活化材料。绝大多数活化片的俘获截面都存在共振峰,不同活化片的共振能量不同,因此用活化片测量共振中子的通量,可以大大提高中子的探测效率。为了精确地对中子通量进行绝对测量,必须采用很薄的活化片,以便尽量避免由活化片本身的自屏蔽效应所造成的对中子通量分布的扰动,同时也可减少在放射性绝对测量中活化片本身自吸收效应的修正。

表 11-2 常用活化材料的主要特性

核素	丰度(%)	σ_{th}(b)	共振能量(eV)	放射性核素	半衰期	主要射线(MeV)
^{197}Au	100	98.67±0.09 1800±400	4.9	^{198}Au	2.695d	β(0.961) γ(0.412)
^{164}Dy	28.16	900±300	146.97	^{165}Dy	2.35h	β(1.305,1.215) γ(0.095,0.36,0.63)
^{127}I	100	6.2±0.2	20～200	^{128}I	24.99min	β(2.12,1.665) γ(0.433)
^{115}In	95.7	162.3±0.7	1.457±0.02	^{116}In	54.12m	γ(0.417,1.097,1.293)
^{55}Mn	100	13.30±0.16	336±1	^{56}Mn	2.579h	β(2.848,1.038) γ(0.846)
^{23}Na	100	0.530±0.005	2850±15	^{24}Na	15.03h	β(1.390) γ(1.368,2.754)

活化法不仅可用来测量中子通量,而且也可以用于微量元素的分析,这就是所谓中子活化分析。自然界中存在的各种元素在中子照射下,差不多都可以被活化,生成各种放射性核素。各种放射性核素都有自己特定的半衰期,除少数外又都会放出具有一定特征能量的γ射线,待分析元素的含量越多,感生放射性核素的量也就越多,其γ射线强度也越大。中子活化分析法就是:待测样品在中子照射下,通过核反应使之生成放射性核素,用核辐射探测器测量出射线的能量和强度,即可由计算和分析鉴别出待分析元素的种类和含量。中子活化分析已在工业、农业、医学以及环境监测等各个领域内得到广泛的应用。

第七节 中子探测器

和带电粒子不同,中子不能直接测量,往往需要通过测量中子和物质相互作用中产生的次级的效应来实现中子测量。根据上述探测中子的方法,可以知道中子探测器一般应该由两部分组成:第一,选取合适的探测介质,把中子变换成易于探测的带电粒子或γ射线;第二,选取合适的探测器,如电离室、正比计数器、闪烁计数器等把它们记录下来。由于反应截面与中子能量有关,所以某种探测器只对某一能量范围的中子是灵敏的。此外,由于中子和物质作用过程的巨大差异及测量作用后的效应不同,中子探测器可以是测量中子能量的探测器,这种探测器在测量中子能量的同时也能提供中子强度的信息,另外还有一些中子仅仅能提供中子的强度,而给不出能量信息。在实际工作中,我们必须要根据需要和预测中子的能量范围来选用合适的中子探测器。

一、三氟化硼正比计数管

测量慢中子最常用的中子探测器是 BF_3 正比计数管。它的结构与普通的正比计数器是一样,只是里面充的是 BF_3 气体,工作电压选在正比区。它是利用热中子通过 $^{10}B(n,\alpha)^7Li$ 反应来进行工作的。反应所产生的 α 粒子和 ^7Li 都在 BF_3 气体中引起较强的电离,可以实现计数器对 α 粒子和 ^7Li 的探测效率是 100%。BF_3 正比计数管用来测量慢中子和热中子,其效率都很好,由于 ^{10}B 和中子的反应截面按速度的倒数衰减,能量越高效率越低,但直接用它来测量快中子时效率则太低。测量快中子时,可以先把中子慢化,一般是把 BF_3 正比计数管放入适当形状的吸收体(如石腊筒)里面,或者在 BF_3 正比计数管外面套上一层塑料慢化剂,让快中子先在石腊或塑料慢化剂里减速而后扩散到达计数管内再被探测。经过慢化过程再利用 BF_3 正比计数管测量中子时,只能提供中子的强度,而无法得到中子的能量。

二、裂变室和硼电离室

裂变室是载有裂变物质的电离室,它通过记录裂变碎片产生的电离脉冲来探测中子。核裂变的特点是裂变碎片的能量高,射程很短,故裂变室输出脉冲大。人们容易把它从其他射线所产生的本底中分辨出来。对于 α、γ 本底比较大的地方,在测量中子工作中应用裂变室效果最好。利用裂变室测量中子仅仅能提供中子的强度,不能测量给中子的能量。

裂变物质通常可以用固体薄层的形式涂刷在电离室的内壁上。例如,在壁上涂上一薄层 ^{235}U,中子打上后,^{235}U 发生裂变,用电离室测量裂变碎片。利用不同的裂变物质作为固体薄层,通过测量可以计算出不同能量范围内的中子通量。由于裂变碎片的射程很短,所以裂变材料涂层最厚不超过 $2mg/cm^2$ 左右。为了提高效率,也可做成多层裂变室。

如果在电离室的壁上涂的不是裂变物质,而是涂的硼化物,或是把 BF_3 气体充入电离室内,这样构造的电离室叫做硼电离室。硼电离室就是利用中子在电离室内引起 $^{10}B(n,\alpha)^7Li$ 反应,通过测量 α 粒子 ^7Li 反冲核来确定入射慢中子的强度。硼电离室和裂变室是目前核反应堆中必不可少的控制部件。在核反应堆中,热中子的通量密度正比于核反应堆的功率,因此可以利用它们测量堆内热中子通量密度及其变化来控制核反应堆的启动和运行。

三、中子闪烁计数器

中子闪烁计数器的优点是探测效率高(因为晶体或液体的密度大)、时间响应快和体积小。但是,闪烁体对 γ 射线的灵敏度也比较高,而且中子和 γ 射线往往是同时存在的,所以降低 γ 本底就成为用闪烁体探测中子的一个重要问题。常用的中子闪烁体有硫化锌中子屏、锂玻璃闪烁体和有机闪烁体三种。

(1) 硫化锌中子屏　　有快中子屏和热中子屏两种。快中子屏是由 ZnS(Ag) 粉与有机玻璃粉均匀混合,然后用热压方法制成的一种呈扁圆柱状的闪烁体。它的作用原理是,快中子与有机玻璃中的氢原子核相碰撞,氢原子核获得动能后反冲,它使 ZnS(Ag) 发光,配以光电倍增管就可以测量快中子。这种闪烁体呈乳白色,光透明度不高,所以不能做得很厚,一般不超过 7mm。它可用来测量 $E_n > 0.5 \text{MeV}$ 的快中子。慢中子屏是一种含硼闪烁体。它是将 ZnS(Ag) 粉和硼化物按一定比例混合制成的一种薄而透明的玻璃。$^{10}B(n,\alpha)^7Li$ 反应产生的带电粒子 α 和 ^7Li 使 ZnS(Ag) 闪烁体发光。由于 ^{10}B 的热中子反应截面很大,所以慢中子屏对热中子和慢中子的探测效率很高。

(2) 用铈(Ce)激活的锂玻璃闪烁体　　是一种高效率的热中子探测器。它利用 $^6Li(n,\alpha)^3H$ 反应产生的带电粒子 ^3H 和 α 粒子使闪烁体发光来探测中子。这种闪烁体适用的中子能量范围较宽,可以测量从热中子到几百兆电子伏范围内的中子。它对热中子的探测效率极高,4mm 厚的闪烁体对热中子的探测效率已达 100%。随着中子能量的增加,探测效率逐渐降低,但对中能量中子仍有一定的探测效率。在 250keV 能量附近,由于共振反应而使其探测效率略有增加。锂玻璃闪烁体的优点还在于它具有良好的化学稳定性和透明性,并且制备容易,用比较简单的工艺就能做成合适的形状。不仅如此,它还能耐酸耐化学腐蚀和耐潮湿、耐高低温,因而适于在各种恶劣环境中工作。

(3) 有机闪烁体　　是一种非常有效的快中子探测器,因为有机闪烁体全部为碳氢化合物,含有大量的氢原子。快中子和氢核作用时,氢核获得能量被反冲出来,引起闪烁体发光。有机闪烁体发光衰减时间比无机闪烁体还要快一至两个数量级,因此可用于较高中子通量的测量。除了时间响应快外,探测效率高也是它的一个优点。有机闪烁体对光子也有很高的灵敏度,因此只有在中子能量比 γ 能量大很多的情况下,才能用这种闪烁体来探测强 γ 本底下的中子,不然,就必须采取一些措施来消除 γ 本底计数的影响。例如,利用适当的电子学波形甄别技术,可以将中子和 γ 给出的脉冲区分开来。常用的几种有机闪烁体是:蒽晶体、塑料闪烁体和液体闪烁体。

四、半导体探测器

半导体探测器本身对中子是不灵敏的。但是,如果在探测器的表面敷上一层或在两个半导体探测器之间夹上一层能与中子发生核反应作用的物质,如 ^{235}U、氢或硼等物质,则通过探测核反应产生的裂变碎片、质子和 α 粒子,就能相应地探测到快中子和慢中子。

这种探测器不但可用做中子通量测量,也可用做中子能谱测量。半导体探测器的特点是体积小,响应快,对 γ 光子不灵敏。因此,这种谱仪可以在较强的 γ 本底下工作,例如,经常被用来测量核反应堆内的快中子能谱。它的主要缺点是探测中子的效率比较低,另外,它对温度比较灵敏,并且抗辐射性能也比较差。

中子探测器种类很多,除了上面所介绍的几种常用的探测器以外,还有原子核乳胶、固体径迹探测器和"自给能"探测器等等。然而,它们的作用原理与前面所讨论的几种中子探测器的原理是基本相同的。

半导体探测器和闪烁体除了上述的使用方法外,还可以以另外一种方式用于中子测量中,就是利用飞行时间方法,此时,这两种探测器提取的信号,用于时间测量。

习 题

1. 如果中子在铁中的吸收截面为 $2.5 \times 10^{-24} \text{cm}^2$,求使中子束强度在整个吸收过程中减少到原来的 1/4 所需铁的厚度。

2. 能量为 10MeV、强度为 10^{10} 中子/$\text{cm}^2 \cdot \text{s}$ 的平行中子束垂直辐射到厚度为 100cm 的水层上,已知具有该能量的中子与氢、氧的作用总截面分别为 $4.2 \times 10^{-24} \text{cm}^2$ 和 $8.0 \times 10^{-24} \text{cm}^2$,试计算中子束在穿过水层后的强度还有多少?

3. 证明一个初始能量为 E_0 的中子与一个静止的碳原子核经 N 次对心碰撞后,中子的能量近似为 $(0.72)^N E_0$。假定碳核是静止的,现要使中子能量从 2MeV 降低到 0.02eV,问需要经过多少次对心碰撞?

4. 一个中子与一个氢原子碰撞一次失去其能量的 63%,若使其中子的能量从 2MeV 减少到 0.02MeV,计算所需的碰撞次数。

5. 现用 300mg ^{31}P 样品受强度为 6.5×10^{12} 中子/$\text{cm}^2 \cdot \text{s}$ 的中子流辐照实现 (n,γ) 反应生产放射性核 ^{32}P,若要使样品在停止中子照射 12 天后其 ^{32}P 的活度还有 2.22×10^8Bq,问必须辐照多长时间?

6. 现用中子活化分析法来分析某样品中的 ^{55}Mn 含量,假定中子束流为 10^{11} 中子/$\text{cm}^2 \cdot \text{s}$,实验装置对 ^{56}Mn 发出射线的探测效率是 20%,它的最低灵敏度为 80 个/min,试求在该实验条件下可以分析的 ^{55}Mn 的最低含量。

7. 铟箔面积为 4cm^2、厚度为 $100\text{mg}/\text{cm}^2$,辐照 100min 后即取出,等候 10min 测量其放射性活度,计数率为 16400 计数/min,若探测器的探测效率为 80%,求热中子通量密度。

第十二章 医学生物活度测量与辐射防护仪器

第一节 医用活度计

利用放射性核素进行诊断和治疗,必须测量放射性活度。大多数情况下使用一种称为活度计(dose calibrator)的仪器来进行。活度计已经成为核医学最必不可少的仪器之一,用于测量放射性核素与放射性药物的活度。在这里,"剂量(dose)"一词应当解释为其医学含义即药物的处方量,而不能解释为放射学上的辐射量即吸收量。

一、基本组成与工作原理

典型的活度计基本包括探测器、活度显示、核素选择以及电源等四个部分,如图 12-1 所示。活度计的探测器一般采用井型电离室。通常带有中央型的圆柱形密封腔室中充入高压(5~12 个大气压)的氩气与微量卤素气体。其工作电压约 150 伏。来自放射性物质的光子与气体相互作用产生电离,形成离子对。电极收集离子(电子)在回路中形成电流。在一定范围内,电流与离子生成率成正比,反过来,离子生成率又与活度成正比。电流用电流计测得。系统经刻度后电流值以活度单位显示。

离子生成率与样品活度之间的关系对所有的核素并不相同。例如,1mCi(37MBq)^{99m}Tc 产生的电流值不同于 1mCi(37MBq)^{131}I 的电流值。造成这一点有几个原因:一是并非所有的核素每次衰变都正好发射一个光子,如第三章中所讨论的。有的原子核一次衰变只产生一个光子,而其他的原子核一次衰变会产生两个或两个以上的

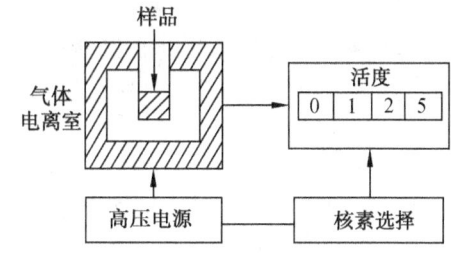

图 12-1 活度计的基本组成

光子。另一个因素是不同的核素产生的光子能量不同。与气体相互作用的光子的百分比以及每个光子产生的离子数都与光子的能量有关。因此,对每一个放射性核素使用不同的刻度因子是有必要的。活度计上提供的核素选择器实质上是反馈电阻,用于补偿由不同放射性核素产生的电离(电流)上的差异,以便相同的活度产生相同的读数。常用放射性核素的选择,较早的活度计采用拨盘式,更新的采用按键式,并且为新型放射性核素的应用留下了设置空间。另外,活度范围选择器本质上是一可变电阻,用于调节显示的活度范围(kBq,MBq,GBq,或 μCi,mCi,Ci)。

二、刻 度

活度计对样品活度的测量本质上属于间接测量,因此必须对活度计进行效率刻度。这样,不必每次在完全相同的几何条件下用同种放射性核素的标准源替代未知源测量二者的计数并通过比较得到未知源的活度,只需预先用常用的放射性核素标准源刻度好活度计,然后用活度计就可以直接读出相应放射性核素未知源的活度。

上述测量方法中涉及到一种隐含的总效率。对系统的刻度总是以某种方式涉及到效率的测量,正是效率将系统的响应与源的活度或 γ 发射率联系在了一起。活度计的制造者或使用者通过测量给定放射性核素标准源的读数或响应 R_s 来进行刻度。响应与给定放射性核素的给定活度的比为 R_s/N_s,就是效率 ε,而产生响应 R_u 的同种放射性核素的任何其他源的活度等于 R_u/ε。

活度计进行预刻度时,刻度常以 K 因子表达,该因子与探测器的总效率成反比关系。于是,如果电离室系统对活度为 N_s 的给定放射性核素标准源的响应为 R_s,那么 K 定义为

$$K = \frac{N_s}{R_s} \tag{12.1}$$

因此,假设同种放射性核素未知源的响应为 R_u,那么其活度为

$$N_u = K R_u \tag{12.2}$$

在这样的测量中所涉及到的几何因子与环境因子的可准确重现的重要性如何强调也不过分。所以,已知源与未知源,如果是液态形式,应当置于同种材料的容器中,并且容器的形状与尺寸(包括器壁与底部的厚度)要相同。例如,假设容器是玻璃的,那么玻璃中钡的含量必须仔细控制。周围物体以及屏蔽的位置也应当保持不变。

活度计通常与密封的 ^{226}Ra 源或其他的长寿命放射性核素联合使用。这种情况下使用的 K 因子将与电离室系统对长寿命密封参考源的响应 R_R 发生关联。设活度为 N_s 的某放射性核素标准源的响应为 R_s,那么与参考源相关的 K 因子为

$$K_R = \frac{N_s R_R}{R_s} \tag{12.3}$$

如果此后测得的同种放射性核素未知源的响应为 R_u,而与此同时对同样的密封参考源的响应为 R_R',那么该未知源的活度为

$$N_u = \frac{K_R R_u}{R_R'} \tag{12.4}$$

值得指出的是,在这种情况下,仪器灵敏度的变化并不要紧,只要这种变化对两种源响应的影响是相同的。

三、测试项目及其频度

对活度计的稳定性、准确度、工作线性与样品几何必须进行检查。这些测试项目的推荐测试频度见表 12-1。

表 12-1 测试项目的推荐测试频度

测试项目	安装验收时	维修调试后	每 日	每 季	每 年
稳定性			√		
准确度	√	√			√
线性	√	√		√	
几何	√	√			

(一) 稳定性

用活度计测量一长寿命放射源（如 ^{226}Ra 或 ^{137}Cs），观察其读数相对于前一天读数的变化，来进行每天的稳定性检查。如果变化超出了 ±10% 的范围，仪器必须进行维修或更换。

需要指出的是，用长寿命源进行日常检查的重要性怎么强调也不过分。不进行这样的检查，仪器响应上的显著漂移或变化就会逃过探测而导致测量错误。

(二) 准确度

用活度计测量至少两个以上长寿命放射性核素（如 ^{137}Cs 与 ^{57}Co）的活度，并与计量认证部门的报告值相比较，以确定活度计的准确度。测量值与理论值的差异不应超过 ±10%。否则，仪器必须进行修理或更换。

(三) 线性

(1) 衰减法　线性测试显示出活度计准确测量一定范围内活度的能力。制备一个寿命较短的放射性核素（如 ^{99m}Tc）源，并追踪其活度随时间的变化，可以检查在任何给定（如临床用量）情况下仪器的线性。源的初始活度应当等于或大于通常情况下可能测量到的最大活度，而源的衰减应当追踪至正常情况下需要测量的最低活度水平（如 30μCi 或 1.1MBq）。在半对数坐标纸上标出测量活度-时间点，并画出最佳拟合直线。如果任何测量点对直线的偏离超出了 ±10%，就需要更换活度计，或者对非线性区的数据应用校正因子。

(2) 屏蔽法　这种方法的优点在于它花费的时间少而且容易实施。该方法使用一套共七个同轴试管或"套筒"。所有的套筒，除了最里面的，都有铅衬，并且其厚度逐步增加，以模拟不同的衰减时间。如果首先用最内层套筒来测量一放射源的活度，接着依次换用铅衬厚度不断增加的套筒，那么得到的数据就代表了不同衰减时间的活度。用每一个外层试管的读数去除最内层试管的读数得到刻度因子。接下来的线性测试中，使用套筒进行相同的测量，并且每一个测量值都乘以相应的刻度因子。原则上，每一个校正过的套筒值应当完全相等。计算出所有数值的平均值。如果单个的读数超出了平均值的 ±10%，那么需要更换活度计，或者应用校正因子。应该注意的是，在建立起屏蔽法之前，必须首先用衰减法实施线性测试。

(四) 几何条件

样品体积与容器几何构型的变化可以影响活度计测量的准确度，尤其对低能辐射。同样的活度，如 1mCi（37MBq），不同的体积，如 1mL 或 10mL，或不同的容器材料（玻璃或塑料），活度计的读数可能不同。如果误差超过了 ±10%，必须确定这些几何变化的校正因子并应用于测得的活度。

第二节 个人剂量监测仪器

为了有效地进行辐射防护,对有可能受到外辐射源照射的工作人员(含第二职业者与孕妇)及进入高辐射区域的个人需要进行剂量监测。用于测量个人受到电离辐射照射的仪器有三种:袖珍剂量计、胶片剂量计和热释光剂量计。

一、袖珍剂量计

袖珍剂量计本质上是电离室,其工作原理基于内部装有标尺的充电验电器。腔室的内部是一石英丝验电器。起初,通过一外接电源(剂量计充电器)给剂量计充满电,此时标尺的读数为零。受到辐射照射后,电荷损失,损失的电荷数与辐射照射量成正比,后者以 mR 为单位显示在内置标尺上。标尺读数可通过剂量计末端的视窗观察。剂量计放电完毕后,可以再次充电和使用。袖珍剂量计主要用于确定进行辐射相关工作人员的照射,其优点在于能立即给出读数。漏电是这类剂量计的主要缺点。

二、胶片剂量计

胶片剂量计用于个人监测既受欢迎也很经济,并且给出的照射(来源于 β、γ 与 X 辐射)读数相当准确。胶片剂量计由置于塑料盒中对辐射敏感的胶片构成。不同金属(铝、铜与镉)的滤波片附着于胶片前的塑料盒上,用于区分来自不同类型和能量的辐射的照射。受到照射后,先对胶片进行冲洗,接着用密度计测出其光密度,再与受到已知量辐射照射并刻度好的胶片的光密度进行比较,得到照射水平。胶片剂量计提供累积剂量和永久记录。其主要缺点是:受照人员在得知其照射水平以前等待的时间很长。在受热和受潮(尤其是存贮时间很长)的情况下,胶片剂量计往往会产生走光,而这会对真实的照射读数产生模糊。

三、热释光剂量计

热释光剂量计(TLD)由装在类似胶片剂量计盒或塑料环中的无机晶体(片),如氟化锂(LiF)与锰激活的氟化钙(CaF_2:Mn)组成。当这些晶体受到辐射照射时,价带电子受到激返并被处于禁带的杂质俘获。如果将辐射照射过的晶体加热至 300~400℃,俘获的电子将升至导带;然后这些电子退激返回到价带,同时发光。发出的光量与 TLD 吸收的辐射量成正比。将光量测读为辐射照射量由 TLD 读出器完成。这是一种给晶体进行加热并读出照射量的仪器。TLD 能准确地给出照射读数,并且在适当加热(退火)后可以重复使用。

应当注意的是,由医疗过程和本底辐射产生的照射不包括在职业剂量限值中。因此,辐射工作人员应当只在工作时佩带剂量计。在任何涉及辐射的医疗过程(如 X 线照相与牙科检查)中,或离开工作岗位后,都应当取下这些监测仪器。

第三节 工作场所辐射监测仪器

使用放射性物质的实验室通常需要有一种仪器,可以用来测量工作场所的照射水平以及找出放射源(如溅出的放射性核素)的位置并测量其相对活度,这样的仪器称为监测仪。监测仪可以由几种不同的辐射探测器构成。用于此目的的最常用的探测器是闪烁探测器、盖革-弥勒管和电离室。除了在放射性外污染擦拭测量中使用 NaI(Tl)井型计数器外,闪烁探测器在核医学实验室中并没有广泛地用于监测,因为与下面要讨论的其他类型的探测器相比,闪烁探测器通常较大,也更为复杂与昂贵。

一、盖革-弥勒监测仪

最常用的监测仪之一是用盖革-弥勒(G-M)管作为探测器的盖革-弥勒监测仪,其主要部分示于图 12-2。G-M(或盖革)管探测器是一圆柱形管,其中含有特别配制的气体混合物以及两个电极(中央丝与管壁)。管连接至电源,可以在两电极间加较高的电压(500V 至 1000V)。另外两部分是计数率仪和产生声频信号的仪器,如小的扬声器或耳机。

辐射光子或电子进入计数管,与气体相互作用并产生电离。由于两极间加的电压较高,电离产生的电子在向中央

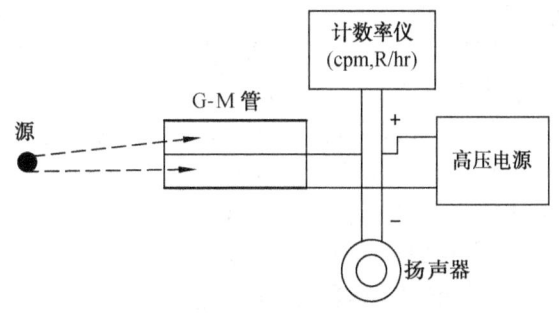

图 12-2 盖革-弥勒(GM)监测仪

丝运行的过程中将不断地倍增放大,最终导致雪崩效应。电子到达阳极后被收集并以电脉冲的形式导出计数管。G-M 管的重要性在于输出脉冲较大,几乎无须另外放大。

G-M 管产生的脉冲数与跟探测器相互作用的光子数或辐射电子数成正比。和闪烁探测器相比,G-M 探测器对 γ 光子的探测效率相对较低,因为许多光子可能穿透计数管而不发生相互作用。要知道,辐射必须与探测器相互作用并被吸收才能产生信号。即使如此,G-M 监测仪能够探测低水平的辐射,因为它可以对单个光子产生响应。测量 β 辐射的基本问题在于将电子引入计数管。大多数 β 电子无法穿透计数管的玻璃壁。通过在计数管末端设置薄窗的方法克服了这个问题。像 β 电子这样的辐射粒子可以穿透薄窗。G-M 管通常不能区分光子与 β 电子。有些 G-M 探测器配备了金属盖,用于阻止所有的 β 粒子和低能 γ 辐射,从而只探测高能光子。没有了金属盖,β 粒子和低能 γ 射线就能探测到。

从 G-M 管出来的脉冲可以两种方式计数。许多仪器都安装有扬声器或耳机,通过它们每一个脉冲发出尖锐的喀哒声。当寻找溅出的放射性物质时,这种输出是很有用的。聆听脉冲时,比较容易探测到辐射水平的细微变化。

通过电子学方法计数脉冲并在仪表上显示计数率的方法可以获得辐射水平的更准确指示。在大多数的监测仪上,计数率仪有两种刻度。一种刻度以每分钟计数(cpm)指示计数率,而另一种刻度指示的是照射率,一般以 mR/hr 为单位。G-M 监测仪测得的照射率通常不很准确,因为 G-M 管的响应常常是依赖于光子能量的。换句话说,同样是 1mR 的照射,100keV 光子产生的计数与 300keV 产生的可能不同。监测仪一般是对特定光子能量进行标定的。大多数的 G-M 计数器通常是对 ^{137}Cs 的 662keV 的光子进行标定的,对能量低于 150keV 的光子这样的仪器只能给出照射率的粗略估计,因此必须重新标定。如果要用仪器测量照射率,对其能量依赖性有所了解是很有必要的。G-M 型监测仪的主要优点在于它相对比较简单并且能够探测低水平辐射。

二、电离室监测仪

另一种监测仪使用电离室,一般是带有两个电极的圆柱体(图 12-3)。设计成监测仪的电离室通常用柱体壁作为一个电极,另一电极是沿着柱体轴的金属线。电离室与 G-M 管存在几方面的不同。除了通常大许多之外,电离室充的是大气压下的空气而不是特殊的混合气体。这种监测仪含有电源,用于在电离室两个电极间施加电压。不过,电离室的工作电压要比 G-M 管的小许多。

辐射进入电离室,与空气相互作用并产生电离。离子与电子被吸向两极,收集后以电流输出。由于电离室中不发生电子倍增(放大),与辐射照射率成正比的输出电流非常微弱。电流经放大,其值显示于仪表上。经过刻度的仪表可以指示照射率(单位:mR/hr)。

电离室监测仪的灵敏度一般不如 G-M 型,而且不能探测低水平辐射。不过,它测量的照射水平更为准确。这种仪器主要用于监测来自 X 线束与 ^{99}Mo-^{99m}Tc 发生器这样的高辐射水平的照射。电离室监测仪的常见外形如图 12-3 所示:电离室、电子线路与显示仪表安装在一手枪式握把上。

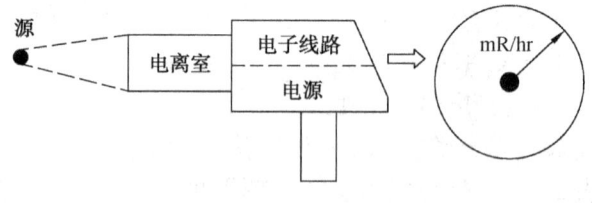

图 12-3　电离室监测仪

第四节　体外生物样品测量

γ 计数器以井型晶体作为探测元件,探测样品中 γ 辐射的强度。原则上,它适用于任何 γ 辐射样品的测定。但目前 γ 计数器主要用于放射免疫分析(radioimmunoassay,RIA)。

一、放射免疫分析的基本原理

放射免疫分析的基本原理[15]是竞争性结合或竞争性抑制,又称为置换。
免疫反应是抗原(antigen,Ag)与抗体(antibody,Ab)之间进行的可逆反应

$$Ag + Ab \longleftrightarrow AgAb \tag{12.5}$$

如果在此系统中引入标记抗原($^*Ag$,示踪物,一般微量),则标记抗原与未标记抗原均要与有限的抗体结合,相互竞争,故称为竞争性结合

$$\begin{matrix}Ag\\ ^*Ag\end{matrix} + Ab \longleftrightarrow \begin{matrix}AgAb\\ ^*AgAb\end{matrix} \tag{12.6}$$

标记抗原与未标记抗原对于共同抗体的竞争力,取决于二者的相对浓度。未标记抗原(Ag)增多,则 AgAb 将增多;同时,标记抗原与抗体的结合减少,即 $^*AgAb$ 将减少。故 Ag 增多,就抑制 $^*Ag$ 与 Ab 结合。反之,$^*Ag$ 增多将抑制 Ag 与 Ab 的结合。因此称为竞争性抑制。也可以理解为,当一方抗原增多(如 Ag),置换了另一抗原($^*Ag$)与抗体结合的位点,故称为置换。

当 $^*Ag$ 与 Ab 为恒量,并且 Ag 与 $^*Ag$ 的总量大于 Ab 上的总有效结合点时,$^*Ag$、Ag 与 Ab 三者混合后形成的标记抗原抗体复合物($^*AgAb$)生成量与 Ag 量成反比,而剩余的未结合标记抗原(或游离 $^*Ag$)与 Ag 成正比。因此,测定结合抗原(B,即 $^*AgAb$)或游离抗原(F,即 $^*Ag$)的放射性(标记抗原的总量 $T=B+F$),与已知 Ag 量、恒定的 $^*Ag$ 与 Ab(在完全相同的实验条件下)测得的标准曲线(图 12-4)进行比较,即可精确测得样品中的抗原含量。故标准曲线又称为剂量反应曲线或标定曲线,乃是放射免疫分析的精髓。

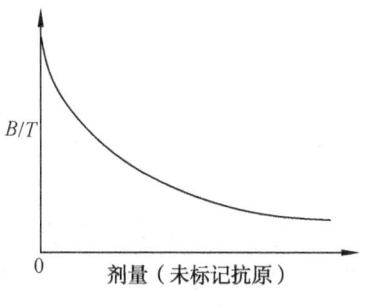

图 12-4 放射免疫分析 (RIA)用标准曲线

二、放射免疫分析 γ 计数器

(一) 概述

NaI(Tl)晶体吸收 γ(X)辐射产生闪烁光,经光电倍增管(PM)进行光电转换与电子倍增(放大),形成电脉冲信号。再由电子线路进行脉冲放大与幅度分析,让确定能量范围的 γ(X)射线信号记录下来。

由于 ^{125}I 具有比较合适的半衰期,便于防护的低能 γ(X)射线,标记后的抗原比活性高,再加 γ(X)射线本身比较容易测量,因此广泛应用于放射免疫分析中。

(二) 井型晶体

标记样品的活度一般很低(至 nCi)。为此,研制了井型晶体,它是中央带有圆柱形洞的圆柱体,圆洞内可容纳一个盛装液体的小样品管。将这种晶体加以适当屏蔽就能形成高灵敏度(探测效率)的闪烁计数器,如图 12-5 所示。这种情形下晶体实际上包围了源,几何效率极高。如果源的体积很小,局限于井的底部,将获得最大的探测效率。反之,如果井中装满了放射性物质,将有更多的辐射从顶部逃逸,探测效率随之降低。

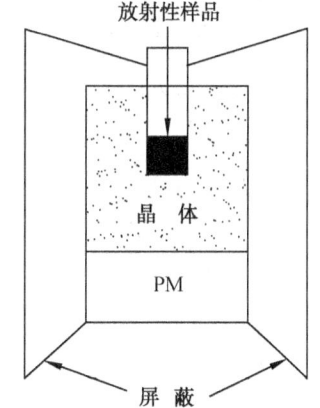

图 12-5 用于测量放射性样品相对活度的井型闪烁计数器

（三）能量范围选择

^{125}I 通过电子俘获（EC）衰变至 ^{125}Te 的 35keV 的激发态，后者迅即衰变至基态：通过发射 γ 光子或内转换（IC）电子，后者导致 28keV 的 KX 射线。当使用井型 NaI(Tl) 晶体进行探测时，不仅可以观察到 35keV 的 γ 光子与 28keV 的 KX 光子的分辨不开的"单光子"峰，还能观察到二者的符合（加和）峰，其能量约 63keV。

考虑到 NaI(Tl) 闪烁晶体对低能 γ(X) 的能量分辨率大约在 20% 左右，两个峰既相分离又相连接的特点，因此将 ^{125}I 测量的能量范围选择在 20～80keV。这种方法称为宽窗微分测量，或区域积分测量。

三、放射免疫分析 γ 计数器类型

随着放射免疫分析的发展，在单探头（单测量道）γ 计数器的基础上产生了多探头（多测量道）γ 计数器，在人工换样 γ 计数器的基础上产生了自动换样 γ 计数器，与微型计算机的结合产生了微机控制 γ 计数器。

（一）多探头 γ 计数器

为了在较短的时间内分析较多的样品，以提高测量样品的工作效率，可以采用多个 γ 辐射探测系统，同时对多个样品进行测定，这就是多探头 γ 计数器。

该仪器除了主要技术指标（稳定性等）与单探头 γ 计数器相同外，还有一项独特的指标即效率一致性。一般要求多个测量道间探测效率的差异小于 ±5%。

（二）自动换样 γ 计数器

为提高仪器的自动化水平，产生了自动 γ 计数器。为便于自动换样，自动 γ 计数器中采用了侧面道孔式井型 NaI(Tl) 晶体。

侧面道孔式井型 NaI(Tl) 晶体的探测效率不如人工换样的井型晶体高。为提高探测效率，除了样品容器应选择低原子序数材料（如塑料）外，NaI(Tl) 晶体的井壁也应尽可能薄。

（三）微机控制 γ 计数器

放射免疫分析与计算机的结合，既是放射免疫分析发展的要求，也是自动化与数字化渗透的必然结果。

仪器在微机（或单板机）管理下完成样品计数、自动换样与数据处理，包括标准曲线的绘制，必要时可自动关机实现无人化管理。

第十三章 脏器功能测定仪器

利用放射性示踪核素做脏器功能的动态检查,是核医学诊断的一个重要方面。能用于上述测量的设备,称脏器功能测定仪器。根据探测目的的不同,脏器功能测定仪器可分为甲状腺功能测定仪、肾图描迹仪、γ心功能测定仪、局部脑血流量测定仪、γ射线肺密度图仪和多功能测定仪等。本章将介绍前三类仪器。此外,骨密度仪是测定人体及动物体内骨矿含量的仪器,也一并列入本章予以介绍。

第一节 甲状腺功能测定仪

甲状腺功能测定仪主要用于甲状腺功能的测定和诊断。这是用放射性碘作示踪核素检查甲状腺生理功能的装置,故而又称为甲状腺吸碘率测定仪。

一、甲状腺吸碘率测定原理

吸碘试验是医学上进行甲状腺检查的一种常用方法,也是世界上应用最早的核医学方法之一。因为甲状腺的生理机能与碘的代谢有非常密切的关系,所以将放射性碘引入人体以后,它能参与甲状腺中碘的代谢过程,它的物理特性又能使其从体外被探测出来,这样就能反映甲状腺功能。在临床应用时,只要让患者空腹口服 μCi 级的示踪放射性 ^{131}I(常用 $Na^{131}I$),则该放射性核素 ^{131}I 就会被甲状腺摄取而积聚于其中。利用放射性 ^{131}I 能放出 γ 射线的特性,将甲状腺功能测定仪的探头对准患者颈部(甲状腺部位),测定不同时间甲状腺吸碘百分率的变化情况,即可反映无机碘进入甲状腺的数量和速度,从而判断甲状腺的功能状态。

甲状腺吸碘率测定方法很多。常用的探测器有闪烁探头,早期多使用 G-M 计数管。测量时,将 G-M 管或闪烁探头对准甲状腺部位,测定本底计数率 N_b 和服碘后的 γ 射线计数率 N_s,同样几何条件下测得的标准源计数率 N_c,甲状腺吸碘百分率

$$A(\%)=\frac{N_s-N_b}{N_c-N_b}\times 100\% \tag{13.1}$$

N_b 为测量得到的本底,在实际测量过程和标准源测量情况下,保证几何条件一致,同时记数率也很接近时,这两种测量结果用同一本底。

二、仪器结构和工作原理

甲状腺功能测定仪,实际上是一台 γ 射线计数测量装置。早期的装置就是 G-M 计数管

配一台定标器,测量时,将计数管直接横置于患者颈部。此法测量方便,装置价格便宜,易于推广使用。但因 G-M 计数管的探测效率较低,测量结果容易受甲状腺大小和测量位置变化的影响等,因而较少采用。目前,普遍采用的是配有 γ 闪烁探头的装置,γ 闪烁探头的探测效率高,可以进行远距离测量。这样,标准源的几何形状和实体相似,甲状腺的大小对测量结果影响小,甲状腺部位计数率与本底计数率比值高,测量结果可靠。

（一）甲状腺功能测定仪准直器

配有 γ 闪烁探头的甲状腺功能测定仪,其基本结构与一般的闪烁装置相同。但为了检查颈部的放射性,在 NaI(Tl) 晶体的前面装有准直器。准直器的作用是使 γ 闪烁探头只能记录被检查甲状腺部位的 γ 射线,尽量减少来自周围的 γ 射线的影响,这样测得的结果才能较真实地反映甲状腺部位的吸碘率。

配在甲状腺功能测定仪等体外功能测定装置上的准直器有张角型（喇叭型）、圆柱型和圆锥型三种（图 13-1）,必须从诊断要求出发选用这些准直器。测量时它们对整个检查部位的灵敏度大致相同,而对检查部位以外的 γ 射线则起屏蔽作用。其中圆柱型准直器的等灵敏度曲线在准直器轴上显著弯曲,定位准确性误差大,故它适于以近似于闪烁体大小的脏器为对象;圆锥型准直器是一种越接近开口部而越变小的准直器,在开口部附近的准直器轴上是灵敏度最高的区域,因此它适于靠近体表脏器的测定;张角型准直器是一种开口近端呈张开的准直器,它的等灵敏度曲线在准直器轴上变得平坦,适于测定直径在 10cm 以上的脏器。目前甲状腺功能测定仪准直器普遍选用张角型。

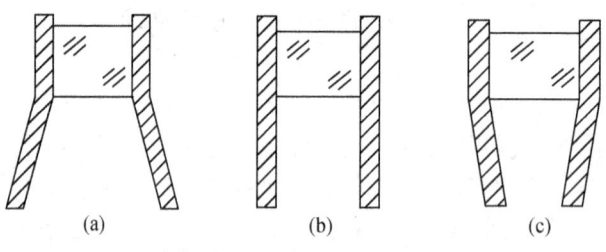

（a）张角型　（b）圆柱型　（c）圆锥型

图 13-1　用于体外功能测定装置的准直器

（二）由甲状腺功能测定仪探头和定标器组合的甲状腺功能仪

图 13-2 给出了一种由甲状腺功能测定仪探头和定标器组合的甲状腺功能仪装置示意图。整个测量装置由准直器、闪烁体、光电倍增管、前置放大器和定标器组成。仪器的探头是带有张角型准直器的 γ 闪烁探头,其后配有的光电倍增管将探头输出的光信号变为电信号,电信号经过前置放大器放大后直接送入自动定标器进行记录。用于甲状腺吸碘率测定,

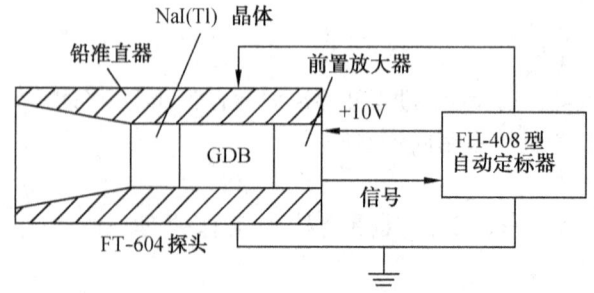

图 13-2　甲状腺功能测定仪装置示意图

闪烁探头一般选 NaI(Tl) 晶体,准直器张角长度约为 20cm。当患者颈部贴近准直器时,张口刚好把甲状腺完全覆盖。此时,探头晶体表面与颈部距离,即工作距离为 20~30cm,准直器的视野直径为 12~15cm。

为了刻度仪器,需做一个等价于人体颈部和甲状腺的颈模型。如图 13-3 所示,将直径为 2.5cm、高为 18cm 的玻璃试管,内装 30mL 水及与患者服用量相等的 $Na^{131}I$,置于一个人造荧光树脂或透明塑胶制成的颈模型(直径为 15cm、高为 15cm 的圆柱体),试管离模型表面 0.5cm(代替甲状腺与颈部表面之间的组织)。当探头晶体表面与颈部的工作距离为 22cm 时,视野直径为 10.2cm。当点源在工作距离上,以晶体中心为圆心移动到距轴 1.2R (R 为视野半径),其计数率不大于在轴线时的 50%;移至 1.4R 时,计数率不大于在轴线时的 5%。满足上述探测效率特性的甲状腺功能测定仪探头,可以使其在覆盖范围内得到近似灵敏度的测量,测量精度高。图 13-4 给出了这种甲状腺功能测定仪探头探测效率特性及铅准直器屏蔽效应曲线。这里的定标器带有一个甄别器,它对扣除本底有帮助。

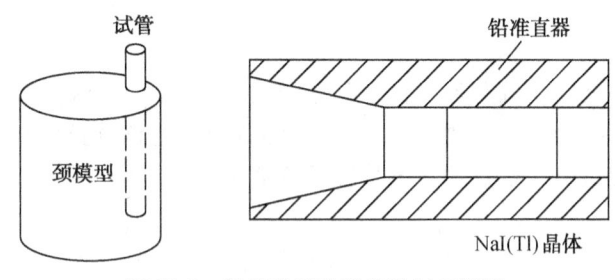

图 13-3 甲状腺吸碘率实验刻度模型

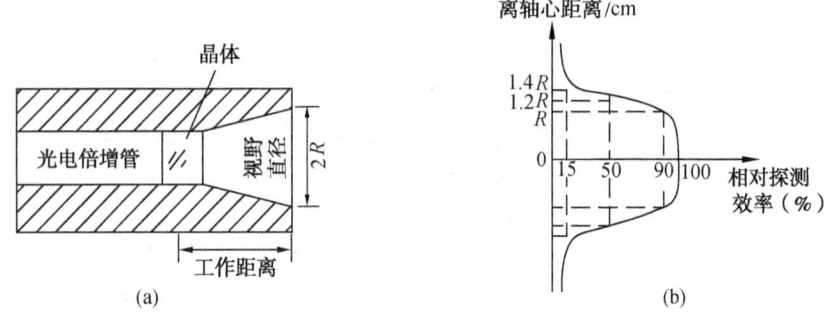

图 13-4 甲状腺功能测定仪探头探测效率特性(a)及铅准直器屏蔽效应曲线(b)

自动定时装置则有助于提高测量精度。上述装置所得到的只是测量时间内的脉冲计数,还要通过计算才能得到脉冲计数率,并换成吸碘百分率。

考虑到甲状腺功能测定仪装置作为计数率测量,其测量精度要求又不甚高,国内已有数种采用计数率仪电路的直读式甲状腺功能仪产品上市。这里的计数率表头或数码显示装置可以直接指示甲状腺的吸碘百分率,读数直观,此外,还有带有数据处理装置的甲状腺功能仪专用定标器,这种定标器可以自动作减法和除法,直接显示甲状腺吸碘率。

三、测 量 方 法

根据所用探测器的不同,甲状腺吸碘率测定的具体方法也有差别,下面介绍闪烁探头远距离测定法。闪烁探头需置于准直器内。准直器多采用张角型,它的铅壁厚度不小于 4cm,以保证准直器的视野包含全部甲状腺,并防止甲状腺周围组织的放射性对测定结果的影响。测定时,工作距离常取 15~20cm。每次测量前均应先对标准源进行测量(标准源置于特别的颈模型内)。对标准源进行测量时,先将固定托架上的闪烁探头的中心轴对准标准源中心,然后进行测量。测量时间为 30s,标准源的脉冲计数为 8000,本底计数为 30。如用计数率仪刻度,1.5×10^4 Bq 测定值应归一为 100%。对患者进行测量时,患者取坐位或仰卧位,并将固定在托架上的闪烁探头中心对准患者颈部甲状腺正中,然后做计数测量。闪烁探头的远距离测定法的探测效率高,几何条件变化对测量结果影响小,而且所用标准源几何形状与实体相同,这样可较真实地反映甲状腺的吸碘率。

第二节 肾图描迹仪

放射性核素肾图指的是在静脉内注射合适的放射性示踪剂之后,记录两侧肾区的时间-放射性曲线。这种描记放射性核素肾图的仪器,称肾图描迹仪,简称肾图仪,专用于人体肾功能测定检查。它是临床上广泛应用的核医学仪器之一。

一、肾功能测定原理

肾脏是人体的主要排泄器官之一,许多代谢产物和无用物质均经肾小球过滤或肾小管分泌,随尿液排出体外。人体内的马尿酸就是肝脏解毒过程中合成的一种无用物质,通过肾小管分泌随尿液排出体外的。根据示踪原理,把邻碘(^{131}I)马尿酸钠给受检者静脉注射以后,示踪核素随血流进入肾脏,由肾小管上皮细胞吸收并分泌到肾小管管腔内,随汇集到肾盂,经输尿管流入膀胱排出体外。用探测器(闪烁探头)在肾区连续测量,就可以记录一条开始逐渐上升,继而逐渐下降的起落曲线,即肾图。它的上升反映邻碘(^{131}I)马尿酸钠在肾区聚集,下降则反映排出。根据聚集和排出的情况,可以对肾血流量、肾功能和输尿管通畅情况等进行分析判断。这种方法,就叫做肾图检查法。因为可以用两个探测器分别对准左右肾区,同时能得到两个肾图,所以这种方法的特点是能够简便地在体表测定分肾功能。

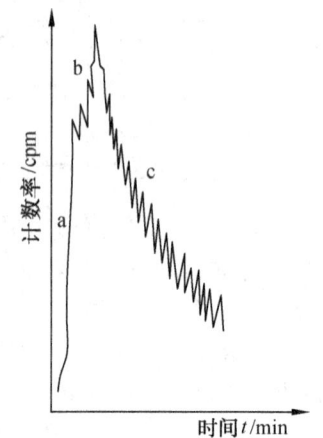

图 13-5 正常肾图曲线(一侧)

正常肾图包括陡然上升的放射性出现段 a、聚集段 b 和排出段 c,如图 13-5 所示。b 段上升良好,峰形锐利,持续时间多为 2~3min。c 段呈近似指数规律下降,下降斜率与 b 段上升斜率近乎对称,15min 时的曲线高度低于峰值一半。两侧肾图基本相同。

当肾功能异常时,探测仪器便可描记出不同于正常肾图的各种曲线,称异常肾图。肾图反映出总肾功能、左右肾脏生理功能的变化差异以及输尿管道通畅情况等,为肾脏疾病诊断治疗提供了可靠的依据。另外,它还可对移植肾进行监测等。

肾图检查方法简便,患者无痛苦,易于推广普及。但影响肾图测定因素较多,如患者体型、饮水量、精神因素、示踪核素质量和对肾脏的负荷、仪器条件、技术条件等,使用时需综合考虑。

二、普通肾图仪

普通肾图仪由两道测定系统组成(图 13-6)。每道包括带屏蔽壳和准直器的闪烁探头、计数率仪和自动平衡记录仪。为了保证仪器探测结果的准确可靠,准直器必须设计合理,以保证对肾脏各个部位的探测效率的一致性。我们知道,准直器的作用是限定准直器前方一定空间(准直器视野),为保证准直器所探测到的 γ 射线就是受检者在视野范围内放射性强度被记录的结果。因此要求准直器设计时考虑:视野范围大而适当,应包容全部被测脏器;灵敏度高,自然本底低,以提高信噪比,提高测量准确性;肾脏可以看做是个体源,从体表看进去,有个深度变化,要求深度响应好,即探测到的计数率随深度变化小;要求两肾之间的相互影响愈小愈好。准直器有各种类型,通常选用的为圆柱型准直器。铅屏蔽罩对于降低自然本底和减小两肾相互影响是很重要的,适当的屏蔽厚度和良好的结构设计,可以大大降低自然本底和屏蔽漏出量。该机闪烁探头采用 NaI(Tl)晶体。为了提高探测效率,需选用高灵敏度、低噪声的光电倍增管和发光效率高的晶体,并用最佳品质因数法找出测量系统的最佳工作条件。

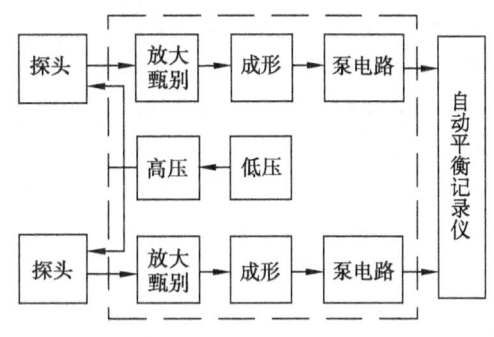

图 13-6　肾图仪方框图

仪器主机部分的工作过程是这样的:γ 射线由闪烁探头转换成电脉冲以后,经放大、甄别、成形,输出宽度规则的标准脉冲信号,此信号送入泵电路,得到大小正比于输入脉冲数的直流电平。直流电平驱动自动平衡记录仪,将结果描记下来。平衡记录仪描记的曲线,即所谓肾图。同时,这个直流电平又由电表指示脉冲计数率。脉冲计数率愈高,泵电路输出直流电平也愈高,对应的电表指示数值也愈高,平衡记录仪描笔所描记的曲线位置也愈高。肾图仪中有两个探头、两套计数率仪和一套自动平衡记录仪。两个探头分别固定在可以升降和移动的支架上,用它对准左、右两肾进行测定,分别通过两套计数率仪电路,把左、右两肾的肾区对示踪核素积聚和消失的过程,通过双笔记录平衡记录仪的红、蓝两支色笔记录下来,其所得的肾图,就是肾功能曲线,用它可以作为临床医生诊断肾病的依据之一。

邻碘(^{131}I)马尿酸钠肾图是一种普遍应用的检查分肾功能的核医学方法,它能得到每一侧肾功能的定量指标。测量简单、方便、快速,为其他方法所不及。但是,肾图仪在使用中还存在若干缺点:其量程选择不当时,测量过程无法调整,会引起测量失败;数据处理过程占用医务人员时间较多,当患者较多时往往只能报告定性或半定量结果。为了得到理想的肾图曲线,除了要求两组探头和电路性能尽可能对称外,还应当合理选择计数率仪量程和时间常数。

在使用肾图仪时,常看到计数率表头指示总是慢慢地上升,经过一段时间到达平衡,表明计数率仪表指示的建立需要一定的时间。读数建立的时间长短,受积分电路时间常数的影响。如积分电路时间常数大,则读数建立的时间长;反之,则读数建立的时间短。另一方面,由于放射性的统计涨落,在读数时往往出现指针的摆动,特别是低量程时幅度大。为了减少这种摆动,往往采用大容量积分电容,即增加电路时间常数,但这读数建立时间就会变长。如何选择计数率仪的时间常数,要根据实际测量的需要具体分析。在肾图测量中,第二段曲线迅速上升,变化很快,所以需要选择较小的时间常数,这样自动平衡能准确、快速响应肾区放射性强度的变化,同时描笔上、下往复摆动的幅度也较大,图曲线较粗。反之,时间常数如果选得较大,肾图曲线较细,但描笔响应就较慢,不能反映放射性强度的变化。过小的时间常数会使肾图曲线过粗而妨碍精确读数,过大的时间常数会使肾图的第一、第二段过分延长,导致图形失真。总之,对时间常数的选择,既要考虑到放射性统计涨落对结果精度的影响,又要考虑到放射性变化的速度使图形不会失真,做到二者兼顾。

肾图仪采用两套闪烁探头、两套计数率仪和一套自动平衡记录仪进行测量。要比较两肾图,就需要使两套测量设备的探测效率等条件相同和互相匹配,并要求自动平衡录仪的量程、灵敏度等条件一样。对于探头探测效率的调整,首先要选择光电倍增管的工作电压(根据出厂推荐电压),用一个能量与实际测量时相同而强度适当的γ放射源(^{131}I),分别置于闪烁探头前同一位置,调节放大倍数,然后细调甄别阈,使同量程的两个计数率仪的探测效率接近相等。选择的原则应使两个闪烁探头的探效率保持一致。自动平衡记录仪要有足够的灵敏度,记录仪的输入阻抗与计数率仪的输出阻抗也需互相匹配。

上述问题也可以通过使用计算机、定标器来解决。不使用计数率仪和自动平衡记录仪,而是由计算机控制定标器,以多定标方式工作,测量数据用计算机记录、分析和显示。

第三节 γ心功能测定仪

核医学诊断是心血管疾病诊断的重要手段,γ心功能测定仪,是无创伤性直接测定心功能的有力工具。

一、基本构造与原理

利用放射性核素示踪原理测定心功能参数,其原理是以弹丸式静脉注射放射性核素(常用 ^{99m}Tc 和 ^{113m}In 标记红细胞或人血清白蛋白)示踪剂,在体外通过闪烁探头测得放射性随时间变化的曲线——心动图,从而由计算机求出各种医学参数。这种方法避免了传统方法所采取的动脉采血取样,成功地测出了心排血量。同时由于微型计算机技术的应用,使这种测量设备——γ心功能仪不但能自动、快速、准确地进行心排血量的测量,还能测量单次心搏的 EF 值和多个心动周期的 EF 值。图 13-7 为 γ 心功能仪方框图。探测器接收由心脏发出的 γ 射线,所产生的信号送至 γ 测量道(包括成形、放大、幅度分析和计数电路等)做定时计数测量。心脏的跳动是由于心脏受了它本身电位刺激而起搏的,这种电位激动产生的微弱电流,能传到身体的表面。将几个电极板连到身体表面,以构成电路,这时所产生的微弱电流信号经心电测量道的放大并加以记录,通过模-数变换器将模拟量变换成数字量,这种数字化的心电信号和γ测量道的测量数据一起,经接口电路送入微型计算机进行信息的分析和处理。根据分析处理后的数据,可以实时显示出放射图和心电图等相应的特征曲线。此外,经微型计算机计算后可得出反映心脏功能的二十多个医学参数。

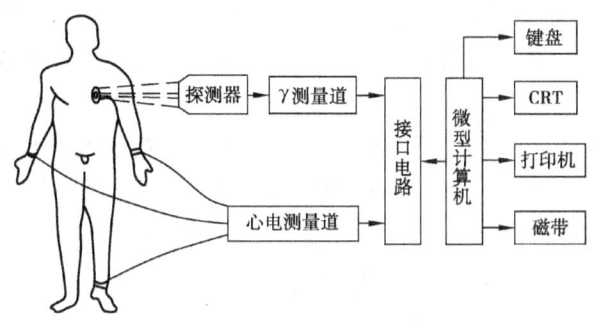

图 13-7　γ心功能仪方框图

二、工 作 方 式

工作方式包括获得首次通过曲线、单次心动图、心电图同步综合心动图和心电图以及心率统计直方图。

(一) 首次通过

探头对准主动脉和肺动脉出口的交叉处,向患者静脉"弹丸式"注射放射性核素示踪剂。监视γ心功能仪计数率的变化,一般每 100ms 采样一次,每次测量 100ms。示踪剂开始进入心脏时计数率突然上升,绘出时间-计数率曲线,即心放射图(图 13-8)。

曲线的第一个峰称右心峰(R 峰),是对应示踪剂从上腔静脉进入右心的过程。示踪剂进入肺循环出现 T 谷。然后示踪剂又回到左心,出现曲线的第二个峰,称左心峰(L 峰)。此后示踪剂从左心排出,曲线下降。因为有再循环,各个血循环路径会把左心排出的含有示踪剂的血液送回心脏。由于示踪剂不断在血液中稀释、混合,曲

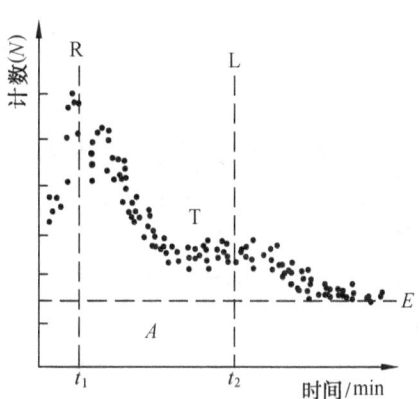

图 13-8　首次通过心放射图

线最后稳定在高度为 E 的水平上。曲线上的纹波是由心脏搏动和统计引起的。心脏舒张时,探头视野中,血液体积加大,计数率增高,曲线出现小峰。反之,心脏收缩,曲线出现下谷。根据心放射图,可以求出心排血比值 $COD=SE/A$,其中 SE 为示踪剂混合比较均匀后测量 1min 的 γ 计数,在曲线上表示为求出高为 E、长为 60s 的矩形面积,A 表示 R、L 峰下的净面积。

在临床应用时,采用首次通过方式记录了心前区时间-放射性浓度曲线,计算心排血量比值,以作为测定左心功能的一项指标。

(二) 最佳位置

要测量左心功能,探头必须对准左心室,最佳位置就是做对位准备,仪器每 50ms 取得一次计数,在计算机上动态显示时间-计数率曲线。当准直器覆盖左心室的时候,曲线振幅最大;向左下肢方向移探头,当移出心区时,曲线振幅最小,计数率也最低。计算机不断地计算曲线振幅,并显示一条水平光带,其长度与振幅成正比。移动探头,光带长度变化,当它最短的时候,探头处于测量本底的最佳位置。当探头再移回到曲线振幅最大,指示光带最长的位置,也就是测定左心室功能的最佳位置。此时,计算机显示单次心脏搏动图。

(三) 心室功能

这是 γ 心功能仪最重要的工作方式,可以取得高分辨率、高精度的综合心动图和反映心脏多次搏动下的功能的一大批参数。由于心电和心脏的活动关系十分密切,γ 心功能仪采用多定标测量方法,将心电中的 R 波做启动触发信号,实现扫描结果的同步叠加,以满足减小统计误差的要求。

(四) R-R 统计

心脏病患者常常心率不齐,这会影响综合心动图的叠加质量,R-R 统计可以对综合心动图的质量作出评价。这对心室功能工作方式记录下来的各相邻 R 波的时间间隔进行统计和分类,在计算机上显示 R-R 间隔-心动次数的统计直方图。直方图越集中,表明心率越齐,综合心动图质量越好。医生可以根据计算机找到直方图相应位置及参数,以仔细观察患者心率的统计分布情况。

第四节 骨密度仪

骨密度仪是用于测定人或动物活体内骨矿含量的仪器,是利用光子吸收法原理,对人或动物活体骨矿含量进行定量测定。在临床上,可用于骨代谢的基础研究和多种内分泌疾病、骨质软化等各种骨矿含量减少性疾病的诊断和疗效观察,特别是对于老年性骨质疏松症的早期诊断和骨折的预防,具有重要意义。

一、骨密度仪的基本原理

光子吸收法是利用放射性核素发射的 γ 射线作横向单线式扫描,并由同步移动的 NaI 探测器测出 γ 射线吸收衰减值,自动显示骨矿含量读数的方法。应用 ^{125}I 或 ^{241}Am 发射的单一波长的 γ 射线测量,称单光子吸收法(SPA)。利用单光子吸收法原理的骨密度仪称单光子骨密度仪。

当 γ 射线与物质相互作用时,部分 γ 射线要被吸收。用探测器测量 γ 射线与物质作用前后强度的变化,就可知道物质对 γ 射线吸收的情况。而这种吸收与物质的多少和密度直接有关。所以,通过测量吸收前后的 γ 射线的活度变化情况,就可定量得知某物质的含量。

上述的单光子吸收法具有速度快、灵敏度高和方法简便安全等优点,并且它是一种非创性检测。

利用单光子吸收法进行骨密度测量的基本要求如下：

① 测量时对整个被测量骨断面进行放射性测量扫描。

② 由于骨骼是密度非均匀体，且骨断面是非规则的几何体，因此要求用积分方法求得密度的积分值。

③ 认为前臂中、下 1/4 处的骨断面的宽度和高度是相近的，用仪器测量得到的宽度值去除以上述积分密度值得出线密度和面密度。从上述的要求出发，用单光子吸收法测量探头部分的原理如下：放射源与探头在一条直线上，探头与放射源固定在同一可移动的支架上，因此，探头与放射源可同步左右移动，在骨密度测量时只需向一个方向前进。测量时探头和放射源的移动速度、采样时间由测量控制电路决定。

单光子骨密度仪主要用于测量四肢，不能测躯干骨矿物含量，于是又发展了双光子吸收法，后者所用的设备称双光子骨密度仪。利用能发射两种不同能量 γ 射线的核素，例如，^{153}Gd（发射 44keV 及 100keV 的 γ 射线），对同一部位进行扫描，得出骨矿含量的测定方法，称为双光子吸收法(DPA)。由于两种光子对软组织和骨质具有不同的穿透能力，探测器给出的信号，用两个脉冲幅度分析器甄别，然后送计算机处理。双光子吸收法可以检查软组织多的骨胳，如腰椎和股骨上端。检查腰椎时，坐于或卧于核素源前，光子从背部向前发射。探测器置于体前距核素源一定距离，在第二至第四腰椎部位横向扫描。数据经计算机处理后，可打印出结果或图像。

二、典 型 仪 器

图 13-9 为单光子骨密度仪装置示意图。单光子骨密度仪由扫描测量系统、测量控制电路系统和微型计算机三部分组成。其中探头和 γ 放射源固定在同一个刚性"c"型支架上，支架由步进电机驱动做往复直线运动，使 γ 射线束垂直于骨做横向扫描。前臂被测部位周围用等效肌肉材料（即装水的乳胶杯）包裹，乳胶杯由柜架成形为近似的方形。γ 射线经过前臂吸收，再由 NaI(Tl)探测器接收，转变成电信号。然后经放大、成形，送入单道，最后送至接口电路，数据由微机进行采集处理，一切操作都是在微机的控制下自动完成的。

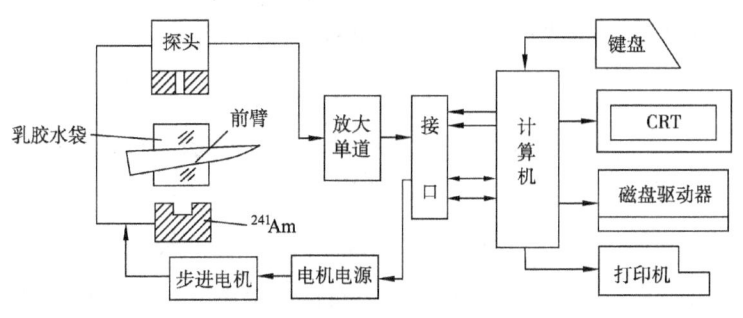

图 13-9 单光子骨密度仪装置示意图

放射源一般采用^{241}Am 源，^{241}Am 源为长寿命的低能 γ 源，半衰期为 433a，主要发射 17keV 的特征 X 射线和 59.6keV 的^{241}Am 源，不需要更换放射源。放射源活度比较大，装在一个铅室内，此铅室既是屏蔽物质又是准直器。探头一般用 NaI(Tl)闪烁探测器，晶体前安装有一个铅准直器。探头的准直器孔须与放射源的准直器孔对准。γ 计数电路由主放大器和单道分析器组成,输出特定宽度、幅度的脉冲。通过接口电路送计算机处理,在微机的控制下,步进电机可按预定的方向和速度旋转。

第五节 脑血流量测定仪

放射性核素示踪技术测定大脑局部血流量是一种非创伤方法。利用该技术对脑部疾病,特别是缺血性脑血管疾病诊断、病情估计、疗效和预后观察,神经科检查及某些疾病病因学研究,都具有重要意义。基于这种测量原理的测量仪器即为局部大脑血流量测定系统,国外亦有称作为脑图。

一、局部大脑血流量测定原理

$^{133}_{54}$Xe 载带技术可以诊断脑血管疾病及其他脑部病变(包括肿瘤),其原理基于$^{133}_{54}$Xe 标记物注入体内(颈动脉注入)或吸入体内,会迅速扩散集中到脑部,脑血流可以远渐带走$^{133}_{54}$Xe,在大脑不同功能区位置监测$^{133}_{54}$Xe 放射性活度变化,即可估计脑血流量,并可对灰质与白质、病侧与健侧加以明显区分。

因为$^{133}_{54}$Xe 生理盐水溶液或气体能自由通过血脑屏障,并在脑实质内扩散,在脑组织与静脉血之间达到扩散平衡状态,最后$^{133}_{54}$Xe 随着流向脑组织的血流而被清除。所以,从测定的清除曲线上分析,即可算出局部大脑血流量。

以$^{133}_{54}$Xe 清除曲线计算局部大脑血流量的方法,一般有三种:一种为 hight over area 法,是以 Zieler 氏随机分析为基础的计算方法,它利用平均通过时间;第二种是两分钟法,若以对数表示清除率曲线最初两分钟内的部分,正常脑大致呈直线状,利用这部分及有关公式可得到局部大脑血流量的一个指标;第三种为双区分析法,这是最常用的方法。

双区分析法是基于脑组织分为灰质和白质,在病理状态下,虽然这两部分很难区分,但一般认为曲线有两个区域。测定脑的清除曲线,即头部探测器在时间 t 测量的计数率 $n(t)$ 与大脑灰质、白质中放射性浓度的加权和成比例,即

$$n(t) = \sum_{i=1}^{2} a w_i C_i(t) \tag{13.2}$$

式中 a 为比例常数,与测量几何条件有关;w_i 为第 i 个组织的相对组织权重($i=1,2$ 分别代表灰质、白质),$C_i(t)$ 为时间 t 时组织中$^{133}_{54}$Xe 的浓度

$$C_i(t) = f_i \int_0^t C_A(\tau) e^{-k_i(\tau-t_0)} d\tau \tag{13.3}$$

从头部及呼出气$^{133}_{54}$Xe 饱和-去饱和曲线上,可以得到相应时间 $n(t)$ 和 $C_A(\tau)$ 值,输入编制的差分-拟合曲线计算机程序,并由微型计算机解出参数。

二、仪 器 组 成

这里举 JNX-85 型$^{133}_{54}$Xe 多探头局部脑血流分析仪为例,它是一种国产的典型仪器。整

机装置分为多探头头盔和信号检测、分析等电子单元,计算机及软件和$^{133}_{54}$Xe 呼吸系统三大部分。

(一) 多探头及电子学

这是该装置的数据获取系统,总共有 33 路探测器。1 路探测器对准患者气道呼出口,头盔 32 路探测器按大脑半球各叶和功能区域分配:额叶(主管运动机能)7 路,顶叶(主管感觉机能)4 路,枕叶(主管视觉机能)2 路,颞叶(主管听觉机能)3 路。

探测器为 NaI(Tl)闪烁探测器,晶体的直径和高均为 20mm,外有铅屏蔽层,厚度 $d=$ 2mm。准直器内径一定时,其长度与大脑分区数、$^{133}_{54}$Xe 吸入浓度、探测效率等因素有关,一般内径取 1～35mm。

33 路放大器、单道分析器、计数率仪均采用 NIM 插件。

(二) 计算机及软件

这是该仪器的数据获取和处理系统。采用 IBM/Pc 型微机,内存容量 256K;中分辨率彩色显示器和 FX-100 宽行打印机。微机在该仪器中发挥的功能是测定过程自动控制,局部大脑血流量数据采集、运算,彩色图显示,输出数据、曲线等结果,原始数据外存及再处理。应用软件提供 10 种方式给用户使用。

(三) $^{133}_{54}$Xe 呼吸系统

目前国内外通常使用的 $^{133}_{54}$Xe 呼吸系统大致可分为两类:第一类是一次性使用式,即定量 $^{133}_{54}$Xe 配置在气袋中,患者从气袋中吸入,呼出气体不再回收,处理后排放。第二类是混合再利用式,即定量 $^{133}_{54}$Xe 配置在气袋中,患者从气袋吸入,呼出气体仍返回原气袋中。本仪器采用隔离再利用式,综合了上述两种方法,它实际上是一套气体处理系统。其作用过程表明,在吸 $^{133}_{54}$Xe 期间,呼出气体进入 B 袋,与 A 袋中的吸入气体是隔离的,仅当 B 袋气体再利用时,才通过细菌过滤、CO_2 吸收返回 B 袋,这种处理有两个明显优点:一是在吸入 $^{133}_{54}$Xe 过程中,始终保持 $^{133}_{54}$Xe 浓度不变;二是 A 袋始终不与呼出气体直接接触,能有效地避免交叉感染。

局部大脑血流量测定是一次性测量,即患者摄取一次放射性核素 $^{133}_{54}$Xe,只可能获得一次完整的数据,若测量过程一旦失控,即对事先可能控制的系统性因素(非偶然因素)未加控制,将可能造成不可挽回的失误。此外,因被测对象是活体人,存在一些偶然难以控制的因素,如头部移位、测气量不稳定等都将不同程度地影响实验结果。因此,还需对一系列中间结果进行检验,才能对最终结果质量作出判断。

第十四章 放射性核素显像仪器

放射性核素显像仪器,是指以放射性示踪原理为基础的核医学显像装置。应用这类仪器,可以从受检者体外显示出体内脏器的放射性核素分布。常用的闪烁扫描机和闪烁γ照相机等可以将体内三维分布显示成二维图像,根据这种图像,可以观察某些脏器的解剖结构和功能性改变。此外,随着电子计算机的应用,近年来发展了一种发射型计算机断层(ECT),此类仪器将γ照相技术与CT的影像重建技术结合起来,可以得到三维的断层图像,使分辨率进一步提高,把核医学显像技术推向一个新的发展阶段。

第一节 闪烁扫描机

闪烁扫描机(scintillation scanner),简称扫描机,是一种借助闪烁探头在人体表面做弓字形匀速运动,把定点测量、移位和同步记录连续化,以获得体内脏器放射性分布的显像仪器。由于扫描机结构简单,价格低廉,至今为我国核医学领域中使用的工具之一,在没有γ照相机的核医学单位,仍用于静态显像。可是扫描机作一次显像需时较长,不能适应快速显像的需要,在一些快速显像的工作中,已逐步被γ照相机取代。然而对一些不需要快速显像的场合,如甲状腺显像、肿瘤定位等,扫描机仍不失为一种有用的工具,但它最终将被γ照相机所取代。

一、闪烁扫描机的基本结构与工作原理

(一) 基本结构

一般而言,扫描机基本上分成四个部分,如图14-1所示。

(1) 闪烁探头 闪烁探头由准直器、闪烁探测器、前置放大器和铅屏蔽壳组成。准直器在探头的最前面,由铅或钨合金铸成,内有一个或若干个准直孔,它可以随闪烁探测器一起移动。它的主要作用是空间定向和定位,即在闪烁探头前方限定某个空间区域(称准直器视野)内发射

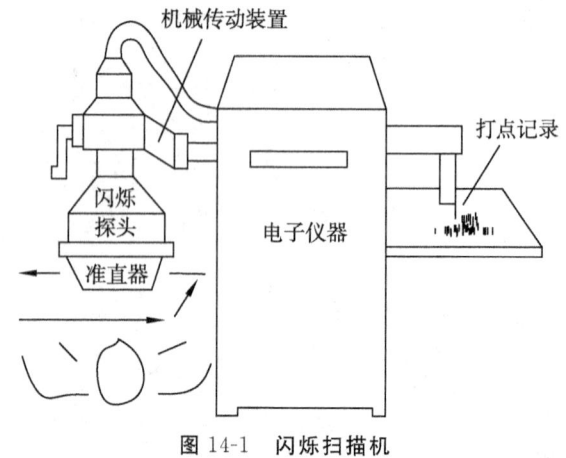

图14-1 闪烁扫描机

的γ射线才能进入闪烁探测器,阻止该区域以外人体组织所放出的γ射线进入探测器。准直器的结构对扫描机的分辨率和灵敏度有很大影响。根据探测γ射线的能量不同,可设计成低能、中能和高能准直器,并根据其结构,分为圆柱型单孔、圆锥型单孔(供表浅器官扫描用)、多孔聚焦型和槽型孔(供断面计数用)等数种。其中常用的多孔聚焦型准直器(focused multichannel collimator)是一种由很多锥形孔道构成的蜂窝状准直器,孔径的形状为正六边形,各孔道的轴线与中心轴线相交于一点,称为几何焦点,几何焦点到准直器面的距离称为几何焦距。在中心轴线上测得的最大计数率点到准直器面的距离称为有效焦距。一般有效焦距小于几何焦距,通过有效焦距垂直于准直器中心轴线的平面称为焦平面。扫描时,可调节探头的位置,使被扫描的脏器落在准直器的焦平面上。

闪烁探测器通常由 NaI(Tl)闪烁晶体、光电倍增管和前置放大器等组成,密封于不透光的圆筒内,外面包有4cm厚的铅屏蔽壳,俗称铅包。铅包可以减少位于准直器视野外的γ射线的影响,并起屏蔽作用以降低周围环境天然放射性本底的干扰。

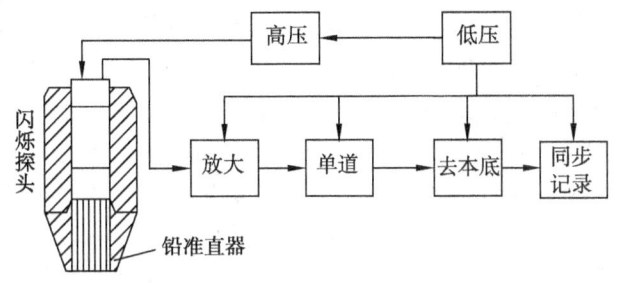

图14-2 闪烁扫描机电子学框图

NaI(Tl)晶体的直径和光电倍增管直接决定了扫描机的灵敏度,晶体越大,灵敏度越高。常用的是76~127mm直径的晶体。光电倍增管尺寸应与晶体直径相匹配。晶体体积比较大时,有可能需要光导,不仅使仪器复杂而且费用大大增加。

(2) 电子测量线路 该部分由线性脉冲放大器、单道脉冲幅度分析器、线性计数率仪(F-V变换器)、"去本底"电路、直流电压-频率变换电路(V-F变换器)、扫描控制线路以及高压电源、低压电源等组成。

(3) 机械扫描装置 机械扫描装置一头支撑着闪烁探头,另一头与同步记录装置相连,在扫描控制电路的控制下,自动地使其在一定范围内按弓字形轨迹匀速移动进行扫描。

(4) 同步记录装置 扫描机附有同步记录装置,用于同步记录探头所探测的体内放射性活度分布,描记出所需的扫描图。同步记录装置随闪烁探头做同步运动,可以获得1∶1的图像。目前常用的记录方式有黑白打印和彩色打印等方式,它们分别可以获得黑白扫描图和彩色扫描图。其中黑白打印记录是一种用机械打印器在纸上打印出计数率与打印密度相对应的黑白标记;而彩色打印记录可将计数率满量程的放射性强度分成6~9色等级,分别以不同的颜色打印,一般以红区作为"热点"——最高计数率,依次类推。颜色和单位面积内打印的密度反映了该相应区域中的放射性强弱。人们对彩色的分辨能力比黑白的强,有助于分辨患者体内小的放射性差异。上面所述的扫描机为采用一个探头的单探头扫描机,称普通扫描机。扫描机的形式多种多样,除普通扫描机外,还有双探头扫描机、全身扫描机和微机化扫描机等。

（二）工作原理

人体内各种脏器对放射性药物有选择性的积聚能力。放射性药物进入人体某脏器后，整个脏器就成了一个立体放射源。若将扫描机的闪烁探头对准体内射线源，在人体表面使探头缓慢地做弓字形匀速平面扫描运动，那么就可以测出脏器各点的放射性活度，再把各点放射性活度（脉冲数）以相应的打点密度或颜色描绘成脏器的放射性分布图（扫描图），即可以观察到脏器的形态变化和功能异常。根据扫描图上出现的放射性减低或缺损区，可判断脏器内有无占位性病变存在以及存在的部位和大小。有关扫描机各组成部分的工作原理如下：来自人体脏器的 γ 射线，首先进入一个能量转换系统——闪烁探头，闪烁探头接收正前方的 γ 射线并把它转换成相应的电脉冲，其脉冲的幅度正比于入射 γ 光子的能量，脉冲的计数率正比于测量点区域中的放射性活度。前置放大器和线性放大器用于放大光电倍增管的输出信号，单道分析器采用微分测量工作方式，选择一定幅度的脉冲信号送至同步记录器，即选择一定能量的信号，加以记录。经过能量选择后的计数率 f，显然小于选择前的计数率。但这时 f 的脉冲不能直接送同步记录器进行记录，因为这个计数率还嫌太高。目前机械打点的频率还远跟不上这么高的频率，因此只能将脉冲频率 f 经过频率-电压变换系统将其转换成直流电压[(F-V)变换]，使 V 和 f 成正比。脏器各部位的放射性活度不同，所得到的 f 和相应的 V 也不相同。由于直流电压不能驱动同步记录装置，所以还得经过电压-频率变换（V-F 变换），把一定的直流电压转换成频率为 f_2 的脉冲信号去驱动同步记录装置中的电磁铁打头而使记录器工作。频率 f_2 也和电压 V 成正比关系。这样，当闪烁探头逐点移动，扫描到不同放射性活度时，同步记录装置就以正比于放射性活度的脉冲频率进行打印，从而得到脏器放射性分布的扫描图形。

由于被扫描脏器周围组织及血液中吸收的放射性药物和脏器中一样，不能用脉冲分析器作能量鉴别去除。在一般记录方法中，都有"去本底"电路，当计数率低于某一预选值时，记录装置不予记录。恰当地选择"去本底"值，脏器周围组织吸收的放射性就不显像，使脏器轮廓显像清楚。

二、性能指标与正确使用

分辨率和灵敏度是扫描机的两个主要指标。这两个指标与准直器的结构、晶体的大小与厚度以及光电倍增管的特性等密切相关。

（一）空间分辨率

空间分辨率（spatial resolution）是指能清楚地分辨出两点源或两线源间最小的距离。距离越小，意味着分辨率越好。空间分辨率常以线源分布函数曲线峰值一半处的全宽度（FWHM，简称半高宽）表示，单位为 mm。线源分布函数可通过对置于垂直准直器轴线平面上的线源扫描而得。

（二）灵敏度

灵敏度（sensitivity）一般以平面源灵敏度表示，即使扫描机的单道分析器置于一定的窗宽，附有某个准直器，选用规定的放射性核素。平面源置于准直器下一定距离，测得的计数率与单位面积平面源放射性活度之比（$cpm/\mu Ci \cdot cm^{-2}$）即为灵敏度。

空间分辨率和灵敏度是相互制约的；灵敏度越高，分辨率就越差，设计和使用时，需根据临床要求适当兼顾。

要保持扫描机良好的工作状态,提高对病灶的分辨能力,减少人为的误诊,这涉及到扫描机的正确使用和质量控制问题。在使用扫描机时应注意:

① 使用适量的放射性药物剂量,为减少放射性计数的统计涨落对扫描图的影响,同时考虑患者在免受过高的辐射剂量前提下,应适当选择放射性药物的使用量。

② 合理选择准直器,能否合理使用准直器,直接影响仪器对占位性病变的分辨能力。根据γ射线的能量、放射性药物的剂量和扫描脏器,选择不同类型的准直器。在扫描时,被扫描的脏器应在焦平面上。

③ 正确使用单道脉冲分析器,单道脉冲分析器工作在微分状态,γ射线的光电峰一定要落在上、下甄别阈之间。

④ 扫描速度与"热点"的控制,扫描速度的选择取决于闪烁探头的灵敏度及放射性药物剂量的大小。剂量大,计数率就高,扫描速度应快些;剂量少,计数率就低,扫描速度则可慢些。在一般情况下,由于计数率存在统计涨落,扫描慢时总比扫描快时的图形质量好。

所谓"热点"即是脏器中的最高计数率点,调节最高计数率时,应使打印频率与打印器的最高速率一致。如果打印器的速率跟不上,那么就要产生漏打点,扫描出现错误结果。一般主张在热点时以每厘米打印 10~20 点为宜。

⑤ 仔细调节本底扣除,在人体恰当部位,选取本底区扣除,以提高扫描图形的对比度。

⑥ 扫描行距的选择,一般选取扫描行距为 2mm 为宜。

⑦ 合理使用同步记录器的机械延迟,消除扫描图形边缘错位打点现象。

第二节 闪烁 γ 照相机

闪烁 γ 照相机(scintillation gamma camera),简称 γ 照相机,是在扫描机基础上发展起来的一种新的影像设备。它以放射性核素示踪原理为基础,利用其带有准直器的大型闪烁探测器测量体内脏器核素浓度分布及其随时间的变化,以平面像的形式显示在照相示波器上或计算机的屏幕上。因此,它不仅可以获得脏器形态图像,而且可以获得功能图像信息,特别是血流动态图,也可显示放射性药物在脏器中的代谢过程及变化速度。所以,γ 照相机具备了核医学的三种基本分辨能力,即空间分辨能力、时间分辨能力和功能分辨能力。

自 1958 年 H. Anger 发明闪烁照相机以来,随着各种放射性示踪核素的应用,特别是短寿命低能核素的出现,以及相应标记化合物的发展,γ 照相机已成为核医学科的主要影像设备,在发达国家已完全代替了扫描机。

近年来,在 γ 照相机的基础上又增加了旋转探头功能,从而实现了断层成像,使病变的准确定位成为可能,大大提高了 γ 照相机临床应用效率和诊断准确性。γ 照相机的探测器一般采用闪烁探测器,其闪烁体可分为单晶体和多晶体两种。单晶体即薄片 NaI(Tl) 晶体。多晶体较厚,有较高的探测效率,但位置分辨率较差,因此多晶体 γ 照相机多用于心血管疾病的诊断。目前临床使用的 γ 照相机绝大多数采用大面积的薄片晶体和光电倍增管阵列。下面就单晶体 γ 照相机工作原理、性能指标和临床应用作简要论述。

一、γ照相机的基本工作原理

γ照相机用一块 NaI(Tl) 大晶体作探测元件，通过光电倍增管阵列来探测入射 γ 射线产生的闪光，并通过电子线路计算出 γ 射线的坐标 X、Y 值和能量，然后在示波器或计算机屏幕上显示出来（图 14-3）。

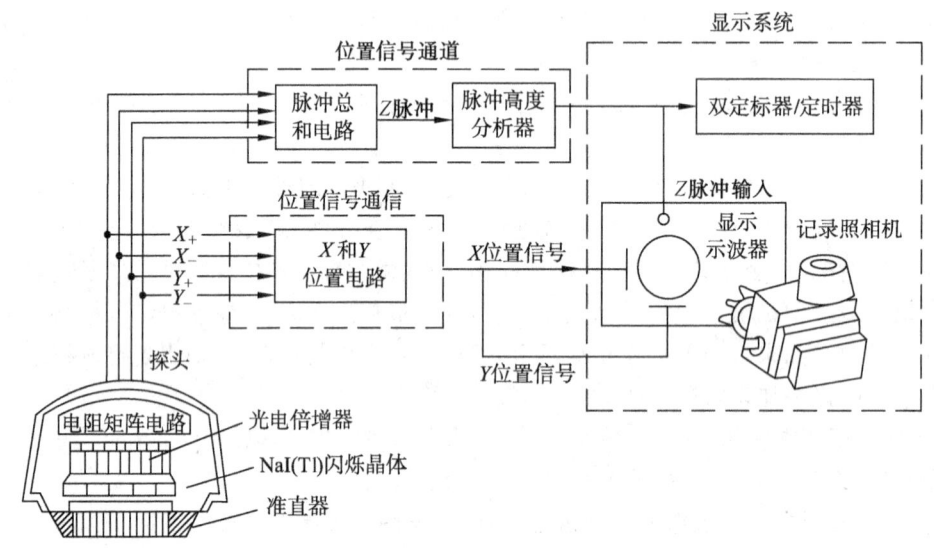

图 14-3　γ照相机的工作基本原理

根据患者不同诊断要求注射放射性示踪药物后，γ射线从患者体内发出，但只有在一定方向上经准直器小孔的射线才能投射到 NaI(Tl) 晶体上。其中一部分产生光电效应并发出闪光（荧光）。这一闪光点可以由 X-Y 坐标系统确定为一个固定的空间点（即 γ 射线入射点）。此点发出的光除向正对着的光电倍增管光阴极方向传播外，还向四周传播并逐渐衰减。由于光电倍增管输出信号大小与入射光强成正比，故该点周围光电倍增管输出信号与光电倍增管到发光点距离有一定反比关系（指数衰减关系）。也就是说，远离发光点的光电倍增管输出信号小，而正对着发光点的光电倍增管输出信号最大。可以说，NaI(Tl) 晶体是一个能量转换器件，它可以把入射光子的能量转换为闪烁光；而光电倍增管又将这种闪烁光转换成为电信号；不同位置光电倍增管发出电信号的大小与光电倍增管所处位置（距离闪烁点的远近）有关。

光电倍增管与晶体之间，一般都配有光导。光导有两种作用：其一是将晶体产生的荧光全部耦合到光电倍增管上（不产生反射）；其二是将γ光子产生的闪烁光能向四周传播较大的距离，使更多的光电倍增管能接收到每个γ光子产生的闪烁光。这样可以改善γ照相机的均匀性，但也损失位置分辨率特性。早期的γ照相机都使用刻有花纹的有机玻璃作光导。光导越厚均匀性越好，分辨率越差。近期的γ照相机采用计算机均匀性校正办法，而不再采用厚的有机玻璃光导，只用硅油作光学耦合剂，以保证系统有较高的分辨率。

γ光子产生的闪烁光，被一组光电倍增管接收，并在其光阴极上产生光电子，再经打拿极的倍增作用，最后在阳极上产生一个电压脉冲信号（或电流信号），经前置放大后送往位置信号分析(定位)电路。因为对一个γ光子产生的闪烁事件来说,不仅有一支光电倍增管产生电压信号,而且有一组光电倍增管能接收到同一事件产生的闪光,所以一支光电倍增管产生的信号并不能完全确定事件的位置和能量,而一组光电倍增管产生的信号之和才能与位置及能量有对应关系。如何从光电倍增管产生的电信号来确定其位置呢?这主要靠位置信号分析电路(位置加权电路)来实现。位置信号分析有不同的坐标选择办法,最简单的是坐标原点在光电倍增管阵列中心。如图14-4(a)所示为19支光电倍增管的阵列。(a)坐标原点在阵列中心,(b)坐标原点定在不同地方(图为 X_- 和 Y_- 都为斜的情况)。对每支光电倍增管根据其坐标位置赋一整数值,并根据所在象限赋予其符号。对一γ光子产生的闪烁事件,总有如下公式

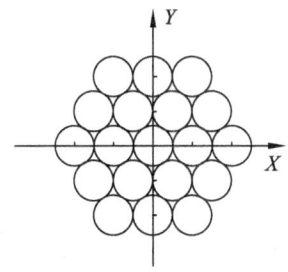
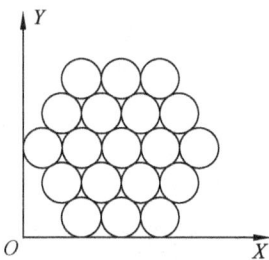

(a) 坐标原点在阵列中心　　　　(b) 坐标原点定在不同地方

图 14-4　光电倍增管阵列图

$$X_+ = \sum_{i=1}^{np} X_i V_{pi} \tag{14.1}$$

$$X_- = -\sum_{i=1}^{nn} X_i V_{ni} \tag{14.2}$$

$$Y_+ = \sum_{i=1}^{np} Y_i V_{pi} \tag{14.3}$$

$$Y_- = -\sum_{i=1}^{nn} Y_i V_{ni} \tag{14.4}$$

式中,np 为具有正 X(或正 Y)坐标的光电倍增管总数,nn 为具有负 X(或负 Y)坐标的光电倍增管总数,$np=nn$。X_i,Y_i 为每个光电倍增管的坐标值,V_{ni},V_{pi} 为每个光电倍增管产生的电压信号值。则γ光子的位置信号

$$X = \frac{X_+ - X_-}{X_+ + X_-} \tag{14.5}$$

$$Y = \frac{Y_+ - Y_-}{Y_+ + Y_-} \tag{14.6}$$

由上面的坐标确定办法可以看出,处于坐标原点或 X,Y 等于零的点上光电倍增管的信号,因为其坐标为零,而不参加运算,故位置运算精度较差。

另一种办法是将坐标原点定在不同的地方,如图14-4(b)所示。即每一光电倍增管有四个坐标位置,对 X_+ 来说坐标原点在左边,即所有光电倍增管都处于正坐标位置上;对 X_- 来说,坐标原点在右边,即每个光电倍增管都处于负坐标位置。对 Y_+ 和 Y_-,道理同上。上面公式都成立,所不同的是每个光电倍增管都有四个不同的位置坐标值。这种坐标确定办法的优点是所有光电倍增管都参加运算,因此精度高,缺点是每个光电倍增管的信号都要送

到四个不同的运算器。

在上面求位置信号的公式中,分母中的 $Y_+ + Y_-$ 或 $X_+ + X_-$ 是正比于能量的,代表能量信号,经过被能量信号除(或能量归一),故与能量无关,即不同能量的 γ 光子在同一位置上产生的位置信号 (X,Y) 是相同的。为了克服 γ 光子散射对图像对比度所造成的不利影响,能量信号要经过能量选择电路。通常,只选择光电峰固定窗口内的事件为有效事件。位置信号分析(定位)电路及其在不同位置产生的信号如图 14-5(a)、(b)所示。X,Y 信号可以送到示波器偏转板上的 X,Y,而能量信号送到加亮信号上,就可以看到每个光子产生的闪烁事件,在示波器荧光屏上的对应点也都有一个亮点,可以用来拍照和计数。X,Y 信号和能量信号必经模-数变换器之后,可以送到数字图像处理系统进行采集、显示和处理。

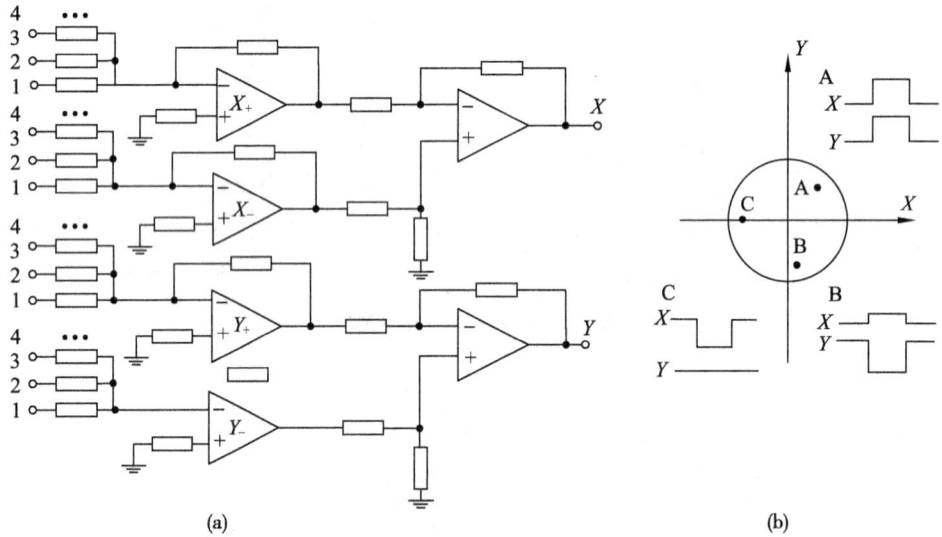

图 14-5 位置信号电路(a)及产生的信号(b)

为了克服光电倍增管及晶体产生的位置畸变及不均匀的影响,近期的 γ 照相机均采用了能量、线性及均匀性校正,这能提高能量分辨率、线性及均匀性,使 γ 照相机的性能有明显改善。

二、γ 照相机的主要组成部分

γ 照相机主要由闪烁探头、电子线路、显示记录装置及数据处理系统——计算机三个基本部分组成。

(一) 探头

闪烁探头由准直器、NaI(Tl)晶体、光导、光电倍增管、前置放大器和定位网络等部件组成。

1. 准直器

γ 照相机的准直器主要由铅制成,它起着决定脏器所发射的 γ 射线位置的作用,是重要的成像部件。

由于脏器中每一小部分的放射性都是各向同性发射 γ 射线,整个闪烁晶体都受其照射。

而闪烁晶体内每一小点也接收到来自整个脏器的射线,这样一张闪烁图像呈现出的闪烁点位置非常混乱,因而不能得到脏器内相应的放射性分布图像,为此需用准直器将γ射线进行准直。准直成像就是把脏器内的放射性三维分布 $I(X,Y,Z)$ 转换为 NaI(Tl) 晶体闪烁点的二维分布 $S(X,Y)$。准直器一般可分单针孔型、多道平行孔型、发散孔型及聚焦孔型四种(图 14-6)。

(1) 单针孔型准直器　单针孔型准直器(single pinhole collimator)是在铅制的圆锥顶点上开一个孔,孔径约为 3~6mm。针孔内壁用钨合金,周围用铅接合铸成,并可以更换,如图 14-6(a)所示。它的成像原理与光学中小孔成像原理相同:像与实物方向相反,成像的大小与物体离针孔的距离有关,距离越近成像越大,反之成像越小。分辨率与孔的大小有关,孔径减小时,分辨率好;孔径增大时,分辨率差。探测的灵敏度与距离的平方成反比,分辨率随距离增加而变差。一般来讲,单针孔型准直器的分辨率较多道平行孔型准直器好。单针孔型准直器一般可应用于小脏器显像,对甲状腺、肾脏、肾上腺等脏器分辨率较好。此外,单针孔型准直器还有缩小与扩大影像的作用。

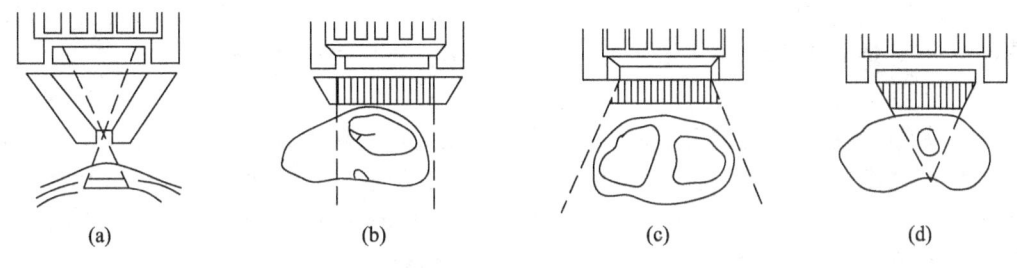

图 14-6　准直器的类型

(2) 多道平行孔型准直器　多道平行孔型准直器(parallel-hole collimator)是在铅等金属中平行地开了许多正方形、圆形或六角形小孔的准直器,如图 14-6(b)所示。此种准直器的特征是图像的大小与距离无关而保持不变。在闪烁晶体上可获得与实物同样大小的图像,探测效率与至准直器的距离无关而维持恒定。

多道平行孔型准直器的孔径越小,分辨率越好,准直孔的间隔厚度减小时,即孔的面积与间隔面积的比值增加时,灵敏度亦增加。被检部位距准直器越近,其分辨率越好;反之,其分辨率变差。多道平行孔型准直器具有均匀的深度响应,即在空气中不同深度对放射源有相似的灵敏度,但在组织内深度响应因受到组织的减弱而改变。

γ射线的能量越高,越易通过孔间隔,所以需加厚孔间隔厚度。根据放射性核素辐射能量的差别,多道平行孔型准直器又分低能、中能与高能三种。低能准直器适用于核素能量低于 150keV 的 γ 射线,准直器厚度为 20mm,孔数为 20000~42000 孔;中能准直器适用于核素能量为 150~400keV 的 γ 射线,准直器厚度为 80mm,孔数为 8000~10000 孔;高能准直器适用于核素能量高于 400keV 的 γ 射线,准直器的厚度大于 100mm,孔数为 1000~4000。随着 γ 射线能量增加,孔间隔增厚,孔数目减少,探头灵敏度也随之下降。此外,根据准直器孔径大小和孔数多少之不同又有高分辨率和高灵敏度准直器之分。

(3) 发散孔型准直器(diverging collimator)　它是多孔型准直器的一种,但各孔的形状和配置从晶体面向外看,是一扩大的锥形视野,即使比晶体直径大的被测物也可纳入有效视野内,如图 14-6(c)所示。它可以扩大视野 10%~20%,适用于大器官显像和全身扫描。其灵敏度和分辨率较多道平行型孔准直器差。准直器与患者的距离增加时,视野亦增大。孔数一般为1200,具有负焦点,适用于410keV以下的γ射线。

(4) 聚焦孔型准直器(converging collimator)　它是多孔型准直器的一种,但与发散型准直器相反,各孔配置在缩小型的锥体上,可以说是γ照相机的聚焦型准直器,具有与针孔型准直器同样的作用,如图14-6(d)所示。针孔型准直器仅有一个孔,聚焦孔型准直器而有多个孔,所以聚焦孔型准直器灵敏度较高。

如用大型γ照相机进行小脏器摄影,应用聚焦型准直器可获得较大的图像。其结构与扫描机用的聚焦型准直器相似,对深部病变有较高的分辨率,所获得的图像较用多道平行孔型准直器的图像清晰。

2. NaI(Tl)晶体

准直器的后面是一块大而薄的NaI(Tl)晶体,它密封在具有玻璃窗口和氧化镁反射层的铝壳内,以防止潮解。常用的晶体有圆形和矩形两种,厚度为6mm、9mm、12.7mm。圆形晶体的直径一般为292~407mm,矩形晶体面积为540mm×400mm等。晶体薄时空间分辨率好,但灵敏度大大降低;晶体加厚时,康普顿散射效应增强,分辨率差,但探测效率增加;若晶体增大,分辨率亦变差,采用增多光电倍增管的方法可以提高分辨率。

3. 光导

多为聚乙烯制成。把紧密组装的六角形排列的光电倍增管通过光导和硅油与NaI(Tl)晶体耦合,使闪烁光点的荧光传输到光电倍增管阴极的面上。光导的形状、大小、厚薄、结构对仪器的分辨率影响较大,设计时均有一定的要求。目前某些型号的γ照相机,不再使用光导,而采用光电倍增管通过硅油直接与NaI(Tl)晶体耦合。

4. 光电倍增管阵列

在晶体的上方装有按六角形排列的光电倍增管,常用是圆形的直径为75mm和50mm的光电倍增管,近来改用六角形,以减少圆型光电倍增管按六角形排列时相互存在的死腔。光电倍增管数目有19、37、61个不等,多者可达上百个以上。闪烁晶体与光电倍增管之间采用光导,光导与闪烁晶体,光导与光电倍增管之间涂有硅油作为光耦合剂,以减少光通过两种介质面时的损失。光电倍增管的性能好坏直接影响γ照相机的灵敏度、分辨率、均匀度及线性。光电倍增管要经过严格的挑选,使各个管子的放大性能尽可能一致。为了保持各个光电倍增管的放大性能相同,要定期调整每个管子上的高压或前置放大器的放大倍数,以使每个管子输出的脉冲幅度相同。

5. 定位电路

探头中的电子线路主要包括前置放大器、定位网络和放大器,其作用是将晶体内闪光点的坐标位置转变为一组位置信号:Y_-、Y_+和X_-、X_+。另外通过相加电路得到能量信号。

(二) 电子线路

γ照相机的电子线路集中在主机操作台上,模拟式γ照相机的电子线路基本上由能量信号通道、位置信号通道、双定标器/定时器和高低压电源等部件组成。

能量信号通道完成与能量成正比的信号选择,即提供定标器的开启信号和阴极射线管(cathode-ray tube CRT)的增辉信号及CRT能谱显示用的脉冲幅度分析信号,它包括Z放大器、显示增辉电路、衰减器和单道脉冲幅度分析器等电路。

位置信号通道由线性放大器、差分放大器、比例电路、旋转/定向电路、X/Y偏转放大器等电路组成。它的作用是将探头输出的与位置有关的信号(Y_-、Y_+、X_-、X_+)转换成相应的坐标信号,送显示器作为坐标显示信号,这样在晶体上的闪烁光点重现在荧光屏的相应位置上。双定标器/定时器用来记录经显示系统累积在胶片上的光点数目和时间,在达到预定的计数量或时间时,定标器就自动停止计数或自动控制光学照相机的快门摄片和换片,这样就能连续摄影。

高压电源供各个光电倍增管所用。

(三) CRT 显示装置

示波器主要包括 X、Y 轴信号放大系统、Z 轴信号系统与阴极射线管,它完成电平-图像位置变换。来自位置通道的 X、Y 位置信号送到 CRT 的 X、Y 偏转板上,作为闪烁点的位置信号待显示。来自能量通道的能量信号 E 送到 CRT 栅极上作为起辉信号使位置信号显示。

一般 γ 照相机有两台示波器,当一台用于照相时,另一台则用于观察要摄取的图像或作为调整受检者体位用。用于照相的示波器可按上一步法照相机或实体放大器,后者可拍摄实体大小照片或安上 35mm 照相机用于连续拍摄动态图像。有的型号 γ 照相机可使两台示波器同时用于照相,在一次检查中获得一步成像照片和实体大小照片。

一步法照相机配有两个镜头。一个是单镜头,用于整幅胶片拍摄图像;另一个是三镜头的固定光圈分别曝光,所以能够在同一时间内,用不同照相条件拍摄闪烁图,在一张胶片上能得到三个图像,可以任意挑选一个曝光合适的清晰图像。35mm 定时照相机不仅可以把闪烁照相机示波器上核素闪烁图进行静态摄影,而且还可以在固定时间内连续拍摄 250 帧照片。

(四) 附属设备

1. 功能测定装置

一般由双道计数率仪和双笔自动记录仪组成。可将测量结果与时间的函数关系描绘成时间-放射性曲线,用以动态观察肾功能、肺功能、心脏功能、脏器血流量和其他"感兴趣"区域的动态变化曲线。

2. 双核素附加器

γ 照相机配用双核素附加器,可以在一次显影中,同时得到两种不同能量的示踪核素在体内分布的图像,如用于胰腺显像等。

3. 数据处理系统

数据处理系统的基本部件包括小型电子计算机或微型计算机、模拟数字转换装置、图形-字符显示器等。使用电子计算机可以采集 γ 照相机送来的图像数据,并把数据数字化、贮存、进行处理以获得脏器各种功能参数,并使图像更加清晰。

4. 心电图控制装置

用受检者本身的心电来控制 γ 照相机的门电路,选择在心动周期的某一特定时间成像,亦称门控心脏血池显像。

5. 全身 γ 照相装置

利用该装置,当探头在全身移动完毕,即得到一张全身 γ 照相图,常用于全身骨骼 γ 照相以寻找肿瘤骨转移病灶。

第三节 γ照相机性能指标及其质量控制

γ照相机的性能指标及其质量控制对图像质量和诊断可靠性至关重要。国际上主要应用美国电气制造商协会提出的γ照相机性能测试标准——NEMA标准,这里结合国内外某些常用测试的校正方法,介绍γ照相机的性能指标及其质量控制。

一、空间分辨率

(一) 定义

空间分辨率(spatial resolution)表示γ照相机能够分辨出两点源或线源间的最小距离,或定义为线扩展函数曲线峰值一半处的全宽度(FWHM),单位是mm。

γ照相机系统空间分辨率(R_S)是由准直器的空间分辨率(R_C)与γ照相机的固有空间分辨率(R_i)所构成。系统空间分辨率可表达为

$$R_S = \sqrt{R_C^2 + R_i^2} \tag{14.7}$$

一般情况下,随着光电倍增管数目的增加(晶体大小不变),入射γ射线能量的提高,晶体(或光导)厚度变薄,能量窗宽的减小、散射光子和总计数率的降低均可改善γ照相机的固有空间分辨率。而电子元件失效,光电倍增管性能的不一致、晶体的损坏以及高计数率都会使γ照相机的固有空间分辨率变差。多道平行孔型准直器的分辨率随着准直孔径减小而得到提高。在采集图像时,准直器尽可能地贴近患者体表面,这样可获得最好系统空间分辨率,反之分辨率变差。如果使用的核素能量增高,并采用同一准直器时,系统空间分辨率(system spatial resolution)就会降低,故不同能量的核素应选用不同类型的准直器。

(二) 固有空间分辨率(intrinsic spatial resolution)的测试

1. 铅栅模型照相法

使用一个大小类似准直器的四象限铅栅模型(图14-7)取代准直器测定固有空间分辨率。测量时,卸掉准直器,将探头朝上,把铅栅紧贴闪烁探头表面,用20~37MBq的^{99m}Tc点源悬吊于探头表面中央上方5倍有用视野直径(UFOV)直线距离处,能量窗宽为20%,预置计数10^3K,采集静态图像1帧。铅栅每旋转90°,采集1帧图像,共采集4帧图像。以人眼能分辨的铅栅间隔的最小值记为B,则对应的FWHM值(线扩展函数曲线的半高宽)为

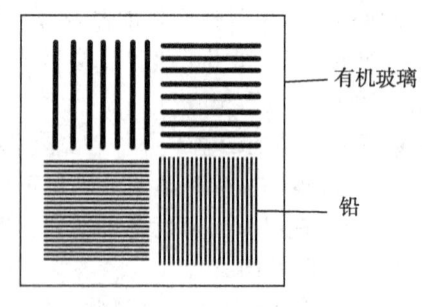

图 14-7 铅栅模型

$$FWHM = 1.75B \tag{14.8}$$

X、Y方向FWHM的平均值即为固有空间分辨率,铅栅照相法常用于模拟式γ照相机。

2. 线扩展函数半高宽法

测试数字式γ照相机的固有空间分辨率,通常以探头有用视野大小为标准制作用于分辨率与线性研究的铅栅模型。其栅格间距为1mm,铅条宽为29mm,厚度为3mm。移去准直器,探头朝上,将铅栅模型放置在探头上,栅格平行X方向,并将^{99m}Tc点源置于探头中央上方5倍的UFOV直线距离处。设置20%的能量窗宽,计数率小于10^4计数/s为限,采集总计数以使线扩展函数计数均超过1000为好,由此获得如图14-8(a)所示平面图像。然后使用计算机软件在铅栅平面图像上作一计数剖面显示,如图14-8(b)所示。参照图14-8(c),固有空间分辨率表示为线扩展函数的半高宽(FWHM)和十分之一宽度(FWTM)。同时必须把铅栅模型旋转90°相对于Y方向作同样的测量。

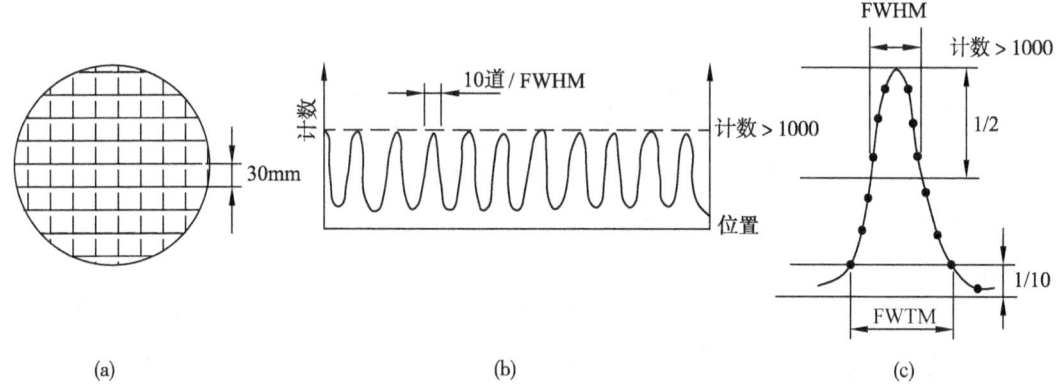

图14-8 模型图像(a),线扩展函数(b),线扩展函数的FWHM(c)

(三) 系统空间分辨率的测试

系统空间分辨率是表征γ照相机和准直器系统精确地分辨两γ线源间最小距离的能力的一个参数,对系统空间分辨率测试分为有散射和无散射两种情况。在无散射情况下的测试,设计内径为1mm、长度约等于UFOV的^{99m}Tc线源两个,将探头朝上,线源平行X方向放置于探头上,距离准直器平面位置为100mm,两线源间隔

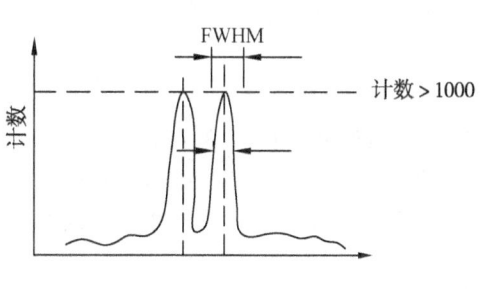

图14-9 计数分布曲线

50mm。设置20%的能量窗宽,计数率小于10000计数/s为限,进行数据采集,获得如图14-9所示的计数分布曲线。相对于某种准直器的系统空间分辨率表示为半高宽(FWHM)和十分之一宽度(FWTM)。系统空间分辨率测试在X和Y两个方向分别进行,将^{99m}Tc线源旋转90°重新放置进行检测。

在有散射情况下的测试是将直径等于UFOV、高度为150mm的有机玻璃圆柱体的容器充满水溶液且放置在探头上面,并将上述^{99m}Tc线源按同样的几何条件放置于容器表面上作同样的测量和计算。

二、固有泛源均匀性

(一) 固有泛源均匀性(intrinsic flood-field uniformity)

γ照相机的固有泛源均匀性(intrinsic flood-field uniformity)是描述探头全视野内对一个均匀分布的放射源响应的差异,即计数密度(单位面积的计数)的差异。均匀性又分为积分均匀性(IU)和微分均匀性(DU)。IU表示探头对一均匀分布放射源的最大响应误差,其表达式为

$$IU = \frac{\max - \min}{\max + \min} \tag{14.9}$$

其中max和min分别表示图像矩阵中最大像素值和最小像素值。探测视野分为有用视野(useful field of view UFOV)和中央视野(central field of view CFOV,等于75%UFOV),同样积分均匀性也是分别相对UFOV和CFOV而言的。

微分均匀性表示探测视野内一定距离(通常是5个像素的范围)间计数密度的最大变化率,其表达式为

$$DU = \frac{high - low}{high + low} \tag{14.10}$$

其中high和low是指逐行逐列考察每五个连续像素的计数偏差后,所得最大偏差的一组像素中的最高和最低计数值。同样微分均匀性也是分别相对于UFOV和CFOV来测量计算的。

光电倍增管性能的不一致、空间线性变坏、晶体性能变差和损坏、能量窗的漂移和高计数率等因素都会降低γ照相机的固有均匀性。准直器的损坏同样也会降低整个系统均匀性。

(二) 固有泛源均匀性的测试

通常采用^{99m}Tc点源和活度均匀的平面源,在此以点源为例说明其测量方法。将点源置于探头正中上方直线距离为5倍UFOV,卸下准直器,装上3mm厚的UFOV屏蔽铅环,设置能量窗宽为20%,放射源活度以其产生的计数率不超过20000计数/s为限,采集矩阵一般为64×64即可。通常设定中心像素计数为4000,总计数大于10M,这样采集所得到的UFOV平面图像如图14-10所示,根据式(14.9)和式(14.10)即可计算出积分均匀性和微分均匀性。

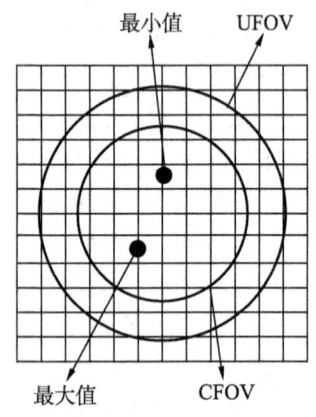

图14-10 均匀泛源图像

三、固有能量分辨率

(一) 固有能量分辨率(intrinsic energy resolution)

固有能量分辨率反映了γ照相机鉴别γ闪烁事件的能力,是衡量γ照相机精确地分辨光电峰事件能力的一个参数。它被定义为能谱曲线中光电峰(全能峰)半高宽与γ射线能量

之比值的百分数。

探头中各个光电倍增管的性能的不一致、晶体的性能、光电倍增管与晶体间耦合是否良好等因素都会直接影响能量分辨率。

(二) 固有能量分辨率的测试

通常采用 ^{99m}Tc 点源，卸下准直器，装上 3mm 厚的铅屏蔽环，设置有用视野。将点源置于探头正上方距离为 5 倍的 UFOV 处，放射源活度以其计数率小于 20000 计数/s 为限，用多道脉冲幅度分析器进行能谱测量，获得如图 14-11 所示的能谱图。通常采集时限的设置以使光电峰值计数超过 1000 为好。

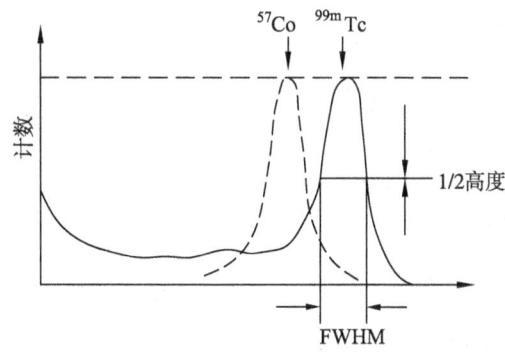

图 14-11　^{57}Co 和 ^{99m}Tc 能谱图

根据所测得的能谱图，固有能量分辨率 IER 的计算公式如下

$$IER = \frac{FWHM}{PE} \qquad (14.11)$$

其中，PE 表示光电峰能量。

四、固有空间线性

(一) 固有空间线性 (intrinsic spatial linearity)

固有空间线性是表征 γ 照相机对入射 γ 光子位置产生几何畸变（失真）程度的一个参数，如空间线性不好，则图像失真。固有空间线性分为绝对线性和微分线性。绝对线性定义为线扩展函数峰位最大空间位移；微分线性定义为有用视野或中心视野内线扩展函数峰值位置位移的标准差，均用 mm 表示。影响线性的因素主要取决于位置加权电路矩阵的直线性和混合器、比率电路的线性工作范围。

(二) 空间线性的测试

1. 铅栅模型照相法

设置条件与空间分辨率照相法相同，只是模型不同。测线性的模型是等间隔直线排列，铅栅方向平行 X 方向或 Y 方向各采集一帧静态图像。从图像上直观评价铅栅直线影像的弯曲程度。

2. 线扩展函数峰位置偏离法

该法可与"空间分辨率"线扩展函数半高宽法测试同时进行，从中获得数据。在铅栅平面图像上作计数剖面显示得线扩展函数曲线，利用线性插值法找出峰点，采用最小二乘拟合

法决定理想的分布。绝对线性峰位最大空间位移表示为

$$\text{Max}(i) = |c_p(i) - I_p(i)| \tag{14.12}$$

其中 $I_p(i)$ 表示理想线扩展函数第 i 个峰值位置,$c_p(i)$ 是测量得到的线扩展函数第 i 个峰值位置。

微分线性则表示为线扩展函数各个峰值位置产生几何畸变的标准差。

五、系统灵敏度

(一) γ 照相机灵敏度

γ 照相机系统灵敏度表示系统对 γ 射线的探测效率,定义为单位活度的计数率。它主要由准直器和闪烁体的效率决定。

(二) 系统灵敏度(system sensitivity)的测试

为了测量系统的灵敏度,通常制作直径为 100mm、高为 3mm 的圆柱体容器,并对不同能量的准直器分别采用 ^{99m}Tc、^{203}Hg、^{131}I 等放射源。测量时探头朝上,将一定活度的放射源注入容器内并放置在探头中央(图 14-12)。

设置 20% 的能量窗宽。计数率小于 10000 计数/s 为限,进行测量计数。采集时间以分钟为单位,放射源活度以 Bq 为单位,则系统灵敏度用下式表示

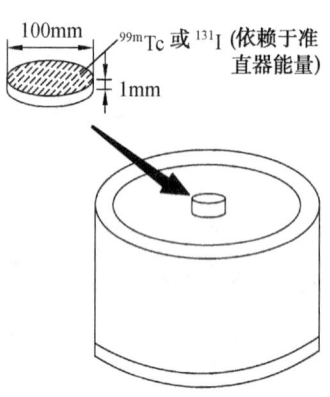

图 14-12 系统灵敏度测试示意图

$$\text{系统灵敏度} = \frac{\dfrac{\text{计数}}{\text{测量时间}}}{\text{放射源活度}} (\text{cpm/Bq}) \tag{14.13}$$

六、固有计数率特性

固有记数率特性(intrinsic count-rate performance)反映了 γ 照相机对记数率的响应能力。它有两个参数,一个是计数率容量,另外一个是"死时间"。

(一) 计数率容量(或最大计数率)

计数率容量是 γ 照相机所能探测或记录到的最大计数率,它反映了 γ 照相机对入射 γ 射线的响应能力。

按 NEMA 测试标准,通常分两种测试程序,一种是在有 20% 计数损失情况下测试计数率;另一种是做最大计数率的测试。相应地可得到表征计数率特性的两种参数:最大计数率和计数损失 20% 时的计数率,均用计数/s 表示。

(二) "死时间" τ

"死时间"描述 γ 照相机对两个相邻 γ 事件在时间上的分辨能力。通常,能分辨开两个 γ 事件的最小时间间隔即为"死时间"。

"死时间"的测量采用双源法。用两个点源,计数率分别记为 n_1 和 n_2,相差 ±10% 内,合在一起的计数率为 n_{12},它应接近指标规定的 $n(-20\%)$(损失 20% 计数时的计数率)。对所

测结果按 NEMA 标准规定的公式计算如下

$$\tau = \frac{2n_{12}}{(n_1+n_2)^2} \ln \frac{n_1+n_2}{n_{12}} \quad (14.14)$$

按损失 20% 计数时的计数率表示

$$n(-20\%) = \frac{1}{\tau} \ln \frac{10}{8} = \frac{0.2231}{\tau} \quad (14.15)$$

七、多窗空间配准度

(一) 多窗空间配准度

多窗空间配准度(multiple window spatial registration)是表征 γ 照相机在不同能量情况下图像位置偏离的一个参数。

(二) 多窗空间配准度测试

采用 ^{67}Ga 点源,放置点源的圆柱状铅容器口的内径为 3mm,点源至孔口距离为 6mm。探头朝上将点源置于 X 方向的 CFOV 边界线上,设置 20% 的能量窗宽,针对 ^{67}Ga 的三种不同能量分别采集 3 帧图像。在 X 方向上过点源作计数剖面显示,然后设定计数率峰的中心位置,由此得到如图 14-13 所示的不同线扩展函数曲线图。

多窗空间配准度定义为 ^{67}Ga 的 93keV γ 射线的计数峰与其他能量计数峰中心位置间的最大位移,其度量单位是毫米。

注意多窗空间配准度是相对于 X 方向和 Y 方向来说的,所以在 Y 方向的测量按同样的方式进行。

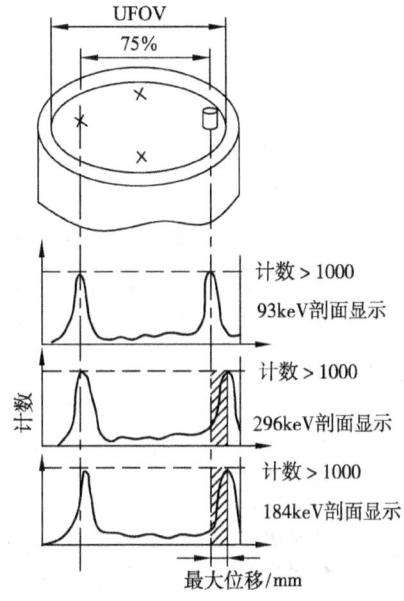

图 14-13 多窗空间配准度测试示意图

八、使用与维护

γ 照相机为一种结构、电子线路比较复杂的高技术的影像设备,使用时一定要进行精细调节并建立一套使用操作规程,才能确保成像的质量和可靠性。

(一) 闪烁探头的维护

由于闪烁探测器的 NaI(Tl) 晶体大而薄,受温度变化的影响很大,所以应严格遵守以下条件:

① 闪烁探头的保存温度在 15～35℃ 之间。

② 温度随时间的变化每小时不超过 3℃,因此必须备有恒温设施。更不要把闪烁探头放在通风良好的地方或靠近空气调节器,每次操作完毕切勿忘记装上准直器,以防止 NaI(Tl) 晶体受到温度剧变的影响。

③ 置换准直器时,严格防止准直器与探头碰撞,以免损坏晶体和准直器。

(二) γ照相机性能的定期测试

为了保证γ照相机的最佳指标,以及及时了解仪器运行时期的性能情况,必须对γ照相机进行一些性能的定期测试,即γ照相机例行质量控制,以便及时发现性能指标偏离过大等问题。并请有关专业人员予以校正,使之正常。

第四节 发射型计算机断层(ECT)

一、概　述

CT是computed tomography的缩写,中文意思是计算机辅助断层。计算机辅助断层分为X射线计算机断层(X线XT)、放射性核素计算机断层(ECT)和磁共振计算机断层(MRCT或MRI)。X线CT是属于透射型计算机断层中的一种,是来自人体外的射线穿透人体而获得断层图像,因此被称为透射型断层(TCT)。而放射性核素计算机断层的射线是来自人体内脏器所摄取的放射性药物,故称为发射型计算机断层(emission computed tomograhy,简称ECT)。

常规的显像仪器,不论是利用X射线或放射性核素,都是把人或器官的三维形态变成二维平面图像,因此所得的影像因前后组织有重叠而使分辨病灶的能力降低。为了克服此缺点,20世纪70年代以前利用聚焦平面原理得到某一聚焦平面上的截面图像。该技术的主要缺点是聚焦平面外的组织影像不是被消除,而仅是被模糊,对图像仍有干扰,因此聚焦平面的截面图像不够清晰,分辨率仍较差。

1963年,Kuhl和Edwards发明了核医学的横向断层扫描仪。其所取的断层面与人体长轴垂直,是用一探测器环绕物体旋转以获得许多角度的投影数据,然后采用简单的反向投影技术重建成该物体的影像。由于当时未使用计算机校正,因而图像模糊,但此仪器的基本概念与后来的X线CT相似。

X线CT的出现是放射诊断学的一次革命。1972年英国EMI公司的Hounsfield成功地将计算机图像重建法应用于X线断层,称之为计算机横向断层,现简称CT。它完全消除了邻近组织对断层影像的干扰,使断层技术得到惊人的发展。

X线CT的成就也促进了ECT的发展。在克服了种种困难后,X线CT的图像重建原理成功地应用于放射性核素的CT成像,1980年以后ECT得到迅速发展。它的临床应用的结果显示出其独特的价值,把核医学推向一个新的发展阶段。

ECT可分为单光子发射型计算机断层(single photon emission computed tomography,简称SPECT)和正电子发射型计算机断层(positron emission computed tomography,简称PET)。

SPECT所使用的放射性核素与γ照相机相同,用通常的γ射线探测法即可测量。从探测原理上来讲,可用一个探头构成SPECT探测系统,两个或三个探头的SPECT探测系统是为了提高探测效率和空间分辨率。PET 使用回旋加速器生产的发射正电子的放射性核素。对于正电子的探测需采用符合测量技术，故 PET 探测系统要有两个以上的探头构成，并成对称排列。

SPECT 按其所取断层方向可分为纵向断层仪和横向断层仪。纵向断层的断层面与人体长轴平行。在普通的 γ 照相机探头加上一个特殊设计的准直器后，能得到一组不同深度的聚焦平面断层图像。应用较广的有：

① 七针孔型准直器，它有 7 个针孔，中间 1 个，周围 6 个，成六角形排列。每个针孔孔径为 5.5mm，离中央孔轴线的距离为 6.35cm。准直器表面与晶体表面距离为 12.7cm，中间有铅屏蔽，防止投影视图相互重叠。铅板上的 7 个针孔使晶体得到 7 个不重叠的投影，经过衰减校正后，原始的 7 帧图像可用来重建不同深度的纵向断层图像。此种系统的优点是结构简单，准直器可附加在任何 γ 照相机上，重建图像时间短。缺点是视野太小（有限角度 85°），不是全视野，只能用于小脏器，而且不能重建各个方位的断层。

② 旋转斜孔型准直器，斜孔为平行孔，与晶体表面成一定角度（如倾斜 25°）。斜孔准直器可以绕晶体中心轴旋转一定角度，从而得到不同方位的投影视图，可重建成不同深度的纵向断层。

纵向断层一般应用体层摄影原理，均属于不完全角度取样，虽然也有图像重建，但断层平面内仍有周围平面重叠信息的干扰。空间分辨率和均匀性都较差，图像对比差，容易产生伪影，故目前已被横向断层仪所淘汰。

横向断层的断层面与人体长轴垂直，与 X 线 CT 相似。探测器采用多探头，排列成阵或 γ 照相机探头旋转 360°采样。

发展最快的是旋转型 γ 照相机，它是将一个或两个普通 γ 照相机探头装在一可旋转的环形钢架上，工作时将探头绕人体长轴连续或步进转动 360°或 180°（双探头）。轨道有圆形、椭圆形等，探头从多角度获取数 10 帧二维投影视图。利用计算机的图像重建软件，可得到横断面、矢状面及冠状面的一系列断层影像。由于这种类型的 SPECT 结构相对来说比较简单，又可兼作普通 γ 照相机用，因此是目前生产最多、使用最广的一种类型。

二、单光子发射型计算机断层（SPECT）

从 γ 照相机到单探头的 SPECT，到今天的三探头的 SPECT，它们对于放射性核素的探测原理仍是 γ 照相机的探测原理。ECT 同 MRI 和 X 线 CT 相比，三者主要的区别在于探头部分的探测原理不同，而在计算机的图像重建原理上有很大的相似之处，尤其是 ECT 和 X 线 CT 两者更相似。

ECT 的图像重建原理与 X 线 CT 的横断层重建法相似，采用探测器环绕人体长轴，在人体外从不同角度做直线扫描。扫描时，探测器将每一条线上体内放射性核素发射出的射线总和记录下来，这样就得到一组直线投影数据（脉冲计数）。同一角度上这些直线投影的集合组成一个投影截面，即人体脏器组织某一断层面在这个方向上的一帧静态图像。每做完一次直线扫描，探测器旋转一定角度（约 6°），再重复以上过程。如此反复进行，完成绕人体 i 周（图 14-14）才结束该断层面的数据采集。对每一个断层面做同样的数据采集，直到某脏器组织的所有断层面的数据采集全部完成为止。而最新产品的 X 线 CT 和 ECT 已不再做直线扫描运动,SPECT 的探头绕人体一周,就可完成所有断层面的数据采集。

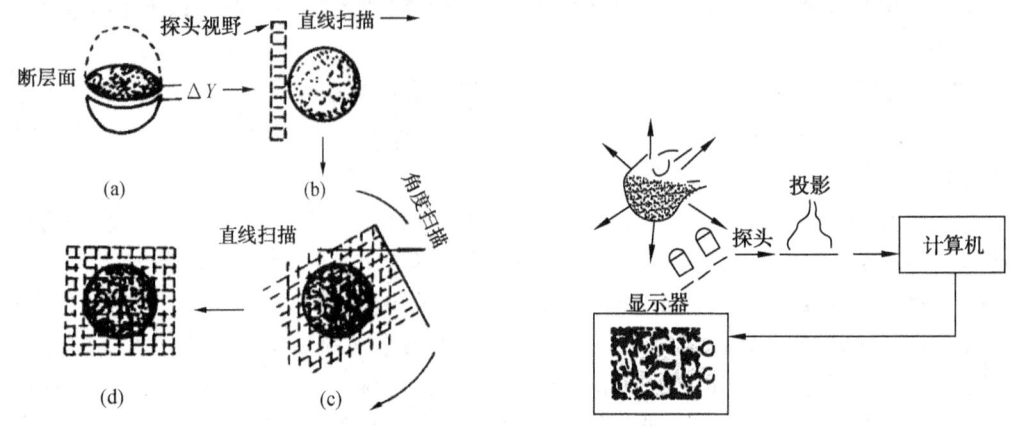

图 14-14 ECT 数据获得示意图　　　　图 14-15 ECT 工作原理

在扫描的过程中,探测器信号经放大和模-数转换后送入电子计算机,并按预定的程序(数学模型)重建成放射性密度分布的三维断层图像(图 14-15)和(图 14-16)。什么是图像重建技术?图像重建的简单定义是已知物体在不同方向的投影值,求物体各点的分布,在 SPECT 中则是已知各方向的投影值,求断层面内各点的放射性分布。

有关投影重建图像理论,早在 1917 年已由奥地利数学家 Radon 解决。他发表的论文证明二维或三维的物体能通过其投影的无限集合单一地重建出来,这就奠定了图像重建的理论基础。

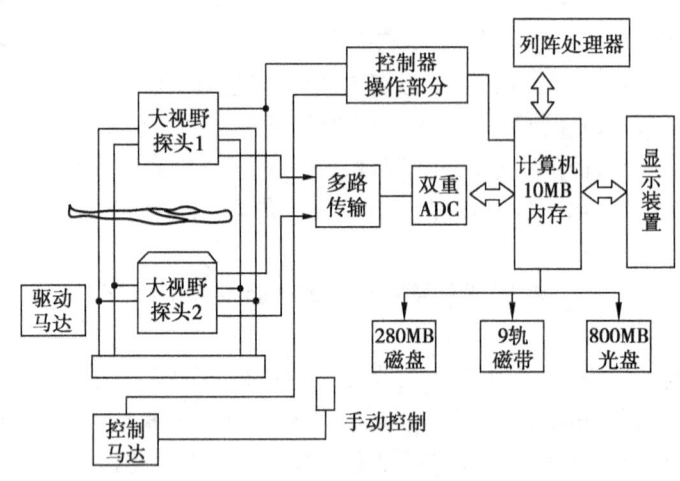

图 14-16　SPECT 系统方框图

美国 Bracell 于 1956 年第一个在宇宙天文学领域进行应用,1972 年 Hounsfield 应用投影重建技术在 EMI 公司研制出第一台用于脑部诊断的 X 线 CT 扫描仪。CT 技术中所使用的图像重建技术有:滤波反向投影法;迭代重建法;傅里叶变换法等。

为了使图像重建的物理概念更为清楚,可以从简单的解线性方程组求未知数入手,理解图像重建,在此基础上再引入 ECT 中常用的滤波反向投影法(filter back project)。

用一个二维四元矩阵代表一断层面,实际的断层面矩阵要大得多,最小 64×64,最大 128×128。设四元矩阵中每一矩阵单元的放射性活度分别为 A_1、A_2、A_3 和 A_4。由探头在三是为了提高探测效率和空间分辨率。PET 使用回旋加速器生产的发射正电子的放射性核素。对于正电子的探测需采用符合测量技术,故 PET 探测系统要有两个以上的探头构成,并成对称排列。

SPECT 按其所取断层方向可分为纵向断层仪和横向断层仪。纵向断层的断层面与人体长轴平行。在普通的 γ 照相机探头加上一个特殊设计的准直器后,能得到一组不同深度的聚焦平面断层图像。应用较广的有:

① 七针孔型准直器,它有 7 个针孔,中间 1 个,周围 6 个,成六角形排列。每个针孔孔径为 5.5mm,离中央孔轴线的距离为 6.35cm。准直器表面与晶体表面距离为 12.7cm,中间有铅屏蔽,防止投影视图相互重叠。铅板上的 7 个针孔使晶体得到 7 个不重叠的投影,经过衰减校正后,原始的 7 帧图像可用来重建不同深度的纵向断层图像。此种系统的优点是结构简单,准直器可附加在任何 γ 照相机上,重建图像时间短。缺点是视野太小(有限角度 85°),不是全视野,只能用于小脏器,而且不能重建各个方位的断层。

② 旋转斜孔型准直器,斜孔为平行孔,与晶体表面成一定角度(如倾斜 25°)。斜孔准直器可以绕晶体中心轴旋转一定角度,从而得到不同方位的投影视图,可重建成不同深度的纵向断层。

纵向断层一般应用体层摄影原理,均属于不完全角度取样,虽然也有图像重建,但断层平面内仍有周围平面重叠信息的干扰。空间分辨率和均匀性都较差,图像对比差,容易产生伪影,故目前已被横向断层仪所淘汰。

横向断层的断层面与人体长轴垂直,与 X 线 CT 相似。探测器采用多探头,排列成阵或 γ 照相机探头旋转 360°采样。

发展最快的是旋转型 γ 照相机,它是将一个或两个普通 γ 照相机探头装在一可旋转的环形钢架上,工作时将探头绕人体长轴连续或步进转动 360°或 180°(双探头)。轨道有圆形、椭圆形等,探头从多角度获取数 10 帧二维投影视图。利用计算机的图像重建软件,可得到横断面、矢状面及冠状面的一系列断层影像。由于这种类型的 SPECT 结构相对来说比较简单,又可兼作普通 γ 照相机用,因此是目前生产最多、使用最广的一种类型。

二、单光子发射型计算机断层(SPECT)

从 γ 照相机到单探头的 SPECT,到今天的三探头的 SPECT,它们对于放射性核素的探测原理仍是 γ 照相机的探测原理。ECT 同 MRI 和 X 线 CT 相比,三者主要的区别在于探头部分的探测原理不同,而在计算机的图像重建原理上有很大的相似之处,尤其是 ECT 和 X 线 CT 两者更相似。

ECT 的图像重建原理与 X 线 CT 的横断层重建法相似,采用探测器环绕人体长轴,在人体外从不同角度做直线扫描。扫描时,探测器将每一条线上体内放射性核素发射出的射线总和记录下来,这样就得到一组直线投影数据(脉冲计数)。同一角度上这些直线投影的集合组成一个投影截面,即人体脏器组织某一断层面在这个方向上的一帧静态图像。每做完一次直线扫描,探测器旋转一定角度(约 6°),再重复以上过程。如此反复进行,完成绕人体 i 周(图 14-14)才结束该断层面的数据采集。对每一个断层面做同样的数据采集,直到某脏器组织的所有断层面的数据采集全部完成为止。而最新产品的 X 线 CT 和 ECT 已不再做直线扫描运动,SPECT 的探头绕人体一周,就可完成所有断层面的数据采集。

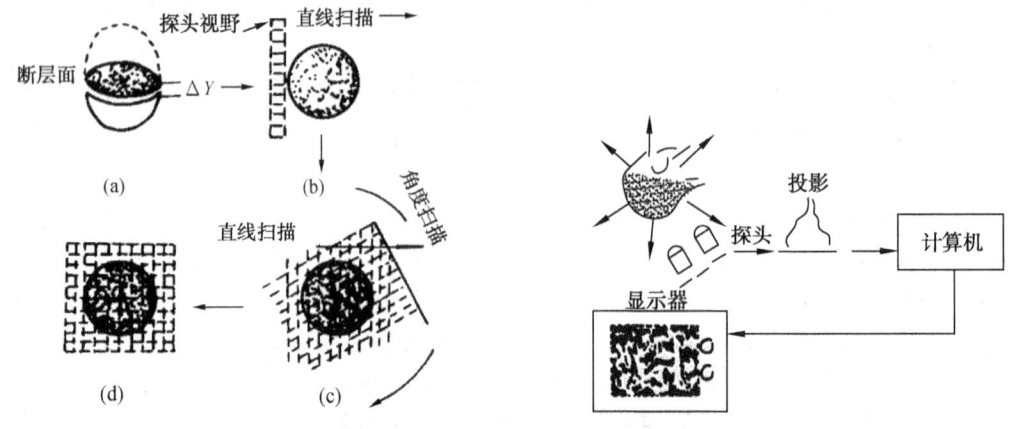

图 14-14 ECT 数据获得示意图　　　　图 14-15 ECT 工作原理

在扫描的过程中,探测器信号经放大和模-数转换后送入电子计算机,并按预定的程序(数学模型)重建成放射性密度分布的三维断层图像(图 14-15)和(图 14-16)。什么是图像重建技术？图像重建的简单定义是已知物体在不同方向的投影值,求物体各点的分布,在 SPECT 中则是已知各方向的投影值,求断层面内各点的放射性分布。

有关投影重建图像理论,早在 1917 年已由奥地利数学家 Radon 解决。他发表的论文证明二维或三维的物体能通过其投影的无限集合单一地重建出来,这就奠定了图像重建的理论基础。

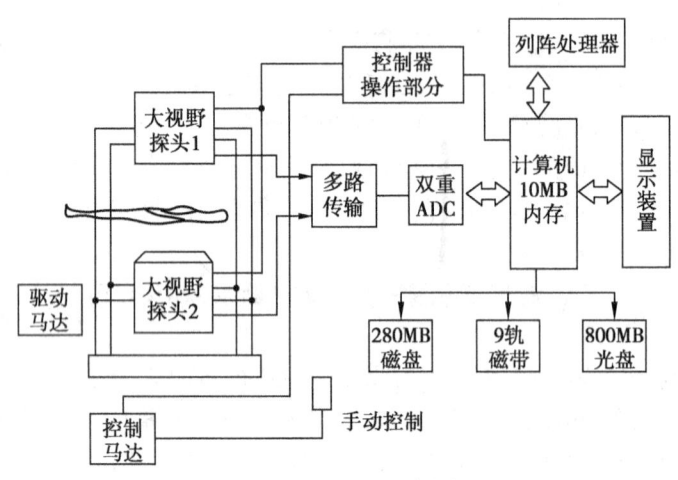

图 14-16 SPECT 系统方框图

美国 Bracell 于 1956 年第一个在宇宙天文学领域进行应用,1972 年 Hounsfield 应用投影重建技术在 EMI 公司研制出第一台用于脑部诊断的 X 线 CT 扫描仪。CT 技术中所使用的图像重建技术有：滤波反向投影法；迭代重建法；傅里叶变换法等。

为了使图像重建的物理概念更为清楚,可以从简单的解线性方程组求未知数入手,理解图像重建,在此基础上再引入 ECT 中常用的滤波反向投影法(filter back project)。

用一个二维四元矩阵代表一断层面,实际的断层面矩阵要大得多,最小 64×64,最大 128×128。设四元矩阵中每一矩阵单元的放射性活度分别为 A_1、A_2、A_3 和 A_4。由探头在三个方向测量的投影如图 14-17 所示。

水平方向： $A_1+A_2=92$ (14.16)
     $A_3+A_4=97$ (14.17)
垂直方向： $A_1+A_3=104$ (14.18)
     $A_2+A_4=85$ (14.19)
对角方向： $A_1+A_4=73$ (14.20)
     $A_3+A_2=116$ (14.21)

解上面的三组方程得 $A_1=40, A_2=52, A_3=64, A_4=33$。将计算的 A_1、A_2、A_3 和 A_4 代入矩阵中，得到计算

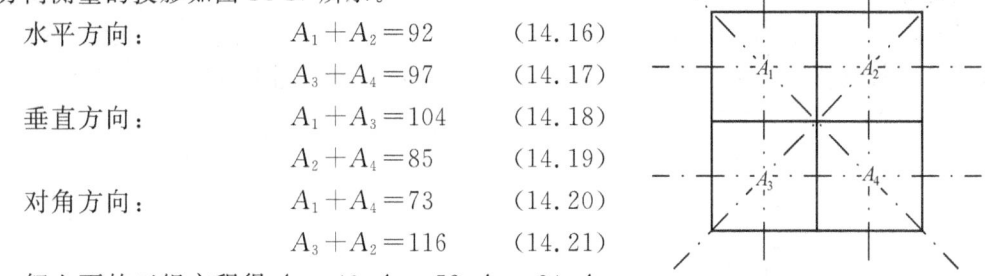

图 14-17 图像重建原理

的射线和。将计算的射线和与测量的射线和相比较，两者完全一致。

一般而言，在实际问题中同时存在着足够多的线性方程，可用矩阵逆转法求得这些线性方程的解。但这种方法存在着方程数多于未知数，矩阵中有过多的图像单元时计算时间过长的缺点。

下面用图解及数字运算说明反投影及滤波反投影的原理。反投影法是一种基本的图像重建技术，首先由 Kuhl 用于医学图像。反投影实际上是把原始图像在各个方向的投影值反向投影到矩阵的各个矩阵单元中，并在各个矩阵单元中求和，其投影和反投影过程。

如图 14-18 所示，图中(a)为 3×3 矩阵，一点源在该矩阵的中央，其值是未知的，但各个方向的投影值可以测量，图中仅标出了垂直方向和对角线两个方向的投影值，垂直方向为 5,50,5，对角线方向为 10,60,10；图中(b)是(a)的反投影，反投影过程中把原投影值均匀分配在同方向的各个矩阵单元中，然后，将各个矩阵单元中的值相加；图中(c)是垂直和对角线两个方向反投影的结果，图中省略了其他方向的反投影，如果把所有方向的反投影相加起来就得到结果(d)；图中(d)的结果表明一个点源经过简单反投影重建出来的图像失真了，点源发散了，图中除了中心值(500)外，周围有很高的本底值(200)。

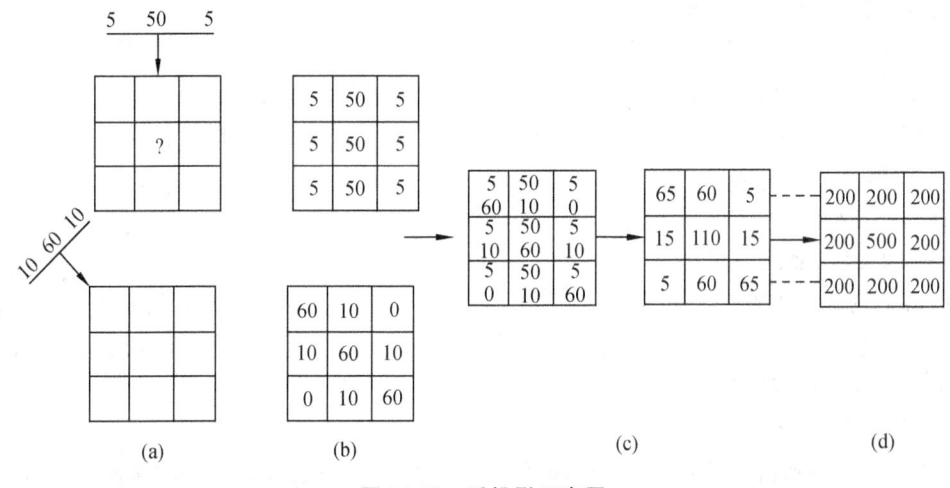

图 14-18 反投影示意图

点源反投影后出现发散现象的主要原因是成像系统的高频响应太差，图像重建过程中又丢失了较多的高频成分，为了使图像复原，需要引入适当的滤波函数。将原始投影截面与滤波函数卷积分后再反投影称滤波反投影。要消除正的本底，滤波函数应选中间为正，两边

为负的分布。卷积分的结果使原始投影值也变为中间正两边负。图 14-19 中(a)的投影就修正为 $-5,50,-5$ 和 $-10,60,-10$，其他各方向的投影也按同样规律修正。图中(c)为滤波反投影的最终结果。由此可见，经滤波后的反投影消除了周围的本底，中心为 500，周围为 0，点源恢复了一个点的分布。

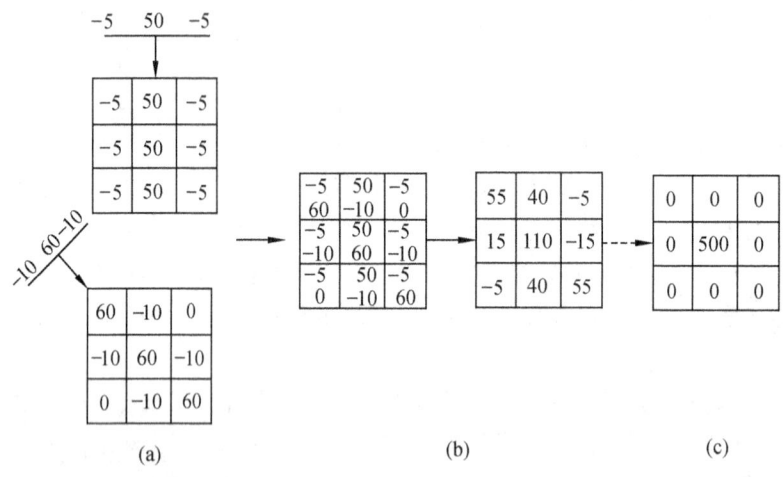

图 14-19　滤波反向投影法示意图

三、SPECT 的质量控制及使用

SPECT 能显示三维图像，在空间分辨率、定位的精确度、计算病变部位的大小和体积等方面远优于 γ 照相机，但技术要求也比 γ 照相机要求高得多。对图像质量影响的因素如旋转几何轴与矩阵中心不一致、机械性能和电学性能的不稳定性等在重建断层图像中被放大，如不进行恰当的修正，将可能在断层图像中造成伪影。

γ 照相机型的 SPECT 性能指标应包括 γ 照相机本身及 SPECT 断层两部分。γ 照相机的质量控制如空间分辨率、能量分辨率、均匀性、线性和计数率响应等性能指标仍以前面所述的 NEMA 标准为依据进行测试，不再重复论述。然而仅以 γ 照相机的技术指标来评价 SPECT 的性能是不够的，SPECT 还应有另外一些性能指标，用于验收和日常的质量控制，通常有九项指标。

（一）物理方面的一般检查

用水平测绘仪检查探头的支架、断层床、运动轨道等在垂直和水平方向是否有倾斜。这些倾斜会造成全身扫描速度不匀，也可使机械旋转中心位置偏移。严重时可使计算机无法校正至预定的数值，图像质量明显下降。

（二）像素绝对大小的测定

计算脏器体积，占位性病变大小，吸收校正等都需要该数据，以 mm/像素(pixel) 表示之。标定方法：把两个点源放在有机玻璃板上，两点源相距 20cm，分别使点源沿探头的 X 和 Y 轴取向，各采集一帧点源静态图像。

用重心法求出两点源图像中心的坐标，设点源的扩展区域为 $\Delta I \times \Delta J$，$C(I,J)$ 是像素点 (I,J) 的计数值，则重心的坐标

$$\langle I \rangle = \sum_{i=i_1}^{i=i_2}\sum_{j=j_1}^{j=j_2} I \cdot C(I,J) / \sum_{i=i_1}^{i=i_2}\sum_{j=j_1}^{j=j_2} C(I,J) \tag{14.22}$$

$$\langle J \rangle = \sum_{i=i_1}^{i=i_2}\sum_{j=j_1}^{j=j_2} J \cdot C(I,J) / \sum_{i=i_1}^{i=i_2}\sum_{j=j_1}^{j=j_2} C(I,J) \tag{14.23}$$

X轴方向上两点源的重心分别为(x_1,y_1)和(x_2,y_2)，Y轴方向上两点源的重心分别为(x_3,y_3)和(x_4,y_4)。X轴方向上两点源间的像素数

$$N_x = \sqrt{(x_1-x_2)^2+(y_1-y_2)^2} \tag{14.24}$$

Y轴方向上两点源间的像素数

$$N_y = \sqrt{(x_3-x_4)^2+(y_3-y_4)^2} \tag{14.25}$$

像素的绝对大小定义为点源间实际距离与对应图像中点源间像素数的比值：X轴方向像素的绝对大小为$200\text{mm}/N_x$；Y轴方向像素的绝对大小为$200\text{mm}/N_y$。取X，Y方向的平均值即为像素绝对大小，像素绝对大小与矩阵大小相对应。

（三）旋转中心偏离的检查

SPECT 的旋转中心（center of rotation COR）位于旋转轴上。而旋转轴平行于扫描床和探头的 Y 轴。旋转中心应与各方向上的投影面的矩阵中心一致。如果将一点源置于机械旋转中心，则在任何方向的投影面上应该位于矩阵的 32 和 33 像素单元之间（矩阵大小为 64×64）。由于支架下陷和旋转机械精度、AD 转换、准直器/探头旋转的平行程度等影响，使旋转中心、旋转轴偏离。点源断层试验证明旋转中心漂移 1~2 像素单元将引起点源发散、环型畸变。SPECT 一般都有旋转中心校正程序，其目的是用已知点源或线源确定旋转中心漂移，并存入计算机，在断层时加以校正，经计算机校正后，偏差在 1.5mm（约 0.5 像素）范围内。

旋转中心漂移的测量：置一点源于 SPECT 旋转视野中，探头旋转 360°，等角度间隔（约 6°），采集 64 帧投影图像。对点源的每帧图像，用重心法求出其 X 坐标，并作出 X 与旋转角度 θ 的关系曲线，用正弦函数 $X = X_0 + d\sin(\theta+\varphi)$ 来拟合曲线。设 X_C 是 SPECT 软件自动校正后的旋转中心，则旋转中心漂移为 $X_0 - X_C$，同理，求出其他旋转半径时的旋转中心漂移。

（四）断层均匀性的测量

采用内盛^{99m}Tc 溶液（555MBq）的圆柱体模型，断层时使圆柱体轴线与旋转轴平行。数据采集条件：矩阵大小 128×128，旋转 360°，采集 64 帧投影图像，并以 5 个像素厚度（约 15mm）重建其断层面图像，用下列公式计算模型断层面图像的相对标准误差

$$S = \sqrt{\sum_{i=i_1}^{i=i_2}\sum_{j=j_1}^{j=j_2}[\langle C \rangle - C(I,J)]^2/N} \tag{14.26}$$

$$\langle C \rangle = \sum_{i=i_1}^{i=i_2}\sum_{j=j_1}^{j=j_2} C(I,J)/N \tag{14.27}$$

其中 $C(I,J)$ 为图像上像素点 (I,J) 的计数，求和区域只包括横断面的图像部分，N 为求和区域内的像素数。

（五）断层分辨串的测试

将断层床置于 SPECT 旋转轴上，将三个点源置于断层床上。一个点源位于视野中心，

另外两个点源分别位于 Y 轴,距 +Y 和 -Y 视野边缘 5cm 处。对三个点源进行断层数据采集,探头旋转 360°,采集 64 帧图像,重建 3 个点源的横断面图像。根据横断面图像可以求出沿 X 和 Y 方向的计数剖面曲线的半高宽 $FWHM_x$ 和 $FWHM_y$,即 SPECT 在这个两个方向上的分辨率。沿依次各帧横断面点源图像中心作一计数剖面,这一计数剖面曲线的半高宽度 $FWHM_z$ 反映了 SPECT 沿旋转轴方向的分辨率。

改变 SPECT 的旋转半径,求出不同旋转半径时的断层分辨率。

(六) 衰减校正

将在第十五章中讨论。

(七) 总体性能的评价

国际上采用 Jaszczak 模型作为断层总体性能测试模型,但该模型价格昂贵。现介绍一种较简单可自制的一种模型,它是一种采用内含各种尺寸阴模和阳模的圆柱体模型。该模型由 A 和 B 两室组成。A 室有 6 个阴模圆柱体,它们的直径和高分别为:30mm,50mm(1个);20mm,50mm(1个);15mm,50mm(1个)和 10mm,50mm(3个)。B 室有 6 个圆柱形阳模,尺寸同阴模。它和 A 室相通并凸向 B 室。A 室容积约 3300mL,B 室容积约 1800mL,通常 A 室为热室,注入放射性水溶液;B 室为冷室,注入水溶液。模型断层时,模型的轴线平行探头的旋转轴,360°采集数据,经均匀度、衰减校正,重建横向断层图,确定 SPECT 分辨阳模和阴模的极限值。

上述这些性能应作定期检查,以便及时掌握仪器性能变化的情况。

(八) SPECT 采集参数的选择

SPECT 图像采集的方法分为静态采集、动态采集、门电路采集、全身扫描及断层等。各种脏器采取何种采集方式决定于所检查的内容。参数选择总原则:任何采集方法及其参数的选择是为了在患者所能忍耐的有限检查时间范围内及保持患者所受剂量尽可能小的前提下,获得最佳分辨率的图像。正确选择采集条件对保证 SPECT 断层图像的质量有很大帮助。常用的采集参数包括矩阵大小、角度间隔数、总角度数和采集时间等。

1. 矩阵大小

矩阵大小与系统的空间分辨率有关,断层采集时采用矩阵大小为 64×64 或 128×128,动态采集时矩阵大小为 64×64,静态采集时矩阵大小为 128×128 或 256×256。

2. 采集角度

旋转角度一般选为 360°,对心脏和其他小脏器可选 180°,采集角度为 6° 或 3°。

3. 采集时间

它包括每个投影截面的采集时间和总的采集时间。它们的选择依据为断层图的统计精度。临床实践结果表明,如采集角度为 6°,总角度为 360°,则每帧投影图像为 80K 计数,总的计数不少于 5×10^6 计数,就可得到较满意的 SPECT 的断层图像。

4. 探头运动轨迹

它包括圆形、椭圆形和体表轮廓轨迹。通常在断层时,探头运动轨迹为椭圆或体表轮廓轨迹,目的是为了在旋转时,探头能尽量靠近人体的表面,以获得最佳分辨率的图像。

(九) 重建条件的选择

重建条件中最重要的是滤波函数的选择。在临床应用中如何选择滤波函数已在第十五章中加以介绍。

四、正电子发射型计算机断层(PET)

正电子发射型计算机断层(positron emission tomography PET)已进入临床应用阶段,它是核医学发展的一个新的里程碑,PET 是目前所有影像技术中最有发展前途的显像技术之一。因为 PET 不仅无创伤地打开了人们探讨人脑奥秘的窗口,而且在人体其他脏器,如心、肺等获得了成功的应用。PET 所用的发射正电子的核素有 ^{11}C、^{13}N、^{15}O 等是人体组织的基本元素。这些核素的标记物可以参加人体的生理、生化代谢过程。因此 PET 所提供的影像是反映人体的生化、生理、病理及功能的图像。

(一)发射正电子的放射性核素和正电子湮没辐射

有一部分从回旋加速器中生产出来的放射性核素是缺中子的,它们在衰变过程中,质子转变成中子,同时放出正电子和中微子,此过程称为 β^+ 衰变。

正电子从衰变核中得到能量,具有动能,其能量为连续谱,β^+ 粒子的能量从 $0 \sim E_{max}$。具有动能的正电子与周围物质中的电子相互作用,其过程非常短暂,短于 10^{-10}s。最后,一个正电子与负电子相互结合、消失,形成能量相同(511keV)、方向相反的两个 γ 光子的过程称为湮没辐射。

在核医学中应用最广的正电子放射性核素是 ^{11}C、^{13}N、^{15}O、^{18}F。正电子放射性的半衰期极短,故它在生物体内的辐射剂量低,成像时可加大注射剂量(放射性活度),以改善图像质量。短半衰期放射性核素的另一优点是允许许多动态研究可以重复观察,而不需要等待很长的时间。

除了回旋加速器生产正电子放射性核素外,还有通过放射性核素发生器产生的正电子放射性核素,如 ^{68}Ge-^{68}Ga 发生器和 ^{82}Sr-^{82}Rb 发生器。

(二)符合探测

发射正电子的放射性核素在组织或脏器中的分布是不可能通过直接测定正电子来达到的。一方面是因为正电子在物质中射程很短,不足以穿过较厚的组织或脏器,另一方面是正电子存在时间极短,探测正电子的基本方法是符合测量湮没辐射的 γ 光子。

在 PET 中,对射线的限束不采用机械准直,而采用电子准直。在普通核素显像中,从人体内发射出的单光子 γ 射线,向 4π 方向发射,闪烁点空间位置由几何准直确定。几何准直,是在探头前面加一个铅制的机械准直器,用以限制 γ 射线的方向和范围。在 PET 中,由于湮没辐射产生的两个 γ 光子是在同一直线上且方向相反,我们可利用这一特点来确定 γ 射线的方向和范围,图 14-20 是符合探测和电子准直的原理示意图。

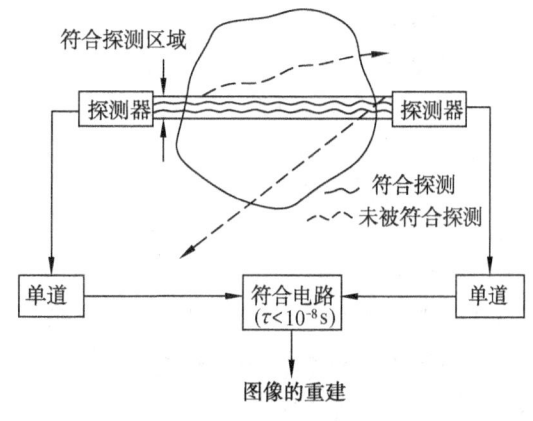

图 14-20　正电子湮没符合探测系统示意图

符合探测的两个探头成180°排列，湮没辐射只有在两探头所形成的有限视野内，才能被探测，如图14-20中所表示的一块长方形区域，在此长方形区域视野外的湮没辐射不能被探测。这种利用湮没辐射和两个相对称探头来探测闪烁事件的方法称为电子准直。在PET探测系统中除了电子准直外，还有符合线路。符合探测线路与单道脉冲幅度分析器的反符合正相反，只有进入两个γ探头的两个γ光子是同时到达时的闪烁事件才能被记录，否则就不予接受，因而排除了一些散射光子的进入。这种线路正好满足测量湮没辐射所产生的两个γ光子，故在PET中被广泛采用。虽然湮没辐射光子同时产生，但在探测器产生的脉冲总有极小的时间间隔，这个时间间隔称为符合线路的分辨时间。在分辨时间内到达的两个脉冲是由同一个湮没辐射事件产生的，在符合电路的分辨时间内也可能由不相关的两个γ光子符合而被记录下来。这种不是由同一湮没事件产生的γ光子符合称为偶然（随机）符合，偶然符合计数表达为

$$n_\tau = 2\tau \cdot n_a n_b \tag{14.28}$$

式中 n_τ 为偶然符合计数，τ 为符合分辨时间，n_a 和 n_b 分别为两探头的计数率。

偶然符合计数增加PET图像本底，降低信噪比，特别在高计数时偶然符合更加严重。减少偶然符合计数的办法是减少计数率和符合电路的分辨时间。过多地减少计数率，会使显像时间增加。为减少符合电路的分辨时间，应尽可能采用快时间响应的探测器和电子线路。

（三）飞行时间技术（TOF）与PET

湮没辐射的γ光子有两个特性：同时性和直线性。在电子准直中，利用湮没光子在同一直线上达到了对γ射线准直的目的。但在电子准直中并不知道正电子湮没发生在直线上的具体位置，如果利用湮没辐射的两个γ光子的同时性，可以得到湮没辐射事件发生的空间位置的信息。由于湮没辐射两个γ光子同时产生，并向相反方向运动，假设湮没辐射发生在两个探头的中间，两个γ光子同时到达两探头，产生的脉冲在时间上的差为零。除此之外，在其他位置，两个γ光子到达探头的时间都有差异，这个时间差称为飞行时间。γ光子的速度是已知的，知道时间差，就可精确确定湮没辐射产生的精确位置，这种技术称为飞行时间技术（time of flight TOF），具有TOF的PET称为TOF-PET。

（四）PET的结构

PET的基本组成与X线CT、SPECT基本相同，由数据采集系统（探头）、数据处理系统、图像显示等组成。

PET的数据采集系统的探测器排列形式多种多样，一般可分为三种形式，见图14-21。

1. 平行块形

探头由两块平行相对的多晶体矩阵块组成。一块探头中的晶体可与对面块中的每个晶体构成符合计数对。探头可绕人体旋转，从不同角度获取数据，由计算机重建一组横断面影像。

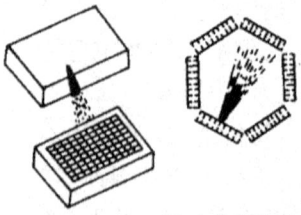

(a) 平行块形　(b) 六角形阵列　(c) 环状排列

图14-21　PET探头的三种排列形式

2. 六角形阵列

探头由许多探测器构成而分成六组，对称排列成六角形。每组中一个探测器均可与对

称组中每一个探测器构成符合。六角形探头可做平移(4cm)及旋转(60°)两种运动。

3. 环状排列

环状排列是常用的,有单环(一圈)或多环(多圈)状探头。每个环由许多成对的晶体排列而成。单环的 PET,一次数据采集只有一个断层面。多环的 PET 由多晶体多环结构组成。若 PET 有 n 个环,断层面的个数是 $2n-1$ 个。n 个断层面来源于同一环内探头的符合,称直接断面,另外 $n-1$ 个来源于相邻两个环的交叉符合,称交叉断面。如 5 个环同时获得 9 个断层面。

环状探头的分辨率好、探测效率高、视野大、速度快。PET 的空间分辨率由 15mm 提高到 4mm,成像速度快,而且最多可得 50 个层面。

五、ECT 与其他影像学技术的关系

(一) 磁共振成像仪(magnetic resonance imaging MRI)工作原理及基本结构

1. 工作原理

原子核中的质子和中子具有自旋的特性而产生一磁场。如果原子核含有的质子数和中子数都是偶数,则其自旋和磁矩会成对地相互抵消。只有原子核的质子数和中子数中有一个为奇数或两者皆为奇数时,原子核才具备产生磁场的能力。人体中存在大量的氢原子核(质子)为具有磁性的原子核,在没有外加磁场存在时,质子的磁场方向杂乱无章,磁矩矢量和为零。而当外磁场存在时,磁矩顺着外磁场方向排列的质子数稍多于具有较高势能,磁矩逆外磁场方向排列的质子数。在与外加磁场垂直方向上再引入一个交变磁场——射频场,并改变其频率,则在某频率上,交变磁场的能量突然会大量被氢原子核吸收,称为核磁共振吸收。被激发的氢原子核将通过弛豫过程自动地恢复到平衡状态,从而把吸收的能量释放出来,并由射频接收线圈接收,产生一个电压脉冲。此电压脉冲大小与核磁共振参数(质子密度、纵向弛豫时间 T_1、横向弛豫时间 T_2、化学位移、血流流空效应有关)。由于正常组织和病变组织的核磁共振参数不同,因而电压脉冲大小也不同,这些电压脉冲经电子计算机处理后,形成明暗不同的影像。

有关核磁共振参数的物理意义简述如下:在物理学中,我们把平衡状态破坏后再恢复平衡的过程叫弛豫过程;在核磁共振中,从高能级返回低能级的过程称为弛豫过程。核磁共振弛豫过程有两类:受激核自旋与周围物质进行热交换,最后达到热平衡,称为自旋-晶格弛豫过程(spin lattice relaxation)或纵向弛豫;同类自旋核之间的能量交换,称自旋-自旋弛豫(spin spin relaxation)或横向弛豫。

化学位移是指质子处于分子结构中不同位置时,由于电子轨道运动有磁屏蔽效应而产生的核磁共振频率变化。其化学位移与磁场强度成正比。

2. 基本结构

图 14-22 为磁共振成像仪的结构方块图,磁共振成像仪由磁铁、射频线圈、接收线圈和梯度磁场线圈以及计算机图像处理和显示系统等部分组成。后一部分与 X 线 CT 相仿。MRI 的磁铁是产生磁场的关键部件,目前使用的磁铁有三种:永久磁铁、电阻型磁铁和超导磁铁。永久磁铁和电阻型磁铁的磁场强度可达 0.3T,1T(特斯拉)=10000Gs(高斯);超导磁场的磁场强度可达数特斯拉。由于超导磁铁成像系统的图像质量高,成像速度也较快,目

前应用较多;但超导磁体的缺点是冷却条件苛刻,价格昂贵。磁共振成像仪的其他结构,包括梯度线圈、发射和接收线圈、断层床及计算机等。

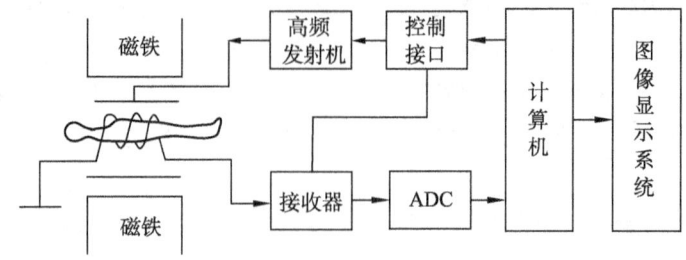

图 14-22　MRI 装置框图

切面的厚度为 2~10mm,矩阵数为 128×128~256×256,512×512 者很少使用。空间分辨率约为 0.25~3mm,成像时间相对较长,目前单层成像最快者为 2~3s,多层面成像为数十秒至十分钟不等。

(二) X 线 CT、ECT、MRI 影像技术特点异同

从临床应用角度考虑,必须了解和掌握 X 线 CT、ECT 和 MRI 三种主要影像技术的特点,才能充分发挥三种技术的各自优势,以使它们相互补充,相互印证,进一步提高诊断的正确性。

1. 成像原理

X 线 CT 利用外来的 X 射线来作为射线源穿透人体时,由于正常和病变组织的物理密度不同,从而透过人体的 X 线光子通量不一样,这就构成一幅反映人体组织密度差异的解剖图像。

ECT 利用被注入人体的放射性核素自发发射出的 γ 光子构成断层图像。由于正常组织和病变组织浓聚放射性核素及其标记物的浓度不一,发射出 γ 光子的数量必然有量的差异,因此 ECT 的图像是反映人体器官组织功能的解剖图像。

MRI 是利用原子核(如 ^1H、^{31}P)固有的自旋特性,在外磁场(静磁场和射频场)作用下,核塞曼能级发生分裂时,核塞曼能级间跃迁所产生的磁共振信号而构成图像。它不但能显示人体的解剖形态,而且还可以进行组织特性的研究,MRI 研究已超越分子及细胞水平而进入原子核的水平。

2. 光子能量

X 线 CT 球管电压 80~140kV;ECT 的 γ 射线能量是几十至 500keV;MRI 的辐射光子能量 10^{-9} ~ 10^{-6} eV 左右。

3. 探测器

X 线 CT:碘化钠、碘化铯晶体闪烁探头或充氙电离室;ECT:碘化钠或锗酸铋晶体闪烁探头;MRI:MR 信号接收线圈。

4. 检出光子数

X 线 CT:10^8 ~ 10^{12} 计数/s;ECT:10^2 ~ 10^5 计数/s;MRI:辐射光子强度很弱。

5. 图像重建原理、重建变量和诊断依据

三者最主要的区别在于探头部分的探测原理不同,而计算机的图像重建原理(计算方法)有很大相似之处,尤其是 ECT 和 X 线 CT 两者在图像重建原理上通常较多地采用滤波反向投影。

有关图像重建变量,X 线 CT 以衰减系数作为重建变量,以物理密度差异作为诊断依据。若病变组织与正常组织的物理密度没有差异或者产生的差异在 X 线 CT 的分辨能力之外,即使病灶较大也难以分辨出来。ECT 以放射性浓度为重建变量,以组织吸收功能的差异为诊断依据。MRI 是以 MR 参数(质子密度、驰豫时间 T_1 及 T_2、化学移位和流空效应)作为重建变量和以 MR 参数的差异作为诊断依据。

6. 空间分辨率

X 线 CT 可分辨出组织密度 0.5% 差异的变化,空间分辨率为 1~2mm;ECT 由于放射性统计涨落的影响,分辨率为 4~10mm;MRI 与 X 线 CT 相比其空间分辨率差,但优于 ECT。

7. 断层面和扫描时间

X 线 CT 断层面为横断层面,第四代产品一个横断层面扫描需时 1~5s;ECT 的断层面为三个方向上的断层面(横断面、冠状面和矢状面),多探头的 SPECT 完成全部数据采集约需 10min;而 MRI 能够根据需要直接显示与长轴成任意角度的切面,如横断面、冠状面、矢状面和任意角度的切面等,但显像时间与 ECT 差不多,如全身成像 30 个断层面需时 13min。

8. 电离辐射损伤

在 ECT 显像时患者所接受的辐射剂量比 X 线 CT 小,而 MRI 无电离辐射损伤。

9. 设备费用

三者中,MRI 设备价格及运转维护费最昂贵,其次为 X 线 CT,SPECT 设备价格相对最便宜。

10. 临床应用特点

X 线 CT 的空间分辨率不如 X 线平片,但密度分辨率远高于 X 线平片。解剖结构精细,但图像不反映功能。临床应用广泛,第五代超高速 CT 扫描时间缩短到 100ms,可得到心脏搏动的断层图,空间分辨率大为提高,并得到除横切面外的冠状面、矢状面、斜面和曲面的断层图像。

ECT 所得的影像不仅仅是解剖的,而且是生理、生化、病理过程的影像,ECT 是在体外测定机体生理、生化、病理功能变化的定量仪器。

MRI 图像不仅能够得到解剖形态的信息,而且还可以提供各种不同组织的化学结构的信息。它对软组织的对比度、区别脂肪和肌肉、脑灰质与白质、在测定血流量方面都优于 X 线 CT,但不易显示钙化点,不宜对体内植有心脏起搏器和金属移植物患者进行 MRI 检查。

第十五章 核医学图像与数据处理系统

核医学图像处理系统是核医学成像体系中的一个主要部分,它主要包括数据采集、数据传输、数据转换及信息输出等几个部分。这些部分和计算机紧密相关。计算机技术的飞速发展,使核医学也进入了数字化、智能化的时代。核医学医生为了顺应潮流的发展,能够准确、高效地使用图像数据处理系统,必须了解一些计算机的基本原理和数据处理方法。

第一节 计算机及数字化基础

一、计算机中数的表示

因为计算机是一种计算装置,像数这样的抽象概念必须由电子器件的物理状态来表示。最简单、最可靠和最快的方法是用"开"和"关"这样一系列的开关量来表示数。在二进制系统中,0可以用来代表"关"的状态,1可以代表"开"的状态。一个大的数字可以用一串0和1表示。二进制系统有两个规则:它只有两个不同的数字0和1;逢二进位(即某位满2就向左边进1,并将此位写成0)。

一个二进制位称为1比特(bit),只能表示0和1两个不同的数。2bit可以表示从0到3,共4个不同的数。n个bit可以表示从0到2^n-1,共2^n个不同的数。通常把8bit称为1个字节(byte B)。1byte可以表示256种不同的数。相应地有千字节(kilobyte KB)、兆字节(megabyte MB)、吉字节(gigabyte GB)等,它们的换算关系为

$$1KB = 2^{10}B = 1024B \tag{15.1}$$
$$1MB = 2^{10}KB = 1024KB = 2^{20}B = 1,048,576B \tag{15.2}$$
$$1GB = 2^{10}MB = 1024MB = 2^{30}B = 1,073,741,824B \tag{15.3}$$

自然界中的各种信号可以分为连续量和离散量两大类,前者可以连续变化,后者只能取一些分立值。连续量所表示的信息在传输、贮存和进行数据处理时,通常按照一定的比例,用可以连续变化的电压或电流等物理量代表,称为模拟信号。由于一个数的数字位数总是有限的,所以用数字表示的量总是只能取一些分立值,这些值属于离散量。在计算机术语中,离散量称为数字量。

模拟信号必须先转换为数字信号,才能输入电子计算机中进行贮存和处理,模拟量转换为数字量的电路称为模数变换器(analog digit converter ADC),它属于计算机的接口电路。γ照相机探头中的位置及能量信号是模拟信号,它们必须经过 ADC 变换器,变成数字信号

后才能输入计算机中进行运算。

二、计算机的硬件和基本结构

计算机目前已经相当普及了,计算机可以为我们做许多工作。通常的计算机由输入/输出设备、存储器、运算器及控制器等几个部分构成。首先要有能进行算术和逻辑运算的部件——运算器(arithmetic unit)。此外还应有记忆部件,用来记住题目、原始数据、中间计算结果和使机器自动运算的指令(instruction),这种部件称作存贮器(memory)。存贮器既可以把数据传送给运算器,也可以接受运算器送回的计算结果。

计算机需要从外界输入命令和原始数据,所以必须有输入设备(input device),如键盘(keyboard)、鼠标器(mouse)等。计算结果需要送出机器,就要有输出设备(output device),如打印机(printer)、显示器等。输入、输出设备是计算机与外界联络的通道,统称为外围设备或外部设备(peripheral device)(简称外设),图 15-1 标出了这些信息的流向。要完成运算,上述四个部件必须协调动作。控制器(controller)根据指令,以一定的时间顺序向各个部件发出控制信号,指挥外设的启动与停止,控制运算器一步步地进行运算,命令存贮器进行"存"和"取"操作。图 15-1 中的单线箭头表示控制信号的流向,从存贮器到控制器的双线箭头表示控制器从存贮器接受指令。通常运算器和控制器是做在一起的,称为中央处理单元,简称 CPU(central processing unit)。中央处理单元和存贮器常被装在一个机箱里,这个机箱叫做计算机主机。此外就是外设。上述所有部件就构成了计算机的硬件(hardware)。

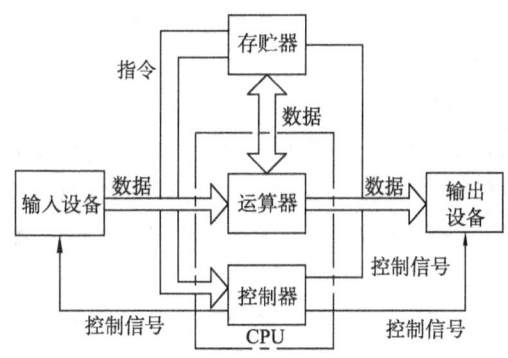

图 15-1 计算机的基本结构

三、计算机软件

计算机是在程序指导下进行工作的,程序是人们编制的一系列指令,这些指令被逐条从存贮器中读出来,加以翻译和执行。CPU 能执行哪些操作,是由设计规定的,一种基本操作对应一条指令,CPU 所能执行的全部指令构成了它的指令系统。计算机需要有大量程序,例如,管理计算机硬件资源的程序,对大批数据进行存贮、管理和加工的程序,解决用户的某个特定问题的程序等等。这些程序(program)的集合就叫计算机软件(software)。

第二节 核医学图像处理系统的构成

一、总体框图

图 15-2 为核医学用于图像和数据处理的计算机系统的总体框图。它主要包括 γ 照相机接口电路(interface circuit)、中央处理单元、内存、显示系统和输入/输出设备。

二、γ 照相机接口电路

γ 照相机接口电路能把 γ 照相机传来的信号翻译成要存到计算机中的内存地址,它包括采样保持电路和 A/D 变换器,并能把模拟的 X 和 Y 位置信号转换成数字信号。

三、中央处理单元(CPU)

临床上希望数据采集完成后,能够很快就看到处理结果,数据处理和分析的时间不超过几分钟,这就要求计算机有足够快的运算速度。计算机的运算速度主要取决于 CPU 的位数和时钟频率。所谓 CPU 的位数是指 CPU 一次可以处理的 bit 数。位数越多,运算能力越强。目前在 SPECT 系统中的 CPU 一般都已达到 32 位,采用的 CPU 的型号有 Intel80386、Intel80486、Motorola68020、Motorola68040 和 Sparc10 等。三维断层图像的重建需要几十秒至几分钟的时间;为了获得更高的速度,有些厂商推出了带有微处理器阵列的计算机系统,在这种系统中有十几个甚至几十个微处理器并行工作,断层图像的重建只需几秒钟就可完成。

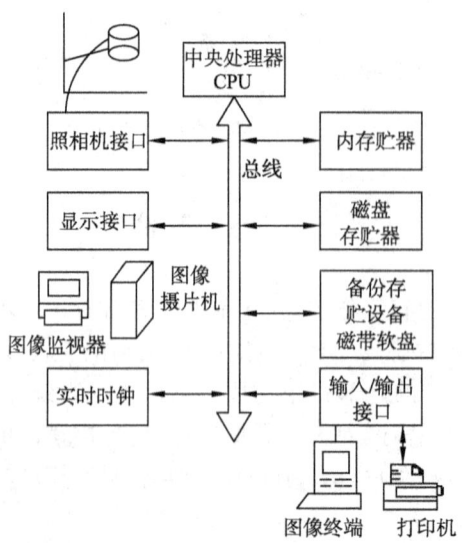

图 15-2 核医学计算机的基本组成部分

四、内存及外存

计算机存贮器通常有内存和外存之分。内存是半导体存贮器,它的存取速度快,但价格高,所以容量不可能很大。外存一般是磁介质存贮器,它的容量大,成本低,但存取速度慢。正在运行的程序和正被处理的数据放在内存中,以保证运行的高速度;暂时不用的程序和数据放在外存中,以保证存贮的低成本。常用的内存有两种:一种是随机存取贮器,简写为RAM(random access memory),由于它既可以从中读出(即"取"信息),又可以向它写入(即"存"信息),所以又称读写存贮器,RAM 所记忆的信息在断电时会消失。另一种叫只读存贮器 ROM(read only memory),它只能读不能写,存在其中的信息永不消失,常用它存放常用的数据(如计算机参数)和程序(如启动程序、监控程序)。对于任何计算机,这两种存贮器都是不可缺少的。

除了运行中的程序、原始数据、中间及最终结果要放在 RAM 中以外,CRT 显示器、打印机、磁盘等设备也需要使用 RAM,所以计算机应有足够的内存容量。核医学图像处理系统,处理的是二维的图像,需要很大的内存容量。SPECT 所采集的投影数据和重建产生的图像是一组二维数据,而且在重建过程中需要很大的内存容量来存贮中间结果,所以SPECT 系统要有一定容量的内存。

RAM 的成本高,而且关机后信息消失,所以大量的临床数据和分析结果通常存在关机后信息不消失的、廉价的外存贮器中。外存贮器可以是软磁盘(floppy disk)、硬磁盘(harddisk)、磁带和光盘(optical disk),软盘由于存储容量小而使用逐渐减少。

硬盘的信息容量很大而且价格逐年降低,所以硬盘常用来存放使用频率高的软件或作为大量数据的缓冲存贮器。影像核医学系统的软件一般都装在硬盘里,需要哪个程序就能很快地把它调入内存,采集到的图像数据也先放在硬盘里。

光盘在最近几年得到了迅速的发展和普及,这种存贮器件利用激光来读写数据,它的优点是存贮容量很大,读写速度快。按光盘的读写功能来分,光盘有三大类:只读光盘 CD-ROM、一写多读型光盘及可擦写型光盘。

五、图像显示系统

图像显示系统用来显示数字图像和字符信息,它包括图像存贮器、数字/模拟变换器和黑白显示器或彩色显示器。图像存贮器的最小容量有 256K 字节(64 帧 64×64 图像或 1 帧 512×512 的图像)。足够的图像存贮器容量可以提高显示速度,避免重复地从内存或硬盘中调数据而浪费时间。数字/模拟变换器能将数字图像的数字信号转换成模拟信号以便在显示器中显示出来。阴极射线管简写为 CRT,是最常用的字符和图像显示器。目前核医学系统中的显示器大部分是彩色显示器。

六、输入/输出设备

上述的 CRT 显示器是一种输出设备。核医学常用的输入/输出设备还有键盘、打印机、摄片机、鼠标器、轨迹球和操纵杆等。

键盘是一种输入设备,人通过键盘上的按键开关向计算机输入信息。键盘上有字母键、数字键、符号键和功能键。字母键、数字键和大部分符号键的排列与英文打字机相同,功能键可以由软件赋予不同的操作功能。

打印机作为一种输出设备能直接把文字、曲线和灰度级不同的图像打在纸上。按印字原理打印机可分成活字击打式、针式、热敏、喷墨、激光、液晶等类型。以前使用最多的是串行点阵式打印机,现在比较多的是激光打印机和彩色打印机。

鼠标器、轨迹球、操纵杆(joy stick)和光笔(light pen)是核医学设备上用来指定光标(cursor)位置的输入设备,在软件的配合下可以在 CRT 上画出点、线和各种形状的感兴趣区。

目前最常用的摄片机是多幅照相机,它是将核医学图像按照多种格式摄在 X 光胶片上,这是临床医生比较习惯的报告方式。

七、网 络 连 接

计算机技术和通信技术相结合,使计算机网络技术得到迅速的发展和普及,将人类引入到了信息化时代,在此背景下用于核医学图像和数据处理的计算机系统也提供了网络服务系统,增加了数据传输(data transmission)和资源共享(resource sharing)的功能。

计算机网络系统一般有两类:一种是广域网(wide area network WAN),另外一种是局域网(local area network LAN)。广域网将世界各地的计算机连接起来,覆盖范围辽阔。局域网则是将属于同一系统的有限个用户计算机连接起来,使这些用户能很方便地交换数据。对核医学图像和数据处理的计算机系统来讲,局域网是首选的网络连接方式,这样既可以实现资源共享同时安全性也比较好。

第三节 核医学图像处理系统的软件

用于核医学图像处理的计算机软件可以分成四种类型:临床应用软件、管理软件、编程软件和操作系统。

一、临床应用软件

临床应用软件是完成机器在某个特定的领域内特定的任务的软件。在我们这里,应用软件就是医学领域内的图像处理软件,它包括图像设备的质量控制软件、对图像进行运算的软件、能够计算与患者疾病状态有关的定量参数和进行一些特殊显示的软件包。

自从 1973 年计算机进入核医学领域以来,核医学图像软件的范围得到了飞速的扩展,它能够提供给用户功能强大的软件包,这种软件构成了临床操作系统,使得临床医生不必知道系统构成的基本知识就能进行操作。典型临床应用软件主要由四部分组成。

(1) 数据采集软件　其中包含静态、动态、门控、表模式、断层、全身扫描和双核素等采集软件。

(2) 图像显示软件　其中有单帧显示、多帧显示、电影显示、三维断层显示、表面显示(surface display)等软件。

(3) 图像处理软件　包括断层图像重建软件；心、脑、肺、肝、肾和胃等脏器功能参数计算软件，如心脏射血分数、容积的计算；相位和传导阻滞的分析；肾小球滤过率和有效肾血浆流量的计算等；感兴趣区的生成和曲线处理软件；全身显像处理软件；图像滤波软件；免疫显像处理等软件。

(4) 质量控制软件　SPECT 系统有线性、旋转中心、能量、均匀性和机架等校正软件。校正后并按 NEMA 标准对系统性能进行评价。

二、管 理 软 件

管理软件是完成非临床应用任务的软件，它对系统的有效使用起着很重要的作用。例如，将文件从硬盘上存贮到磁带中去，格式化软盘，建立磁盘目录和分区表，删除文件等是一些基本的管理软件。现今，系统之间进行数据传输的通信软件也更为常用。

三、编 程 软 件

由于用户对生产厂商提供的软件产品是不会绝对满意的，生产厂商也不会为了个别的用户去修改程序，而且核医学检查的技术也在不断发展，所以最好和最快的办法是用户自己修改或编制新软件，这就需要计算机系统提供编程软件来满足用户要求。

要编制程序，首先要有计算机语言。计算机语言可分为机器语言、汇编语言(assembly language)和高级语言(high level language)三种。没有软件的计算机称为裸机，裸机只能识别和执行二进制指令代码，这种代码就称为机器语言。用机器语言编写的程序称为目的程序，早期的计算机都是用人工指令表编写目的程序，它是直接面对硬件编制的，所以比较精简、高效。但机器语言无明显意义，用它来手工编程容易出错，极难查改，故很少使用。为了克服上述缺点，人们采用文字、符号和数字按一定格式表示不同指令，例如，用 AND 代表相加，SUB 代表相减。这种符号语言简单、直观、便于记忆，与机器语言一一对应，但是机器却不能识别。为了把它翻译成机器语言，人们编制了汇编程序(assembler)，因此符号语言又称为汇编语言。

如果不同的机器采用不同的 CPU，那么它们采用的指令系统也不同，汇编语言也不一样，因此所编的程序不能在别的机器上运行，而且汇编语言与人的自然语言及数学表达式差别很大，用它编程仍很不方便。为了解决这两个问题，又出现了高级语言，它对机器的依赖性很小，基本上可以通用。机器同样不能直接识别高级语言，也要有专门的程序把统一规定的高级语言翻译成各自的机器语言，这个翻译程序叫做编译程序(compiler)。此外还有一种解释程序(interpreter)，它不像编译程序那样先产生一个目的程序，再去运行此目的程序，而是对高级语言编写的程序解释一条，执行一条。由于每次运行都要解释一遍，所以比直接运行编译好的目的程序慢，解释程序比编译程序简单，占用内存少，源程序调试很方便。

高级语言种类很多，各有特点。常用的有 FORTRAN 语言、FORTH 语言、COBOL 语言、PASCAL 语言、C 语言和 BASIC 语言等。一些核医学设备生产厂商还开发了专用于核医学计算机系统的高级语言 MACRO 语言。用 MACRO 语言编程很方便，容易学且功能强大，它的缺点是运行速度较慢。如 SEMENS 公司的 MEDICL 语言，ELSCINT 公司的 CLIP 语言。上述各种语言各有所长。高级语言易学易用，所编的程序可移植性强，它的一条语句相当于许多条机器指令，用之编程比用汇编语言编程省时 5～10 倍。有经验的程序员用汇编语言编的程序比用高级语言产生的目的程序短 15%～200%，运行速度快 15%～300%。一些需要循环执行的程序可用汇编语言编写，而需要进行大量科学计算的程序可用高级语言编写。

在编程软件中除了要有计算机语言、汇编程序、解释程序、编译程序外，还要有文本编辑软件、连接程序和模块/过程库。文本编辑软件用来输入和编辑程序或文本文件；连接程序用来把目标文件和模块/过程库连接起来，变成可执行文件；模块/过程库包含了大量可供调用的模块和过程。

四、操作系统

操作系统（operating system）负责控制和管理计算机的各种资源，包括所有的计算机硬件和软件，使它们能充分发挥效能。操作系统是一种最基本的软件，它起着联系系统中所有装置和软件的作用，没有它，我们前述的所有软件都不能运行。操作系统通常对临床的使用者是"不可见"的，计算机一启动就被操作系统所控制。当转入其他程序时，也是由操作系统分配内存、CPU 和外设，程序运行完还要返回到操作系统。操作系统最基本的目的是使用户便利地使用整个系统，其次是能对所有硬件进行有效的操作。

核医学计算机系统常用的操作系统有单用户操作系统（single-user system）、多任务操作系统（multitasking system）。单用户操作系统每次只为一个用户服务，完成一项任务。它比较简单、可靠、容易使用，但因为 CPU 必须干完一件事才能再干另一件事，并且常常要等待慢速度外设（如打印机、键盘）的响应，所以 CPU 的计算能力和快速读写能力都不能得到最大的发挥。目前多数核医学系统使用这种操作系统它必须先等仪器完成采集图像，然后才能进行分析、处理和显示等工作。

多任务操作系统可以同时执行几个任务，它在最近推出的 SPECT 系统中越来越常用。一个简单的例子是前后台系统，它同时运行两个程序。一个叫做前台程序，如图像采集程序；另一个叫做后台程序，如图像处理与分析程序。前台程序运行的优先权要比后台程序高，只要前台程序需要，操作系统就让 CPU 为它服务。一旦前台程序处于等待状态（如前一帧图像采集完，等待采集下帧图像），CPU 就转入后台程序（如处理前一帧图像）。只要开始采集新图像，操作系统马上就挂起后台程序，回到前台程序中。完成了前台程序，CPU 又接着运行后台程序。两个程序全放在内存中，操作系统按优先权进行调度，决定 CPU 为谁服务，这就是前后台系统的原理。

以上两种操作系统都能对时间要求很急的数据采集作出立刻响应，我们说它们能处理实时任务。但后者的 CPU 利用率比前者高，两个任务都觉得计算机是专门为自己服务的。

此外，还有同时接待多个用户的分时处理操作系统，成批运行大量程序的批处理系统，多个处理器协同处理系统和计算机网络中分布式处理器操作系统等。它们各具特点,由于它们在核医学设备上用得不多,这里不再介绍。

第四节 图像数据的采集方式

一、静 态 采 集

我们这里讲的静态采集(static mode acquisition)是静态帧模式采集,它反映了放射性核素在某个时间间隔内的静态分布,是核医学中最基本的采集方式。

在采集开始前,计算机在内存里划定一个预置的矩阵,矩阵的每个单元对应一个像素,每个像素值预置为 0。按下"开始"键后,采集开始执行。计算机接收到一个 Z 脉冲后,它把探头送来的模拟的 X_a, Y_a 信号经过 ADC 转换成数字的 X_d, Y_d 信号,在接口中的地址发生器中算出相对应的内存的地址,把该内存的内容加 1(如图 15-3)。采集一段时间后,矩阵的每个单元都记录着对应像素上闪烁点的数目,构成了一帧数字图像。采集过程可以按

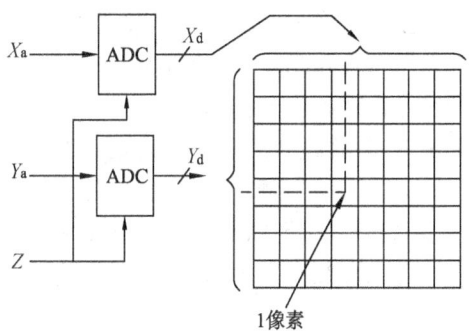

图 15-3 静态采集示意图

多种设定方式工作,定时采集,定数采集,手动等。达到了预设的采集时间,或达到了预设的采集计数(Z 脉冲的个数),图像开始产生溢出;由操作者手动停止采集。采集结束后,内存中的图像被写到硬盘中去。静态采集使用的矩阵大小一般有 64×64,128×128,256×256,512×512。矩阵越大,单位面积内的像素越多,分辨率越高。但是由于图像的总计数有限,像素过多,每个像素的计数太少,统计涨落加大,所以图像的空间分辨率反而会下降。另外,大的图像矩阵需要大的存贮空间。因此,选择矩阵大小时应考虑其他因素,如采集时间的允许、注入放射性核素剂量的大小、脏器的大小、存贮空间的允许。不要片面追求大的矩阵,一般静态采集用 256×256 矩阵即可。

二、动 态 采 集

在动态采集(dynamic mode acquisition)中,一系列的图像体现了放射性核素在体内随着时间运动的情况,着重考虑的是时间分辨率。采集开始前,应该先根据需要确定每帧的时间,总帧数和矩阵大小,计算机在内存中分配两块同样大小的区域,并置每个单元值为 0。采集开始后,第一帧图像的采集和静态采集一样,在第一帧图像采集结束时,第二帧图像的内容贮存在另一块内存区域内,在采集第二帧图像的同时,把贮存着第一帧图像的内存内容写到硬盘上,并把此块内存中内容清零。在第二帧图像采集完后,第一块内存区又开始采集

下一帧图像,并把第二帧图像存盘并清零。这样,两块内存区域交替使用,使采集能不停地进行下去,这样的方法称为双缓冲区法(如图 15-4)。

有些系统可以把静态采集和动态采集组织在一次采集过程中,还有些系统允许以不同的帧率和帧数采集几组动态图像。

由于动态采集一般每帧采集时间较短,且帧数较多,所以不宜选用大矩阵采集,通常使用 64×64 或 128×128 矩阵。

三、全身扫描

由于 γ 照相机的探头的有效视野较小,不可能把人的整个身体包括进去,因此用静态采集不可能得到

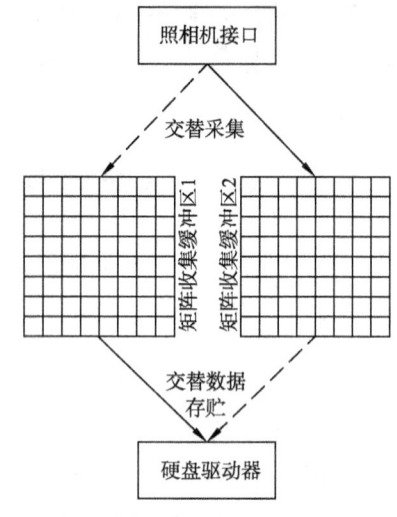

图 15-4 双缓冲区法交替采集和存储

人的全身图像。全身扫描(whole body scan)是将探头从患者的一端(头或脚)匀速平移至患者的另一端,经过计算机处理采集到的数据,从而得到全身的图像。

在采集开始前,要先根据患者的身高预置扫描长度,根据注入体内放射性剂量定扫描速度。定好扫描起始位置后,就可开始采集。当探头扫描至另一端时,一个体位的采集结束,内存中的图像被存置硬盘中,然后开始另一个体位的采集。

全身扫描是将人的全身在一幅图像上显示出来,因此,分辨率要求比较高。一般为 1024×256 或 2048×512。兼顾采集的时间和采集图像的总计数,扫描速度在 8~20cm/min 之间为宜。

四、表模式采集

我们前面所讲的几种采集方式都是帧模式的采集,它们都是把图像矩阵存放在内存中,而表模式采集(list mode acquisition)并不存放图像,而是存放每个 γ 光子的坐标。如图 15-5 所示,开始采集后,每出现一个 Z 脉冲,ADC 就将模拟的坐标信号转换成数字的 X_d、Y_d 坐标信号,X_d、Y_d 送到内存中,按顺序以数字表的形式记录下来。表模式采集除了记录 X_d、Y_d 坐标以外还要记录时间标记;根据需要还可记录能量信号和 ECG(心电图)的 R 波信号。由于对每个 γ 光子都要记录,所以表模式采集数据量很大,存贮器存满了必须马上写入

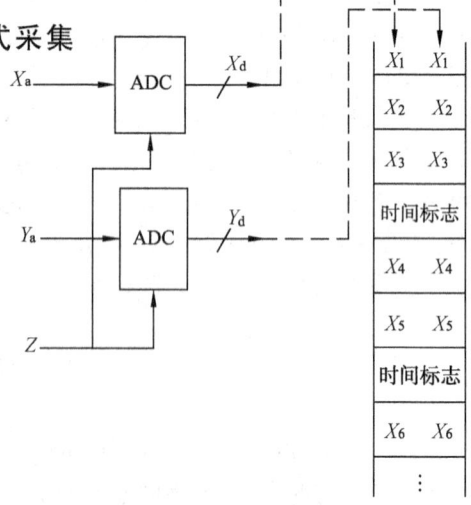

图 15-5 表模式采集示意图

磁盘。表模式采集也采用双缓冲区法,用两组存贮区,一组向磁盘传送数据时,另一组接受 ADC 送来的数据,这样可以避免丢失数据。采集的终止条件如下:到达预置的采集时间;到

多个处理器协同处理系统和计算机网络中分布式处理器操作系统等。它们各具特点,由于它们在核医学设备上用得不多,这里不再介绍。

第四节 图像数据的采集方式

一、静态采集

我们这里讲的静态采集(static mode acquisition)是静态帧模式采集,它反映了放射性核素在某个时间间隔内的静态分布,是核医学中最基本的采集方式。

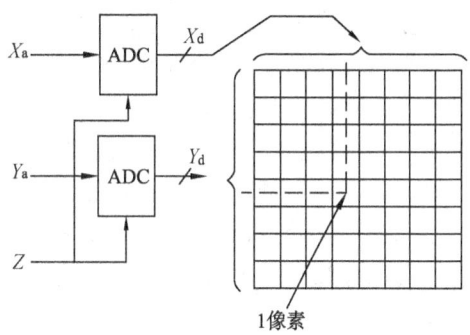

图 15-3 静态采集示意图

在采集开始前,计算机在内存里划定一个预置的矩阵,矩阵的每个单元对应一个像素,每个像素值预置为0。按下"开始"键后,采集开始执行。计算机接收到一个 Z 脉冲后,它把探头送来的模拟的 X_a,Y_a 信号经过 ADC 转换成数字的 X_d,Y_d 信号,在接口中的地址发生器中算出相对应的内存的地址,把该内存的内容加1(如图 15-3)。采集一段时间后,矩阵的每个单元都记录着对应像素上闪烁点的数目,构成了一帧数字图像。采集过程可以按多种设定方式工作,定时采集,定数采集,手动等。达到了预设的采集时间,或达到了预设的采集计数(Z 脉冲的个数),图像开始产生溢出;由操作者手动停止采集。采集结束后,内存中的图像被写到硬盘中去。静态采集使用的矩阵大小一般有 64×64,128×128,256×256,512×512。矩阵越大,单位面积内的像素越多,分辨率越高。但是由于图像的总计数有限,像素过多,每个像素的计数太少,统计涨落加大,所以图像的空间分辨率反而会下降。另外,大的图像矩阵需要大的存贮空间。因此,选择矩阵大小时应考虑其他的因素,如采集时间的允许、注入放射性核素剂量的大小、脏器的大小、存贮空间的允许。不要片面追求大的矩阵,一般静态采集用 256×256 矩阵即可。

二、动态采集

在动态采集(dynamic mode acquisition)中,一系列的图像体现了放射性核素在体内随着时间运动的情况,着重考虑的是时间分辨率。采集开始前,应该先根据需要确定每帧的时间,总帧数和矩阵大小,计算机在内存中分配两块同样大小的区域,并置每个单元值为 0。采集开始后,第一帧图像的采集和静态采集一样,在第一帧图像采集结束时,第二帧图像的内容贮存在另一块内存区域内,在采集第二帧图像的同时,把贮存着第一帧图像的内存内容写到硬盘上,并把此块内存中内容清零。在第二帧图像采集完后,第一块内存区又开始采集下一帧图像,并把第二帧图像存盘并清零。这样,两块内存区域交替使用,使采集能不停地进行下去,这样的方法称为双缓冲区法(如图15-4)。

有些系统可以把静态采集和动态采集组织在一次采集过程中,还有些系统允许以不同的帧率和帧数采集几组动态图像。

由于动态采集一般每帧采集时间较短,且帧数较多,所以不宜选用大矩阵采集,通常使用 64×64 或 128×128 矩阵。

三、全身扫描

由于γ照相机的探头的有效视野较小,不可能把人的整个身体包括进去,因此用静态采集不可能得到人的全身图像。全身扫描(whole body scan)是将探头从患者的一端(头或脚)匀速平移至患者的另一端,经过计算机处理采集到的数据,从而得到全身的图像。

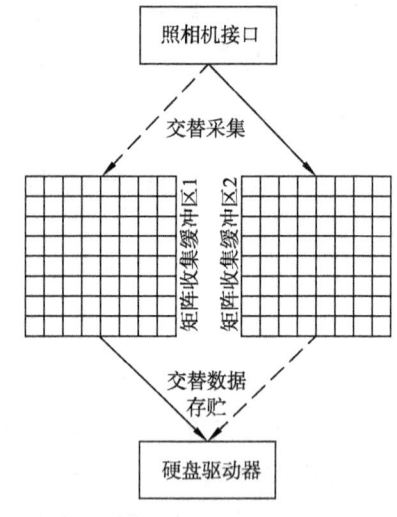

图 15-4 双缓冲区法交替采集和存储

在采集开始前,要先根据患者的身高预置扫描长度,根据注入体内放射性剂量定扫描速度。定好扫描起始位置后,就可开始采集。当探头扫描至另一端时,一个体位的采集结束,内存中的图像被存置硬盘中,然后开始另一个体位的采集。

全身扫描是将人的全身在一幅图像上显示出来,因此,分辨率要求比较高。一般为 1024×256 或 2048×512。兼顾采集的时间和采集图像的总计数,扫描速度在 8~20cm/min 之间为宜。

四、表模式采集

我们前面所讲的几种采集方式都是帧模式的采集,它们都是把图像矩阵存放在内存中,而表模式采集(list mode acquisition)并不存放图像,而是存放每个γ光子的坐标。如图 15-5 所示,开始采集后,每出现一个 Z 脉冲,ADC 就将模拟的坐标信号转换成数字的 X_d、Y_d 坐标信号,X_d、Y_d 送到内存中,按顺序以数字表的形式记录下来。表模式采集除了记录 X_d、Y_d 坐标以外还要记录时间标记;根据需要还可记录能量信号和 ECG(心电图)的 R 波信号。由于对每个γ光子都要记录,所以表模式采集数据量很大,存贮器存满了必须马上写入

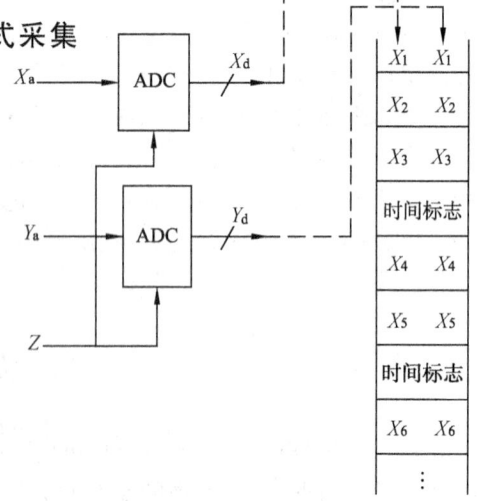

图 15-5 表模式采集示意图

磁盘。表模式采集也采用双缓冲区法,用两组存贮区,一组向磁盘传送数据时,另一组接受 ADC 送来的数据,这样可以避免丢失数据。采集的终止条件如下:到达预置的采集时间;到

达预定的总计数;写满了预定的磁盘区域;所有磁盘空间都已用完;操作者终止采集。

采集前要检查磁盘,看看是否有足够的空间,以免中途停止采集。

表模式采集的优点是:它保存了每个γ光子的位置、时间、能量等信息,便于以后进行各种处理与分析;它可以再成帧成多种矩阵格式;采集时只需较小的存贮缓冲区;可以形成成帧率非常高的动态图像。缺点是:采集时没有生成图像,表数据必须经过再成帧才能成图像;需要大量的磁盘空间,在高计数率时需要有高速的磁盘系统。

帧模式(矩阵模式)采集的优点是:可以边采集边观察图像的生成过程,不必事后再成帧。一般讲,由于一个存贮单元记录了多个γ光子,所以它所需的存贮空间少。它的缺点是:不能再形成空间分辨率和时间分辨率更高的图像。

五、门控采集

许多生理信号是周期性的,每个心动周期或呼吸周期是短暂的。要对发生的生理事件进行精确测量,仅仅采集一个周期的数据显得很不够。门控采集(gated acquisition)是用周期性的生理信号对采集过程进行门控。典型的门控信号是 ECG,以 R 波为标志,把每个心动周期等分成 n 个时间段(一般 $n=16,32,64$),在每个时间段中采集一幅帧模式图像,于是在第一个心动周期里生成了 n 帧图像。第二个 R 波出现后,又从第一帧起采集数据,依次进行下去,直到第 n 帧,一遍又一遍采集,直到满足计数要求为止。图 15-6 是这个过程的示意图。

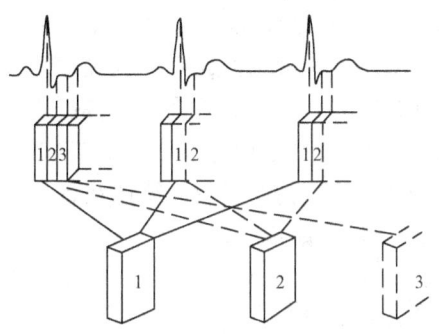

图 15-6　心电门控采集示意图

终止采集条件为:到达预定的采集时间;到达预定的计数;到达预定的心动周期数;操作者手动停止采集。

这种采集方式需要较多的内存容量,采集时所有 n 帧图像都放在内存中,采集结束后再存入磁盘中。门控采集可以有很高的帧率,只要采集的生理周期足够多,图像的空间分辨率也很高。一般采集矩阵选取 64×64 或 128×128。

实际的生理信号不是严格周期性的,患者更是如此。多数采集系统按相等的时间间隔分帧,由于每个心动周期长短不尽相同,最后几帧图像往往不太好。一般在采集前,要测量患者的心动周期,显示心率的直方图,在心率最集中的地方选取一个采集的窗口,亦即确定一个心率范围,心率在此范围内的心动周期进行采集,心率在此范围外的心动周期剔除掉,这样可以提高最后几帧图像的质量。但是这种方法仍然不能根本地解决这个问题。在有些先进的系统中,设置表模式采集缓冲区,在每个心动周期中,先用表模式采集,然后再分帧为 n 帧图像,与前面采集的图像叠加。这种方法不论心动周期长短,都能按相等的时间分帧,分成 n 帧,保证了最后几帧图像的质量。

六、双核素采集

不同的核素放出的 γ 射线能量可以不同,从探头送来的 Z 信号值也不同。计算机对不同 Z 信号的 γ 射线分别成像,存放在不同的矩阵中。双核素采集(dual isotope acquisition)首先需设置不同核素的能量和采集窗宽,设定停止条件,即可开始采集。

七、断层采集

一般的 SPECT 系统都是 γ 照相机型的 SPECT,它围绕着患者做旋转运动,旋转角度为 360°或 180°,在旋转中每隔一定角度采集一帧图像,这就是断层采集(tomograph mode acquisition)。

正确选择采集条件对保证 SPECT 断层图像的质量有很大帮助。常用的采集参数包括矩阵大小、角度间隔数、总角度数、采集时间等。矩阵大小、角度间隔的选择依赖于采集定理。对于一帧数字图像最小应取多少点,这与探头的空间分辨率有关。综合考虑空间分辨率、采集时间、重建时间、内存容量、统计噪声等因素,临床上通常选取矩阵大小为 64×64 或 128×128,角度取样为 6°或 3°。采集时间包括每投影剖面的采集时间和总的采集时间,它们的选择依据为断层图的统计精度。一般而言,SPECT 图像重建的原始信息不应少于 10×10^6 计数。如角度取样为 6°,总角度为 360°,则每投影剖面为 0.16×10^6 计数。知道了每一投影面的计数,把探头置于 0°或 180°位置采集计数即可求出每投影剖面的采集时间。而估测计数率时应将高计数率的非靶器官置于图像外,或用铅遮盖掉。旋转总角度一般选 360°,对心脏和其他小脏器也可选 180°。选用 180°为旋转总角度时,应适当减小角度间隔,增加投影数和每投影剖面的采集时间。

第五节 图像显示和数据处理

一、图像的显示技术

(一)模拟式 γ 照相机图像与 SPECT 数字图像显示原理的差异

模拟式 γ 照相机图像显示器是长余辉的,它按照每个 γ 光子的 X、Y 坐标电压在荧光屏相应位置上显示一个亮点,不断积累亮点后生成一帧图像,用亮点的不同密度表示脏器的放射性活度。数字图像与此不同,它的每个单元对应一个像素,单元的数值表示落入该像素中的 γ 光子数,每个像素的亮度与它的计数值成正比,是用亮度的不同来表示脏器的放射性活度分布。

(二)图像显示的方式

(1)平面显示 在监视器全屏幕上显示 1 帧、4 帧、16 帧、64 帧平面图像。

(2) 断层显示 将断层重建后的图像以二维平面图像显示横断面、冠状面、矢状面的断层图像。

(3) 电影显示 这种显示在同一位置上连续放映一组图像,并不断循环重复,利用人视觉的暂留特点,造成运动的感觉来观察动态过程,这对观察心肌的室壁运动很有帮助。

(4) 三维显示 为了得到某脏器断层显像重建后有关病变总的印象,可将一系列不同角度的三维图像进行电影显示,可获得该脏器的直观印象。

(5) 剖面显示(profile display) 将一平面图像沿 X 线方向(或 Y 方向)作一剖面,可获得平面图像沿剖面切口直线上的各个像素计数分布曲线。在测试 γ 照相机或 SPECT 空间分辨率和线性等性能指标时,需剖面显示技术。

(6) 灰度等级与伪彩色 一个显示系统能表示的明暗等级称为灰度,它一般可分为256级。灰度等级与计数密度相对应。人眼最多只能分辨20多级灰度,但对彩色的分辨能力却很强,可区分上千种色调和强度,所以核医学仪器常使用彩色显示器,用不同色彩来表示像素的不同计数值。由于这样的图像表现不是真实的颜色,所以称为伪彩色。给不同计数赋予不同颜色叫做伪彩色编码。显示器上常有一条彩色标尺,用来表示色彩与计数的对应关系,叫做色标(colour-scale)。

二、感兴趣区的设定

在一帧静态图像中总的计数是已知的,但有时我们想知道在图像中的一个或更多的区域内所发生的闪烁事件数。在目前使用的核医学计算机上都允许使用者勾划一个以上的感兴趣的边界。因为复杂的和不规则形状的感兴趣区(region of interest ROI)都是沿着整个或者部分器官的边界勾划的,这样感兴趣区可以用光笔、操纵杆、鼠标器、轨迹球等装置画出。这些装置都可以通过图像显示屏交互式地标定感兴趣区边界上一系列的点,计算机软件自动地将这些点连接起来形成多边形,这个多边形就代表了感兴趣区的边界。计算机软件也允许使用者确定矩形或圆形感兴趣区的位置和大小,或复制感兴趣区,产生对称的感兴趣区。对有些器官,尤其是左心室,有现成的程序可以自动产生围绕左心室的感兴趣区,用这些程序只需很少人工干预甚至不需人工干预就可以得到很可靠的结果。利用感兴趣区进行的最普通的操作是确定感兴趣区内所有像素的总计数,计算像素的个数和每个像素上的平均计数。

三、时间-活性曲线及其处理

如果在动态采集过程中,患者没有移动,那么一个感兴趣区就可以应用于每一帧动态图像,每帧图像在感兴趣区中的总计数就可计算出来。一般动态图像都是在相同时间间隔内采集的。我们把总计数作为纵坐标值,把采集开始后的时间作为横坐标 x 值,每帧动态图像的时间和感兴趣区内的计数可以在坐标系内画出一个点,n 帧图像就有 n 个点,把这些点平滑地连接起来,成为一条曲线,这条曲线就称为时间-活性曲线(time activity curve)。另外,还可以同时从几个感兴趣区中获得几条时间-活性曲线。例如,在肾脏动态检查时,可以同时获得左肾、右肾和本底的时间-活性曲线(图15-7)。

在时间-活性曲线上进行的最简单的操作是对一些有用参数的计算和测量。例如，邻碘(^{131}I)马尿酸肾脏检查中确定时间-活性曲线的峰时。对时间-活性曲线还可进行代数操作。例如，在时间-活性曲线上的每一个点可以加上常数或减去一个常数，或者乘上或除以一个常数。另外，两条时间间隔和点数相同的曲线可以进行相加、相减、相乘和相除运算。在时间-活性曲线上的一组点可以在较长的时间间隔内进行积分（加在一起），

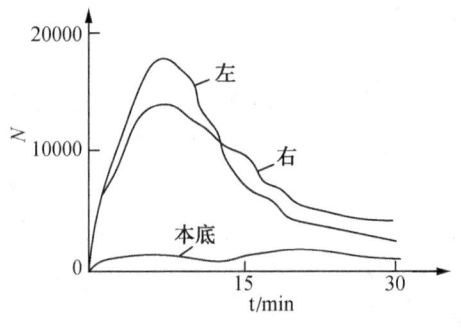

图 15-7　左肾、右肾和本底的时间-活性曲线

可以计算出曲线上某一部分的斜率。也可以对曲线上的每一点的计数取对数，用来产生一条半对数曲线。

时间-活性曲线可以用其他的方法进行处理，如曲线可以进行平滑处理，或者说光滑处理。通常平滑处理采用三点和五点平滑。在平滑曲线上时间为t的点的计数$C(t)$可以用下式表示

$$C(t) = \sum_{i=1}^{5} W(t-3+i)C(t-3+i) \tag{15.4}$$

式中$W(t+i-3)$为权重，五点光滑可以取对称的权重，如$W(t-2)=W(t+2)$，$W(t-1)=W(t+1)$。在时间-活性曲线上可以进行更为复杂的操作。例如，可以采用一阶指数函数或伽玛函数进行曲线的拟合。

四、函 数 图 像

在动态图像系列中，每个单独的像素或每个像素组都可以用来产生它们自己的时间-活性曲线。我们不需把 1024，4096 或 16384 条时间-活性曲线都显示出来，计算机可以把每个像素的时间-活性曲线暂时存在内存中，然后对每条曲线进行分析，计算出各自的数值参数，用每个像素上的参数值代替像素值，构成了一幅图像，这种图像就称为函数图像（functional image）。

C_{max} 和 T_{max} 图像就是简单的例子。这里的 C_{max} 是每个像素的时间-活性曲线上的最大计数值，T_{max} 是曲线上 C_{max} 发生的时间，亦即峰时。把每个像素值用其时间-活性曲线的 C_{max} 代替，就得到了 C_{max} 图像。同样，用 T_{max} 参数代替每个像素值，就可得到 T_{max} 图像。换句话说，对每个像素，$C_{max}(X,Y)$ 就是由 $P(X,Y,1)$，$P(X,Y,2)$，$P(X,Y,3)$，…，$P(X,Y,m)$ 组成的时间-活性曲线上的最大值。这里的时间-活性曲线是从 $t=1,2,3,…,n$ 时刻采集的动态图像系列上导出的，$P(X,Y,n)$ 是动态图像的第 n 帧上坐标为 (X,Y) 的像素值。同理 $T_{man}(X,Y)$ 就是 $C_{max}(X,Y)$ 发生的时间。

图 15-8 是一个例子。我们讨论一个图像系列上的两个像素 a 和 b 的 C_{max} 和 T_{max} 值。左下图是 a 像素的时间-活性曲线，曲线上的 C_{max} 和 T_{max} 分别是 81 和 3，这些值然后分别存在 C_{max} 和 T_{max} 图像的 a 像素上；右下图是 b 像素的时间-活性曲线，曲线的 C_{max} 和 T_{max} 分别是 145 和 4，这些值分别存在 C_{max} 和 T_{max} 图像的 b 像素上。图像的每个像素都可以用同样

方法得到 C_{max} 和 T_{max} 值,存在 C_{max} 和 T_{max} 图像对应的像素上,以获得完整的函数图像。

函数图像经常用于平衡法门控心脏检查和肺检查,在这些应用中,求出的参数图像用来描述在检查中发生的生理事件,但是这些参数不像 C_{max} 和 T_{max} 那样可以简单地确定。如相位图、振幅图和局部 EF 图像等都是函数图像的例子。

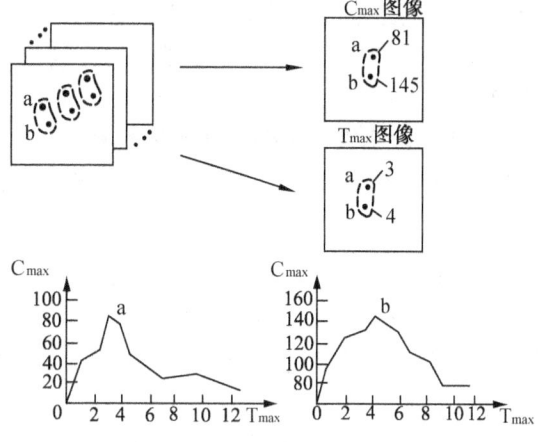

图 15-8　函数图像的构成方法

五、傅里叶变换和卷积

在 ECT 断层图像重建和心、肾等脏器功能数据处理中,傅里叶变换和卷积是非常有用的数学工具,为此做如下的简述。

(一) 空域和频域

用一个二维函数 $f(x,y)$ 就可以表示一帧数字图像,且空间坐标 (z,y) 处的 f 值正比于该点的放射性活度;在动态显像中,用时间函数 $f(t)$ 来表示时间-活度曲线,这种用位置或时间坐标表示的空间称为空域(spatial domain)。

一帧图像通过傅里叶变换,也可分解为不同频率响应的和,这个频率就是空间频率或时间频率(其单位为周/像素),它所表示的空间称为频域(frequency domain)。图像可通过傅里叶变换和傅里叶逆变换的方式实现空域和频域的转换。

(二) 傅里叶变换和傅里叶逆变换

任意周期函数甚至非周期函数(可视为周期无限长的周期函数)都可用一系列的正弦函数和余弦函数来表示,这种变换称为傅里叶变换(fourier transform)。

将空域中函数 $f(t)$ 转换为频域中函数 $F(w)$ 的变换称为一维傅里叶变换。把表征数字图像的函数 $f(x,y)$ 转换为频域中的函数 $F(u,v)$ 的变换称为二维傅里叶变换。w,u,v 称为空间频率。

已知频域中函数 $F(w)$ 和 $F(u,v)$,求出空域中 $f(t)$ 和 $f(x,y)$,这种变换称为傅里叶逆变换(inverse fourier transform)。

(三) 卷积和反卷积

系统分析理论可以证明,对于大多数系统,任意的输入激励信号 $f(t)$ 所产生的输出响应 $r(t)$,等于该系统对标准激励信号产生的输出响应 $h(t)$ 与 $r(t)$ 的卷积(convolution),用数学式表示为

$$r(t) = f(t) * h(t) \tag{15.5}$$

这里"*"号表示卷积运算。相反,也可以通过 $r(t)$ 和 $f(t)$,求出 $h(t)$,这叫反卷积或去卷积(deconvolution)。

在心脏分流测量中,心脏入口处放射性时间-活性曲线,就是 $f(t)$,肺稀释曲线就是 $r(t)$,用反卷积分析就能求出标准的"弹丸"式注射所产生的肺稀释曲线 $h(t)$。所以它能使

由于操作不适当造成的测量结果成为有用的结果。卷积和反卷积在核医学中常用于曲线或图像的平滑处理、ECT 断层图像重建时的滤波以及消除"弹丸"注射不佳而对时间-活性曲线的影响。

(四) 傅里叶变换在核心脏病学中的应用

对平衡法核素心血池显像中的每一个像素生成的时间-活性曲线进行傅里叶变换,其表达式为

$$h(t) = \sum_{i=0} A_i \cos i\omega t$$
$$= B_0 + B_1 \cos(\omega t + \varphi_1) + B_2 \cos(2\omega t + \varphi_2) + \cdots \quad (15.6)$$

式(15.6)中 $\omega = 2\pi/T$ 为心动周期的 R-R 周期;φ_1 为基波的初相角,B_1 为基波振幅,t 为任一像素开始收缩的时间。

对像素逐个进行傅里叶分析后,我们可以用前面所述的求函数图像的方法,得到基波幅度分布图和基波初相角分布图,亦即振幅图和相位图。前者反映心脏各部分每搏量大小,后者反映各部分运动的先后。在振幅图和相位图旁边各有一个直方图,从中可以查出幅度为某值或初相角为某值的像素有多少个。由于傅里叶分析是逐步进行的,并且同时给出幅度和初相角两种信息,所以它比整体 EF 及局部 EF 分析更细致。有些系统能够按初相角从小到大的次序,电影显示心血池图像,从中能清楚地看到心脏各部分收缩的先后顺序。

六、图 像 滤 波

滤波是图像处理的一种常用方法。所谓滤波,实际上是对图像中的频谱成分进行修正。当一个图像函数被滤波函数修正时,用数学形式表示为空域的卷积或频域中的函数相乘。

(一) 空间滤波

为了引出空间滤波(spatial filtering)的概念,我们考虑在一幅图像上进行九点平滑的过程。下面表 15-1 中的数据是左心室门控检查中一个区域中的像素的计数(25~30 行,28~33 列)。该区域最小计数像素值是 32,最大计数像素值是 56,最大值和最小值之差为 24。在进行了称作九点平滑的平滑之后,我们将可以看到最大值和最小值之差得以减小。

表 15-1 左心室门检查一个区域中像素的计数

	C28	C29	C30	C31	C32	C33
R25	48	47	41	40	26	44
R26	38	52	38	36	42	37
R27	41	33	48	41	56	37
R28	32	51	45	47	42	42
R29	34	32	42	37	33	41
R30	35	47	47	45	32	34

一个像素的九点平滑是以这个像素为中心的区域中的各像素计数加权和取平均,通常九点平滑的权重因子矩阵 T 为

$$T = \begin{matrix} 1 & 2 & 1 \\ 2 & 4 & 2 \\ 1 & 2 & 1 \end{matrix} \quad (15.7)$$

这个矩阵有时也称作滤波核(filter kernel)或滤波函数(filter function),单个的权重因子称作滤波系数。之所以称作九点平滑是因为取的是九个像素的加权和。

我们对 26 行、29 列的像素进行九点平滑或称作滤波,它的值将由下式计算值所代替:1×R25C28+2×R25C29+1×R25C30+2×R26C28+4×R26C29+2×R26C30+1×R27C28+2×R27C29+1×R27C30)/16。

这里 R25C28 是第 25 行 28 列的像素值,以此类推。结果除以 16(权因子矩阵的和为 16)是为了获得归一化的加权和的平均。将每个像素的实际值代入上式,R26C29 滤波后的新数值是:1×48+2×47+1×41+ 2×38+4×52+2×38+ 1×41+2×33+1×48)/16=43.6。

表 15-2 经过空间滤波的图像数据

	C28	C29	C30	C31	C32	C33
R25						
R26		43.6	41.7	39.8	40.0	
R27		41.8	43.3	44.1	44.7	
R28		40.8	43.7	43.6	42.5	
R29		39.7	42.5	40.5	37.8	
R30						

对每个像数都重复执行这样的过程,就可得到如表 15-2 所示的经过滤波的图像数据。在经过滤波的图像中最大的像数计数值是 44.7,最小值是 37.8,它们之差是 6.9。我们可以看到,最大值和最小值之差由没经滤波的 24 减小到 6.9,这样就获得了很平滑的图像。

同时,我们也注意到边界上的行和列上都空着,这是因为它们都缺少了相邻的行或列,这样就不能执行合适的加权和求平均了。在实际运用中可以采用各种窍门来克服这个问题,如采用不对称的滤波核。

采用上述方法来获得九点平滑图像的过程称作卷积,即图像和滤波核卷积产生滤波后的图像。由于这是直接在图像上进行操作的,所以称作空间域内的滤波。

(二)其他滤波核

可以改变滤波系数来产生更多的或更少的平滑效应,我们考虑下边的九点滤波核

$$T = \begin{matrix} 1 & -2 & 1 \\ -2 & 4 & -2 \\ 1 & -2 & 1 \end{matrix} \tag{15.8}$$

当这个滤波函数应用在前面的例子上时,结果图像的像素值如表 15-3 所示。

表 15-3 经过式(15.8)T 核九点滤波后的图像

	C28	C29	C30	C31	C32	C33
R25						
R26			74	−41	−7	62
R27			99	64	37	62
R28			85	−53	37	−32
R29			−61	36	−20	−4
R30						

现在最大像素值是 85,最小像素值是 -99,两者之差为 184。这个滤波器突出了像素值之间的差异,即它是边缘增强滤波器。同时,它也增强了噪声。

一般而言,如果滤波核中的所有系数为正,则它是一个平滑滤波器,而负的系数,一般提供边缘增强,边缘增强和平滑的程度取决于系数大小。显然,滤波核不只限于九点(3×3 矩阵),而可以是任意大小。典型的矩阵是正方形的,如 3×3,5×5 等,并且对称于中心点,常用奇数个点如 3×3,5×5,7×7 的矩阵等,而不用 2×2,4×4,6×6 的矩阵。滤波矩阵越大,执行滤波处理的时间也越长(矩阵越大,乘法和加法越多)。效果更好的滤波要有更大的滤波核,尤其是要获得更好的边缘增强效果的滤波器,而前述的边缘增强滤波器就显得粗糙。通常,滤波核越大,用来计算新像素值所用的周围像素越多,可期望得到对比度更好的图像。

(三)时间滤波

如对邻近像素进行加权和取平均来实现空间滤波或卷积一样,动态检查或门控检查的图像的时间滤波(temporal filtering)是通过对时间上先后邻近图像的加权和取平均来实现的。

(四)频率域和傅里叶变换

到目前为止,由于滤波核比较小并且相对比较简单,所以它的效果比较容易理解,但是,我们考虑如图 15-9 所示的滤波核。显然,因为它包含了一些负的系数。该滤波函数提供一些边缘增强或者分辨率恢复。但是,滤波器的中央部分看上去像是平滑滤波器,所以该滤波器既有一些平滑作用又有一些恢复分辨率作用。而这些究竟有什么作用,仍有些难以想像。在这种情况下,把滤波器放在频域中观察就比在空域中更易了解其作用。

```
-1  -1  -1  -1  -1  -1  -1
-1   0   1   1   1   0  -1
 1   1   2   3   2   1   1
-1   1   3   5   3   1  -1
 1   1   2   3   2   1   1
-1   0   1   1   1   0  -1
-1  -1  -1  -1  -1  -1  -1
```

图 15-9 滤波核

为了引出频率概念和其他与之相关的术语,请参照图 15-10。

一个均匀的泛源放在一个不同宽度和间隔的铅栅上进行显像,对于一个理想的显像系统,应该获得如图 15-10(b)中所示的计数剖面曲线,在有铅栅的位置上计数几乎为 0;在铅栅之间的空区计数最大。我们定义"A"为最大计数和最小计数之差,在以 A 为纵坐标、1/铅栅宽度(在每厘米中的铅栅数)为横坐标的坐标系中画出 A 为一条水平线,表明该理想的影像系统有理想的分辨率,没有发生铅栅的模糊现象。

对于像 γ 照相机这样具有有限分辨率的非理想影像系统,最大计数和最小计数之差随着铅栅宽度和间隔减小而减小,如图 15-10(c)所示。如果我们再把 A 作为栅频(栅数/cm)的函数在坐标中画出来,显示出一条随着频率增大而振幅减小的曲线,如图 15-10(c)所示。这条从铅栅宽度和间隔逐渐减少的图像中得到的 A 对频率的特殊曲线,实际上就是照相机的调制传输函数(modulation transfer function MTF)。它的物理意义是:代表放射源活度按一定的空间频率 ν 变化时,成像系统将物的对比度(反差)转换为影像对比度(反差)之传递效率。

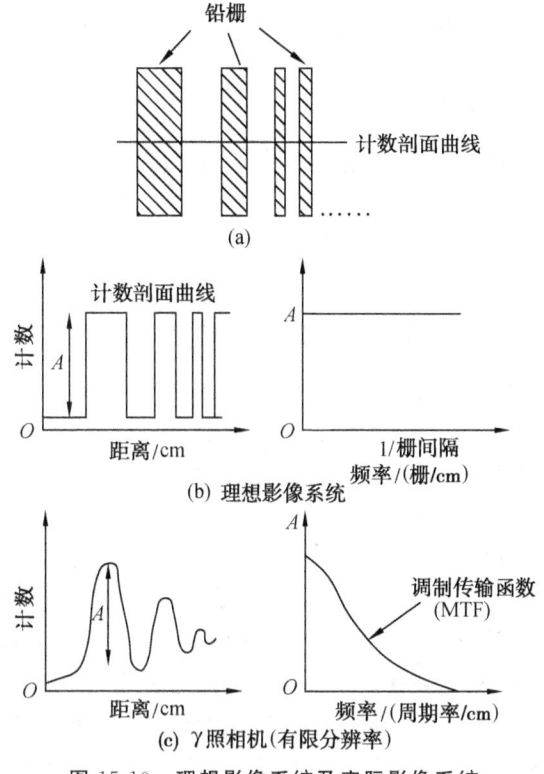

图 15-10 理想影像系统及实际影像系统

MTF 完全说明了 γ 照相机的分辨特性和由 γ 照相机引起的模糊效应,并且图示了随着病灶大小和病灶之间的间隔减少,图像分辨率也随之减小,直至无法分清病灶。在这个例子中,MTF 曲线是由手工画出 A 对栅频的曲线而得到的,因为我们可以测量或知道栅宽和间隔宽。我们也可以通过在计数剖面曲线上进行傅里叶变换而获得相同的结果,而不必手工画出 MTF。同样,傅里叶变换产生了振幅对频率的曲线。

傅里叶变换可以用来获得任意图像上的剖面曲线的频率-振幅曲线,对于心脏图像,显然不可能像在铅栅图像上用手工画出振幅-频率曲线,而只能采用傅里叶变换。振幅-频率曲线被称作傅里叶变换,它表示在频域或傅里叶域,和我们以前进行九点平滑的空间域不同。

傅里叶变换可以在二维的图像上计算,得到二维的傅里叶变换图像,也可以在计算机上用标准的公式和算法进行计算,但是,它的计算量很大,很耗费机时。对一帧 64×64 的图像,在 PDP-11 计算机上要花费大约 1 分钟的时间,对 64 帧的 SPECT 图像大约要花 1 小时。但是,在有些新型的计算机上,每帧图像运算时间可以减少到 1 秒钟以下。

(五) 频域中的滤波

在空间域中,正如我们在九点平滑中证明的那样,滤波核的图像卷积产生了滤波后的图像。在频域中,只要把图像的傅里叶变换和滤波核的傅里叶变换简单相乘就可以实现滤波。在图 15-11 中,我们仍用铅栅的例子来说明。铅栅的傅里叶变换和九点平滑(滤波函数)的傅里叶变换如图所示。滤波后的曲线由未滤波的傅里叶变换和滤波函数相乘得到。

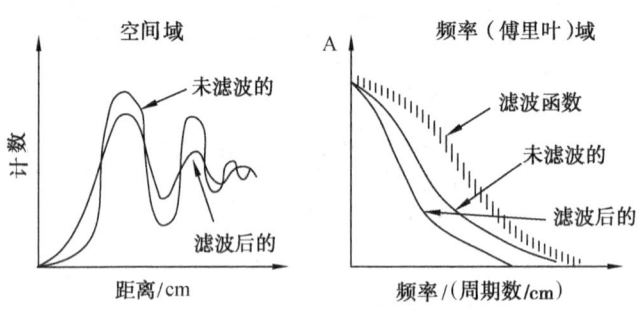

图 15-11　低通滤波器(平滑)

正如预期的那样,一个平滑滤波器,如九点平滑,更多地减少了高频分量。这也可以从图中空间域中的计数剖面曲线上看出,铅栅和间隔越小,振幅减小越甚。

正像前面所提到的那样,对于像九点平滑这样简单的滤波比较容易想像出它的作用和结果。对于这样的滤波器,它的领域表达式也帮助人们了解哪些频率减低了并且减低了多少。然而,对于设计和观察更为复杂的滤波器时,频域表达方式就真正体现了它的优越性。

这一点可以在由图 15-12 分辨率恢复滤波例子中得到证明。如果使用的滤波器等于调制传输函数的倒数(1/MTF),那么 γ 照相机造成的图像模糊和分辨率丢失就可以得到消除(如果 MTF 为已知的情况下)。图 15-12 中再次使用铅栅模型的例子来图解说明,它的傅里叶变换(从 γ 照相机的图像上获得)乘上 MTF 的倒数得到一条水平线,然后取傅里叶反变换结果得到像理想系统下获得的没有分辨率损失的剖面曲线(比较滤波后和图 15-10 中理想系统的傅里叶变换、计数剖面曲线)。但是,在这种情况下,噪声也得到了增加。

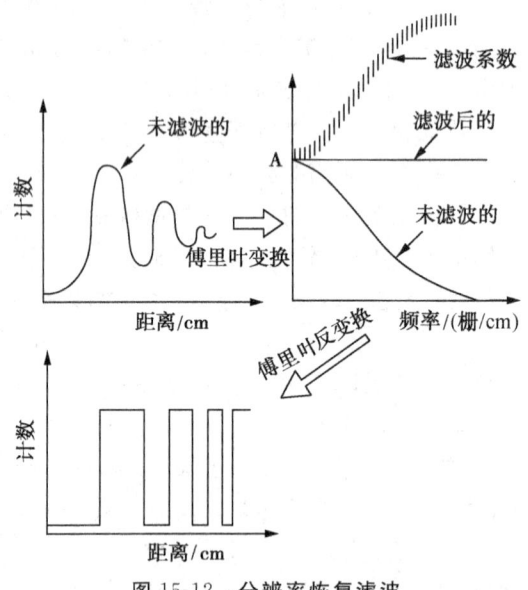

图 15-12　分辨率恢复滤波

在空间域中应用滤波,要进行卷积;而在频域中应用滤波,要执行乘法。这两种处理是等同的。能产生相同的结果,即在空间域中把图像和滤波核卷积或者在频域中把图像的傅里叶变换和滤波器的傅里叶变换相乘后进行傅里叶逆变换,变换回空间域中,这两者结果是相同的。任何在频域中设计的滤波器都可以通过傅里叶反变换变成等同的空间域卷积核。

在频域进行滤波,看起来更复杂、花费更多的计算时间(即要执行图像的傅里叶变换,乘上滤波函数,然后执行傅里叶反变换获得滤波后的图像),实际上,在执行一些复杂的滤波器滤波时(如 Metz,Butterworth 等),花费的计算时间相对要少,这些滤波器在空间域上要用很大的卷积核(如 9×9, 11×11 等)来精确表达。所以,除非对九点平滑这样非常简单的滤波器,通常在傅里叶域内应用滤波比在空域内应用滤波好。

(六) 噪声

我们前面曾提到,利用 MTF 的倒数来恢复分辨率大大提高了图像的噪声。实际上,像九点平滑这样的滤波器是用来抑制噪声的,但同时也降低了分辨率。有关核医学图像中的噪声可分为以下三种:

① 由放射性核素衰变时的统计涨落而形成的放射性统计噪声。

② 周围环境中放射性本底噪声。

③ 脏器组织对射线散射而出现的散射本底噪声。这里的噪声是指放射性统计噪声。为了得到噪声的傅里叶变换,考虑一个加上噪声的绝对均匀的面源图像,在该图像中,任何区域之间的计数差异都是由噪声引起的。

对该面源图像执行傅里叶变换,得到原点附近一个高峰加一条水平线,峰值是均匀面源的傅里叶变换,水平线是噪声的博里叶变换。可以认为,在任何频率下噪声程度都是相等的,噪声不只出现在高频部分。

由于 γ 照相机的有限分辨率,因此大部分图像信息包含在低频中。图像数据和噪声的傅里叶变换,经平滑滤波之后,在高频部分,图像和噪声都得到了抑制。因为在高频中只有很少的图像信息,所以在高频中的噪声得到了抑制同时只损失了很少的图像信息,最终提高了图像质量。因为对比度的提高和病变区域的检测不只决定于分辨率,同时还和图像中的噪声数量有关,所以用平滑滤波器来消除一些噪声,实际上可以改善对比度而有利于病变的检出,尽管此时图像的分辨率有一些损失。

(七) 滤波器的种类

滤波器可以分为低通滤波器、高通滤波器和带通滤波器三种,九点平滑滤波器是低通滤波器(low pass filter)中的一种。所谓低通滤波器是只让低频"通过",而让高频率部分衰减掉的滤波器。

低通滤波器用"cut-off"和"roll-off"两个参数来表示滤波器的特性,"cut-off"表示从什么频率开始衰减,"roll-off"表示随着频率的增加,衰减的速度有多快。图 15-13(a)中有三种不同类型的低通滤波器。滤波器①具有低的 cut-off 频率和陡峭的下降沿,有时我们称具有陡峭下降沿的滤波器为高阶滤波器;滤波器②也有低的 cut-off 频率,这是低阶的滤波器;而滤波器③具有高的 cut-off 频率和高的阶数。低通滤波器有许多不同的种类,九点平滑滤波器显然包括在其中,但是它没有提供选择 cut-off 频率和 roll-off 的可能。对于一些像 Butterworth 滤波器这样更为普遍的低通滤波器,cut-off 频率和 roll-off(阶数)是完全可以定义的。图 15-13(b)中的 Metz 滤波器和 Winer 滤波器是恢复分辨率滤波器中的主要类型。如前所述,如果没有噪声,应用 MTF 的例数可以完全恢复分辨率。但是,如果存在噪声,这将大大增强了高频噪声并且严重地降低了图像质量。分辨率恢复滤波器在低频和中频时按照 MTF 的倒数那样上升,然后在高频段时像低通滤波器那样下降来抑制噪声,这样它们在低频和中频时恢复分辨率,在高频时抑制占主导地位的噪声。

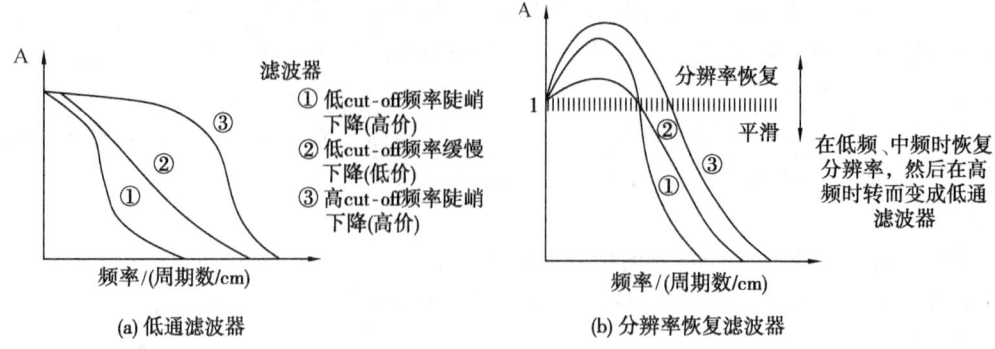

图 15-13 滤波器的种类

这些滤波器也可以定义 cut-off 频率和 roll-off。Metz 滤波器和 winer 滤波器看起来会产生类似的结果，但是 Metz 滤波器容易实施一些，并且允许对滤波参数有更多的控制，因此更为受欢迎。

其他滤波器包括高通滤波器和带通滤波器，在核医学中不常用，所以不再讨论。Ramp 滤波器用在 SPECT 的重建中，后面将予以讨论。

第六节　SPECT 图像处理

一、SPECT 滤波

在 SPECT 断层图像重建中，通过滤波可恢复系统的分辨率，抑制高频噪声，改善在反投影过程中由于噪声被放大而造成断层图像的畸变。

在讨论 SPECT 滤波之前，有必要简单地回顾一下 SPECT 重建。反投影法几乎是最普遍的重建 SPECT 层面的算法。反投影数据必然地要使重建的数据模糊，这是因为反投影的这个过程就等同于应用了 $A=1/f$ 的低通滤波器，见图 15-14(a)。为了抵消这个低通滤波器的平滑作用，就必须使用函数 $A=f$ 的滤波器完成该任务。这个 $A=f$ 的滤波器称作 Ramp(线性斜坡函数)滤波器，见图 15-14(a)。但是，在抵消反投影过程的平滑作用的同时，该滤波器显然放大了高频部分，在该频率段中主要是噪声，这就会导致噪声严重干扰图像的重建，尤其是一些低计数的检查。

所以，Ramp 滤波器通常用一个低通滤波器来修改，如图 15-14(b)所示。在低频段，Ramp 滤波器对反投影引起的模糊提供补偿；在高频段，低通滤波器接着来衰减这些频率分量。被修改过的 Ramp 滤波器也有很多形状和 cut-off 频率，如图 15-14(b)所示。Ramp 滤波器通常与称为窗函数(window function)的 Shepp-Logan、Hanning 或 Butterworth 滤波器结合来提供修改的 Ramp 滤波器功能。

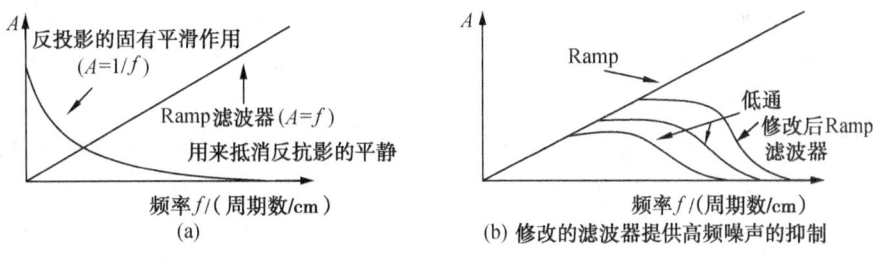

图 15-14　SPECT 中的滤波

(一) SPECT 重建过程中的滤波

在标准的图像重建中,围绕病人采集的 64 帧投影图像中的相同的一行图像数据,经过 Ramp 滤波器或修改过的 Ramp 滤波器滤波后,经反向投影产生相对应的一层断层图像。采集的每行投影重复该过程后,就获得了所有层面上的断层图像。

因为噪声是 SPECT 检查中的普遍问题,而且重建的噪声也不总是容易识别的,所以必须比较小心地选择一个滤波器来得到分辨率和引入噪声伪像的最好的折中。为了克服这个问题,可以首先用二维的低通滤波器或恢复分辨率滤波器对投影图像进行预先滤波,抑制尽可能多的噪声而不丢失太多的分辨率。然后用一个简单的、没有修改过的 Ramp 滤波器进行图像重建。但要注意,Ramp 滤波器不能够包括在图像的二维预滤波中,因为反投影引起的模糊只限于投影图像的一行中或者说是断层图像的一层中,所以 Ramp 只能应用于图像的单一一行上。这样,图像重建可以用修改过的 Ramp 滤波器在原始数据上进行,也可以在经过预滤波的投影图像上进行,后者在重建中使用未修改过的 Ramp 滤波器。

(二) SPECT 滤波器和滤波参数的选择

在 SPECT 重建时,有许多种滤波器和滤波器参数可供选择。这包括修改过的 Ramp 滤波器,低通滤波器或分辨率恢复二维预滤波器。对这些主要滤波器组中的每一个滤波器,必须选择 cut-off 频率和 roll-off。因为不同的 SPECT 检查的总计数、计数密度和噪声都不同,所以对不同的检查,要获得最优结果,有必要选用不同的滤波器。选择滤波器的原则有多种,包括：

① 根据检查的类型和以往的经验进行估计。
② 根据图像的总计数选择滤波器,如注射剂量大,计数率高,为了探测小的病灶,可选择较高的 cut-off 频率。
③ 观察器官内的计数密度(如计数/像素)而不是看总计数选择滤波器。
④ 根据临床需要,反复试验,选择最佳滤波条件。
⑤ 噪声大小对 cut-off 频率有相当影响,噪声愈大,cut-off 频率应选择愈小。
⑥ 根据探头系统空间分辨率和病灶大小选择滤波器。

二、衰 减 校 正

SPECT 图像重建变量为放射性活度,从组织或脏器射出的 γ 光子通量应该只与组织或脏器浓聚放射性的多少有关,但实际情况并非严格如此。由于射线在组织中衰减的影响,光子的射出率随组织或脏器厚度而改变,有相当多的一部分 γ 光子被吸收掉了。例如,肝的表面和深部有一相同放射性活度的区域,但射出的光子量就不相同。表面衰减少,射出的光子多,图形呈亮区;深部衰减多,射出光子少,图形呈暗区。由此可见,对一些厚的脏器在进行断层检查时不作衰减校正将会产生严重误差。

衰减校正可以在重建时进行,也可以在重建完成后进行。精确的衰减校正十分复杂,临床应用中也很难实现。目前最常见的是"CHANG"衰减校正方法,这种方法采用平均衰减校正。假设人体是一个等密度体,衰减只与光子经过的路程有关,用公式表示为 $I_x = I_0\exp(-\mu x)$,μ 为软组织对 ^{99m}Tc 发射光子的线性衰减系数,x 为 γ 光子穿过的厚度,I_x 和 I_0 分别为光子射出距离后与射出前的强度。衰减校正时,一般把物体或脏器轮廓假设成为一个椭圆,使用者只要确定了椭圆的圆心的位置和长轴、短轴的大小,计算机便根据衰减公式构成一幅断层衰减图。断层衰减图反映出了射出光子量随距离变化的关系。原始断层图像和衰减图相运算得到衰减校正后的图像,它是以像素单元为单位进行校正的。衰减校正可以提高对深部小病灶的探测能力。商业产品的 SPECT,厂方都提供了衰减校正程序,用户不必自行测定衰减的影响。有些处理系统可以自动地确定人体的轮廓,完成衰减校正。

三、散 射 校 正

在医用 γ 射线成像设备中,一般是通过直接测量发射出来的 γ 射线来进行成像分析。但实际中探头探测到的光子除直接发射的 γ 射线外,还有一些是康普顿散射光子,康普顿散射可以发生在周围环境的各个地方,所以它们显示的位置和它们的实际位置有一段距离。这些探测到的康普顿散射光子降低了空间分辨率,使病变对比度减小,引起了器官边缘的轻微模糊,使得成像质量下降。对人体和生物组织材料由于其组成的原子序数比较低,康普顿散射截面不大,总的来说,这种散射效应不很严重,在大多数情况下可以忽略不计。但是,如果要获得精确的、高质量的 SPECT 图像,有必要进行散射校正。

进行散射校正的方法很多,比较简单的方法是采用能量窗限制方法。设定一个能量窗,将光电峰包含在次能量窗内,只有能量在能量窗内的 γ 射线才被认为是直接发射的 γ 射线而进行记录和分析。其他能量的 γ 射线被认为是散射 γ 射线或其他原因的干扰射线而不被记录和分析。比较复杂一些的散射校正方法可以用双能量窗采集图像来进行散射校正[16]。以 ^{99m}Tc 为例,用双能量窗采集图像可以得到量化的精确校正。一个能量窗包含了光电峰(127~153keV),另一个能量窗覆盖康普顿散射能量范围(92~125keV)。对每个能量窗采集的图像进行重建,并使用线性衰减系数 $0.15cm^{-1}$ 进行衰减校正,从光电峰图像减去 0.5 倍的散射图像,这样得到的图像和真正的放射性分布很接近。这种方法是方法简单、直接,只需一次额外的重建,而不需增加采集时间,惟一的缺点是要求系统具有双道采集功能。

除此之外,如果在辐射过程中除发射 γ 射线外,还伴随其他粒子发射过程,则还可以用符合测量的方法及符合测量和能量窗方法相结合的方法来减小干扰。

第十六章 核分析方法

核物理基础研究的深入发展,积累了大量的核数据,同时也发展了一系列核测量技术和分析方法。核分析技术就是根据射线与物质中的原子及原子核相互作用及运动规律,利用核探测分析手段,将射线与物质相互作用过程中引起作用的效应、次级效应探测后用与研究物质的分子结构、元素组成及分布等。一定能量的离子束射入介质中时,其能量被吸收的阻止过程和介质材料的元素组成及分子结构(化学、生物性质)都有很强的依赖关系,利用射线的能量损失或部分能量损失的行为,可以实现定性分析、定量分析和结构分析。

核分析技术主要有两大类:一个是以超精细相互作用为基础的核分析方法,如穆斯堡尔谱学方法、正电子湮灭、扰动角关联、核磁共振等;另一大类为以加速器提供的带电离子束或者带电离子束产生的中子流来进行的分析手段,离子束分析包含的内容很多,主要包括散射分析、PIXE、中子活化分析、带电粒子中子活化分析等。

第一节 背散射分析技术

一、背散射分析原理

背散射分析技术基于带电离子与被分析物质中原子的原子核大角度弹性散射过程来实现的。背散射过程从物理本质上讲就是 Rutherford 大角度散射过程,此时散射离子的出射角接近 $180°$,有时也叫反散射。通常将背散射简称为 RBS(rutherford backward scattering)。

入射离子的质量为 M_1,电荷为 Z_1,能量为 E_0,经过散射后出射离子的能量为 E_1。弹性散射过程中入射离子和出射离子的质量、电荷是不改变的,在弹性碰撞中没有原子核的内部激发,总动能是守恒的,但原来静止的靶核通过碰撞获得动能,而出射离子的动能有所减少;如果待分析物质中原子的原子核的质量为 M_2,电荷为 Z_2,能量为 E_2,实验室坐标系中散射角为 θ,则由弹性散射过程中能量守恒、动量守恒可以得到散射后出射离子的动能为 $E_1 = E_0 K(\theta)$,

$$K(\theta) = \left[\frac{M_1 \cos\theta + \sqrt{M_2^2 - M_1^2 \sin^2\theta}}{M_1 + M_2}\right]^2 \tag{16.1}$$

式(16.1)中 $K(\theta)$ 为运动学因子。待分析物质中原子的原子核的质量 M_2 越大,在碰撞过程中传递过来的动能越少,出射离子的动能也越大。在实验中不测靶核的反冲动能,而是测反散射出射离子的动能,因此,质量大的元素容易被分析测量。相反,质量小的轻元素由于碰撞中传递的动能大,出射能量低,不容易被探测和分析,尤其困难的是要在有大量重元素的条件下将轻元素测量分析出来。

二、背散射分析的特点

由于 RBS 分析对重元素的分析比较敏感,而对轻元素不敏感。它具有方法简便,结果定量、可靠,不必依赖于标样,不破坏样品宏观结构,能给出深度分布信息等优点,其缺点是不能提供化学结构的信息。

RBS 的应用面极为广泛,是许多学科领域研究中样品表面层元素分析的重要手段,有的甚至成为某些工业生产(如微电子工业)中产品检测的常规手段。RBS 的主要应用有:在薄膜物理中,测定膜厚度、组分比、界面原子分布和原子混合,深度分辨率为 40~50nm 左右,比较好的可达 10~20nm。当采用掠角散射几何条件(即入射束与样品平面夹角很小,一般取 15°以下)时,可提高深度分辨率至 10nm 以下。半导体器件和各种材料改性研究中,测定杂质或掺入元素浓度及分布,常规的卢瑟福背散射分析,最适合用来分析轻基体中或表面的重元素杂质,分析灵敏度在 $0.1\% \sim 1\%$(或 10^{13} atom/cm²)量级。在离子与固体相互作用的基础研究中,测定离子能量损失、射程。RBS 与离子在单晶样品中的沟道效应配合起来,可测定单晶样品的缺陷、损伤和确定杂质在晶格中的位置。RBS 还可与其他离子束分析方法,如质子激发 X 荧光分析、前向反冲分析等组合在同一靶室中同时对样品进行监测[17]。

相对而言,RBS 对探测器及数据采集分析的要求都不高,通常采用半导体硅探测器就能达到要求,电子学系统也很容易达到要求,信号经过前放、主放放大后进入 MCA(multichannel analyser),再通过计算机采集数据。

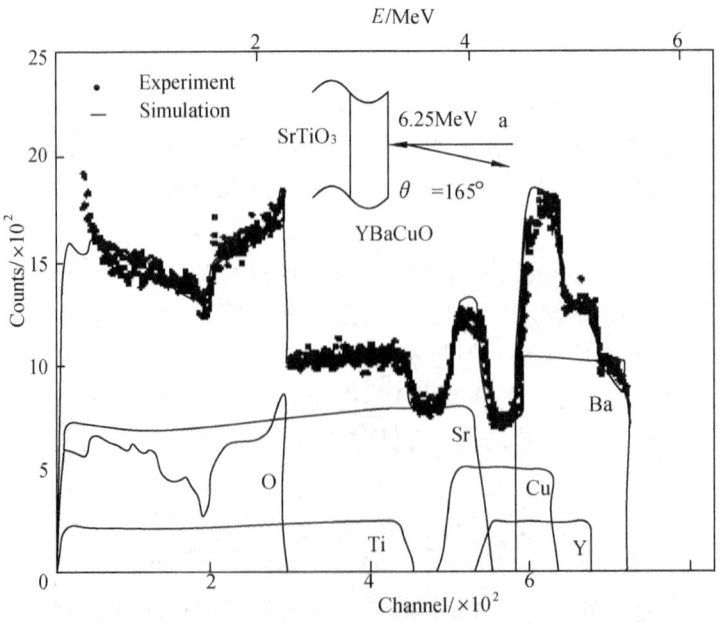

图 16-1　6.25MeV ⁴He 离子束下超导样品的背散射能谱

RBS 对束斑的要求并不高,常规 RBS 的分析束斑在 $1mm^2$ 数量级。RBS 很适合分析存在轻元素背景下重元素的含量分布,由于 RBS 的这一特点,它在分析某些生物样品时,会显示出其特点来。生物材料的主要成分是轻元素,生物体中的某些关键元素往往是比较重的元素。分析生物活体细胞时,通常采用外束方式,通过一个金属铍窗,将束流引出到大气环境下,进行分析。

图 16-1 是氦离子束在高温超导材料中背散射的能谱,在重元素上的反散射离子能量比较高,很容易识别,干扰也很少,而在轻元素上的反散射离子能量比较低,往往叠加在其他散射离子的贡献之上,散射能谱变得很复杂,分析变得更困难了。

第二节 质子激发 X 荧光分析

20 世纪五六十年代通过激发产生 X 射线来分析物质成分和结构的方法得到了广泛的应用,接着从 70 年代起,利用质子激发 X 荧光分析技术有了大的发展。质子激发 X 荧光分析技术目前已是痕量分析和微区分析的重要手段。

一、质子激发 X 荧光分析原理

质子激发 X 荧光分析(proton induced X-ray emission PIXE)是利用加速器提供的质子束流轰击待测样品,通过碰撞将质子能量传递给待测样品中原子的内壳层电子,使内壳层电子脱离原子核的束缚而成为自由电子,即发生电离,也可以通过碰撞使内壳层电子激发到高激发态而在原子的内壳层形成空位。当原子内壳层出现空位时,这时候外层电子会填充到内壳层,外层电子填充到内壳层空位的过程中,会放出特征 X 射线。各种元素都有自己的特征 X 射线,通过测量在退激过程中发射的特征 X 射线,就可实现对样品的分析。

当原子内壳出现空穴时,由于外壳层电子所处的能级的能量比内壳层电子的能量高,这时候外壳层的电子向内壳层跃迁填充内壳层的空穴,就会有能量释放出来,这就是原子的退激发过程。原子的内壳层退激发过程会引起两种现象发生:一种是发射特征 X 射线,另外一种是发射俄歇电子(auger electron),在 PIXE 中我们仅仅利用了退激过程中的特征 X 射线,因此在数据分析中要考虑退激发过程中发射特征 X 射线的几率。

外层电子填充内壳层空穴时发射 X 射线的概率叫做该内壳层的荧光产额 ω,它等于发射的 X 射线数目除以该层最初的空穴数目,ω 与原子序数的增加呈平滑递增关系。原子序数较低的元素,其荧光产额较低,此时俄歇电子的发射概率较大。对于特定内壳层某一条特征 X 射线而言,X 射线产生的截面等于其电离截面与荧光产额的乘积。

各种带电离子入射到介质中时都会导致在介质中的原子激发和电离,原子的内壳层电子被打掉成为自由电子的几率可以通过内壳层电子的电离截面反映出来。对相同的靶子,电离截面随入射带电离子的电荷 z 的增加而增大,随入射带电离子的能量的增大而迅速增大。电离截面随样品的原子序数 Z 的增大而迅速减小。

$$\sigma \propto \frac{z^2 E^4}{Z^{12}} \tag{16.2}$$

当入射离子的能量增大,使传给电子的最大能量和壳层电子的电离电位相当时,电离截面随能量增加而减小,表现为 $\sim 1/E$ 的行为。PIXE 分析方法希望电离截面和荧光产额都比较大,这样灵敏度比较高。

PIXE 方法是以加速器产生的带电粒子来激发待测物质的特征 X 射线,并以高分辨率的半导体 Si(Li) 探测器进行 X 射线能谱测量,通过对 X 射线能谱的数据处理分析即能进行元素的定性、定量分析,从 X 射线的能量就可知样品中所含原子的种类,从谱线强度就可以求得该元素的含量。由于质子激发 X 射线截面较大,而韧致辐射本底又比电子激发时低得多,因而 PIXE 的检测灵敏度较高(相对灵敏度约百万分之一),加之 Si(Li) 探测器的能量分辨率较好(约 150eV),可同时实现多元素的快速分析而无损样品,所以样品可以是易挥发的液体,也可以是活细胞。由于 PIXE 灵敏度高,PIXE 能够进行样品量很小的分析,特别适于医学生物学应用。

另外还能使质子束聚焦扫描,进行微区分析。质子探针(scanning proton microprobe SPM)是建立在 PIXE(质子激发 X 射线荧光分析)基础上的一种新的微区、微量、无损分析技术,它利用粒子加速器将质子能量加速到 2~3MeV,经过电磁聚焦得到微米级的高能质子束。用这种高能质子束激发微区内的待分析检测的物质,可使样品中部分原子的内壳电子被击出产生空穴,于是外层电子向空穴跃迁,同时发出该原子的特征 X 射线。通过测定 X 射线能量和强度,结合各种原子参数(如电离截面、荧光产额等),可以确定样品中元素的种类及百分含量,同时通过移动样品或用微束对样品表面进行光栅式扫描,还可得到选区的次级电子图像和各元素的空间分布图。由于质子束在样品的散射较小,以入射束的减速所造成的 X 射线背景较低,质子探针具有分辨率高(0.5~1μm)和检测限低(1ppm 以下)的优点,精度可优于电子探针 100 倍,是目前测定微量元素含量及确定元素在空间分布的最佳方法之一。

二、质子激发 X 荧光分析应用实例

PIXE 分析方法已相当成熟,其应用范围很广,我们下面仅仅举例来说明这种方法的应用。

(一) 环境样品分析

铁是空气悬浮颗粒中最主要的金属元素之一,研究表明在气相-固相界面上,氧化铁化学吸附 SO_2 后,经氧化可转化为硫酸铁,从而转化为水溶性物质而增强云雾的形成;并且在可吸入的小颗粒 PM10 中铁元素也是主要元素之一,因而研究大气气溶胶含铁颗粒显得非常重要。SPM 测量在上海原子核研究所 4MV 静电加速器上进行,空间分辨率约 1mm,质子束在气溶胶颗粒物上的流强达 100~200PA,所使用的 Si(Li) 探测器对 ^{55}Fe 放射源 5.9keV 的 X 射线能量分辨率约为 150eV,测量了公园样品中的几百个单颗粒质子激发 X 射线能谱(PIXE)及各种排放源(土壤扬尘、建筑扬尘、汽车尾气、燃油烟尘、燃煤烟尘和冶金工业飘尘)的 PIXE 谱,用人工神经网络识别了各排放源对公园大气气溶胶的贡献[18]。汽车尾气颗粒物的 PIXE 能谱如图 16.2 所示。

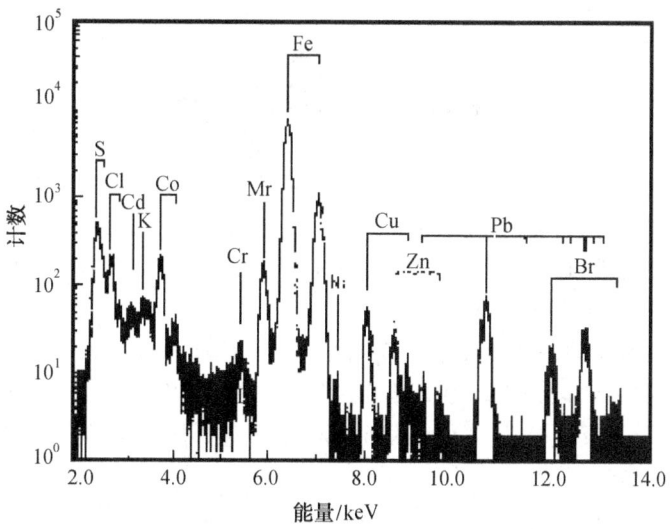
图 16-2　汽车尾气颗粒物 PIXE 能谱

PIXE 可以和穆斯堡尔谱学方法结合起来,也可以利用穆斯堡尔光谱探测到的共振射线能量的细微改变来测定共振原子核周围的物理和化学环境的变化,^{57}Co 的穆斯堡尔光谱用于空气中含铁悬浮颗粒的研究已被证实了上述方法。

(二) 医学、生物样品分析

利用 PIXE 可以分析人体、生物组织和生物细胞中一些重要元素的含量和分布,通过比较正常组织和肿瘤组织之间的差异,找到发病机理,提供诊断依据。例如,表 16-1 癌组织和正常组织细胞中钾元素的 PIXE 测定[19]。

表 16-1　癌和正常组织细胞中钾元素的 PIXE 测定

	normal(μg/g)	cancer(μg/g)
gastric	1097±331	3029±612
colonic	1534±415	2939±962
cell line	752±69	614±154

从上面的结果可以看到,癌组织中钾元素的含量明显较高。

(三) 黄金成色分析

黄金白银的成色测定至今仍普遍采用试金石检验方法,这种方法比较原始并且对检验人员的技术和经验均要求较高,对被测样品也有一定破坏和损耗。该方法对银铂等贵金的成色测定就更麻烦更困难了。和 PIXE 原理相似,黄金成色仪采用能量色散 X 荧光分析方法,利用不同元素在受激发后发出不同能量的特征 X 射线来区分样品中所含元素,通过正比计数管测量 X 射线的强度来确定该元素含量的基本原理而设的,利用这种方法鉴定黄金等贵金属,能无损、快速地检测金银锭、金银条、金银饰品及沙金中含金银量,仪器对样品的测量时间为 4～8min,单次测量标准偏差小于 0.3‰,银单次测量标准偏差为 1‰～2‰,能自动显示测量结果打印成色报告。

第三节 核反应分析

核反应分析方法(nuclear reaction analysis NRA)是一种利用离子束与待分析样品中的原子核发生核反应过程,通过测量核反应过程中释放出来的粒子来分析样品中的元素的组成、含量和分布的核分析方法。

核反应分析中测量的是瞬时发射出来的粒子,如果测量核反应过程中产生的放射性核素的衰变产物,则称为活化分析。根据核反应类型不同,可以将核反应分析方法分为带电离子核反应分析、中子核反应分析和 γ 射线核反应分析,应用最广泛的当然是带电离子核反应分析。

核反应分析方法是一种重要的表面分析技术,它以原子核反应为基础,可对固体中杂质(如注入原子)的种类、含量及深度分布进行间接测量,根据离子注入的条件(能量、剂量等)及基体元素的性质,选用适当的入射粒子及其能量,使之仅与被测元素发生核反应,通过探测核反应产生的带电粒子产额,便可得到出射粒子的能谱及入射粒子的激发曲线。对能谱进行分析(着重于注入元素浓度峰的分析),便可推算出注入的样品中待测离子的含量及其深度分布。基于其原理,核反应分析法适合于测定轻原子在重元素基体中的含量及浓度分布,它具有测量速度快、定量、非破坏性、分析灵敏度高及测量精度高等优点。

在半导体器件制造工艺中,通过注入施主或受主杂质改变半导体材料的性质。如将硼注入到半导体中,它在半导体基体中的含量和深度分布与器件的性能密切相关,测量硼的深度分布通常用二次离子质谱(SIMS)等非核物理方法,从而给样品造成破坏,测量硼元素的非破坏性的核物理方法,一般用 $^{11}B(p,\alpha)^8Be$ 核反应分析,但它只能测硼的含量,很难给出硼浓度的深度分析,北京大学卢希庭等在 $2\times1.7MV$ 加速器上建立了一种测量硼浓度的深度分布的新方法

$$p+^{11}B \rightarrow \alpha_0 + ^8Be \quad 8.58MeV$$
$$\rightarrow \alpha_1 + ^8Be \quad 5.68MeV$$

该方法利用 $^{11}B(p,\alpha_0)^8Be$ 反应,由于此反应的激发函数在质子能量 $E_p=2.62MeV$ 附近存在一个宽的平台(约100keV),可以利用该平台建立核反应能谱分析法,从而实现了硼浓度的深度分布测量,结果表明,对于硅中硼的测量,分析深度可达 $4\mu m$,在近表面范围($\leqslant 300nm$),平均深度分辨大约为 $50nm$。

第四节 中子活化分析

一、中子活化分析原理

活化分析有几十年的历史了,1936 年化学家海维希和列维进行了历史上第一次中子活化分析,他们测定了氧化钇中的镝,定量分析的结果为 10^{-3} g/g,随后,美国化学家西博格和利文格德于 1938 年用加速器氘束测定了纯铁中的镓,进行了第一次带电粒子活化分析。

活化分析的实质是利用射线(主要是中子、带电粒子和 γ 射线)射入样品中后与待分析的原子核发生核反应过程,反应生成的原子核具有放射性,通过测量反应产物的放射性衰变,反推样品中的含量、样品中待测原子核的空间分布。目前普遍采用的方法,主要有中子活化分析(neutron activation analysis NAA)和带电粒子活化分析(charged particle activation analysis CPAA)两大类。

中子活化分析中根据反应道的性质,可以选用来自于反应堆的热中子(reactor neutron activation analysis RNAA)或加速器提供的快中子(fast neutron activation analysis FNAA)来进行活化分析。中子活化分析是使样品的待测元素与中子(通常为核反应堆的热中子)发生核反应,通过测量产生的射线强度计算待测元素含量的分析方法。

当样品放入反应堆辐照时,待测元素受到热中子的轰击,使它从稳定的原子核变成放射性的原子核,例如,下面典型的活化分析核反应可写为

$$^{75}_{33}As + n \rightarrow ^{76}_{33}As + \gamma$$

产物 $^{76}_{33}As$ 是放射性核素,它的半衰期为 26.32h,通过衰变,变成其他稳定的核素。在这过程中,核将放出 β 射线和 γ 射线,用探测器测定 γ 射线的能量进行定量测定。中子活化分析对多种元素的分析灵敏度为 $10^{-10} \sim 10^{-9}$ g,是目前测定微量元素的较好方法之一。由于中子活化分析的灵敏度高,取样量少,对于稀少珍贵的样品和难得样品来说是目前其他分析方法无法相比的。活化分析是用具有一定能量和流强的中子、带电粒子(质子、氘核、α 粒子等)或高能 γ 光子轰击样品,使待测元素发生核反应,测定核反应生成的放射性核素衰变时发生的缓发辐射或核反应时瞬发辐射的分析方法。通过测定射线能量和半衰期进行定性鉴定;测定射线活度进行定量分析。

当含有待测元素的样品受到粒子束(如热中子束)照射时,部分待测核素转变成放射性核素,并且立刻发生衰变,整个反应过程可用下式举例说明

$$n + a_1 \rightarrow a_2^* \rightarrow a_3$$

这样稳定性核(a_1)俘获中子(截面为 σ_1)而被活化,转变成放射性核(a_2),并立即衰变(衰变常数 λ_2)为稳定核(a_3)。

a_1 形成 a_2 的速率取决于三个因素:中子通量密度 Φ(n·cm^{-2}·s^{-1}),俘获中子(活化反应)的截面 σ_1 和单位面积上靶原子核 a_1 的数量 N_1。a_2 的核数量 N_2 在单位时间内的净变化是由 a_1 生成 a_2 的核数减去 a_2 衰变掉的核数

$$\frac{dN_2}{dt} = \Phi\sigma_1 N_1 - \lambda_2 N_2 \qquad (16.3)$$

在活化分析中,照射后一般并不立即测量放射性,而是让放射性样品"冷却(cool)",即衰变一段时间后再测量。由于单位时间发生核反应的 a_1 核数与 a_1 核总数相比很少,在实验期间可视作不变量,通过运算上式,并设定 $t=0$ 时 $N_2=0$,经过照射时间 L 和冷却时间以后 a_2 放射性活度 A_2 的计算公式为

$$A_2(t \leqslant L) = \Phi\sigma_1 N_1 (1 - e^{-\lambda_2 t}) \qquad (16.4)$$
$$A_2(t \geqslant L) = \Phi\sigma_1 N_1 (e^{\lambda_2 L} - 1) e^{-\lambda_2 t} \qquad (16.5)$$

放射性核素 a_2 生长和衰变与半衰期的关系可见图 16-3。

若已知 Φ、σ_1、λ_2,实验测得 t 和 A_2 即可算出 N_1。上述绝对测量法的描述主要是说明活化分析的基本原理。实际工作中,Φ 和 σ_1 不易测得很精确,A_2 的绝对值也因几何因子、反散射等因素的影响而不易测准,生物医学实验中用得较少。一般采用相对测量法。

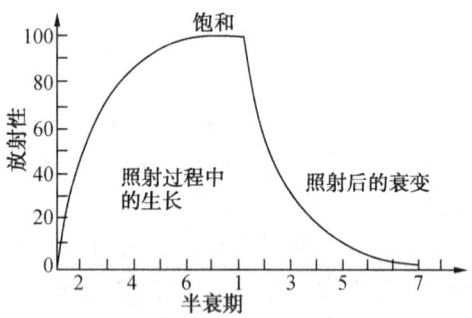

图 16-3 放射性核素的生长和衰变曲线图

二、中子活化分析的医学应用

癌症是当今严重威胁人类健康的一种危险疾病,在环境致癌因子中,除了辐射和病毒之外,化学毒物对肿瘤的成因和发展有重要作用,中枢神经系统对元素代谢紊乱表现较为敏感,但是某些毒性元素对脑肿瘤的病因的作用尚不清楚,我们利用中子活化分析对脑肿瘤中发病率较高的星型胶质瘤组织及患者血清与正常人脑组织作了 40 多种元素的对照分析,发现在肿瘤组织中毒性元素 Hg 和 As、稀土元素 La、Ce、Gd 和放射性元素 Th 有异常积累;Ca、Mn、Fe、Cu 等十余种元素均异常升高;而且一些元素的含量与肿瘤的恶性程度相关,这些结果对研究肿瘤的发生、发展及防治有意义。

汞是污染环境的主要元素之一,不同形态的汞对人及生物的毒害程度有很大的差异,甲基汞的毒性是无机汞的 100 倍,因此汞的形态分析已引起人们的特别关注。

研究微量元素在细胞和亚细胞组分乃至生物大分子中的分布对生命科学中研究微量元素的生化功能有重要意义,有人用超离心生化分离技术结合中子活化分析测定了人体肝脏细胞中的细胞核、线粒体、溶酶体、微粒体和胞液中的二十多种微量元素,发现 Zn、Mn、Se 主要分布在细胞核和线粒体中,Fe 则分布在微粒体中,而 Cu 主要集中在线粒体中,它们与有关酶的存在和分布密切有关。在对脑肿瘤组织细胞的细胞核、线粒体、髓磷脂和突触体的研究中发现:肿瘤细胞核中的 Ca 为正常细胞核的 7 倍;肿瘤细胞的细胞核和线粒体中 Mn 等多种微量元素含量升高,而在髓磷脂和突触体则呈降低。

人体中子活化分析法(in vivo neutron activation analysis)用同位素或 ^{252}Cf(californium 锎)中子源释放的快中子经慢化后,照射人体的待测部位,热中子和骨骼中的钙发生 ^{48}Ca(n,γ)^{49}Ca 核反应,通过测定 ^{49}Ca 的缓发特征 γ 射线强度来测定钙的含量。此法由于需要有中子源、好的防护设施、昂贵的仪器及操作复杂等原因,目前主要在实验室中用于研究工作。

用^{252}Cf放射性线源发出的低速中子照射机体,把体内^{14}N激发为非稳定的同位素,测定该激发状态的^{15}N发生的γ线,由其强度测定体内氮量。最早应用的是基于^{14}N(n,2n)^{13}N,而^{13}N具有放射性。

$$^{13}N \rightarrow ^{13}C + ^{+}\beta + \nu$$

此外^{14}N(n,γ)^{15}N,

$$^{15}N \rightarrow ^{15}C + \gamma + 10.8 MeV$$

另外,NAA(中子活化分析)曾为许多科学难题提供科学依据,如拿破仑之死因提出了新的论据,确认为是死于As中毒。此外,通过NAA提出恐龙灭绝原因来源于小行星碰撞,因为在那个年代地质层中多Ir,这是小行星中所富含的物质等。

第五节 加速器质谱(AMS)

一、加速器质谱原理

质谱仪,它利用带电粒子在电磁场中的偏转过程来区分带电粒子或分离离子。加速器质谱计AMS(accelerator mass spectrometry),又称超灵敏质谱计,是20世纪70年代末发展起来的超微量分析技术。它以一台加速器为基础,利用离子源将样品中的原子分子进行电荷剥离,电离并加速到较高能量(几MeV/u),在离子束传输过程中配置一系列束流电磁偏转和聚集元件,让待测同位素通过,而抑制干扰粒子,最终再用粒子鉴别系统进行筛选。它具有灵敏度高(约10^{-15})、需用样品量少(几毫克)和测量时间短等优点,在地学、资源环境、生物医学、考古、核科学微量分析等领域都有广泛的应用,是一种探测稀少核素的新方法,广泛应用于测定自然界稳定同位素和长寿命核素^{10}Be、^{14}C、^{26}Al、^{36}Cl、^{41}Ca和^{129}I等。

AMS测定采用原子计数原理,这种计数方法是将样品经化学制备后引入到加速器离子源,经电离后加速到高能,再应用近代核物理实验中发展起来的电荷剥离技术、射程过滤技术以及ΔE-E探测分析技术等粒子分离鉴别技术,将离子挑选出来实现对单个原子进行计数。它的实质就是将加速器同质谱仪联合改进而成的超高灵敏质谱仪。与常规的衰变计数方法和普通质谱方法相比,AMS技术将分析灵敏度提高了大约三个数量级,测量下限可达10^5(原子)/样品;测量所需的样品量也大大减少,从几克降到毫克量级的碳,而且该方法能有效地抑制本底。

如图16-4所示的6MV串列静电加速器质谱计[20]。目前,大多数AMS都建立在串列静电加速器上,因为此类加速器有相当好的能量稳定性,除此之外它还有以下优点:使用负离子源,由于某些元素不能形成负离子,故此类加速器可在离子源排除同量异位素的干扰。例如,测量^{14}C时能排除^{14}N的干扰,利用加速器端部的剥离器,具有一定动能的分子离子在电荷剥离的过程中,使束流中的分子离子破裂而排除其干扰,电荷q大于$+3$的分子离子是很不稳定的,它会由于库仑排斥效应发生爆炸而碎裂成原子离子,如测量^{14}C时,^{13}CH-分子离子在剥离器中破裂为^{13}C和H的正离子而被排除,而^{14}C可以被剥离为一定的电荷态。

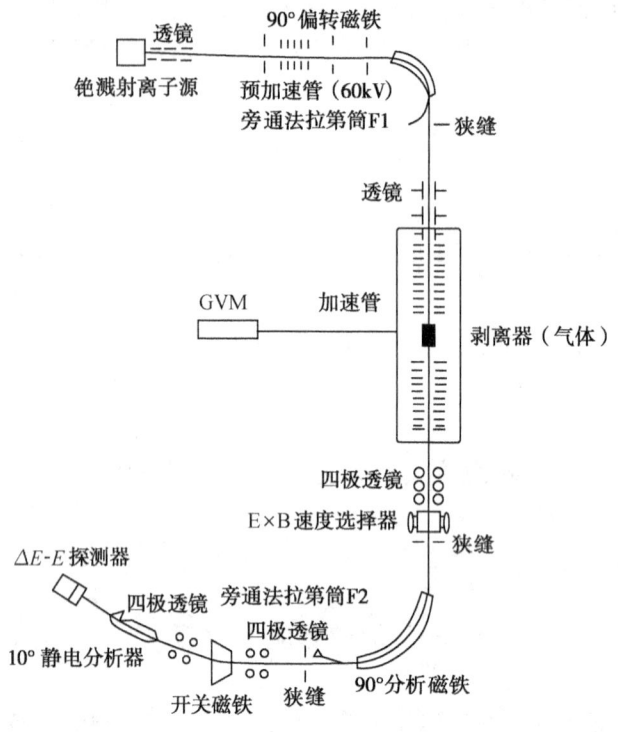

图 16-4 6MV 串列静电加速器质谱

这种加速器以电元件为主,离子轨迹只依赖离子的电荷和能量而不依赖其质量,能避免同位素分馏效应。此外,AMS 采用了粒子鉴别技术,离子被加速后,能量提高,粒子鉴别技术能更好地分辨开各种离子。加速器电磁分析系统排除了大量的干扰离子,但仍有少量的 $^{12}C^{3+}$、$^{13}C^{3+}$ 和 $^{14}N^{3+}$ 等离子与 $^{14}C^{3+}$ 混在一起。加速器本身很难再消除这些干扰粒子。这要靠核物理实验中的粒子鉴别技术,干扰粒子区分开,实现对 ^{14}C 粒子的直接计数。

用 AMS 方法测定放射性同位素是直接记录待测核素,而不是像放射性方法那样要等待这些核素的衰变。固此用 AMS 方法测定半衰期万年以上的放射性核素具有更高的灵敏度。

二、加速器质谱的医学应用

钙是人体中含量最丰富的元素之一,它不仅具有构成骨架的功能,而且,从微观上讲,Ca^{2+} 作为细胞信号传导的使者,在维持细胞的正常发育、生长中起着重要的作用。但是近年来的研究表明,一方面,人体缺钙在国际上是非常普遍的事,特别是我国国民缺钙更为严重;另一方面,还发现当致癌物质与正常细胞相互作用引起其增殖的过程中,胞浆内的游离 Ca^{2+} 浓度不断增加[21]。因此,了解补钙及因缺钙而致病的机理,探索游离 Ca^{2+} 的来源就成了深入研究上述重要问题的关键。人工合成的 ^{41}Ca 同位素是开展这方面研究的理想示踪剂。但是,由于测量手段的限制,长期未能开展。当加速器质谱仪(AMS)方法出现后,实现了对 ^{41}Ca 的监测,从此,也开辟了钙同位素的生物医学应用新途径。

^{41}Ca 的衰变方式为轨道电子俘获,只发射 3.3keV 的 X 射线,不仅半衰期长,X 射线能

量低,采用衰变计数方法难以实现对它的高灵敏测量,此外人类的食物中没有 ^{41}C 的来源,它是理想的生物医学示踪剂。另外,由于 ^{41}Ca 的同量异位素 ^{41}K 的干扰和分子 ^{40}CaH 的干扰,采用传统的质谱方法也不能实现对其测量。AMS 方法因为具有排除同量异位素本底和分子本底干扰的能力,具有极高的测量灵敏度(探测限度可达 10^{-18}),成为测量 ^{41}Ca 的理想方法。这种方法一方面因灵敏度高, ^{41}Ca 的用量将减小;另一方面,因半衰期长和轨道电子俘获衰变方式,X 射线的能量低,剂量非常弱。因此,用 ^{41}Ca 作示踪剂,用 AMS 作为测量手段的研究方法,对生物体的辐射损伤是极其微弱的,比正常饮食造成的内照射损伤要小得多。图 16-5 为中国原子能院的 HI-13 串列静电加速器质谱计[22]。

大部分的化学致癌物进入体内,或经代谢活化后,生成的亲电子基团可与生物大分子、蛋白质或核酸形成共价相连的加合物(adduct)。越来越多的证据已经表明,机体暴露于化学致癌物所导致的 DNA 结构的损伤,主要由化学致癌物-DNA 加合物所引发的,AMS 在加合物分析检测中提供很好的测量方法。

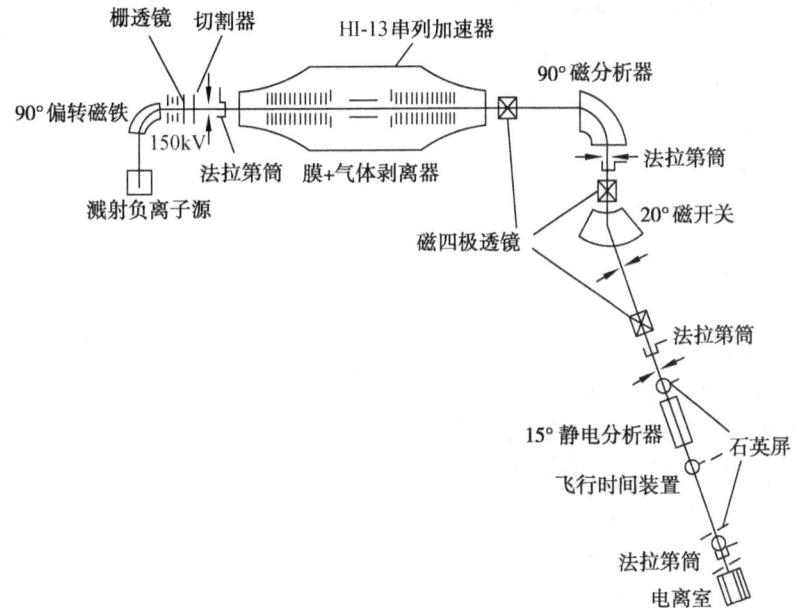

图 16-5 加速器质谱

目前,DNA 加合物的检测方法有许多种:免疫法、荧光法、质谱法、^{32}P 后标记法、AMS 等。在生物学领域中,应用最广的是 ^{32}P 后标记技术,其检测灵敏度可达 1 个加合物/10^8 ~ 10^9 个核苷酸,而 AMS 的检测的灵敏度为 1 个加合物/10^{11} ~ 10^{12} 个核苷酸,是目前检测灵敏度最高的方法。

附录 基本物理学常数
(FUNDAMENTAL PHYSICAL CONSTANTS)

1. 真空中光速(speed of light)
$c = 2.99792458 \times 10^8 \text{m/s} = 2.99792458 \times 10^{10} \text{cm/s}$

2. 普朗克常数(Planck constant h)
$h = 6.6260755 \times 10^{-34} \text{J} \cdot \text{s} = 4.135667273 \times 10^{-15} \text{eVs}$
$\hbar = h/(2\pi) = 1.05457266 \times 10^{-34} \text{J} \cdot \text{s} = 6.582118895 \times 10^{-16} \text{eVs}$
$\hbar c = 1.9732696008813 \times 10^{-7} \text{eVm}$

3. 玻尔兹曼常数(Boltzmann constant k_B)
$k_B = 1.380658 \times 10^{-23} \text{J/K} = 8.617385 \times 10^{-5} \text{eV/K}$

4. 阿伏加德罗常数(Avogadro number N_A)
$N_A = 6.02214199 \times 10^{23}/\text{mol}$

5. 基本电荷(elementary charge e)
$e = 1.60217733 \times 10^{-19} \text{C} = 4.803204197 \times 10^{-10} \text{esu}$(静电单位)

6. 电子静止质量(electron rest mass m_e)
$m_e = 9.10938188 \times 10^{-28} \text{g} = 0.510998902 \text{MeV}/c^2$

7. 质子静止质量(proton rest mass m_p)
$m_p = 1.67262158 \times 10^{-24} \text{g} = 938.271998 \text{MeV}/c^2$

8. 中子静止质量(neutron rest mass m_n)
$m_n = 1.67492716 \times 10^{-24} \text{g} = 939.565330 \text{MeV}/c^2$

9. 原子质量单位(atomic mass unit u)
$1\text{u} = 1.66053873 \times 10^{-28} \text{g} = 931.494013 \text{MeV}/c^2$

10. 里德伯常数(Rydberg constant)
$R_\infty = 1.0973731568549 \times 10^5/\text{cm}$

11. 普适气体常数(gas constant R)
$R = N_A k_B = 8.31451 \text{m}^2 \cdot \text{kg/s}^2 \cdot \text{K} \cdot \text{mol}$

12. 玻尔半径(Bohr radius a_0)
$a_0 = \dfrac{\hbar^2}{m_e e_s^2} = 5.291772083 \times 10^{-9} \text{cm} = 5.291772083 \times 10^{-2} \text{nm}$

13. 精细结构常数(fine structure constant α)
$\alpha = \dfrac{e_s^2}{\hbar c} = 7.297352533 \times 10^{-3}$; $\alpha^{-1} = 137.03599976$

14. 电子康普顿波长(Compton wavelength of the electron $\lambda_{e,c}$)
$\lambda_{e,c} = \dfrac{h}{m_e c} = 2.426310215 \times 10^{-10} \text{cm}$

15. 电子经典半径(electron radius r_e)

$$r_e = \frac{e_s^2}{m_e c^2} = 2.817940285 \times 10^{-13} \text{cm} = 2.817940285 \text{Fm}$$

16. 玻尔磁子(Bohr magneton μ_B)

$$\mu_B = \frac{e\hbar}{2m_e} = 9.27400899 \times 10^{-24} \text{J/T} = 5.788381749 \times 10^{-11} \text{MeV/T}$$

17. 核磁子(nuclear magneton μ_N)

$$\mu_N = \frac{e\hbar}{2m_p} = 5.05078317 \times 10^{-27} \text{J/T} = 3.152451238 \times 10^{-14} \text{MeV/T}$$

18. 电子 g 因子(free electron g factor g_e)

$g_e = 2.002319304386$

19. 电子磁矩(electron magnetic moment μ_e)

$\mu_e = -(1/2) g_e \mu_B = -9.2847701 \; 10^{-24} \text{J/T}$

$\mu_e = 1.0011596521869 \mu_B = 9.28476362 \times 10^{-24} \text{J/T} = 5.795094258554 \times 10^{-11} \text{MeV/T}$

20. 质子 g 因子(proton g factor (Landé factor) g_H)

$g_H = 5.585$

21. 质子磁矩(proton magnetic moment μ_p)

$\mu_p = 2.792847337 \mu_N = 1.410606633 \times 10^{-26} \text{J/T} = 8.804315045071 \times 10^{-14} \text{MeV/T}$

22. 真空中的磁导率(permeability of vacuum μ_0)

$\mu_0 = 4\pi \cdot 10^{-7} \text{T}^2 \cdot \text{m}^3/\text{J} = 12.566370614 \cdot 10^{-7} \text{T}^2 \cdot \text{m}^3/\text{J}$

23. 真空介电常数(permittivity of vacuum ε_0)

$\varepsilon_0 = 1/(\mu_0 c^2) = 8.854187817 \cdot 10^{-12} \text{C}^2/\text{J} \cdot \text{m}$

24. 法拉第常数(Faraday constant F)

$F = N_A e = 9.64846 \cdot 10^4 \text{C/mol}$

25. 标准温度气压下理想气体的摩尔体积(Molar volume V_{mol})

$V_{mol} = 22.41383 \text{m}^3/\text{kmol}$

26. 重力加速度(acceleration due to gravity g)

$g = 9.80665 \text{ m/s}^2$

27. 能量转换因子(energy conversion factors)

$1\text{eV} = 1.602176462 \times 10^{-12} \text{erg} = 1.602176462 \times 10^{-19} \text{J}$

$1\text{MeV} = 3.829296 \times 10^{-14} \text{cal}$

$1\text{cal} = 4.184000 \text{J} = 2.611446 \times 10^{13} \text{MeV}$

28. 剂量单位(dose)

$1\text{Gy} = \text{J/kg} = 6.2415097445 \times 10^{18} \text{eV/kg} = 2.390057361377 \times 10^{-1} \text{cal/kg}$

29. 质子电子比(proton-electron ratios)

$m_p/m_e = 1836.152701$

$\mu_e/\mu_p = 658.2106881$

$\gamma_e/\gamma_p = 658.2275841$ (protons in water)

30. 电子荷质比(charge-to-mass ratio for the electron e/m_e)

$e/m_e = 1.75880 \cdot 10^{11} \text{C/kg}$

31. atomic energy unit Hartree

1 Hartree $= e^2/(4\pi\varepsilon_0 a_0)$

1 Hartree $= 2.625501 \cdot 10^6$ J/mol (approx. 627.5 kcal/mol)

参 考 文 献

[1] 褚圣麟.原子物理学导论[M].北京:高等教育出版社,1965

[2] B. Sschimmelpfennig, B. M. Nestmann, S. D. Peyerimhoff. Ab initio calculation of transistion rates for autionization:the Auger spectra of HF and F [J]. Journal of Electron Spectroscopy and Related Phenomena,1995,74:173~186

[3] 卢希庭,主编.原子核物理[M].北京:原子能出版社,2000

[4] 戴光曦.实验原子核物理学[M].北京:原子能出版社,1995

[5] 颜一鸣,主编.原子核物理学[M].北京:原子能出版社,1990

[6] 夏元复,陈懿.穆斯堡尔谱学基础和应用[M].北京:科学出版社,1987

[7] 高建华,黄玫清.穆斯堡尔效应及其在现代科技领域中的应用[J].山东工业大学学报,1995,25:267~271

[8] 邢德松,臧李纳.穆斯堡尔谱在金属蛋白——铁蛋白结构研究中的应用[J].广州化工,2002,30(1):15~17

[9] 赵南明,周海梦.生物物理学[M].北京:高等教育出版社,2000

[10] 李士,主编.穆斯堡尔谱学[M].北京:中国科学技术出版社,1994

[11] 吴治华,赵国庆,陆福全,等.原子核物理实验方法[M].北京:原子能出版社,1997

[12] 谢一冈,陈昌,王曼,等. 粒子探测器与数据获取[M].北京:科学出版社,2003

[13] 王经瑾,范天民,钱永庚,等. 核电子学[M]. 北京:原子能出版社,1985

[14] Mann W. B., Ayres, R. L., Garfinkel, S. B.. Radioactivity and Its Measurement[M], 2nd ed. Oxford:Pergamon Press, 1980

[15] 邓尚平,周文碧.放射免疫分析基本理论[M].成都:四川科学技术出版社,1986

[16] F. J. Beekmana, C. Kamphuisa, M. A. Kingb, et al. Improvement of image resolution and quantitative accuracy in clinical single photon emission computed tomography [J]. Computerized Medical Imaging and Graphics,2001,25:135~146

[17] 朱唯干,著.邹世昌,林成鲁,译.背散射分析技术[M].北京:原子能出版社,1986

[18] 李爱国,童永彭,倪新伯,等.空气中含铁悬浮颗粒的穆斯堡尔研究[J].中国环境科学,2001,21(3):198~202

[19] 张勇平,童永彭,徐耀良,等.癌和正常组织细胞中钾元素的 PIXE 测定[J].核技术,1994,17(1):59~60

[20] 程晓伍,刘联璠.6MV 串列静电加速器质谱仪的研制和应用研究[J].核物理动态,1994,11(4):39~41

[21] 吴卫东,刘世杰,尹宏,等.国产温石棉对肺泡巨噬细胞胞浆游离钙的影响[J].卫生毒理学杂志,1994,8:153~154

[22] 姜山,何明,武绍勇,等. 加速器质谱方法测量^{41}Ca 及其在生物医学中的应用[J],原子核物理评论,2002,19(1):66~69